Haug

Taping für Heilpraktiker

Bianca Peters

160 Abbildungen

Karl F. Haug Verlag · Stuttgart

Anschrift

Bianca **Peters**
Seeblickstr. 40
15712 Königs Wusterhausen
Deutschland

Bibliografische Information der Deutschen Nationalbibliothek
Die Deutsche Nationalbibliothek verzeichnet diese Publikation in der Deutschen Nationalbibliografie; detaillierte bibliografische Daten sind im Internet über http://dnb.d-nb.de abrufbar.

Ihre Meinung ist uns wichtig! Bitte schreiben Sie uns unter:
www.thieme.de/service/feedback.html

Rüdigerstr. 14
70469 Stuttgart
Deutschland
www.haug-verlag.de

Printed in Germany

Zeichnungen: Christine Lackner, Ittlingen; Anatomische Aquarelle aus: Schünke M, Schulte E, Schumacher U. Prometheus. LernAtlas der Anatomie. Illustrationen von M. Voll und K. Wesker. Stuttgart: Thieme.
Umschlaggestaltung: Thieme Gruppe
Umschlagfoto: Thieme Gruppe, Kirsten Oborny
Fotos: Thieme Gruppe, Kirsten Oborny
Satz: L42 AG, Berlin
Druck: Westermann Druck Zwickau GmbH, Zwickau

DOI 10.1055/b-006-161276

ISBN 978-3-13-241700-7 1 2 3 4 5 6

Auch erhältlich als E-Book:
eISBN (PDF) 978-3-13-241948-3
eISBN (epub) 978-3-13-241949-0

Wichtiger Hinweis: Wie jede Wissenschaft ist die Medizin ständigen Entwicklungen unterworfen. Forschung und klinische Erfahrung erweitern unsere Erkenntnisse, insbesondere was Behandlung und medikamentöse Therapie anbelangt. Soweit in diesem Werk eine Dosierung oder eine Applikation erwähnt wird, darf der Leser zwar darauf vertrauen, dass Autoren, Herausgeber und Verlag große Sorgfalt darauf verwandt haben, dass diese Angabe **dem Wissensstand bei Fertigstellung des Werkes** entspricht.
Für Angaben über Dosierungsanweisungen und Applikationsformen kann vom Verlag jedoch keine Gewähr übernommen werden. **Jeder Benutzer ist angehalten**, durch sorgfältige Prüfung der Beipackzettel der verwendeten Präparate und gegebenenfalls nach Konsultation eines Spezialisten festzustellen, ob die dort gegebene Empfehlung für Dosierungen oder die Beachtung von Kontraindikationen gegenüber der Angabe in diesem Buch abweicht. Eine solche Prüfung ist besonders wichtig bei selten verwendeten Präparaten oder solchen, die neu auf den Markt gebracht worden sind. **Jede Dosierung oder Applikation erfolgt auf eigene Gefahr des Benutzers.** Autoren und Verlag appellieren an jeden Benutzer, ihm etwa auffallende Ungenauigkeiten dem Verlag mitzuteilen.

Die abgebildeten Personen haben in keiner Weise etwas mit der Krankheit zu tun.

Widmung

Dieses Buch ist Heiko Thole und meiner Familie gewidmet, die viel Geduld bei der Entstehung des Buches gezeigt und mich in jeder Stunde unterstützt haben.

Vorwort

In den vielen Jahren meiner therapeutischen Tätigkeit lernte ich neben den „klassischen“ Behandlungsmethoden wie der manuellen Therapie oder der Spiegeltherapie auch das Tapen kennen. Dieses etablierte sich mehr und mehr in meiner Arbeit, v. a. mit neurologisch und orthopädisch erkrankten Patienten.

Nach etwa 9 Jahren im therapeutischen Beruf begann ich die Ausbildung zur Heilpraktikerin. Diese wählte ich bewusst, um einen ganzheitlichen Blick auf Erkrankungen unterschiedlicher Genese zu erhalten. Nach Abschluss der Heilpraktikerausbildung bildete ich mich über mehrere Jahre in Akupunktur und anderen Naturheilverfahren weiter. Neben der Akupunktur wendete ich zudem weiterhin das „klassische“ Taping an. Zwischenzeitlich stellte sich mir die Frage, warum die Leitbahnen und die Zang-Fu-Organe bisher nicht in die Entwicklung des Tapens integriert worden sind.

Durch die starke Bindung zur Komplementärmedizin begann ich, die Grundlagen des Tapings auf die chinesische Medizin und die Akupunktur sowie auf die anatomischen und physiologischen Gegebenheiten der Segmente, Organe und Dermatome zu übertragen. Zur einfacheren Unterscheidung der Tapevarianten bezeichnete ich das Tapen auf Leitbahnen als Meridian-Taping, auf Segmenten als Segment-Taping, auf Organen als Organ-Taping und auf Dermatomen als Dermatom-Taping. Zudem entschied ich mich, neben dem Meridian-Taping auch das Zang-Fu-Taping als eine Form der Behandlung einzubeziehen. Um eine tiefergehende Behandlung zu erzielen, entschloss ich mich außerdem, Gittertapes und elastische Tapes mit Druckapplikationen wie Gold- und Silberkügelchen oder Dauernadeln zu kombinieren. Auch die Anwendung von Pfeffer- und Senfkörnern ermöglichte mir neue Therapiemöglichkeiten, um Leere- oder Fülle-Muster wie einen Milz-Yang-Mangel, einen Nieren-Yang-Mangel oder auch Kälte in der Lunge zügiger und tiefgreifender zu behandeln. In der Praxis stellte ich mit der Zeit fest, dass die gezielte Kombination aus Meridian-, Zang-Fu-, Segment-, Organ- und Dermatom-Tapes eine bessere Wirkung zeigte als ein „klassisches“ Tape allein. Auch der Einsatz zusätzlicher Druckapplikationen erhöhte den Behandlungserfolg nachhaltig.

Mit der Zeit entwickelte ich auf Basis dieser Erfahrungen inhaltlich wichtige Themengebiete weiter, strukturierte sie und ließ sie in das vorliegende Buch einfließen. Um Ihnen als Leser den Zugang zum Taping und den Transfer in die Praxis zu erleichtern, gibt es – passend zu den Inhalten dieses Buches – Filme, in denen die verschiedenen Tapeapplikationen vorgestellt werden.

Auf diesem Wege danke ich meiner Familie, insbesondere meinem Partner, für die Unterstützung. Des Weiteren gilt mein Dank André Effner, Martina Westendorf, Brigitte Brüse, Isabelle Guillou und Ralf Barenbrügge, die mich auf meinem Pfad der Erkenntnis begleitet haben. Zudem danke ich dem Thieme Verlag, insbesondere Christian Böser, durch dessen Einsatz dieses Buch und die ergänzenden Lernmaterialien erst verwirklicht werden konnten.

In diesem Sinne wünsche ich Ihnen viel Freude beim Lesen und beim Ausprobieren!

Königs Wusterhausen, im Oktober 2019
Bianca Peters

Inhalt

Autorenvorstellung

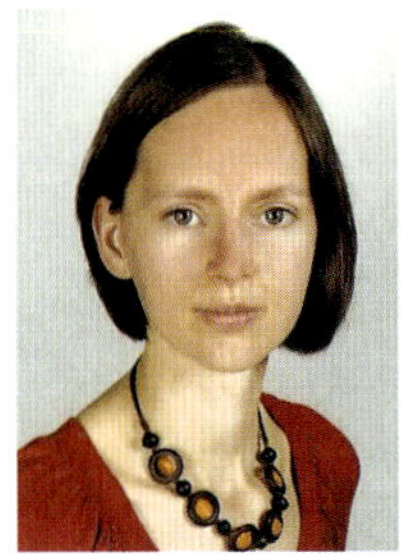

Bianca Peters studierte einige Jahre nach ihrer Ausbildung als Ergotherapeutin Medizinalfachberufe (B.A. Medizinalfachberufe) mit Schwerpunkt Handrehabilitation und ist seit 2015 als Heilpraktikerin tätig. Während dieser Zeit bildete sie sich in therapeutischen und systemisch orientierten Behandlungsverfahren sowie in Akupunktur und Phytotherapie fort. Sie ist Autorin mehrerer Publikationen und hält regelmäßig Seminare in ganz Deutschland.

Teil 1
Grundlagen

1 Taping für Heilpraktiker – ein kurzer Überblick

Das Taping wurde in den 1970er-Jahren vom japanischen Chiropraktiker **Dr. Kenzo Kase** entwickelt. Erst im Laufe der Jahre wurde diese Therapiemethode mehr und mehr in Europa und auch Deutschland bekannt.

Anfänglich kam diese überwiegend im Sportbereich zum Einsatz, um Sportler vor Verletzungen zu schützen oder belastete Gelenkstrukturen zu stabilisieren. Mittlerweile wird das Tapen z. B. im Bereich der Osteopathie, Physiotherapie, Ergotherapie und anderen Therapierichtungen eingesetzt. Auch Heilpraktiker können diese Möglichkeit nutzen, um die eigenen Therapiemethoden und Behandlungskonzepte in ihrer Wirksamkeit zu unterstützen. Unabhängig vom Verfahren kann das Taping in jedem Bereich gleichermaßen angewendet werden.

1.1 Begriff des Tapings

Taping ist eine Behandlungsmethode, die mithilfe sog. „elastischer Bänder bzw. Tapes" durchgeführt wird. Elastische Tapes können in unterschiedlichen Farben erworben werden und weisen eine identische Dehnbarkeit von bis zu 130 % auf. Somit gibt es keine „stark" oder „weniger stark" dehnbaren Tapes.

Tapes können grundsätzlich in elastische und klassische Tapes unterteilt werden. Die elastischen Tapes werden sehr häufig eingesetzt, da sie durch ihre Elastizität und Flexibilität vielfältig nutzbar sind. Zu den Einsatzbereichen zählen unterschiedliche Erkrankungen des Stütz- und Bewegungsapparats, neurologische oder organische Erkrankungen wie die Hemiparese, die Uterussenkung oder eine Divertikulose.

Die elastischen Tapes werden je nach Einsatzbereich in unterschiedlicher Form und Länge zugeschnitten. Bei einem von der Taperolle zugeschnittenen Streifen wird von einem I-Tape gesprochen. Wird dieser Streifen in der Mitte geteilt, handelt es sich um ein Y-Tape. Wird der Streifen gedrittelt oder geviertelt, so wird von einem Fächertape gesprochen. Eine Sonderform der Tapes stellt das sog. „Gittertape" dar. Dieses ist nicht elastisch und hat sich v. a. bei der Behandlung von Narben, Schmerz- und Triggerpunkten, Tenderpoints oder Akupunkturpunkten bewährt.

Durch elastische Tapes werden Reize auf die Haut übertragen, die unterschiedliche Wirkungen in Bezug auf die Durchblutung, den Lymphtransport, die Muskulatur, das Fasziengewebe und die Hautschichten an sich zeigen. Durch die Elastizität des Tapes kann dieses ohne Spannung bzw. Zug, mit wenig Zug oder mit maximalem Zug auf die Haut appliziert werden. Das Vorgehen ist dabei vom jeweiligen Behandlungsschwerpunkt abhängig. Werden Tapes ohne Zug appliziert, wirken sie „massierend" und entspannend auf das Gewebe; werden Tapes mit maximalem Zug geklebt, haben sie eine stabilisierende Wirkung auf das Gewebe bzw. auf Gelenke.

Klassische Tapes sind nicht elastisch und werden hauptsächlich dazu verwendet, Gelenke vor Verletzungen wie Prellungen oder Überdehnungen zu schützen. Diese werden überwiegend präventiv im Sportsektor oder als Akutmaßnahme bei Verletzungen von kleinen, mittleren und großen Gelenken eingesetzt.

In der Vergangenheit gab es einige Untersuchungen zur Wirksamkeit von Tapes. Eine Zusammenfassung interessanter Studien ist in Kap. 3.5 zu finden.

1.2 Einsatzmöglichkeiten

Das Tapen kann sehr gut bei Erkrankungen des gesamten Bewegungsapparats verwendet werden. Hierzu zählen beispielsweise Störungen des Kapsel-Band-Apparats, der Sehnen und Gelenke, der Muskulatur oder der Faszien.

Im Bereich der **Akupunktur** und **Schmerzbehandlung** können Tapes auf Triggerpunkte, auf Tenderpoints (z. B. bei Fibromyalgie) oder auf ausgewählte Akupunkturpunkte appliziert werden. Wird die energetische Wirkung der Meridiane (Leitbahnen) berücksichtigt, können Tapes dabei helfen, diese Wirkung zu verstärken. Hierzu ist es wichtig, den Verlauf der einzelnen Leitbahnen zu kennen.

Bei der **Narbenbehandlung** ist die Anwendung von Tapes hilfreich, um verhärtetes Gewebe zu erweichen. Auch nach kleineren und größeren Operationen, Unfällen und anderen Traumata hat sich das Tapen bewährt, um den Lymphabfluss zu verbessern und damit die Heilung zu unterstützen.

Allein durch dieses relativ große Spektrum von Einsatzmöglichkeiten kann das Taping sehr flexibel in jeder Praxis und bei unterschiedlichen Erkrankungen angewendet werden.

1.3 Vorteile des Tapings

Das Tapen kann ohne größere Hilfsmittel vom Behandler umgesetzt werden. Zudem ist es leicht erlernbar, an unterschiedlichen Körperarealen sowie bei verschiedensten Erkrankungen begleitend zu anderen Behandlungen einsetzbar und kann unabhängig von den örtlichen Gegebenheiten appliziert werden. Zudem profitieren auch Patienten mit neurologischen Erkrankungen (z. B. Parkinson-Syndrom oder multiple Sklerose), die in ihrer Mobilität eingeschränkt sind.

Auch Patienten mit empfindlicher Haut oder einer möglichen Pflasterallergie tolerieren das Tape überwiegend ohne sichtbare Reizungen.

Praxistipp

Um das klassische Taping mit seinen verschiedenen Formen und das Meridian- bzw. Zang-Fu-Taping sinnvoll kombinieren zu können, ist eine Kenntnis der anatomischen Gegebenheiten sowie der Leitbahnverläufe und der klassischen Akupunkturpunkte unabdingbar.

1.4 Indikationen und Kontraindikationen

1.4.1 Indikationen

Im Folgenden werden allgemeine Indikationen aufgeführt. Diese stellen Beispiele dar und können je nach praktischer Erfahrung variieren.

Orthopädie:

- Bandverletzungen (Begleittherapie):
  - Kreuz- und Seitenbandriss des Knies
  - Seitenbandruptur des Daumens
- Instabilitäten von Gelenken:
  - ulnare Handgelenkinstabilität
  - radiale Handgelenkinstabilität
  - Instabilität des Knöchels

- arthrotische bzw. rheumatische Erkrankungen:
  - Rhizarthrose
  - Bouchard-Arthrose
  - Heberden-Arthrose
  - Beschwerden in der Hals- (HWS), Brust- (BWS), Lendenwirbelsäule (LWS)
- Muskelverletzungen:
  - Muskelfaserriss
  - Zerrung
  - Prellung
  - Schleudertrauma
- Muskelatrophien:
  - aufgrund von Nervenschädigungen sowie inkompletter und kompletter Querschnittslähmung
  - aufgrund von Gipsverbänden
- Überlastungssyndrome:
  - Epicondylitis humeri radialis (Tennisellenbogen)
  - Epicondylitis humeri ulnaris (Golferellenbogen)
  - Tendovaginitis stenosans de Quervain (Sehnenscheidenentzündung des 1. Sehnenfachs)
  - Fersensporn
  - Achillodynie
- Fehlstellungen (Begleittherapie):
  - Skoliose
  - Subluxation der Schulter (nach Apoplex)

Neurologie:

- Kompressionssyndrome:
  - Karpaltunnelsyndrom
  - Kubitaltunnelsyndrom
  - Supinatortunnelsyndrom
  - Loge-de-Guyon-Syndrom
- Paresen:
  - schlaffe Parese (z. B. Plexus-, Fazialis-, Radialisparese)
  - spastische Parese (z. B. nach ischämischem und hämorrhagischem Insult)

Innere Medizin:

- Obstipation
- Diarrhö
- Harninkontinenz
- Magenbeschwerden
- Diaphragmabeschwerden
- Divertikulose
- Asthma/Lungenerkrankungen

Gynäkologie:

- prämenstruelles Syndrom (PMS)
- klimakterische Beschwerden
- Milchflussstörungen
- Brustschwellungen nach Operationen
- Uterussenkung

Pädiatrie:

- Haltungsschwäche
- Skoliose
- Knickfuß
- Scapula alata
- Asthma/Lungenerkrankungen

Weitere Behandlungsbereiche:

- Schmerztherapie
- Narbentherapie
- Lymphtherapie

Zu den häufigen Indikationen in der Praxis des Heilpraktikers zählen erfahrungsgemäß HWS- und LWS-Beschwerden, Knie-, Schulter- und Handgelenkbeschwerden, Fersensporn, Karpaltunnelsyndrom oder auch Spannungskopfschmerzen, die im Rahmen dieses Buches besondere Berücksichtigung finden.

> ***Praxistipp***
>
> Vor der Anwendung des Tapes sollte jede Erkrankung genau diagnostiziert werden. Häufig werden Tapes begleitend zur eigentlichen ärztlichen Versorgung bzw. zu heilpraktischen Therapien appliziert. Ein Kreuzbandriss sollte beispielsweise niemals allein durch das Anlegen eines Tapes behandelt werden.

1.4.2 Kontraindikationen

Die Kontraindikationen können in relative und absolute Kontraindikationen unterteilt werden.

Relative Kontraindikationen sind vor der Anwendung des Tapes genau abzuwägen, und das

Vorgehen ist eingehend mit dem Patienten zu besprechen. Dieser sollte auf alle möglichen Nebenwirkungen hingewiesen werden.

Beispielsweise zählen Psoriasis und Neurodermitis zu den relativen Kontraindikationen, da sie keine infektiösen Erkrankungen darstellen. Zudem können Tapes in schubfreien Intervallen problemlos appliziert werden.

Relative Kontraindikationen:

- Pflasterallergie
- leichter Sonnenbrand
- Schwangerschaft (keine Applikation von Tapes im Bereich der Genitalzone am Rücken)
- benigne Tumoren, z. B. Nävi (Leberflecken), Fibrom
- Psoriasis
- Neurodermitis
- Akne
- Fieber
- Blutgerinnungsstörungen
- Wundheilungsstörungen
- Gefäßpathologien, z. B. Besenreiser, Arteriosklerose, Varizen, Morbus Raynaud
- Medikamenteneinnahme, z. B. Antikoagulanzien

! *Cave*

Zu absoluten Kontraindikationen zählen unklare und länger andauernde Schmerzen. Diese sollten unverzüglich vom Arzt abgeklärt werden.

Absolute Kontraindikationen:

- unklare Schmerzen
- länger anhaltende Schmerzen
- starker Sonnenbrand
- Entzündungen der Haut
- Verbrennungen der Haut
- Strahlendermatitis
- allergisches Kontaktekzem
- Urtikaria (Nesselsucht)
- auffällige Muttermale
- maligne Tumoren, z. B. Basaliom, Spinaliom, Melanom
- offene bzw. nicht verheilte Wunden und Narben
- eitrige Prozesse
- Thrombose
- Thrombophlebitis
- infektiöse Hauterkrankungen:
  - durch Bakterien, z. B. Furunkel, Karbunkel, Impetigo contagiosa, Erysipel, Scharlach
  - durch Viren, z. B. Herpes simplex, Herpes Zoster, Masern, Röteln
  - durch Mykosen, z. B. Kandidose
  - durch Milben, z. B. Krätze

Praxistipp

Die Patientenanamnese sollte alle verschriebenen Medikamente enthalten. Patienten, die z. B. blutverdünnende Mittel (Antikoagulanzien) einnehmen, können auf Tapes mit kleinen Einblutungen reagieren.

2 Materialkunde

2.1 Verwendete Tapes

Grundsätzlich können verschiedene Arten von Tapes unterschieden werden. Zum einen gibt es das klassische, zum anderen das elastische Tape. Beide Tapes unterscheiden sich wesentlich in der Handhabung und in ihrer Wirkung voneinander. Eine Sonderform stellt das Gittertape dar.

2.1.1 Klassisches Tape

Das klassische Tape ist starr und nicht dehnbar. Zudem kann es allein oder in Kombination mit dem elastischen Tape auf die Haut appliziert werden.

Durch die fehlende Dehnungsfähigkeit ist das Tape hauptsächlich für funktionelle Tapeverbände bzw. stabilisierende Applikationen geeignet. Anders als mit einem elastischen Tape soll mit dem klassischen Tape die Beweglichkeit von Gelenkstrukturen eingeschränkt werden.

Das Material besteht aus Baumwollfasern und Zinkoxidkleber, die Oberfläche ist mit einer Schicht aus Naturkautschuk überzogen. Die Tapes sind in unterschiedlichen Größen, z. B. in einer Breite von 2 cm und einer Länge von 10 m, erhältlich.

Das klassische Tape sollte im Gegensatz zum elastischen Tape nur einige Stunden auf der Haut verbleiben. Durch den Zinkoxidkleber kann es leichter zu Hautreizungen kommen als beim elastischen Tape, das mit einem Acrylkleber beschichtet ist. Zudem wirken durch die fehlende Dehnbarkeit des Tapes höhere Druck- und Scherkräfte auf das Gewebe.

Klassische Tapes kommen häufiger bei unterschiedlichen Sportarten zum Einsatz. Präventiv dienen diese der Gelenkstabilisation und dem Schutz vor äußeren Einflüssen, z. B. beim Volleyball. Traumata und Sportverletzungen wie Zerrungen können gut mithilfe klassischer Tapes versorgt werden.

Das klassische Tape wird hier der Vollständigkeit halber erwähnt. Im Rahmen einer heilpraktischen Behandlung wird vorwiegend das elastische Tape verwendet.

2.1.2 Elastisches Tape

Das elastische Tape ist die gängigste Tapevariante auf dem Markt, die von verschiedenen Herstellern verkauft wird. Dadurch ist es häufig schwierig, sich einen umfassenden Überblick über das aktuelle Angebot zu verschaffen. Beim Kauf sollte immer auf die Qualität des Tapes geachtet werden, die das entscheidende Kaufkriterium darstellt (Kap. 2.2).

Das elastische Tape ist derzeit in fast allen Farben erhältlich (Kap. 2.3). Einige Hersteller bedrucken ihre Tapes zudem mit dem eigenen Produktnamen oder mit ausgefallenen Mustern.

Qualitativ hochwertige Tapes zeichnen sich unabhängig von dem Muster und der Farbe durch eine identische Dehnbarkeit, Stärke und Handhabung aus. Anders als das klassische Tape wird das elastische Tape mithilfe eines Acrylklebers auf der Haut fixiert. Zudem ist es, wie der Name es schon sagt, sehr (bis zu 130 %) dehnbar.

Im Gegensatz zum klassischen Tape ist das elastische Tape häufig besser hautverträglich: Dies ist zum einen auf den verwendeten Acrylkleber, zum anderen auf die veränderten Druck- und Scherkräfte auf das Gewebe, die aus der hohen Elastizität des Tapes resultieren, zurückzuführen.

2.1.3 Gittertape

Gittertapes sind gitterförmige, nicht elastische Tapeplättchen, die aus Polyester, Polyurethan und Acrylkleber bestehen und atmungsaktiv und wasserabweisend sind. Man erhält diese in vielen unterschiedlichen Größen und Formen (meist quadratisch; **Abb. 2.1**). Da sie zudem mithilfe einer Schere zerschnitten werden können, ist es problemlos möglich, sie auch auf kleine Narben und über Gelenke zu kleben.

Durch die gitterförmige Struktur wirken die Kräfte in mehrere Richtungen (**Abb. 2.2**). Gittertapes können auf Narben, Schmerz-, Akupunktur- und Triggerpunkte sowie auf Tenderpoints appliziert werden.

! *Cave*

Gittertapes sollten bei Kleinkindern nur an Körperstellen appliziert werden, an denen sie nicht selbstständig entfernt werden können. Beim Verschlucken der Tapes besteht Erstickungsgefahr!

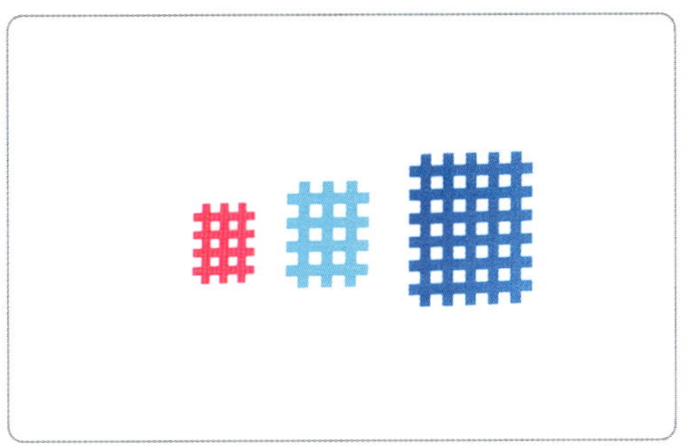

Abb. 2.1 Gittertapes.

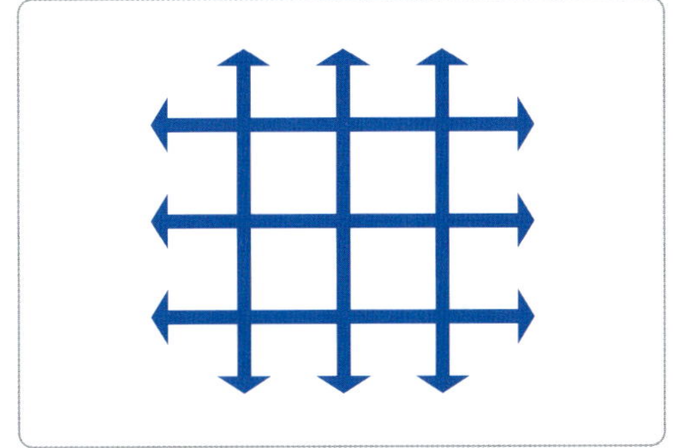

Abb. 2.2 Wirkmechanismus des Gittertapes.

2.1.4 Vergleich der Tapes

In **Tab. 2.1** findet sich eine Gegenüberstellung des klassischen und des elastischen Tapes sowie des Gittertapes.

Tab. 2.1 Arten von Tapes.

Merkmale	klassisches Tape	elastisches Tape	Gittertape
Größe	ca. 4 cm × 10 m	ca. 5 cm × 5 m ca. 2,5 cm × 5 m	ca. 2 cm × 3 cm ca. 4 cm × 5 cm
Dehnungsfähigkeit	keine	bis zu 130 % in Längsrichtung, keine in Querrichtung	keine
Farben	verschiedene Farben	verschiedene Farben	verschiedene Farben
Preis	ca. 4–6 € pro Rolle	ca. 6–12 € pro Rolle	ca. 8–12 € pro 100 Stück
Material	• Zinkoxid • Baumwolle	• Acrylkleber • Baumwolle	• Polyester • Polyurethan • Acrylkleber
Eigenschaften	• wasserbeständig • schweißdurchlässig • atmungsaktiv	• wasserbeständig • schweißdurchlässig • atmungsaktiv	• wasserbeständig • schweißdurchlässig • atmungsaktiv
Hautverträglichkeit	mäßig bis gut	gut bis sehr gut	gut bis sehr gut
Tragedauer	einige Stunden	mehrere Tage	mehrere Tage
Gefahren	• erhöhtes Allergierisiko • eingeschränkte Blutzirkulation • Hauteinschnürungen	• Allergierisiko	• Allergierisiko • Bei Kleinkindern die Gittertapes nur in Bereiche kleben, in denen das Tape nicht ablöst werden kann (Erstickungsgefahr).
mögliche Einsatzgebiete	• Erstversorgung nach Verletzungen des Bewegungsapparats, z. B. Sportunfälle • Prophylaxe bei muskel- und gelenkbelastenden Sportarten, z. B. Volleyball	• Stabilisierung von Gelenken • Muskelrelaxation • Korrektur von Gelenken • Narbenbehandlung • Reduktion von Lymphödemen	• Narben • Schmerzpunkte • Triggerpunkte • Tenderpoints • Akupunkturpunkte

2.2 Qualitäts- und Materialeigenschaften des Tapes

Derzeit gibt es eine Vielzahl von Tapes auf dem Markt. Unabhängig vom Namen bzw. Markennamen des Tapes sollte beim Kauf des Tapes auf ein gutes Preis-Leistungs-Verhältnis geachtet werden.

Tapes mit hinreichenden Qualitätseigenschaften in Bezug auf die Handhabung, Materialqualität, Verträglichkeit und Lösbarkeit von der Haut bewegen sich aktuell zwischen 6 und 12 € pro Rolle. Dies entspricht einer Rolle mit einer Breite von 5 cm und einer Länge von 5 m.

Die elastischen Tapes unterscheiden sich zumeist nicht wesentlich in Bezug auf ihren grundsätzlichen Aufbau, jedoch sehr in der Qualität der verwendeten Rohstoffe. Hochwertige Tapes sollten unabhängig von der Bestellmenge oder dem Bestellzeitraum eine gleichbleibend hohe Qualität beim jeweiligen Anbieter aufweisen.

Praxistipp

Es bietet sich an, zunächst ein Muster oder einzelne Rollen bei den Herstellern anzufordern, um die Qualität des Tapes zu testen. Auf Kongressen, Ausstellerworkshops und anderen Veranstaltungen können die Tapes zudem ausprobiert werden.

Wichtig ist, dass das erworbene Tape zuerst auf der eigenen Haut getestet wird, um unerwünschte Hautreaktionen beim Patienten zu vermeiden.

2.2.1 Faktoren für eine gute Qualität

Ein Tape in guter Qualität lässt sich sauber schneiden und hinterlässt keine ausgefransten Schnittkanten. Es fasert nicht aus, sondern bildet eine klare Schnittkante.

Betrachtet man das Tape, schließt dieses direkt mit der Trägerfolie ab und zieht sich nicht zurück. Die Baumwollfasern verlaufen in einem rechten Winkel zueinander. Dies ermöglicht eine optimale Kraftverteilung.

Beim Einreißen der Trägerfolie lässt sich das Tape ohne Probleme von dieser lösen. Bei minderwertigen Tapes bleibt die Folie teilweise auf dem Tape haften oder lässt sich nur mit Mühe vollständig entfernen.

Ein weiteres Gütemerkmal stellt die Farbechtheit dar. Günstige Tapes können färben bzw. halten minimalem Abrieb nicht stand.

Beim Kleben des Tapes ist eine Dehnfähigkeit von etwa 130 % notwendig. Minderwertige Tapes zeigen entweder eine geringere Dehnbarkeit oder bleiben nach einmaligem Auseinanderziehen in diesem Zustand. Sie „leiern" aus. Des Weiteren kann es passieren, dass sich nach einiger Zeit die gewünschte Spannung auf der Haut reduziert und sich somit die Wirksamkeit vermindert. Auch das frühzeitige Ablösen oder das Verändern der Form beim Tragen sind Zeichen für eine mangelhafte Qualität. Zudem zeigen sich bei der Verwendung dieser Tapes häufiger Hautunverträglichkeiten.

Minderwertige Tapes riechen merkbar unangenehm bzw. dünsten Gerüche aus. Hochwertige Tapes riechen annähernd neutral.

Merkmale qualitativ hochwertiger Tapes in der Zusammenfassung:

- saubere Schnittkante
- keine Auffaserungen
- Tape schließt mit Trägerfolie ab.
- Baumwollfasern verlaufen im rechten Winkel.
- leichtes und sauberes Reißen der Folie möglich
- Die Spannung auf der Haut bleibt mehrere Tage erhalten.
- Farbechtheit
- Dehnfähigkeit von ca. 130 %
- gute Hautverträglichkeit
- geruchsneutral

Praxistipp

Hat der Behandler einen Anbieter mit qualitativ hochwertigen und ansprechenden Tapes gefunden, so sollte er dort auch weiterhin die Ware bestellen. Der Patient ist dankbar für eine gleichbleibende Qualität während der Behandlungen.

2.2.2 Materialeigenschaften und Zusammensetzung

Das elastische Tape besteht aus **Baumwollfasern** und **Acrylkleber**. Der Kleber wird innerhalb des Produktionsvorgangs wellenförmig auf die Fasern aufgebracht (**Abb. 2.3**). Das Tape enthält keinerlei weitere Bestandteile und ist medikamentenfrei. Durch die Faserstruktur erhält es seine Dehnbarkeit. Erst durch die aktive Bewegung des Patienten und die Körperwärme entfaltet sich die volle Wirkung des Tapes. Die Wärme erwärmt den Acrylkleber auf der Trägerfolie. Hierdurch haftet das Tape besser auf der Haut. Zudem führt die zusätzliche Bewegung des Patienten beispielsweise bei einem Lymphtape zum Abtransport der Lymphe, bei einem Faszientape zum Lösen von Crosslinks bzw. Faszienverklebungen.

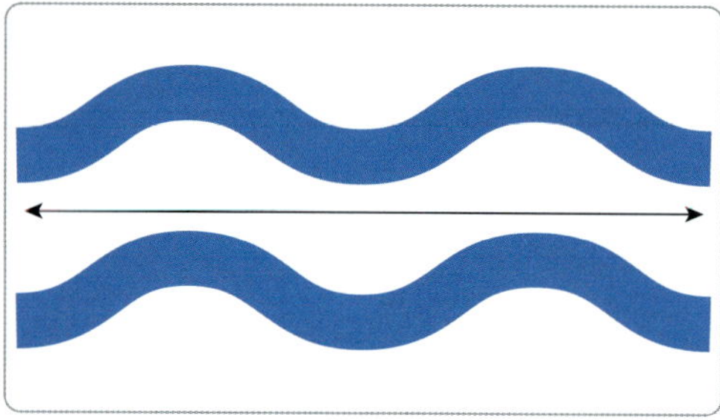

Abb. 2.3 Elastisches Tape mit wellenförmig aufgebrachtem Acrylkleber.

Aufgrund der hautfreundlichen Eigenschaften kann der Patient mit dem Tape duschen, baden, schwimmen und auch saunieren.

> *Praxistipp*
>
> Da das Tape auch zum Schwimmen geeignet ist, findet es häufig Anwendung bei Schwimmern und anderen Wassersportlern. Auch bei Kindern kann das Tape hilfreich sein, um Gelenke zu stabilisieren oder die Muskulatur bei bestimmten Schwimmübungen zu unterstützen.

Zusammenfassung der Materialeigenschaften:

- Baumwollfasern und Acrylkleber
- wellenförmig aufgebrachter Kleber
- Dehnfähigkeit von ca. 130 %
- frei von Medikamenten
- atmungsaktiv
- hautfreundlich
- wasserbeständig
- Aktivierung des Tapes durch Körperwärme und Bewegung

Das Tape kann erfahrungsgemäß etwa 5–7 Tage auf der Haut verbleiben. Nach dieser Zeit kann sich die Wirkung des Tapes verringern, da dessen Klebefähigkeit nachlässt. Da Kinder häufig eine empfindlichere Haut als Erwachsene haben, sollte das Tape statt der 5–7 Tage nur etwa 3–4 Tage auf der Haut verbleiben.

Das Tape wird von den meisten Patienten gut vertragen und führt sehr selten zu Hautirritationen (Kap. 2.5). Das Auftreten eines leichten Kribbelns einige Zeit nach der Applikation zeigt meist eine vermehrte Durchblutung an. Dann entfaltet das Tape seine optimale Wirkung.

Tritt jedoch ein Juckreiz oder eine sichtbare Überempfindlichkeit auf, so sollte das Tape sofort entfernt werden. Besteht zudem eine bekannte Pflasterallergie oder eine Allergie gegen Acrylkleber, ist es empfehlenswert, das Tape zuvor auf ein überschaubares Hautareal, beispielsweise in der Ellenbeuge, zu applizieren. Dann wird in den nächsten 24 Stunden die Hautreaktion beim Patienten abgewartet.

2.2.3 Dehnungsfähigkeit

Das Tape hat eine Dehnungsfähigkeit von ca. 130 % in Längsrichtung und wird im Produktionsvorgang mit einer Vordehnung von etwa 10 % auf die Trägerfolie aufgebracht (**Abb. 2.4**, **Abb. 2.5**, **Abb. 2.6**). Dehnungen im Querverlauf sind nicht möglich (Kap. 4.1).

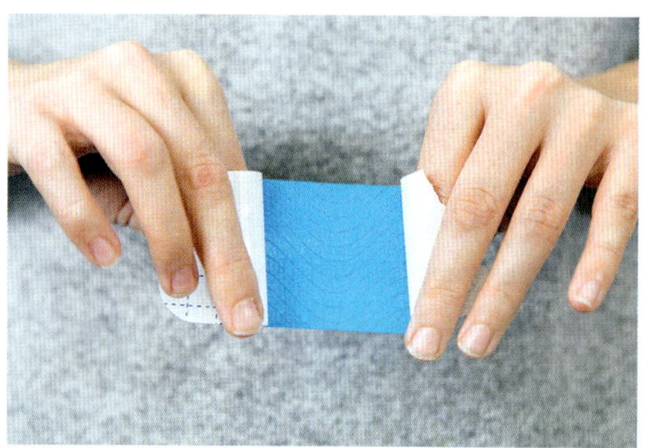

Abb. 2.4 Dehnung um ca. 10 %.

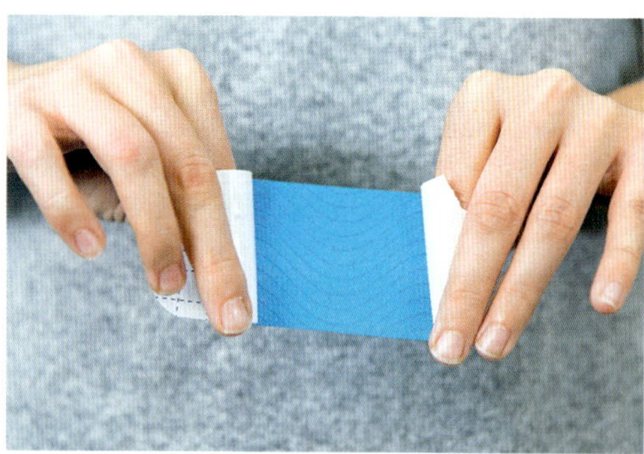

Abb. 2.5 Dehnung um ca. 50 %.

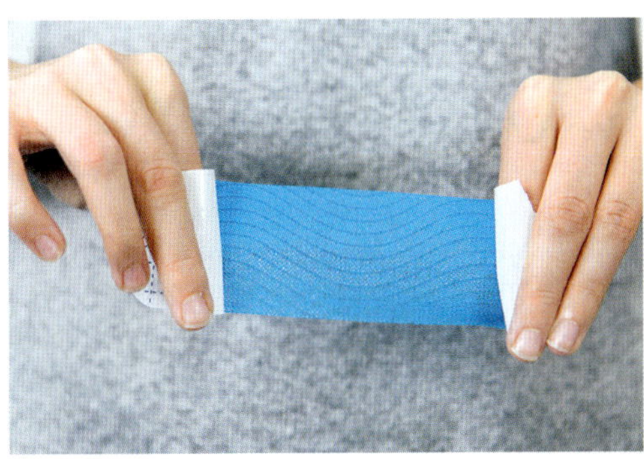

Abb. 2.6 Dehnung um ca. 130 %.

2.3 Farben und ihre Bedeutung

Derzeit sind Tapes in den unterschiedlichsten Farben auf dem Markt zu erwerben. Die Farben können in verschiedenen Behandlungsbereichen eine Rolle spielen.

Praxistipp

Unabhängig von den Farben weisen alle Tapes die gleichen Dehnungseigenschaften und Verarbeitungsmerkmale auf. Somit gibt es keine „schwach" oder „stark" wirkenden Tapes.

Die Farben können anhand akuter und chronischer Geschehen, anhand der Wandlungsphasen und Farbzuordnungen der Leitbahnen innerhalb der Akupunktur sowie anhand der Farbenlehre ausgewählt werden.

Beispielsweise können die Farben in Wirkungsbereiche unterteilt werden: Die Farbe Blau gilt als kühlend und schmerzlindernd, die Farbe Rot als aktivierend und wärmend (Kap. 2.3.1).

Andere Kriterien gelten bei der Akupunktur bzw. Akupressur: Die Applikation eines Tapes auf die Milzleitbahn würde z. B. mit einem gelben Tape erfolgen, da der Funktionskreis Milz in der traditionellen chinesischen Medizin (TCM) der Farbe Gelb zugeordnet ist (Kap. 2.3.2).

2.3.1 Unterteilung in akute und chronische Geschehen

Akutes Geschehen

Ein akutes Geschehen ist eine plötzlich auftretende Verletzung bzw. ein unmittelbares Trauma. Begleitend treten oft **Entzündungszeichen** auf (Kap. 10.1.3).

Beispiel für ein akutes Geschehen ist eine Prellung des Oberarms oder eine Zerrung des Unterschenkels.

Um die Entzündungszeichen zu reduzieren, wird ein blaues Tape verwendet. Der Farbe **Blau** werden „kühlende" und „ableitende" Eigenschaften zugeschrieben.

Chronisches Geschehen

Ein chronisches Geschehen zeichnet sich durch eine sich langsam entwickelnde Symptomatik aus. Beispiele hierfür sind chronische Rücken- oder Schulterschmerzen bzw. eine chronische Instabilität des Fußgelenks.

Auch hier bestehen eine Schmerzhaftigkeit und eine Funktionseinschränkung, jedoch meist keine Überwärmung oder Rötung wie bei einem akuten Geschehen.

In diesen Fällen liegt eine Unterversorgung des Gewebes mit Sauerstoff vor. Die Haut ist livide oder blass und im Allgemeinen schlecht durchblutet. Zudem fühlt sich die Haut beim Palpieren eher kühl oder kalt an.

Mögliche Schwellungen sind nicht unmittelbar durch das Trauma entstanden, sondern durch eine Übersäuerung des Gewebes und den mangelnden Abtransport bzw. die mangelnde Zirkulation von Gewebeflüssigkeit wie Lymphe.

Um in diesem Fall die Zeichen des chronischen Geschehens zu reduzieren, sollte sich der Therapeut für ein rotes Tape entscheiden. Die Farbe Rot wird mit den Eigenschaften „aktivierend" oder „wärmend" in Verbindung gebracht.

Praxistipp

Blaue Tapes werden eher bei akuten Zuständen (Überlastung, Prellung u. a.), rote Tapes eher bei chronischen Zuständen (Arthrose, Spastik des Unterarms u. a.) verwendet.

2.3.2 Zuordnung in der Akupunktur

In der Akupunktur bilden die **Wandlungsphasen** einen wichtigen Teil der Behandlung. Diese stellen im übertragenen Sinne die Phasen des Lebens bzw. des Tages dar und sind auf andere Dinge und Rhythmen des Lebens übertragbar. Insgesamt gibt es 5 verschiedene Phasen (**Abb. 6.10**):

- Das Leben bzw. der Tag beginnt mit dem Element **Wasser** und entspricht der Geburt bzw. dem frühzeitigen Aufstehen. Zugleich stellt es das Ende des Lebens dar und beschreibt den Abschied oder den Tod. Bezogen auf den Tagesrhythmus entspricht Wasser der Nacht und damit dem Schlafen.
- Das Element **Holz** ist die Energie und Kraft, mit der wir den Tag beginnen. Zudem kann es mit der Pubertät gleichgesetzt werden.
- Das **Feuer** entspricht der „Blütezeit" des Lebens bzw. der Mittagszeit am Tag.
- Die **Erde** wird mit der Familie und dem Kinderkriegen verbunden. Auf den Tag bezogen entspricht es dem Nachmittag.
- Das **Metall** kann die Zeit der Wechseljahre und der Veränderung darstellen. Der Tag nähert sich dem Abend.

Die 1. Phase entspricht dem **Feuer** und spiegelt die Herz-, die Perikard-, die Dünndarm- und die 3-Erwärmerleitbahn wider. Ihr ist die Farbe **Rot** zugeordnet.

Da die 2. Phase der **Erde** entspricht und diese aus dem Feuer entstanden ist, wird hierbei von der Hervorbringung gesprochen. Der gesamte Zyklus der Wandlungsphasen wird somit als Hervorbringungszyklus bezeichnet (Kap. 6.3). Der Erde sind die Milz- und die Magenleitbahn zugeordnet und sie hat die Farbe **Gelb**.

Aus der Erde geht das Element **Metall** hervor und beinhaltet die Lungen- und die Dickdarmleitbahn. Das Metall hat die Farbe **Schwarz** bzw. **Grau**.

Das Metall bringt das **Wasser** hervor. Dieses wird durch die Nieren- und die Blasenleitbahn repräsentiert und hat die Farbe **Blau**.

Im weiteren Verlauf geht aus dem Element Wasser das **Holz** hervor. Holz wird durch die Farbe **Grün** gekennzeichnet und ihm sind die Leber- und die Gallenblasenleitbahn zugeordnet. Aus dem Holz geht wiederum das Feuer hervor. Der Zyklus beginnt von Neuem (**Tab. 2.2**).

Tab. 2.2 Zusammenfassung der Leitbahn- bzw. Meridianfarben.

Farbe	Element	Leitbahn (Meridian)
Rot	Feuer	Herz- und Dünndarm-, Perikard- und 3-Erwärmerleitbahn
Gelb	Erde	Milz- und Magenleitbahn
Schwarz	Metall	Lungen- und Dickdarmleitbahn
Blau	Wasser	Nieren- und Blasenleitbahn
Grün	Holz	Leber- und Gallenblasenleitbahn

Hinweis

Nach der Lehre der 5 Elemente wird dem Metall die Farbe Weiß und dem Wasser die Farbe Schwarz zugeordnet. In diesem Buch wurde beim Element Metall die Farbe Weiß durch Schwarz und beim Element Wasser die Farbe Schwarz durch Blau ersetzt. Dies hat zum einen didaktische, zum anderen alltagspraktische Gründe: Das Element Wasser wird häufiger mit der Farbe Blau assoziiert, weniger mit Schwarz; und weiße Tapes sehen im Alltag schnell unsauber aus, schwarze nicht.

Organe werden aus Sicht der TCM den **Zang-** (Speicherorgane) und **Fu-Organen** (Hohlorgane) zugeordnet (**Tab. 2.3**). Zu den Zang-Organen zählen die Leber, die Milz, das Herz, die Lunge und die Nieren, die dem Yin entsprechen (**Tab. 2.4**). Fu-Organe sind die Gallenblase, der Dünn- und der Dickdarm, der Magen sowie die Blase, die dem Yang entsprechen (**Tab. 2.4**).

In **Tab. 2.5** und **Tab. 2.6** werden mögliche behandelbare Erkrankungen aus Sicht der Wandlungsphasen zusammengefasst. Hierbei werden sowohl die Leitbahnverläufe als auch die Zang- bzw. Fu-Organe unterschieden.

Tab. 2.3 Zang- und Fu-Organe.

Elemente	Zang-Organe (Speicherorgane)	Fu-Organe (Hohlorgane)
Holz	Leber	Gallenblase
Feuer	Herz	Dünndarm
Erde	Milz	Magen
Metall	Lunge	Dickdarm
Wasser	Nieren	Blase

Tab. 2.4 Yin und Yang.

Yin	Yang
weiblich	männlich
Erde	Himmel
Mond	Sonne
Nacht	Tag
kalt	warm
dunkel	hell
Kälte	Wärme
Leere	Fülle

Tab. 2.5 Leitbahnen (Meridiane), Zang-Organe und Anwendungsbeispiele.

Farbe	Organ	Anwendung auf Grundlage des Leitbahnverlaufs	Anwendung auf Grundlage der Zang-Organe
Rot	Herz	• Epicondylitis humeri ulnaris • ulnare Handgelenkschmerzen	• Schlafstörungen • Palpitationen
Gelb	Milz	• mediale Knieschmerzen • mediale Knöchelbeschwerden	• Blähungen • Durchfall
Schwarz	Lunge	• ventrale Schulterschmerzen • Daumenschmerzen	• Dyspnoe • Husten
Blau	Nieren	• mediale Knöchelschmerzen • schmerzhafter Vorderfuß	• Knieschmerzen • LWS-Schmerzen
Grün	Leber	• mediale Knieschmerzen • Rippenbeschwerden	• Migräne • Nackenschmerzen

Tab. 2.6 Leitbahnen (Meridiane), Fu-Organe und Anwendungsbeispiele.

Farbe	Organ	Anwendung auf Grundlage des Leitbahnverlaufs	Anwendung auf Grundlage der Fu-Organe
Rot	Dünndarm	• dorsale Schulterschmerzen • Schmerzen im kleinen Finger	• Durchfall • Verstopfung
Gelb	Magen	• laterale Knieschmerzen • Brustschmerzen	• Übelkeit • Erbrechen
Schwarz	Dickdarm	• Epicondylitis humeri radialis • laterale Schulterschmerzen	• Durchfall • Verstopfung
Blau	Blase	• Schmerzen der gesamten Wirbelsäule • Beschwerden der Achillessehne	• Zystitis • Inkontinenz
Grün	Gallenblase	• laterale Knöchelschmerzen • Rippenprellungen	• Migräne • Druck unter dem Rippenbogen

2.3.3 Weitere Farbzuordnungen

Farbzuordnungen können auch aus der Sicht der **Farbenlehre** und **Farbtherapie** vorgenommen werden. Die Beschreibung erfolgt mit Bezug zur physischen und psychischen Ebene:

- Die Farbe **Rot** wird mit Kraft, Energie, Antrieb, Liebe und Feuer assoziiert. Sie steht für Tatendrang und Optimismus.
- Die Farbe **Orange** steht für die Inspiration, die Kreativität und das Selbstvertrauen.
- Die Farbe **Gelb** beschreibt die Neugier, die Kommunikationsfähigkeit, das Verreisen und Voranschreiten sowie die Lust auf Neues.
- Die Farbe **Blau** bedeutet Klarheit, Struktur, Rationalität und logisches Denkvermögen. Zudem behält man einen „kühlen Kopf".
- Die Farbe **Grün** bezeichnet die Umwelt und die Natur, die Beständigkeit, die Bescheidenheit und die Kraft, zu „wachsen", sowie die Regeneration.
- Die Farbe **Violett** steht für Inspiration und seelisches Gleichgewicht.

Eine Zusammenfassung zu den Farben und ihrer Bedeutung findet sich in **Tab. 2.7**.

Praxistipp

Innerhalb der Behandlung kann die Farbe des Tapes durch den Patienten selbst bestimmt werden. Grundsätzlich werden die Farben Blau und Rot genutzt, um akute oder chronische Zustände positiv zu beeinflussen.
Es ist zu bedenken, dass die eigene Auswahl des Tapes durch den Patienten eine psychologische Wirkung, ähnlich einem Placeboeffekt, hervorrufen kann.

Tab. 2.7 Farben und ihre Bedeutung.

Farbe	physische Ebene	psychische Ebene/ Spiritualität	zu behandelnde Symptome bzw. Erkrankungen
Rot	• Aktivierung des Stoffwechsels, der Blutzirkulation und einzelner Organe • Wirkung auf das vegetative Nervensystem	• Lebensenergie • Liebe • Tatendrang • Optimismus • Durchhaltevermögen • Mut	• Übergewicht • Appetitlosigkeit • Schwäche und Erschöpfung • verlangsamter Stoffwechsel
Orange	• Aktivierung von Niere und Blase • Wirkung auf Atmung und Drüsen • blutdrucksteigernd	• Inspiration • Kreativität • Selbstvertrauen • Leistungsfähigkeit	• Erschöpfung • Depression • Müdigkeit • Mutlosigkeit • Energiemangel • Nieren- und Blasenschwäche • Drüsenschwäche • Atemdepression
Gelb	• Konzentration • Aufmerksamkeit • Wirkung auf Nerven, Magen und Verdauung	• Neugier • Kommunikation • Lust auf Neues • Freiheit • gedankliche Weite	• Ängste • Nervosität • Anspannung • Konzentrationsmangel • Verdauungsstörungen • Magenbeschwerden
Blau	• blutdrucksenkend • Muskelentspannung • muskelkühlend • Schmerzreduktion	• Klarheit • Struktur • Rationalität • Logik • Gelassenheit • Entspannung • Beruhigung	• Bluthochdruck • Muskelreizungen • schmerzende Gelenke und Muskulatur • Muskelverspannung • Konzentrationsmangel • Unruhe

▶ **Tab. 2.7** Fortsetzung.

Farbe	physische Ebene	psychische Ebene/ Spiritualität	zu behandelnde Symptome bzw. Erkrankungen
Grün	• Wirkung auf Nerven, Immunsystem, Leber und Gallenblase	• Umwelt • Natur • Beständigkeit • Hoffnung • Wachstum • Regeneration • Harmonie	• Hoffnungslosigkeit • mangelnde Regeneration von Gewebe • Nervenschwäche • schwaches Immunsystem • Allergien • Leber- und Gallenblasenstörung
Violett	• Reinigungsprozesse • Wirkung auf die Hirnaktivität	• Neuorientierung • Inspiration • seelisches Gleichgewicht • Geist • Meditation • Spiritualität	• Müdigkeit • Erschöpfung • Migräne • Trennungsängste • Schlafstörungen

2.4 Lagerung und Haltbarkeit des Tapes

Tapes sollten eher kühl und trocken gelagert werden. Häufig verändert sich die Qualität bei Einwirkung von Sonne, Wärme und Feuchtigkeit.

Die Verpackungen der Tapes dienen häufig gleichzeitig als Spenderbox. Aus diesen können die Tapes je nach Bedarf herausgezogen werden. Taperollen sollten daher immer in den mitgelieferten Kartons gelagert werden. Zudem befindet sich auf der Umverpackung das Haltbarkeitsdatum.

Tapes sind ab Kaufdatum in der Regel etwa 2–3 Jahre „haltbar“. Nach dieser Zeit verändern sich die Eigenschaften des Tapes. Das Tape klebt weniger gut und löst sich schwerer von der Folie. Außerdem nimmt die Dehnungsfähigkeit ab.

2.5 Verträglichkeit des Tapes

Elastische Tapes und Gittertapes sind sehr hautverträglich und führen nur in seltenen Fällen zu Nebenwirkungen. Das Auftreten von Unverträglichkeiten ist von unterschiedlichen Faktoren abhängig und kann durch diese begünstigt werden.

2.5.1 Einflussfaktoren beim Tapen

Hautsensibilität und -trophik

Über die Haut werden Reize aus der Umwelt wahrgenommen und an das Gehirn weitergeleitet, wo die Signale verarbeitet werden. Hierbei wird von der **Oberflächensensibilität** gesprochen. Zur **allgemeinen Sensibilität** zählen z. B. die Propriozeption oder die Viszerozeption. Druck und Dehnung werden durch Mechanorezeptoren (Kap. 3.2), Schmerzreize durch Nozizeptoren (Kap. 10.1.1) und Kälte bzw. Wärme durch Thermorezeptoren (Kap. 3.2) wahrgenommen.

Kinder haben meist eine sensible Haut. Ältere Menschen wiederum neigen aufgrund der nachlassenden Hauttrophik häufiger zu pergamentartiger und sehr trockener Haut. Bei dieser Klientel kann es schneller zu unerwünschten Hautreaktionen kommen.

Zusätzliche Hautbelastungen ergeben sich durch die atopische Dermatitis (Neurodermitis), Kontaktallergien (z. B. Nickelallergie) sowie Ganzjahres- und saisonale Allergien (z. B. Hausstaub-, Katzenhaarallergie, Heuschnupfen).

Hinweis

Aus Sicht der TCM kontrolliert die Lunge die Atmung und befeuchtet die Haut. Zudem beeinflusst sie das Wei Qi und gibt das trübe Qi zur Niere. Ist das Lungen-Qi gestört, kommt es beispielsweise zu Asthma bronchiale oder zu Nasennebenhöhlenentzündungen. Des Weiteren können häufiger Infekte auftreten. Auch die Haut wird trocken und rissig.

Hautdurchblutung und -temperatur

Eine livide und blasse Hautfarbe zeigt eine mangelnde Durchblutung an. Eine **Ischämie** bzw. **Oligämie** kann je nach Ausprägung von Schmerzen im betroffenen Areal begleitet sein. Hierbei handelt es sich um chronische Prozesse. Zur Verbesserung der Durchblutung und zur Steigerung der Hauttemperatur wird ein elastisches Tape in der Farbe Rot gewählt.

Eine rote Hautfarbe zeigt eine starke Durchblutung an. Hierbei handelt es sich meist um akute Prozesse. Die **Hyperämie** entsteht durch eine mechanische Überwärmung des Gewebes, z. B. durch Sport, Verletzungen wie Prellungen oder durch entzündliche Reaktionen. Einige Krankheitsbilder wie Morbus Raynaud sowie kurzzeitige Kälteanwendungen führen zu einer reaktiven Hyperämie. Bei solchen Zuständen, z. B. bei einer Prellung oder Quetschung, werden Tapes in der Farbe Blau gewählt. Diese sollen zu einer sanften Absenkung der zu starken Durchblutung führen und die Hauttemperatur nach unten regulieren.

Die Beeinflussung der Durchblutung und Hauttemperatur durch die Tapefarbe (rotes oder blaues Tape) wird erfahrungsgemäß v. a. durch einen einsetzenden Placeboeffekt des Patienten erreicht.

! Cave

Durchblutungsstörungen wie die periphere arterielle Verschlusskrankheit (pAVK) bzw. Minderdurchblutungen (Ischämien) oder Gefäßverschlüsse (Thrombose, Embolie) bzw. ausgeprägte Hyperämien sind immer behandlungsbedürftig und gehören in die Hände eines Arztes.

Schweißsekretion

Einer **Hyperhidrose** (übermäßigem Schwitzen) können verschiedene Ursachen zugrunde liegen. Die primäre Hyperhidrose kann zumeist auf keine Ursache zurückgeführt werden. Die sekundäre Hyperhidrose lässt sich in körperliche und „psychische" Ursachen unterteilen. Zu den körperlichen Ursachen zählen beispielsweise Herzinsuffizienz, Diabetes mellitus, komplexes regionales Schmerzsyndrom („complex regional pain syndrome", CRPS; früher: Morbus Sudeck), Infektionserkrankungen oder auch Hyperthyreose. Als psychische Ursachen gelten z. B. Angststörungen, Panikattacken, Depressionen, chronische Schmerzen oder Stress.

Zudem beeinflussen häufig Medikamente wie **Analgetika** (z. B. Metamizol, Ibuprofen, Tilidin oder Fentanyl), **Antidepressiva** (z. B. Reboxetin oder Venlafaxin) sowie **Amphetamine** (z. B. Methylphenidat) die Schweißsekretion.

Hinweis

Aus Sicht der TCM sind am Schwitzen das Herz (innere Unruhe, Nervosität, Schwitzen in der Achselhöhle und an den Handflächen, Herzerkrankungen), die Lunge (Erschöpfung, geschwächtes Wei Qi, Schwitzen im Brust- und Dekolletébereich, Lungenerkrankungen), die Leber (Schwitzen durch Anspannung und Stress) und die Milz beteiligt.

Tab. 2.8 zeigt einen Überblick über Medikamente und ihre Wirkung auf die Schweißsekretion aus Sicht der Schulmedizin und der TCM.

Die **Hypohidrose** beschreibt die verringerte, die **Anhidrose** die ausbleibende Schweißsekretion. Ursachen hierfür können wiederum Medikamente, Bestrahlung bei tumorbedingten Erkrankungen, Infektionen oder auch Autoimmunerkrankungen, z. B. die Sklerodermie, sein.

Muskeltonus

Weist das Muskelgewebe einen geringen Tonus auf bzw. zeigt das Hautgewebe aufgrund des Alters wenig Spannkraft, werden die Zugreize dem Patienten angepasst. Bei älteren Patienten reichen meist geringe Dehnungsreize (z. B. ein Zug des Tapes von 50 %) aus. Zu hohe Scherkräfte können sonst als unangenehm empfunden werden.

Tab. 2.8 Medikamente mit Wirkung auf die Schweißsekretion.

Medikamentengruppe	Wirkstoffbeispiele	mögliche Nebenwirkungen aus Sicht der Schulmedizin	mögliche Nebenwirkungen aus Sicht der TCM
Analgetika			
saure antipyretische antiphlogistische Analgetika bzw. nichtsteroidale Antirheumatika (NSAR)	• Acetylsalicylsäure (ASS) • Diclofenac • Ibuprofen • Naproxen	• Schwitzen • Asthma • Leukopenie • Übelkeit • Sodbrennen • Hautausschlag • Herzinsuffizienz • Tachykardie • Palpitationen • Leberschäden	• Lungen-Qi-Mangel • Blut-Mangel • Milz-Qi-Mangel • rebellierendes Magen-Qi • Herz-Blut-Mangel • Herz-Yin-Mangel • Blut-Stase • Leber-Qi-Stagnation
nicht-saure antipyretische Analgetika	• Paracetamol • Metamizol		
Opioide	• Fentanyl • Tilidin • Tramadol		
Antidepressiva			
selektive Noradrenalin-Wiederaufnahmehemmer (NARI)	• Reboxetin	• Schwitzen • Appetitlosigkeit • Übelkeit • Erbrechen • Hautausschlag • Tachykardie • Hypertonie • Hypotonie • Palpitationen • Harnverhalt • Miktionsstörungen • Ängste • Schlafstörungen	• Lungen-Qi-Mangel • Blut-Mangel • Milz-Qi-Mangel • rebellierendes Magen-Qi • Herz-Blut-Mangel • Herz-Yin-Mangel • Blut-Stase • Leber-Qi-Stagnation • Le-Yin-Mangel • Ni-Qi-Mangel • Ni-Yin-Mangel
selektive Serotonin-Noradrenalin-Wiederaufnahmehemmer (SNRI/SSNRI)	• Venlafaxin • Duloxetin		
selektive Serotonin-Wiederaufnahmehemmer (SSRI)	• Citalopram • Fluoxetin • Sertralin		
trizyklische Antidepressiva	• Clomipramin • Dibenzepin • Opipramol		
Psychostimulanzien			
Amphetamine	• Methylphenidat • Dexamfetamin	• Schwitzen • Appetitlosigkeit • Erbrechen • Hautausschlag • Herzrhythmusstörungen • Palpitationen • Hypotonie • Kopfschmerzen • Schwindel • Harnverhalt • Ängste • Nervosität • Schlafstörungen	• Lungen-Qi-Mangel • Blut-Mangel • Milz-Qi-Mangel • rebellierendes Magen-Qi • Herz-Blut-Mangel • Herz-Yin-Mangel • Blut-Stase • Leber-Qi-Stagnation • Le-Yin-Mangel • innerer Leber-Wind • Ni-Qi-Mangel • Ni-Yin-Mangel

Hinweis

Aus Sicht der TCM handelt es sich bei einem erhöhten Muskeltonus um eine Leber-Qi-Stagnation, bei einem verminderten Muskeltonus um eine Milz-Qi-Schwäche.

Konstitution

Die persönliche Konstitution mit bestehenden Vorerkrankungen kann ebenfalls die Verträglichkeit von Tapes beeinflussen. Hierzu zählen z. B. Psoriasis, Neurodermitis, Diabetes mellitus Typ 1 oder 2, Sklerodermie oder Lupus erythematodes.

Hinweis

Erkrankungen im Funktionskreis Lunge und Dickdarm, Leber und Gallenblase, Herz und Dünndarm sowie Milz und Magen haben aus Sicht der TCM einen direkten Einfluss auf Erkrankungen der Haut und ihre Blutversorgung. Blut-Hitze führt beispielsweise zu hitzigen Hauterkrankungen, Blut-Leere zu schuppender Haut, Blut-Stase zu Hämatomen oder ein Milz-Qi-Mangel zu kleinen Hauteinblutungen.

2.5.2 Mögliche Nebenwirkungen

Alle zuvor genannten Faktoren beeinflussen die Verträglichkeit des Tapes und können zu folgenden Nebenwirkungen führen:

- Rötungen
- Überempfindlichkeit der Haut
- Juckreiz
- kleine Hautbläschen
- Hauteinblutungen (v. a. bei Einnahme von Antikoagulanzien)
- in sehr seltenen Fällen, v. a. bei einer Tragedauer von über 10 Tagen, Hautablösungen

! *Cave*

Antikoagulanzien (blutverdünnende Mittel) können zu allergischen Reaktionen der Haut, Juckreiz oder auch zu Dermatitis führen.

Hinweis

Aus Sicht der TCM sind Antikoagulanzien stark blutbewegend und haben eine direkte Wirkung auf die Leber. Zudem können sie zur Blut-Leere und damit zu innerem Wind führen. Die Blut-Leere kann wiederum eine Blut-Stase begünstigen. Zudem schwächen sie die Mitte. Diese Beschreibung aus Sicht der TCM könnte eine mögliche Erklärung für auftretende Hauteinblutungen als Nebenwirkung sein.

3 Wirkungsweise des Tapes

Das Tape beeinflusst durch unterschiedlich starke Scherkräfte sowie Dehnungs- und Druckreize verschiedene Gewebe- und Hautschichten, das Fasziengewebe (Kap. 3.1) sowie das Muskelgewebe (Kap. 3.2). Bei gelenkigen Verbindungen zeigt das Tape Wirkung auf die Kapsel-Band-Strukturen sowie auf die Sehnen (Kap. 3.3). Daneben lassen sich der Lymphfluss (Kap. 3.4) und die Schmerzweiterleitung (Kap. 10.1.1) in spezifischer Weise beeinflussen.

Das elastische Tape und das Gittertape entfalten dabei aufgrund ihres Aufbaus eine unterschiedliche Wirkung auf das Gewebe:

Gittertape. Das Gittertape ist unelastisch. Durch die gitterförmige Struktur wirkt das Tape in Längs- und in Querrichtung (**Abb. 2.2**). Dies führt dazu, dass darunterliegendes Gewebe sanft längs und quer mobilisiert wird. Gittertapes eignen sich v. a. zur Behandlung von hypertrophen und keloiden Narben, Trigger- und Schmerzpunkten, Tenderpoints oder auch Akupunkturpunkten. Zudem können Gittertapes unter Anleitung des Behandlers selbst vom Patienten auf die Haut geklebt werden.

Elastisches Tape. Das elastische Tape ist in Längs-, jedoch nicht in Querrichtung dehnbar. Dies ist sowohl auf die Baumwollstruktur als auch auf den wellenförmig aufgebrachten Acrylkleber (**Abb. 2.3**) zurückzuführen. Elastische Tapes wirken je nach Zug bzw. Dehnungsreiz auf tiefer liegende Hautschichten bis hin zu den Faszien. Ein Beispiel stellt das Faszientape am Oberschenkel dar, durch das mögliche Verklebungen der Faszie nach einem Muskelfaserriss gelöst werden.

3.1 Wirkung auf einzelne Gewebeschichten

Die Hautschichten lassen sich in die Epidermis (Oberhaut), Dermis (Lederhaut) und Subkutis (Unterhaut) unterteilen. Unterhalb der Subkutis befinden sich das Faszien- und das Muskelgewebe, unter dem Muskelgewebe wiederum die Knochen bzw. gelenkigen Verbindungen. Diese werden durch den Kapsel-Band-Apparat stabilisiert.

Tapes, die mithilfe der **Muskeltechnik** auf die Haut aufgebracht werden, entwickeln in Bezug auf das darunterliegende Gewebe geringe Scherkräfte. Im Gegensatz hierzu entstehen bei der **Ligamenttechnik** aufgrund der starken Dehnung des Tapes größere Scherkräfte. Bei der **Korrekturtechnik** wird gleichzeitig Druck und Zug auf das Gewebe gebracht. Somit wirken im Vergleich zur reinen Ligamenttechnik ohne Korrektur bei der Korrekturtechnik größere Scherkräfte auf das darunterliegende Gewebe. Dies hat wiederum eine gesteigerte Durchblutung zur Folge.

Praxistipp

Die mechanische Wirkung des Tapes auf das darunterliegende Gewebe wird durch die Mobilisation der getapten Region bzw. die aktive Bewegung des Patienten im Alltag sowie durch den Zugimpuls, z. B. bei der Ligamenttechnik mit und ohne Korrektur, erhöht.

3.2 Wirkung auf die Muskulatur

Die Muskulatur lässt sich im Allgemeinen in die glatte, die quergestreifte und die Herzmuskulatur unterteilen:

- Die **glatte Muskulatur** zeigt in der Vergrößerung eine glatte Struktur. Sie ist in der Lage, sich an verändernde Situationen anzupassen. Dies ist z. B. bei Hohlorganen wie den Blutgefäßen, den Bronchien oder dem Magen-Darm-Trakt der Fall. Glatte Muskulatur weist eine hohe Kontraktionsfähigkeit auf und kann nicht willkürlich gesteuert werden.
- Die **quergestreifte Muskulatur** entspricht der Skelettmuskulatur. Diese kann willkürlich gesteuert werden. Die Kontraktion erfolgt über Aktionspotenziale bzw. elektrische Impulse. Die Unterscheidung erfolgt in **Agonisten** (Spieler) und **Antagonisten** (Gegenspieler). Beispiele hierfür sind der M. biceps brachii (Spieler) und der M. triceps brachii (Gegenspieler). Weitere Unterscheidungen sind z. B. die Flexoren, Extensoren, Abduktoren und Adduktoren.
- Die **Herzmuskulatur** verfügt über ein eigenes Erregungsleitungssystem und wird somit unwillkürlich gesteuert.

An verschiedenen Stellen im Gewebe befinden sich **Mechanorezeptoren**, über die Tast-, Berührungs- und propriozeptive (die Tiefenwahrnehmung betreffende) Reize sowie enterozeptive bzw. viszerozeptive (innere Organe betreffende) und vestibuläre (das Gleichgewicht betreffende) Reize weitergeleitet werden (**Tab. 3.1**).

Tastempfindungen werden über die Merkel- und Meissner-Körperchen, Berührungen über die Krause-Endkolben und Druck- und Vibrationsempfindungen über die Vater-Pacini-Körperchen wahrgenommen. Zu den propriozeptiven Mechanorezeptoren zählen die Muskelspindeln, die Ruffini-Körperchen und der Golgi-Sehnenapparat (Sehnenspindeln).

Tab. 3.1 Mechanorezeptoren.

Mechanorezeptor	Vorkommen	Qualität	Weiterleitung	Histologie
Merkel-Zellen	Dermis	Druck, Tastempfinden	langsam	SA
Ruffini-Körperchen	Dermis, Subkutis, Gelenkkapsel, Bänder	Druck, Propriozeption	langsam	SA
Meissner-Körperchen	Dermis	Druck, Tastempfinden	schnell	RA
Krause-Endkolben	Dermis	Berührung, Thermorezeptor	schnell	RA
Vater-Pacini-Körperchen	Subkutis	Vibration	schnell	PC
Muskelspindel	Muskel	Propriozeption	langsam	PD
Golgi-Sehnenapparat (Sehnenspindel)	Übergang von Muskel zur Sehne	Propriozeption, Kontraktion	langsam	–

Zudem können die Mechanorezeptoren in langsam (SA-Rezeptoren; „slowly adapting") und schnell adaptierende Rezeptoren (RA-Rezeptoren; „rapidly adapting") unterteilt werden. Zu den schnell adaptierenden Rezeptoren gehören die PC-Rezeptoren („pacinian corpuscle").

Daneben gibt es die Unterteilung in Proportional- und Differenzialrezeptoren. Proportionalrezeptoren (Merkel-Zellen, Ruffini-Körperchen) messen die **Reizintensität**, indem ihre Aktionspotenziale proportional zur Intensität des Reizes einsetzen und über die Dauer des Reizes erhalten bleiben. Bei Differenzialrezeptoren wie den Meissner-Körperchen steigt die Frequenz der Aktionspotenziale auf einen Reiz hin stark an, klingt aber bei längerer Reizeinwirkung wieder ab; sie messen damit **Reizänderungen**. Proportional-Differenzial-Rezeptoren (PD-Rezeptoren) vereinen die Fähigkeiten von Proportional- und Differenzialrezeptoren und messen dadurch sowohl die Reizintensität wie auch die Reizänderungen (**Tab. 3.1**).

Das Tape wirkt im Allgemeinen direkt auf die quergestreifte Muskulatur und wird auf die Haut über z. B. dem M. biceps brachii, M. triceps brachii u. a. appliziert. Über die viszerozeptiven Mechanorezeptoren wirkt das Tape indirekt auf Hohlorgane wie den Magen, den Darm oder Blutgefäße. Hierbei kann vom viszeralen Tapen bzw. **Viszero-Taping** gesprochen werden. Das elastische Tape wirkt durch die wellenartige Kleberstruktur und die Applikation ohne bzw. mit Zug auf allen Ebenen der Mechanorezeptoren. Je stärker der Zug bzw. die Dehnung auf das Tape gewählt wird, desto stärker ist der Impuls auf die Mechanorezeptoren.

Hierüber lässt sich ebenfalls die Wirkung von Gittertapes erklären, die jedoch differenzierter betrachtet werden muss, da diese nicht elastisch sind. Es ist denkbar, dass das Gittertape eine intensivere Wirkung auf Strukturen entfaltet, die flacher aufgebaut sind. Dies wäre bei Applikationspunkten wie dem Knöchel, dem Gesicht oder der Hand der Fall. Bei dickeren Hautschichten (v. a. die Subkutis betreffend) wie dem Oberschenkel oder dem Bauch kann eine weniger starke Wirkung angenommen werden.

3.3 Wirkung auf Gelenke, Bänder und Sehnen

3.3.1 Gelenke und Bänder

Gelenke sind dynamische Verbindungen zwischen knöchernen Strukturen. Bänder werden ebenfalls als Ligamente bezeichnet und verbinden Knochen miteinander. Sie bestehen aus derbem Bindegewebe und sind mit wenigen Ausnahmen kaum elastisch. Druck- und propriozeptive Reize in der Gelenkkapsel und den Ligamenten werden über die Ruffini-Körperchen an das Gehirn weitergeleitet (Kap. 3.2).

Gelenke und Bänder werden beim Tapen über die Ligamenttechnik stabilisiert. Somit werden mechanische Einflüsse von außen reduziert bzw. kompensiert. Beispiele hierfür sind das Stabilisieren des Knie- oder des Fußgelenks. Zusätzlich bewirkt das Tape sowohl einen taktilen wie auch einen propriozeptiven Reiz auf das Gewebe. Hierdurch werden wiederum mögliche bestehende Schmerzreize gehemmt.

Praxistipp

Um eine hohe Stabilität zu erreichen, wird das betroffene Gelenk in die gewünschte Stellung gebracht. Im Anschluss wird das Tape en bloc appliziert. Die Tapeenden werden ohne Spannung appliziert.

Bei der Stabilisierung eines Ligaments sollte sich dieses in Entspannung befinden. Beispielsweise wird das Kniegelenk in eine etwa rechtwinklige Position gebracht, um die Kollateralbänder zu entspannen. Im Anschluss wird das Tape en bloc auf das Seitenband aufgebracht. Die Enden werden ohne Spannung auf die Haut geklebt.

3.3.2 Sehnen

Sehnen sind bindegewebige Strukturen, die Knochen und Muskeln miteinander verbinden. Größere Sehnenstrukturen werden als Sehnenplat-

Tab. 3.2 Tapeapplikationen über Gelenken, Bändern und Sehnen.

Vorgehen	Gelenktape	Bändertape	Sehnentape
Ausgangsposition	entspannte Position	Entspannung der Bänder	schmerzfreie Vordehnung der Sehne
Schnitttechnik	I-Tape	I-Tape	I-Tape
Anlagetechnik	Ligamenttechnik	Ligamenttechnik	Muskeltechnik
Tapeapplikation	en bloc über das Gelenk; ohne Zug auslaufende Tapeenden	en bloc über die Bandstruktur; ohne Zug auslaufende Tapeenden	von der Insertion der Sehne zum Muskel-Sehnen-Übergang; Basis und Ende des Tapes ohne Zug aufkleben
Zug des Tapes	maximal	maximal	ohne Zug

ten bzw. Aponeurosen bezeichnet. Beispiele hierfür sind die Palmar- oder Plantaraponeurose.

Die Sehne selbst ist von der Sehnenhaut (Peritendineum) umgeben und wird von dieser geschützt. Aufgrund der geringen Blutversorgung verheilen Verletzungen der Sehne schwerer und die Regenerationszeit ist verlängert. Sehnen übertragen die ankommenden Kräfte des Muskels auf die Knochen.

Kontraktions- und Propriozeptionsreize entlang des Muskel-Sehnen-Übergangs werden über den Golgi-Sehnenapparat an das Gehirn weitergeleitet (Kap. 3.2).

Der Unterschied zur Anlage von Tapes über Gelenken oder Bändern besteht darin, dass sich das Gewebe in Vorspannung bzw. Vordehnung befindet und das Tape von der Insertion der Sehne zum Muskel-Sehnen-Übergang appliziert wird. Gleich ist wiederum, dass über die Muskeltechnik die Nozizeption durch taktile und propriozeptive Reize auf das Gewebe gehemmt wird. Beispiele hierfür sind die Tapeapplikationen entlang der Achilles- oder Patellasehne.

In der **Tab. 3.2** werden die Schwerpunkte bei der Tapeapplikation für Gelenke und Bänder sowie für Sehnen einander gegenübergestellt.

3.4 Wirkung auf den Lymphfluss

Das **Lymphsystem** gehört zum Immunsystem des Menschen und unterteilt sich in die Lymphgefäße und die Lymphknoten (**Abb. 3.1**). Des Weiteren zählen die Milz, die Thymusdrüse, der lymphatische Rachenring sowie das lymphatische Geflecht im Darm (Peyer-Plaques) dazu. Für die Anlage des Tapes und damit die Beeinflussung des Lymphflusses sind hauptsächlich die **Lymphgefäße** und die **Lymphknoten** entscheidend.

Die **Lymphflüssigkeit** ist klar und besteht aus Fetten, Eiweißen, Hormonen, Glukose, Stoffwechselprodukten sowie zudem aus Fremdkörpern und Zelltrümmern. Täglich werden etwa 2–3 l Lymphe vom Körper gebildet.

Lymphgefäße. Die Lymphgefäße verzweigen sich vielfältig in kleine **Lymphkapillaren** und enden frei bzw. blind im Gewebe (**Abb. 3.2**). Die Kapillaren vereinigen sich zu Lymphgefäßen. Diese haben Klappen, die das Zurückfließen der Lymphe verhindern. Die Lymphe selbst wird durch Muskelkontraktion, Atembewegungen und Pulsation der Arterien weitertransportiert.

Die Lymphgefäße führen zu den Lymphknoten. Diese stellen eine Art Filter dar. Lymphgefäße selbst vereinigen sich zu Sammelstämmen. Über die Sammelstämme gelangt die Lymphe weiter in den Venenwinkel und von dort in die Hohlvene.

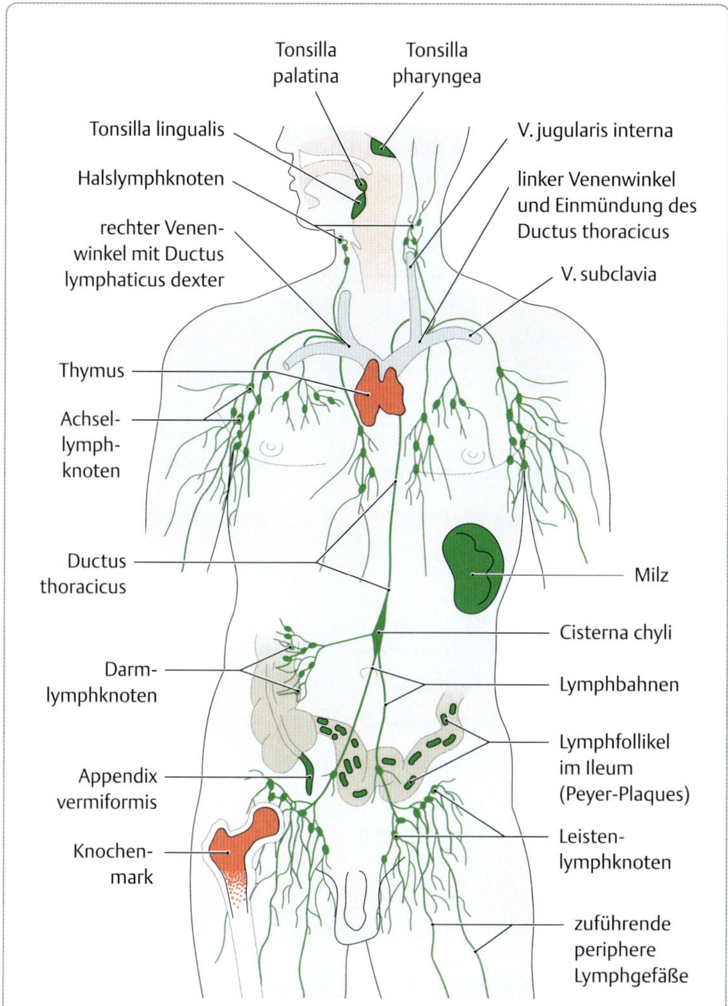

Abb. 3.1 Lymphsystem. (Schünke M, Schulte E, Schumacher U. Prometheus LernAtlas der Anatomie. Innere Organe. Illustrationen von M. Voll und K. Wesker. 4. Aufl. Stuttgart: Thieme; 2015)

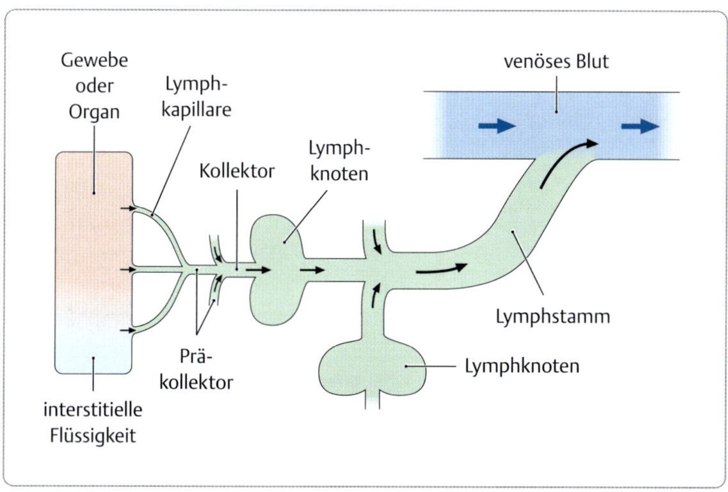

Abb. 3.2 Lymphgefäße. (Schünke M, Schulte E, Schumacher U. Prometheus LernAtlas der Anatomie. Innere Organe. Illustrationen von M. Voll und K. Wesker. 4. Aufl. Stuttgart: Thieme; 2015)

Die Lymphe aus den unpaarigen Bauchorganen gelangt in die **Trunci intestinales**. In den **Trunci lumbales dexter und sinister** sammelt sich die Lymphe aus dem Becken, dem Urogenitaltrakt, den unteren Extremitäten und den paarigen Bauchorganen. Die Trunci intestinales und lumbales verbinden sich auf Höhe des 2. Lendenwirbelkörpers (LWK) zur **Cisterna chyli** (Lymphzisterne). Diese sammelt die Lymphe und leitet sie in den **Ductus thoracicus** (Milchbrustgang) weiter. Hieran schließen sich die Lymphgefäße der linken Kopfseite und des linken Arms an. Der Ductus thoracicus mündet im linken Venenventrikel. Im Gegensatz hierzu gelangt die Lymphe der oberen rechten Körperhälfte direkt in den **Ductus lymphaticus dexter**.

Lymphknoten. Die Lymphknoten (**Abb. 3.3**) werden auch als Filterstationen bezeichnet und reinigen die Lymphe. Über die **Vasa afferentia** (zu-

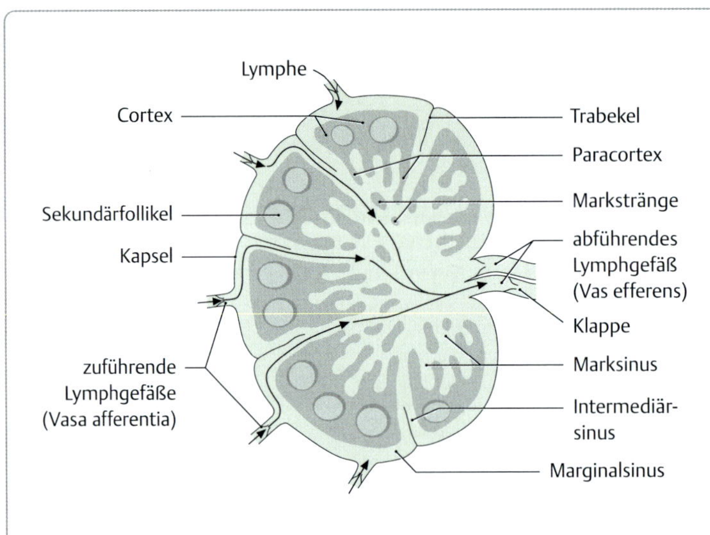

Abb. 3.3 Lymphknoten. (Schünke M, Schulte E, Schumacher U. Prometheus LernAtlas der Anatomie. Allgemeine Anatomie und Bewegungssystem. Illustrationen von M. Voll und K. Wesker. 4. Aufl. Stuttgart: Thieme; 2014)

Tab. 3.3 Lymphknotengruppen.

Körperregion	Lymphknotengruppe	Lokalisation
Kopf	Nodi lymphatici preauriculares	vor dem Ohr
	Nodi lymphatici retroauriculares	hinter dem Ohr
	Nodi lymphatici occipitales	am Hinterhaupt
	Nodi lymphatici submandibulares	am Unterkiefer
	Nodi lymphatici submentales	unter dem Kinn
Hals	Nodi lymphatici cervicales superficiales	Hals- und Kieferbereich
	Nodi lymphatici supraclaviculares	Schlüsselbeingrube
Thorax	Nodi lymphatici axillares	Achselhöhle
	Nodi lymphatici inguinales superficiales	Leisten
Extremitäten	Nodi lymphatici cubitales	Oberarmknochen, Sulcus bicipitalis medialis
	Nodi lymphatici inguinales profundi	V. femoralis
	Nodi lymphatici poplitei	Kniekehle

führende Lymphgefäße) gelangt die Lymphe in das Innere des Lymphknotens (Sinus) und verlässt diese wieder über die **Vasa efferentia** (abführende Lymphgefäße).

Die Lymphknoten lassen sich in Gruppen unterteilen. Die wichtigsten dieser Gruppen sind in **Tab. 3.3** zusammengefasst.

In **Abb. 3.4** und **Abb. 3.5** sind schematisch einige Lymphknotengruppen der oberen und der unteren Extremität dargestellt.

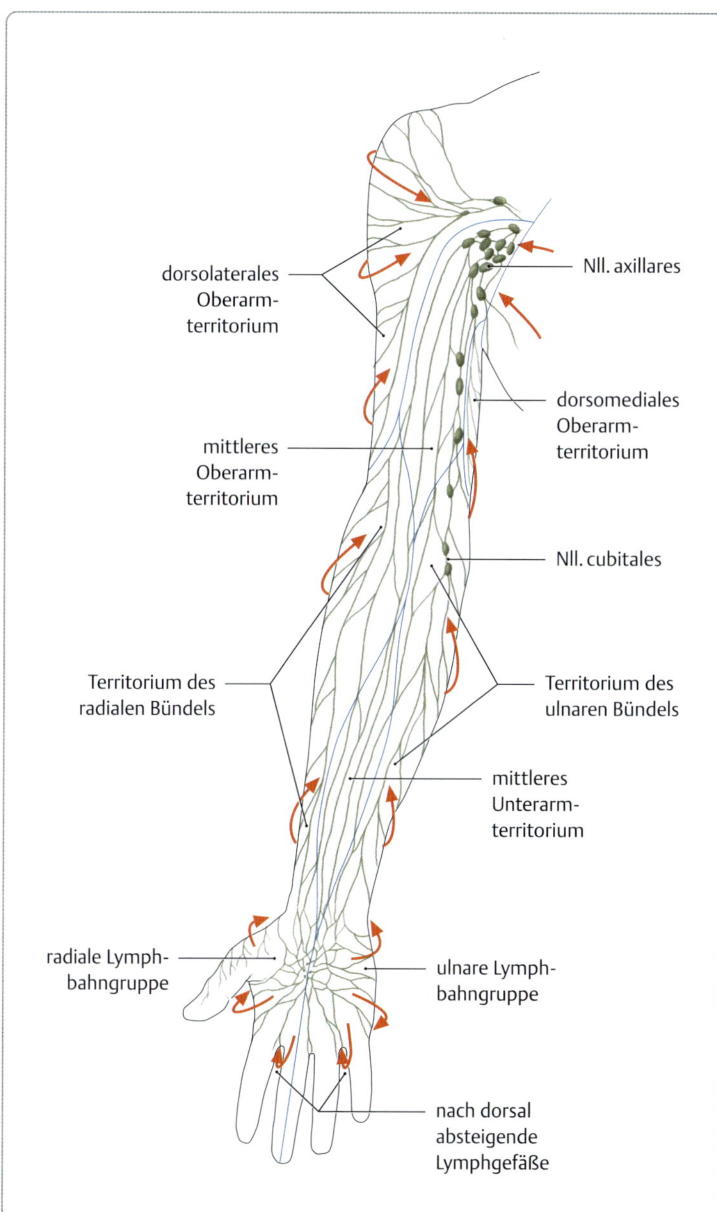

Abb. 3.4 Lymphgefäße der oberen Extremität. (Schünke M, Schulte E, Schumacher U. Prometheus LernAtlas der Anatomie. Allgemeine Anatomie und Bewegungssystem. Illustrationen von M. Voll und K. Wesker. 4. Aufl. Stuttgart: Thieme; 2014)

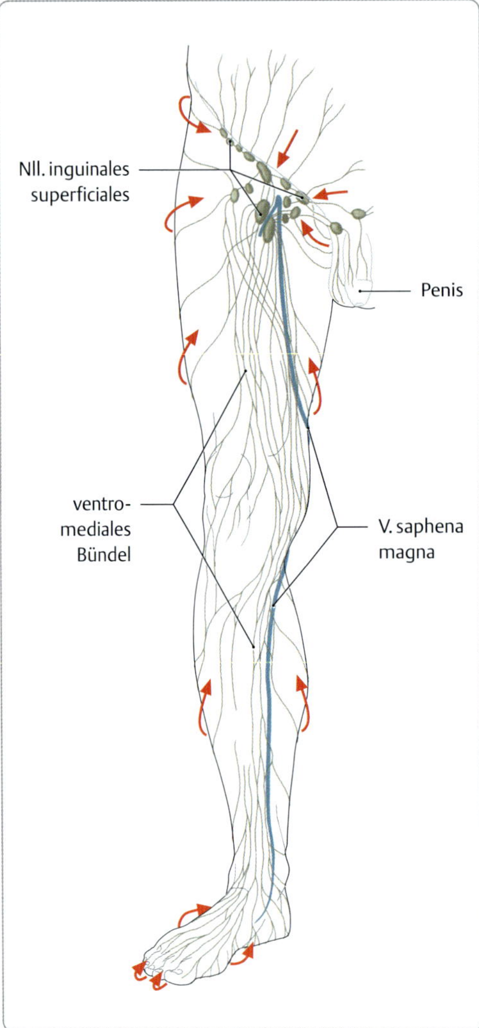

Abb. 3.5 Lymphgefäße der unteren Extremität. (Schünke M, Schulte E, Schumacher U. Prometheus LernAtlas der Anatomie. Allgemeine Anatomie und Bewegungssystem. Illustrationen von M. Voll und K. Wesker. 4. Aufl. Stuttgart: Thieme; 2014)

3.4.1 Ursachen von Lymphstau

Die Ursachen vom Lymphstau sind vielfältig und können auf eine gestörte Weiterleitung innerhalb der Lymphgefäße bzw. des Lymphknotens und eine mangelnde Aufnahme von Flüssigkeiten in die Lymphkapillaren zurückzuführen sein.

Kommt es zu einem Lymphstau, wird dieser als **Ödem** bezeichnet.

Grundsätzlich lassen sich diese in lokale und generalisierte Ödeme unterteilen:

- Zu den **lokalen Ödemen** zählen z. B. Ödeme aufgrund von Operationen, Verletzungen wie Prellungen, Zerrungen oder Frakturen; sie sind auf einen abzugrenzenden Körperbereich beschränkt.
- **Generalisierte Ödeme** entstehen aufgrund von systemischen Erkrankungen wie Herz- (z. B. Rechtsherz-, Linksherz-, Globalinsuffizienz), Nieren- (z. B. nephrotisches Syndrom) oder Lebererkrankungen (z. B. Leberzirrhose, Hepatitiden) und beschränken sich nicht allein auf einen Körperbereich, sondern zeigen sich generalisiert bzw. global am Körper.

3.4.2 Befundung von Ödemen

Die grundsätzliche Befundung von Ödemen orientiert sich an den sog. „IPF-Kriterien“:

- Die **Inspektion** (I) entspricht der Sichtdiagnose des Behandlers. Hierbei können die Hautfarbe und die allgemeine Hautbeschaffenheit beurteilt werden.
- Die **Palpation** (P) ermöglicht die Erfassung der Ödemkonsistenz (z. B. teigig, wässrig), der Schmerzwahrnehmung (z. B. dumpf, stechend) und der Hautflexibilität (z. B. Haut lässt sich anheben/nicht anheben).
- Die **Funktionsprüfung** (F) gibt Aufschluss über Einschränkungen der Beweglichkeit aufgrund des Ödems.

3.4.3 Lymphtapes

Beim Tapen sollte immer darauf geachtet werden, ob es sich um ein lokales oder generalisiertes Ödem handelt. Lymphtapes werden mithilfe der Muskeltechnik, d. h. ohne Zug, appliziert. Durch die wellenförmige Struktur des Klebers und die Bewegung des Patienten wird der Lymphfluss aktiviert und nach proximal abgelei-

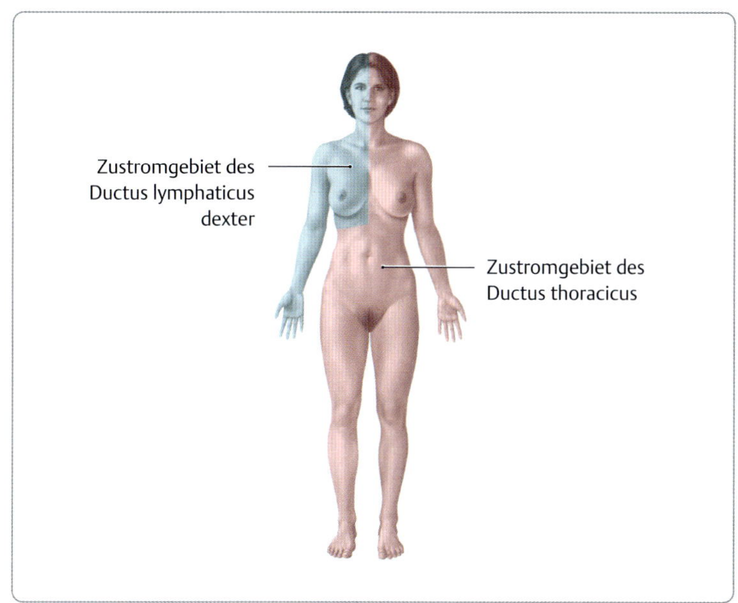

Abb. 3.6 Lymphabflussquadranten. (Schünke M, Schulte E, Schumacher U. Prometheus LernAtlas der Anatomie. Innere Organe. Illustrationen von M. Voll und K. Wesker. 4. Aufl. Stuttgart: Thieme; 2015)

tet. Hierbei ist immer die Einteilung der Quadranten zu beachten.

Lokale Ödeme. Bei lokalen Ödemen werden die Tapes so appliziert, dass die einzelnen Zügel die Lymphflüssigkeit „aufnehmen" und an die Basis weiterleiten. Diese befindet sich immer – topografisch betrachtet – in Höhe des nächst höher (proximal) gelegenen Lymphknotens.

Praxistipp

Bei lokalen Ödemen umschließen die einzelnen Tapezügel das Ödem. Die Basis des Tapes befindet sich im Bereich eines nahe gelegenen Lymphknotens.

Generalisierte Ödeme. Bei generalisierten Ödemen sollte zunächst bedacht werden, in welche Lymphabflussquadranten der menschliche Körper unterteilt wird (**Abb. 3.6**). Die Lymphe aus dem rechten oberen Quadranten inklusive rechtem Arm, rechter Brust und rechter Kopfhälfte fließt in den Ductus lymphaticus dexter, die Lymphe der restlichen 3 Quadranten in den Ductus thoracicus.

Praxistipp

Bei generalisierten Ödemen ist es sinnvoll, mithilfe von sog. Spiraltapes eine Art „Lymphkette" zu bilden. Dies bedeutet: Bei einem generalisierten Ödem in der unteren Extremität, z. B. aufgrund einer Niereninsuffizienz, befindet sich das Tape am Fuß und am Unterschenkel und führt spiralförmig in Richtung Oberschenkel.

3.5 Studien zur Wirkung der Tapes

Es gibt einige Studien zur Wirksamkeit von Tapes, die im Folgenden kurz vorgestellt werden.

Elastisches Taping bei ausgewählten funktionellen Beeinträchtigungen des muskuloligamentären Apparats. Diese Studie von Evermann umfasste insgesamt 65 Probanden: In der Gruppe mit Tapeapplikation befanden sich 35, in der Kontrollgruppe 30 Probanden ([19], [20]). Es wurden akute Erkrankungen wie das HWS-Syndrom, die Lumbalgie, das Pes-anserinus-Syndrom und das Tibialis-anterior-Syndrom mit der schulmedizinisch üblichen physikalischen und Physiotherapie (Kontrollgruppe) und zusätzlich mit elastischen Tapes (Gruppe mit Tapeapplikation) behandelt. Direkt nach der Applikation sowie 24, 48 und 72 Stunden später erfolgten Befragungen und Untersuchungen der Probanden aus beiden Gruppen.

Hierbei zeigten sich signifikante Verbesserungen bei der Gruppe mit der Tapeapplikation. Die Beschwerdefreiheit setzte bei der Lumbalgie nach 2,3 Tagen (Kontrollgruppe nach 9,6 Tagen), bei HWS-Syndromen nach 1,44 Tagen (Kontrollgruppe nach 11,2 Tagen), beim Pes-anserinus-Syndrom nach 1,67 Tagen (Kontrollgruppe nach 10,5 Tagen) und beim Tibialis-anterior-Syndrom nach 3 Tagen (Kontrollgruppe nach 8,73 Tagen) ein.

Evaluation der Wirksamkeit elastischer Tapes. Diese Studie von Evermann [21] wurde mithilfe der oberflächlichen Elektromyografie (sEMG, „surface electromyography“), bei der Muskelströme durch Klebeelektroden auf der Haut abgeleitet werden, an 88 männlichen Probanden im Liegen durchgeführt. Die Maßeinheit entspricht Mikrovolt (µV). Vorab wurden sowohl Normwerte für eine entspannte Muskulatur der Probanden wie auch Werte bei Myogelosen mithilfe der sEMG erfasst. Für den LWS-Bereich zeigte sich beispielsweise bei entspannter und gesunder Muskulatur ein Mittelwert zwischen 2,53 und 1,29 µV, für den Bereich der Mm. rhomboidei ein Wert von 1,23 µV. Bei Myogelosen lag der Wert in Bezug auf die Mm. rhomboidei mit 8,41 µV deutlich höher.

Die Taping-Gruppe beinhaltete 9 Probanden mit Schulter-Arm-Syndrom, Schulter-Nacken-Schmerzen und druckschmerzhaften Myogelosen. Die Tapes wurden unter Vordehnung des Gewebes mit maximalem Zug appliziert. Die Probanden mit schmerzhaften Myogelosen im Bereich der Mm. rhomboidei zeigten im Schnitt nach 3 Tagen eine signifikante Verbesserung der Schmerzsymptomatik. Dies konnte auch anhand der EMG-Messwerte belegt werden (8,41 µV [zu Beginn] vs. 1,88 µV [am Ende]), die im Vergleich zu beschwerdefreien Probanden vor der Applikation des Tapes deutlich höher lagen. Etwa 3 Tage nach der Tapeapplikation glichen sich die Messwerte der Probanden mit Schmerzen denen der schmerzfreien Probanden an.

Pilotstudie: Effekte des Kinesio Taping® innerhalb eines akutpädiatrischen Rehabiliationssettings. Auch Yasukawa, Patel und Sisung beschäftigten sich im Jahr 2006 mit den Effekten des Tapings [77]. In die Studie wurden insgesamt 15 Kinder (5 Jungen und 10 Mädchen) im Alter von 4 bis 16 Jahren in einer Rehabilitationseinrichtung in Chicago eingeschlossen. Studienkriterien waren die Muskelkraft der oberen Extremität und/oder ein abnormer Muskeltonus, die auf Grundlage des Melbourne-Assessments erfasst wurden. Kinder mit einem stark abnormen Muskeltonus wurden nicht in die Studie eingeschlossen. Das Melbourne-Assessment wurde zur Testung von Kindern mit einer Zerebralparese entwickelt und beinhaltet insgesamt 16 Items (u. a. Greifen nach vorn, Halten eines Stiftes, Pronation und Supination der Hand); die Funktionsfähigkeit der oberen Extremität wird in Prozent angegeben (0–100 %). Für die Pilotstudie wurde ein Tape beidseitig paravertebral der Wirbelsäule von L5 bis Th2 auf die Haut geklebt. Das Ergebnis: Vor dem Anlegen des Tapes lag die Funktionsfähigkeit auf Grundlage des Melbourne-Assessments bei den Kindern bei 60,5 %, direkt nach dem Tapen bei 65,5 % und 3 Tage nach dem Tapen bei 70,1 %.

Innerhalb meiner langjährigen Tätigkeit als Heilpraktikerin und Ergotherapeutin konnte ich mit dem Taping immer wieder gute Erfolge bei der Behandlung von chronischen Erkrankungen des Bewegungsapparats sowie gute bis sehr gute Erfolge bei der Behandlung von keloiden und hypertrophen Narben, Beschwerden des Ober- und Unterbauchs (z. B. Obstipation) aufgrund von z. B. neurologischen Erkrankungen erzielen. Durch die Kombination von Druckapplikationen und Gittertapes bzw. elastischen Tapes konnten zum Teil sogar noch bessere Effekte als mit einer reinen Tapeapplikation erreicht werden. Wünschenswert wäre es, auch diese Beobachtungen aus der Praxis mit Studien zu untermauern.

4 Anwendung des Tapes

4.1 Applikation mit und ohne Zug

Bei der Applikation macht man sich die Dehnungsfähigkeit des Tapes zunutze, um verschiedene Wirkungen zu erzielen. Bei Korrektur- oder Ligamentanlagen wird das Tape beispielsweise mit bis zu maximalem Zug auf die Haut aufgebracht, um Stabilität und Halt zu gewährleisten. Anders verhält es sich bei Lymphtapes; hierbei kann eine Dehnung von etwa 10 % ausreichend sein, um den Lymphabfluss zu aktivieren.

Praxistipp

Je nach Applikationsform spielt die Dehnungsfähigkeit des Tapes eine wichtige Rolle. Je mehr das Tape gedehnt wird, desto stabilisierender wirkt es auf das Gewebe. Je weniger das Tape gedehnt wird, desto höher ist der „massierende" Effekt.

Die folgenden Anlagetechniken mit unterschiedlichem Zug werden in dem **Video 4.1** vorgestellt.

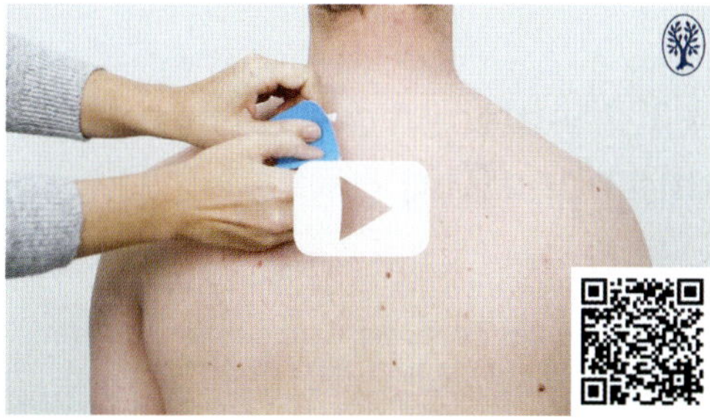

Video 4.1 Verschiedene Möglichkeiten des Zuschnitts und der Anlage eines Tapes: En-bloc-Anlage mit und ohne Zug und Anlage der Basis mit und ohne Zug; Zuschnitt eines I-Tapes, Y-Tapes, Fächertapes und Spiraltapes.

4.1.1 En-bloc-Anlage

Anlage eines Tapes en bloc ohne Zug:

- Die Folie wird in der Mitte des Tapes auseinandergerissen.
- Die Mitte des Tapes wird ohne Zug auf die Haut aufgebracht, um das Tape zu fixieren.
- Dann wird die eine Hälfte des Tapes ohne Zug auf die Haut geklebt.
- Nachfolgend wird die andere Hälfte ohne Zug auf die Haut geklebt.

Anlage eines Tapes en bloc mit halbem Zug (50 %):

- Die Folie wird in der Mitte des Tapes auseinandergerissen und weitestgehend vom Tape gelöst.

- Das Tape wird mit halbem Zug zwischen den Daumen gespannt und en bloc auf die Haut geklebt.
- Die Enden lässt man ohne Spannung auslaufen.

Anlage eines Tapes en bloc mit maximalem Zug (130 %):
- Die Folie wird in der Mitte des Tapes auseinandergerissen und weitestgehend vom Tape gelöst.
- Das Tape wird mit maximalem Zug zwischen den Daumen gespannt und en bloc auf die Haut geklebt.
- Die Enden lässt man ohne Spannung auslaufen.

4.1.2 Anlegen der Basis mit und ohne Zug

Anlage eines Tapes mit Basis ohne Zug:
- Die Folie des Tapes wird an der Basis eingerissen und vollständig entfernt.
- Die Basis des Tapes wird ohne Zug auf die Haut geklebt.
- Dann wird die übrige Folie entfernt, und das Tape wird weiterhin ohne Zug auf die Haut geklebt.

Anlage eines Tapes mit Basis mit halbem Zug (50 %):
- Die Folie des Tapes wird an der Basis eingerissen und vollständig entfernt.
- Die Basis des Tapes wird auf die Haut geklebt und mit dem Daumen fixiert.
- Dann wird die übrige Folie entfernt, und das Tape wird mit halbem Zug auf die Haut geklebt.
- Das Ende lässt man ohne Spannung auslaufen.

Anlage eines Tapes mit Basis mit maximalem Zug (130 %):
- Die Folie des Tapes wird an der Basis eingerissen und vollständig entfernt.
- Die Basis des Tapes wird auf die Haut geklebt und mit dem Daumen fixiert.
- Dann wird die übrige Folie entfernt und das Tape mit maximalem Zug, also soweit es maximal gedehnt werden kann, auf die Haut geklebt.
- Das Ende lässt man ohne Spannung auslaufen.

4.2 Applikationsformen

Für die Tapes gibt es unterschiedliche Applikationsformen und spezielle Schnitttechniken, die grundsätzlich in I-, Y-, Fächer- und Spiraltapes unterteilt werden können (**Abb. 4.1**). Die Ecken der Tapes werden immer, unabhängig von der Schnitttechnik, abgerundet, damit diese auch über längere Zeit gut auf der Haut kleben bleiben.

Die Zuschnitte von I-Tapes, Y-Tapes, Fächertapes und Spiraltapes werden in dem **Video 4.1** vorgestellt (Kap. 4.1).

Praxistipp

Alle hier beschriebenen I-, Y-, Fächer- und Spiraltapes werden immer mithilfe elastischer Tapes appliziert. Das klassische „unelastische“ Tape wird in keiner der hier im Buch vorgestellten Anlagen genutzt.

Gittertapes (**Abb. 4.1**) gehören zwar nicht zu den elastischen Tapes, werden jedoch der Vollständigkeit halber hier aufgeführt.

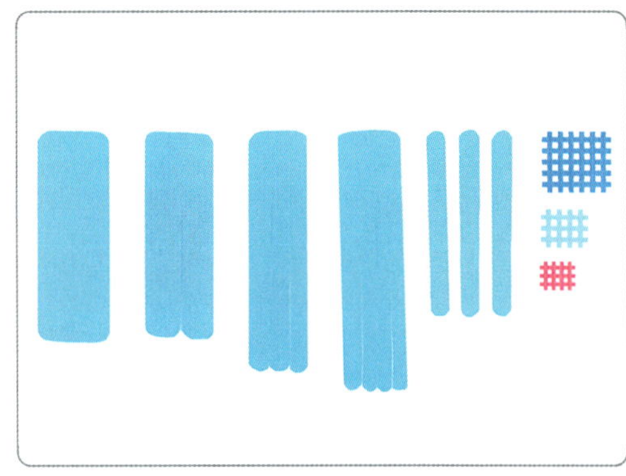

Abb. 4.1 I-, Y-, Fächer-, Spiral und Gittertapes.

Kreuztapes und Tapes mit Druckapplikation können ähnlich wie Gittertapes auf Schmerz- und Akupunkturpunkte aufgebracht werden und stellen Sonderformen dar. Da beide Varianten hilfreiche Methoden zur Behandlung von Schmerzzuständen und Narben sind, werden sie als zusätzliche Applikationsform in diesem Kapitel vorgestellt.

4.2.1 I-Tapes

I-Tapes werden so bezeichnet, da es sich um einen einzelnen Tapezügel, der einem „I“ gleicht, handelt (**Abb. 4.2**). Dieser wird je nach Bedarf in gewünschter Länge zugeschnitten (**Abb. 4.3**). Die Ecken werden abgerundet.

I-Tapes können mithilfe der Muskel-, Ligament- und Korrekturtechnik appliziert werden. Bei der Ligamenttechnik wird das Tape mit maximalem Zug, also mit einem Zug von 130 %, bei der Muskeltechnik wird das Tape ohne Zug auf die Haut geklebt. Beispiele hierfür sind das Tape bei Karpaltunnelsyndrom, bei Achillodynie oder bei Instabilitäten des Handgelenks.

I-Tapes können ohne Probleme mit Y-, Fächer- und Gittertapes kombiniert werden.

4.2.2 Y-Tapes

Das Y-Tape hat eine Basis, jedoch 2 schmale Zügel. Es wird so bezeichnet, da es wie der Buchstabe „Y“ aussieht (**Abb. 4.4**).

Das Tape wird mithilfe der Schere in der Mitte zerschnitten, sodass 2 Tapezügel entstehen. Das Tape wird hierzu in gewünschter Länge abgeschnitten, dann in Längsrichtung in der Mitte geteilt, sodass eine Basis bestehen bleibt (**Abb. 4.5**). Es werden alle Ecken abgerundet.

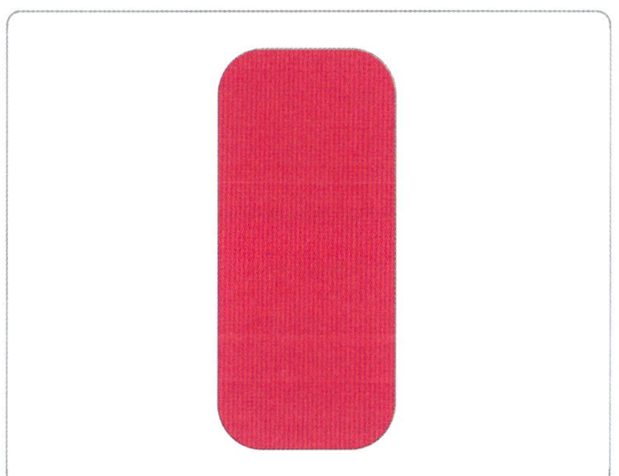

Abb. 4.2 I-Tape.

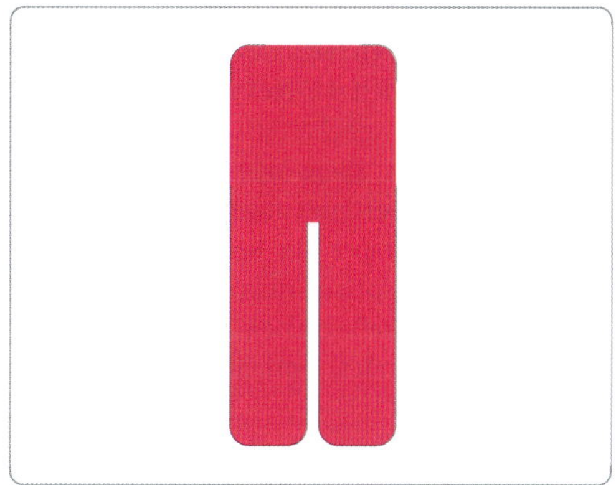

Abb. 4.4 Y-Tape.

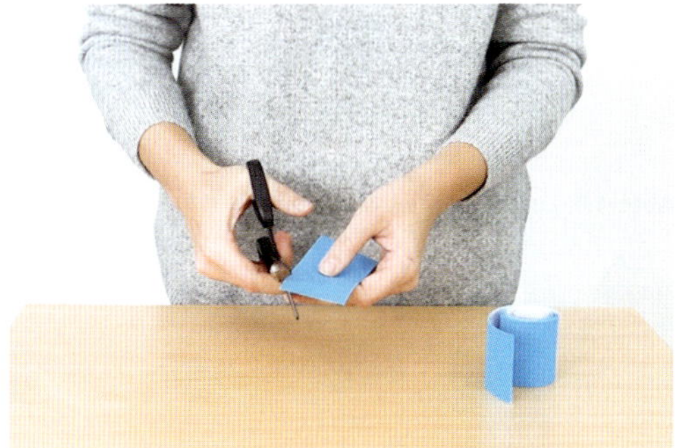

Abb. 4.3 Zuschnitt eines I-Tapes.

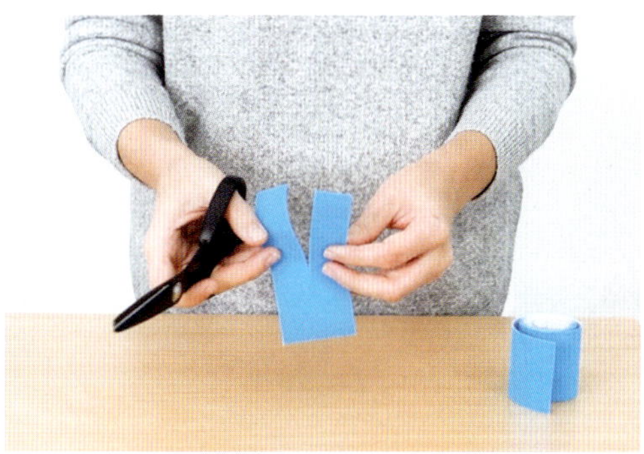

Abb. 4.5 Zuschnitt eines Y-Tapes.

Y-Tapes können ohne Probleme mit I-, Fächer- und Gittertapes kombiniert werden.

Y-Tapes können mithilfe der Muskel-, Ligament- und Korrekturtechnik appliziert werden. Beispiele hierfür sind das Tape bei Schleudertraumata und Wadenschmerzen sowie das sog. „Delta-Tape" auf dem M. deltoideus.

4.2.3 Fächertapes

Fächertapes haben eine Basis. Zudem wird das Tape im Anschluss an die Basis gedrittelt (**Abb. 4.6**) bzw. geviertelt (**Abb. 4.7**).

Das Tape wird hierzu in gewünschter Länge abgeschnitten, dann in Längsrichtung so geteilt, dass eine Basis sowie 3 bzw. 4 gleich breite Zügel entstehen (**Abb. 4.8**). Es werden alle Ecken abgerundet.

Das Fächertape wird je nach Indikation ohne oder mit Zug bzw. mithilfe der Ligament- oder Muskeltechnik auf die Haut geklebt. Die Anzahl der Zügel richtet sich nach der Indikation für das Tape. Häufig werden 4 Zügel verwendet, um einen größeren Gewebebereich zu umfassen. Fächertapes können allein oder in Kombination mit weiteren Fächertapes angewendet werden.

Werden Fächertapes zur Reduktion von Ödemen verwendet, spricht man von **Lymphtapes**. Werden sie zur Reflexzonen- und Segmentbehandlung verwendet, spricht man von **Segment-Tapes**.

Beispiele für Fächertapes sind das Tape bei Interkostalneuralgie oder das Lymphtape nach Brust- oder Handgelenkoperationen.

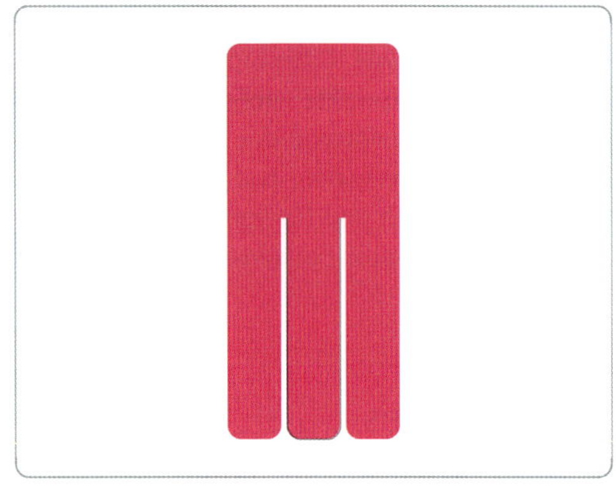

Abb. 4.6 Fächertape mit 3 Zügeln.

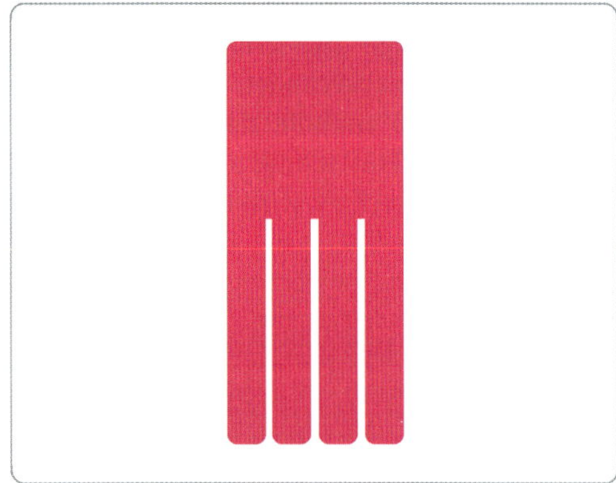

Abb. 4.7 Fächertape mit 4 Zügeln.

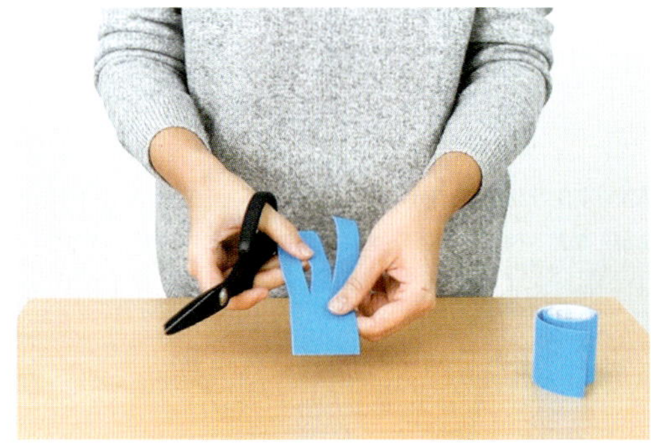

Abb. 4.8 Zuschnitt eines Fächertapes.

4.2.4 Spiraltapes

Das Tape wird entlang der Extremität abgemessen und in gewünschter Länge zugeschnitten. Dieses Tape hat keine Basis, daher wird es in Längsrichtung in 3 bzw. 4 einzelne schmale (etwa 1–1,5 cm breite) Streifen geschnitten (**Abb. 4.9**, **Abb. 4.10**). Es werden alle Ecken abgerundet.

Das Spiraltape wird immer ohne Zug geklebt. Die Streifen werden spiralförmig und – wenn möglich – unter Vordehnung des Gewebes um die Extremität herum appliziert. Häufig werden 4 Zügel verwendet, um einen größeren Gewebebereich zu umfassen.

Spiraltapes werden vorrangig für die Behandlung von Lymphödemen bei defekten Lymphknotenketten verwendet. Hierzu zählen z. B. Lymphödeme nach der Entfernung der Achsellymphknoten. Sie aktivieren den Lymphfluss und reduzieren dadurch die Lymphödeme. Spiraltapes können jedoch auch bei intakten Ketten appliziert werden.

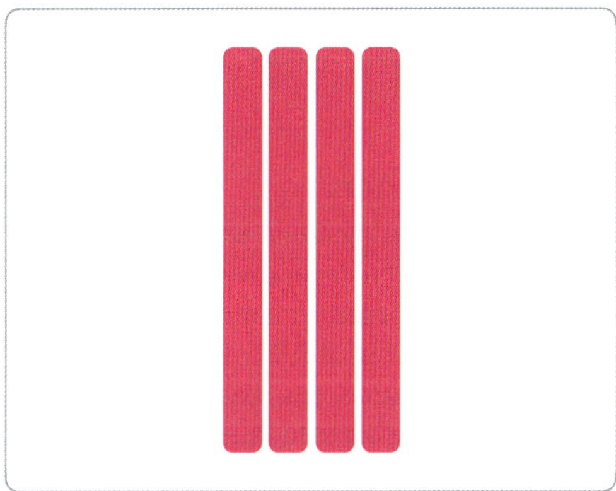

Abb. 4.9 Spiraltape aus 3 Streifen.

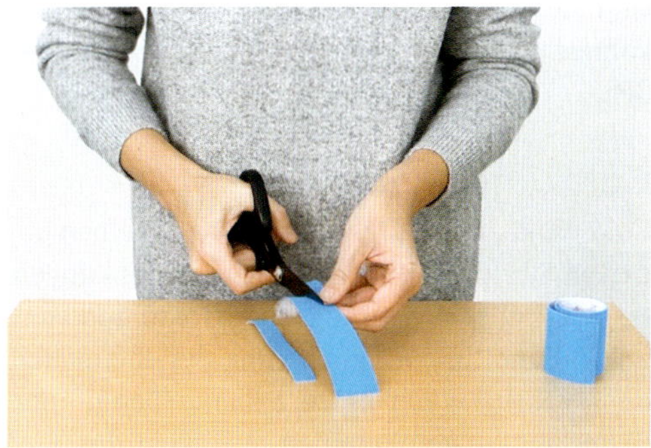

Abb. 4.10 Zuschnitt eines Spiraltapes.

Praxistipp

Lymph- und Spiraltapes werden unter Vordehnung des Gewebes und ohne Zug bzw. mit einem Zug von etwa 10 % auf die Haut aufgebracht. Wird das Tape mit leichtem Zug appliziert, kommt es zu einer erhöhten Lymphaktivität.

4.2.5 Gittertapes

Diese Art von Tapes ist besonders zur Applikation auf Schmerz-, Akupunktur- und Triggerpunkten sowie Tenderpoints geeignet. Zudem werden sie bei der Behandlung von Narben eingesetzt (Kap. 2.1.3).

Durch ihre gitterförmige Struktur wird eine dynamische Aktivierung des Gewebes ermöglicht. Gittertapes sind nicht elastisch und können somit „neutral“, jedoch nicht mithilfe der Ligament- oder Korrekturtechnik appliziert werden.

Gittertapes können allein oder in Kombination mit einem I-, Y- oder Fächertape bzw. in Verbindung mit der Muskel-, Ligament-, Korrektur- und Lymphtechnik appliziert werden.

Praxistipp

Durch Applikation eines Gittertapes werden die Eigenschaften des elastischen Tapes unterstützt und umgekehrt.

Bei der **kombinierten Applikation** ist es wichtig, dass sich das Gittertape immer unter dem elastischen Tape befindet. Durch die wellenförmige Struktur des Acrylklebers des elastischen Tapes wirken zusätzliche Druck- und Dehnungsreize auf das Gittertape. Da das Gittertape filigran und nicht dehnbar ist, würde sich ein oberhalb platziertes Gittertape bei Bewegungen des elastischen Tapes schnell lösen. Zudem verringert sich die Wirkung.

Beispiel: Kombination von Tapes beim operierten Karpaltunnelsyndrom:

- Das Handgelenk wird in eine maximale schmerzfreie Extension gebracht.
- Anschließend wird das Gittertape auf das vorgedehnte Narbengewebe aufgebracht.
- Über dem Gittertape erfolgt von distal nach proximal die Applikation des elastischen Tapes mithilfe der Muskeltechnik.

4.2.6 Kreuztape

Das Kreuztape wird hauptsächlich zur Anwendung bei Schmerzzuständen verwendet. Hierbei werden in der Regel zwischen 3 und 5 I-Tapes auf Schmerz- und Triggerpunkte bzw. Tenderpoints appliziert. Sind alle Tapes geklebt, befindet sich der Maximalpunkt des Schmerzes direkt unter den sich kreuzenden Tapes. Das Tape erscheint als eine Art „Stern“.

Kreuztapes werden immer mit der Ligamenttechnik appliziert.

4.2.7 Tapes mit Druckapplikation

Tapes können mithilfe von Druckapplikationen eine tiefere Wirkung entfalten und sollten dosiert angewendet werden. Hier gilt der Leitsatz „Weniger ist mehr“.

Druckapplikationen werden v. a. auf Akupunktur- und Triggerpunkte sowie auf verklebte bzw. schlecht durchblutete Narben aufgebracht.

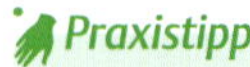

Praxistipp

Da Kügelchen und Körner im Allgemeinen einen punktuellen Druck auf die Haut ausüben, sollten diese bei Erwachsenen erfahrungsgemäß einige Tage, bei Kindern und Kleinkindern maximal einige Stunden auf der Haut verbleiben. Eine Ausnahme bildet hier das Senfkorn. Dieses verbleibt maximal einige Stunden auf der Haut. Bei Kindern wird es aufgrund der starken Hautreaktion nicht angewendet.

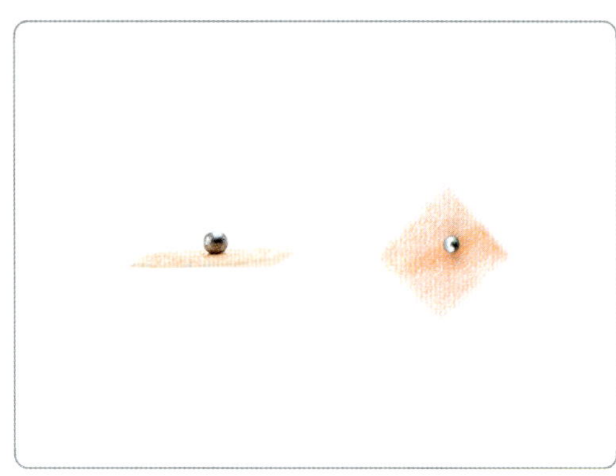

Abb. 4.11 Silberkügelchen.

Eine mögliche Gefahr bei längerer Tragedauer stellt die Entwicklung von Druckstellen dar, die bei der Verwendung größerer Körner bzw. Samen wie dem Pfefferkorn eher auftreten. Druckstellen können zudem schneller entstehen, wenn bei Patienten systemische Erkrankungen wie Durchblutungsstörungen oder Diabetes mellitus vorliegen.

Silberkügelchen

Silber gilt als adstringierend und bakterizid. Zudem wird es für regenerative Prozesse eingesetzt und wirkt förderlich auf die Wundheilung. Aus Sicht der TCM wird Silber als sedierend (beruhigend, energieableitend) beschrieben.

Silberkügelchen können meist in der Stärke 800 Gauß (Einheit der magnetischen Flussdichte) erworben werden und haben einen Durchmesser von etwa 1,5 mm (**Abb. 4.11**). Häufig sind sie auf einem kleinen Pflaster fixiert und können so leichter auf die Haut appliziert werden.

Goldkügelchen

Gold wirkt auf das Herz. Zudem hat es einen positiven Einfluss auf rheumatische Erkrankungen. Bei zu hoher Dosierung von Goldpräparaten, z. B. Auranofin, zur Behandlung der rheumatoiden Arthritis kann es zu Leber-, Nieren- und Bluterkrankungen kommen. Aus Sicht der TCM

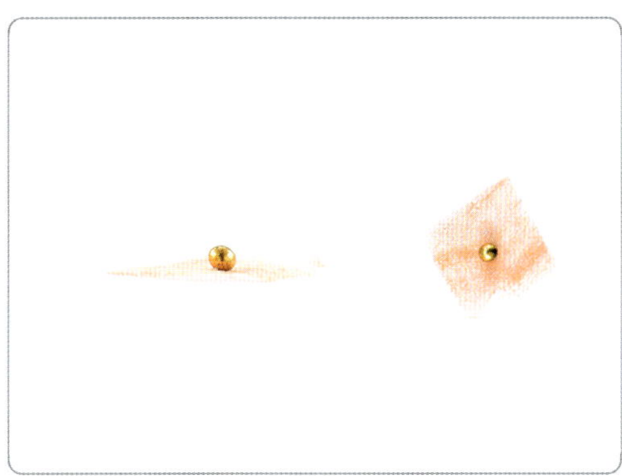

Abb. 4.12 Goldkügelchen.

wird Gold als tonisierend (belebend, stimulierend, energiezuführend) beschrieben.

Goldkügelchen können meist in einer Stärke von 800 Gauß erworben werden und haben wie die Silberkügelchen einen Durchmesser von etwa 1,5 mm. Sie sind auf kleinen Pflastern fixiert (**Abb. 4.12**).

Stahlkügelchen

Stahl gilt aus Sicht der TCM als neutral (ausgleichend) und kann v. a. bei sensiblen Patienten Anwendung finden. Die Kügelchen haben einen Durchmesser von etwa 1,2 mm und sind auf einem kleinen Pflaster fixiert.

Kupfer- und Zinkkügelchen

Kupfer gilt als antibakteriell, entzündungshemmend, immunregulierend und antifungizid, Zink als gewebeschützend, wundheilungsfördernd und das Immunsystem stärkend. Die Kupfer- und Zinkkügelchen haben einen Durchmesser von etwa 1 mm und sind auf einem kleinen Pflaster fixiert.

Senfkorn

Senfkörner wirken antibakteriell, gefäßerweiternd, wärmend und bewegend. Da Senf fettlöslich ist, dringen seine Wirkstoffe schnell in die Haut ein. Zudem können Senfkörner bei zu langer Anwendung hautreizend sein.

Praxistipp

Nach dem Kontakt mit Senfkörnern sollten die Hände gewaschen werden, da es v. a. im Gesicht leicht zu Hautreizungen kommen kann.

Es wird empfohlen, den Einsatz von Senfkörnern auf 1 bis maximal 4 Stunden auf der Haut zu begrenzen. Hierbei ist durchgehend die Hautreaktion zu beobachten. Zudem sollten Senfkörner niemals nachts auf die Haut appliziert werden, da durch die lange Tragedauer Hautverbrennungen bzw. Verletzungen der Haut wahrscheinlich sind.

! Cave

Sensibilitätsstörungen, wie sie z. B. bei Schlaganfallpatienten oder Diabetikern auftreten können, gelten als Kontraindikation. Bei Kindern ist durch die empfindliche Haut vom Einsatz des Senfkorns abzusehen.

Pfefferkorn

Pfefferkörner (Schwarzer Pfeffer) wirken entkrampfend, beruhigend, antibakteriell, immunregulierend, durchblutungsfördernd und bewegend.

Senf- und Pfefferkörner können beispielsweise im Supermarkt (am besten in Bioqualität) erworben werden und werden mithilfe des Tapes oder Gittertapes auf der Haut fixiert.

Pflanzensamen

Eine weitere Form der Applikation sind die Samenpflaster (**Abb. 4.13**). Hierbei sind, ähnlich den Dauernadeln, auf einem kleinen Pflaster statt der Nadeln Samen fixiert. Meist handelt es sich hierbei um Vaccariae segetalis (Nelkensamenkörner).

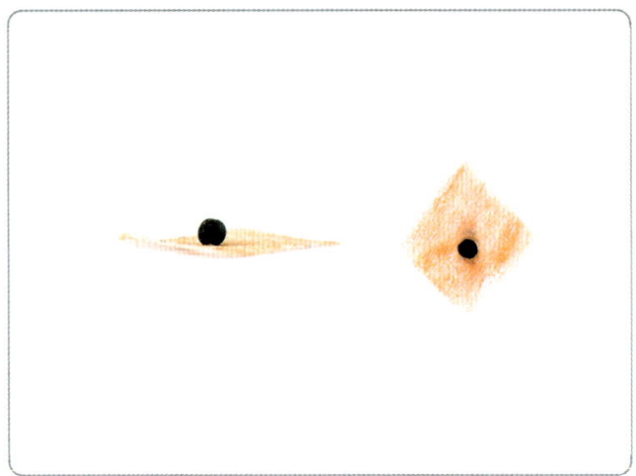

Abb. 4.13 Samenpflaster.

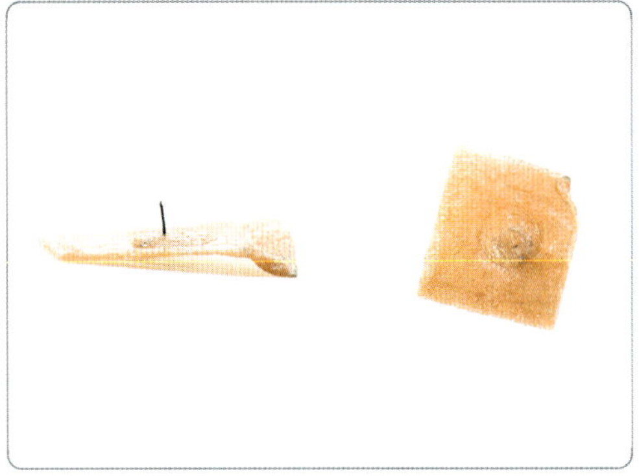

Abb. 4.14 Dauernadel.

Dauernadel

Dauernadeln sind auf einem kleinen Pflaster aufgebracht (**Abb. 4.14**). Durch die ringförmige Fixierung auf dem Pflaster kann die Nadel auch nach längerer Zeit problemlos von der Haut entfernt werden. Die Stahlnadel hat eine Länge von etwa 1,5 mm. Stahl wirkt ausgleichend. Dies bedeutet, dass Fülle-Zustände sedierend bzw. Leere-Zustände tonisierend reguliert werden.

Dauernadeln auf Pflastern sind zu unterscheiden von den sog. Intradermalnadeln („Schlägerform", Nadellänge ca. 3–7 mm) und Ohrdauernadeln (konische bzw. pfeilförmige Nadel).

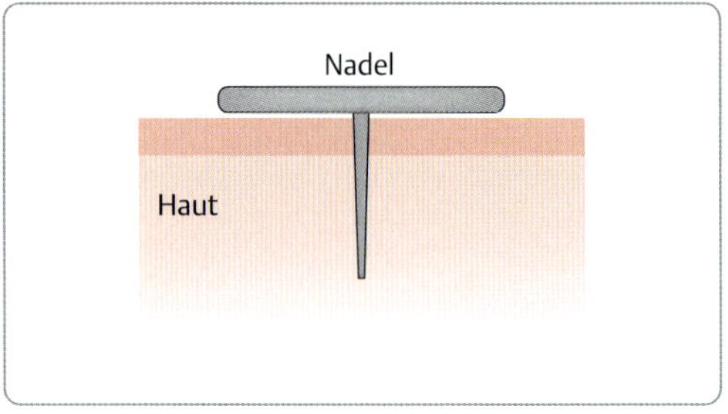

Abb. 4.15 Schematische Darstellung einer Dauernadel auf der Haut.

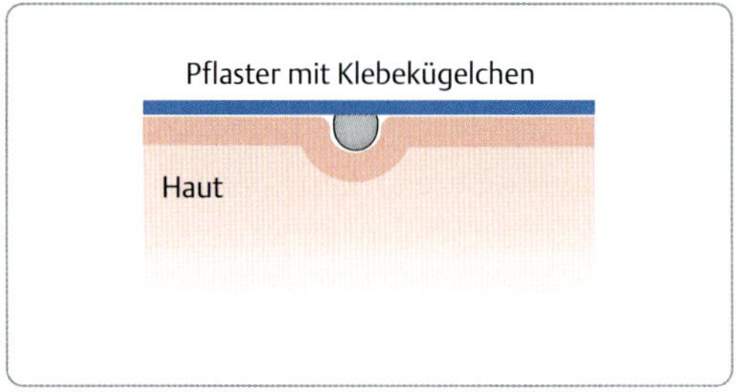

Abb. 4.16 Schematische Darstellung eines Klebekügelchens auf der Haut.

Praxistipp

Dauernadeln können erfahrungsgemäß einige Tage bzw. bis zu 10 Tage auf der Haut verbleiben. Die genadelten Hautareale sollten täglich vom Patienten auf mögliche Rötungen und Entzündungen kontrolliert werden.

Dauernadeln können ohne Probleme mit I-, Y-, Fächer- oder Gittertapes kombiniert werden.

In **Abb. 4.15** und **Abb. 4.16** wird deutlich, wie die Druckverteilung von Dauernadeln bzw. Klebekügelchen auf der Haut stattfindet.

Übersicht der Druckapplikationen

In **Tab. 4.1** werden die Druckapplikationen zusammengefasst.

Tab. 4.1 Druckapplikationen.

Druckapplikation	Wirkung	Wirkung aus TCM-Sicht	Eigenschaften/Material	Behandlungsbeispiele aus Sicht der TCM
Silberkügelchen	• adstringierend • bakterizid • wundheilungsfördernd	• sedierend • ableitend	• 800 Gauß • Durchmesser von ca. 1,5 mm • versilbert	• Magen-Qi-Stagnation • Leber-Qi-Stagnation • Leber-Feuer
Goldkügelchen	• positive Wirkung auf das Herz und bei rheumatischen Erkrankungen	• tonisierend • belebend • stimulierend • energiezuführend	• 800 Gauß • Durchmesser von ca. 1,5 mm • vergoldet	• Lungen-Qi-Mangel • Milz-Qi-Mangel • Herz-Yin-Mangel
Stahlkügelchen	• regulierend • ausgleichend	• neutral	• Durchmesser von ca. 1,2 mm • Stahl	• Lungen-Yin-Mangel • Milz-Qi-Mangel • Herz-Qi-Mangel
Kupferkügelchen	• antibakteriell • entzündungshemmend • immunregulierend • antifungizid	• der Wirkung nach zu urteilen: besänftigend	• Durchmesser von ca. 1 mm • Kupfer	• Leber-Qi-Stagnation
Zinkkügelchen	• gewebeschützend • wundheilungsfördernd • immunstärkend	• der Wirkung nach zu urteilen: besänftigend	• Durchmesser von ca. 1 mm • Zink	• Leber-Qi-Stagnation
Senfkorn	• antibakteriell • gefäßerweiternd • wärmend	• Qi-bewegend • Yang-Tonika	• Senfkorn • Hautreizungen möglich	• Nieren-Yang-Mangel • Milz-Yang-Mangel
Pfefferkorn	• entkrampfend • beruhigend • antibakteriell • immunregulierend durchblutungsfördernd	• Qi-bewegend • Yang-Tonika	• Pfefferkorn	• Nieren-Yang-Mangel • Milz-Yang-Mangel
Pflanzensamen	• stärkend • entzündungshemmend • schleimlösend • in Salbenform Anwendung bei Ekzemen und Psoriasis • enthalten Saponine und das Triterpenglykosid Vaccarosid • hoher hämolytischer Index	• Qi-bewegend	• Vaccariae segetalis (Nelkensamenkörner)	• Leber-Qi-Stagnation
Dauernadel	• regulierend • ausgleichend	• neutral	• Durchmesser von ca. 1,5 mm • Stahl	• Milz-Qi-Mangel • Herz-Yin-Mangel • Leber-Qi-Stagnation

4.3 Zubehör für die Anwendung

Für die Applikation der Tapes werden einige Materialien benötigt:

Tapeschere. Die Schere sollte aus rostfreiem Edelstahl bestehen und über eine ca. 20 cm lange Schnittfläche verfügen. Dies erleichtert das Zuschneiden von langen Tapezügeln, z. B. bei Fächertapes für Lymphanlagen. Zudem sollten sie über einen gummierten Griff für eine sichere Handhabung verfügen.

Tapescheren zeichnen sich dadurch aus, dass sie besonders leicht durch das Baumwoll-Acryl-Gewebe gleiten. Sie sind erfahrungsgemäß für etwa 15–20 € zu erwerben.

Tapegel und -spray. Auf dem Markt befinden sich unterschiedliche Gele und Sprays, um die Tapeapplikation zu erleichtern. Die Gele werden genutzt, um die Haut vorzubereiten bzw. vorzubehandeln. Sie sollen die Haut reinigen und teilweise gleichzeitig desinfizieren. Sprays sollen dabei helfen, die Haltbarkeit des Tapes zu erhöhen. Sie werden auch als Sprühkleber bezeichnet.

Beim Kauf von Gelen und Sprays ist darauf zu achten, dass sie dermatologisch getestet wurden und im Idealfall keinerlei Allergene wie Limonene enthalten.

Hinweis

In vielen naturheilkundlichen sowie schulmedizinischen Ansätzen gilt die Devise „Weniger ist mehr". Diese Ansicht kann auch auf die Arbeit mit Tapes und deren Zubehör übertragen werden. Die Haut des Menschen ist einer Vielzahl von Umwelteinflüssen ausgesetzt. Zudem enthalten eine Fülle an Drogerieartikeln Parabene und andere bedenkliche Inhaltsstoffe. Somit wende ich erfahrungsgemäß und aus eigener Überzeugung keinerlei Gele und Sprays an, um die Haltbarkeit des Tapes zu erhöhen. Häufig ist es ausreichend, die Haut des Patienten mit warmem Wasser und ggf. Händedesinfektionsmittel zu „reinigen".

Sollte auf der Umverpackung der Tapes eine Empfehlung zur Verwendung von Gelen und Sprays zu finden sein, ist zu überlegen, ob das Tape eine ausreichende Qualität aufweist. Bei guter Qualität ist meiner Erfahrung nach kein Zusatzmittel notwendig.

Somit ist abzuwägen und zu hinterfragen, was genau und warum ich als Heilpraktiker bestimmtes Zubehör benötige. Das Gleiche lässt sich auf alle anderen Therapieverfahren übertragen.

Hautöl. Wird das Tape entfernt, ist es sinnvoll, die Haut im Anschluss mit einem hochwertigen Öl zu versorgen. Öl ist ein Naturprodukt und kann sehr gut von der Haut aufgenommen werden, während Cremes die Hautporen verschließen können. Zur Hautregeneration eignen sich Oliven-, Ringelblumen-, Johanniskraut-, Schafgarben-, Zwiebel-, Mandel-, Kokos- oder Avocadoöl.

Praxistipp

Zusätzlich zum Hautöl kann die Haut in ein Kamillenbad getaucht werden. Hierbei werden für ein Handbad 2–3 Kamilleteebeutel in einer Teetasse aufgebrüht und anschließend in einer Schüssel mit warmem Wasser vermischt. Die Haut wird etwa 10 min darin gebadet. Kamille wirkt regenerierend und lindert Hautreizungen. Hierbei sollte der Patient jedoch vorher gefragt werden, ob eine bekannte Allergie gegen Korbblütler vorliegt.

4.4 Anlegen des Tapes

Beim Anlegen des Tapes ist darauf zu achten, dass die Haut fett- und schweißfrei ist. Die Haut kann mit einem feuchten Zellstoff abgerieben und im Anschluss trocken getupft werden. Reinigungsmittel werden in der Regel nicht benötigt. Bei der Verwendung von Druckapplikationen, v. a. von Dauernadeln, ist es wichtig, die Haut zuvor an dieser Stelle zu desinfizieren.

Um eine längere Tragedauer zu gewährleisten, können störende Haare auf der Haut mit einem Trockenrasierer entfernt werden. Die vorherige Nassrasur ist zu vermeiden, da es durch die anschließende Tapeapplikation zu Hautreizungen kommen kann. Falls dennoch auf die Nassrasur zurückgegriffen wird, sollten zwischen der Rasur und der Applikation 1–2 Tage liegen.

Wurde das Tape appliziert, wird dieses durch „Reiben" auf der Haut aktiviert. Durch die Wärme wird der Kleber geschmeidig. Das Tape hält somit länger. Vor allem bei Lymphtapes ist es sinnvoll, das Tape zur „Basis" hin auszustreichen. Dabei wird gleichzeitig der Lymphfluss in die gewünschte Richtung aktiviert.

Praxistipp

Die vorherige Verwendung von Hautölen, Cremes oder öligen Duschbädern verringert die Tragedauer der Tapes.

Zusätzlich sollte auf folgende Punkte geachtet werden:

- Die Anlage des Tapes erfolgt gemäß der vorliegenden Indikation.
- Das Tape sollte keine störenden Falten aufweisen oder Druckstellen verursachen.
- Die Tragedauer bei Erwachsenen kann erfahrungsgemäß bis zu 7 Tage betragen.
- Die Tragedauer bei Kindern ist grundsätzlich kürzer und beträgt erfahrungsgemäß bis zu 3 bzw. 4 Tage.
- Das Tape wird immer vor der Applikation zugeschnitten, niemals am Patienten. Selbst wenn das Tape zu lang sein sollte, wird es nicht auf der Haut gekürzt.
- Nach dem Duschen sollte das Tape nur trocken getupft, jedoch nicht trocken geföhnt werden.

4.5 Entfernen des Tapes

Das Tape wird befeuchtet bzw. während des Duschens eingeweicht und mit Duschbad eingeschäumt. Im Anschluss kann das Tape in Richtung des Haarwuchses langsam entfernt werden.

Praxistipp

Das Entfernen des Tapes entgegen der Haarwuchsrichtung sowie das ruckartige Abreißen sind zu vermeiden. Das Spannen der Haut während des Entfernens ist für den Patienten meist deutlich schmerzärmer.

Die Haut sollte im Anschluss mit nährenden Ölen versorgt werden.

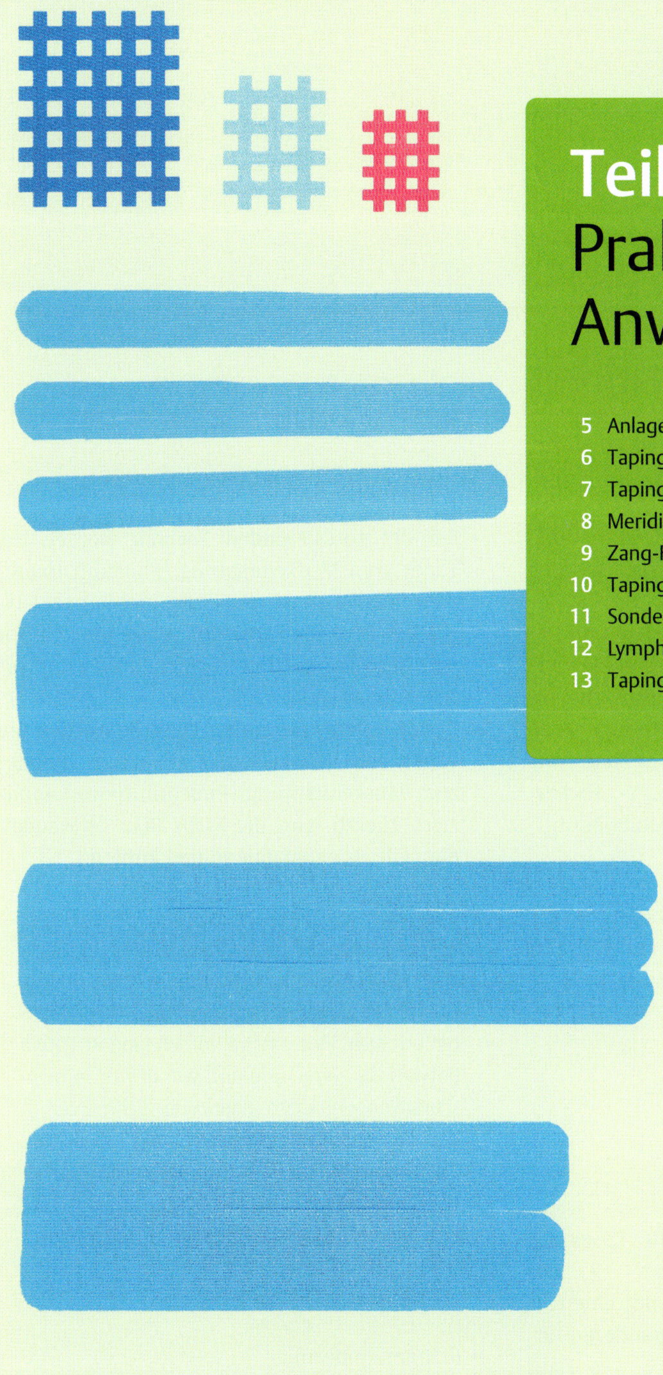

Teil 2 Praktische Anwendung

5 Anlagetechniken

Es gibt die Muskel-, Ligament-, Korrektur- und Lymphtechnik. Zu den Sonderformen gehören die Faszien- und die Neuraltechnik.

Im Folgenden werden diese Techniken im Detail beschrieben und ihre Wirkungsweisen erläutert. Um ein besseres Verständnis für die praktische Anwendung zu vermitteln, werden die einzelnen Techniken jeweils anhand verschiedener Applikationsformen (I-, Y-, Fächertape) sowie an praktischen Beispielen erläutert.

Praxistipp

Für die beschriebenen Anlagetechniken wird immer ein elastisches Tape verwendet. Das klassische „unelastische" Tape wird in keiner der vorgestellten Anlagen genutzt.

5.1 Muskeltechnik

Bei der Muskeltechnik werden die Tapes auf Muskelverläufe appliziert (vgl. Kap. 3.2). Die Tapeapplikation erfolgt ohne Zug mit einem I- oder Y-Tape. Eine Kombination mit anderen Anlagetechniken ist ebenfalls möglich. Die Haut bzw. der Muskel wird zuvor in eine maximale schmerzfreie Vordehnung gebracht.

Das Tape kann mithilfe der Muskeltechnik tonisierend oder detonisierend appliziert werden (Kap. 6.2.2):

- Bei der **tonisierenden Technik** werden die Tapes vom Muskelursprung (Punctum fixum) zum Muskelansatz (Punctum mobile) geklebt. Hierbei wird die Farbe Rot verwendet, da Rot eine aktivierende und wärmende Wirkung zugeschrieben wird.
- Bei der **detonisierenden Technik** werden die Tapes vom Muskelansatz (Punctum mobile) zum Muskelursprung (Punctum fixum) appliziert. Hierzu wird die Farbe Blau verwendet. Blau gilt als entspannend und kühlend.

Praxistipp

Bei der Muskeltechnik befindet sich das zu applizierende Gewebe zuvor immer in Vordehnung. Eine aktive Vordehnung kann durch den Patienten erfolgen. Eine passive Vordehnung ist häufig notwendig, wenn aufgrund von Bewegungseinschränkungen, Lähmungen oder Schmerzen in den Gelenken keine aktive Dehnung möglich ist. Das Tape sollte möglichst immer im vorgedehnten Zustand vermessen werden, um spätere Längendifferenzen beim Applizieren zu vermeiden.

Ziele und Wirkungsweise:

- Schmerzlinderung
- Muskelrelaxation (detonisierend)
- Muskelunterstützung (tonisierend)
- Verbesserung der Muskelfunktion in Kraft und Koordination
- Verbesserung der Durchblutung

Anwendungsbeispiele:

- Impingement-Syndrom
- Ischialgie
- Epicondylitis humeri radialis und ulnaris

Im Folgenden wird die Muskeltechnik anhand der Anlage eines I- und eines Y-Tapes erläutert.

5.1.1 Anlage eines I-Tapes mit der Muskeltechnik

I-Tape zur Behandlung der Epicondylitis humeri ulnaris

Video 5.1

Definition. Das Krankheitsbild der Epicondylitis humeri ulnaris wird auch als „Golferellenbogen" bezeichnet. Hierbei handelt es sich um eine Insertionstendopathie im Bereich der Unterarmflexoren.

Ursache. Die Epicondylitis humeri ulnaris entsteht aus Sicht der Schulmedizin aufgrund einer mechanischen Überbelastung bzw. durch Traumata in diesem Bereich.

Hinweis

Die TCM sieht eine Dysbalance im Bereich der Herzleitbahn als Ursache. Sie kann ihren Ursprung sowohl in Erkrankungen des Herzes, z. B. Bluthochdruck oder Herzinsuffizienz, als auch in psychischen Belastungen, z. B. Stress oder Depression, haben.

Anlage und Schnitttechnik. Muskeltechnik, I-Tape, detonisierend

Tapeverlauf:

- Ursprung: Epicondylus medialis humeri am Olekranon
- Ansatz: Basis der Ossa metacarpalia II–IV

Tapeapplikation:

- Zunächst werden der Epicondylus medialis humeri sowie die Muskelverläufe der oberflächlichen Flexoren palpiert.
- Dann werden das Hand- und das Ellenbogengelenk des Patienten in eine schmerzfreie Extension und der Unterarm in eine Supination gebracht. Die Unterarmflexoren befinden sich jetzt in Vordehnung.
- Die Haut wird im Bereich des Muskelverlaufs gereinigt.
- Dann wird ein Tape im Verlauf des Unterarms abgemessen (ca. 25–30 cm lang) und zugeschnitten. Die Ecken werden abgerundet.
- Die Folie des I-Tapes wird an einem Ende eingerissen und vollständig entfernt.
- Die Basis des Tapes wird proximal der Basis der Ossa metacarpalia II–IV auf die Haut geklebt.
- Das Tape wird nun entlang des Muskelverlaufs ohne Zug auf die Haut aufgebracht (**Abb. 5.1**).

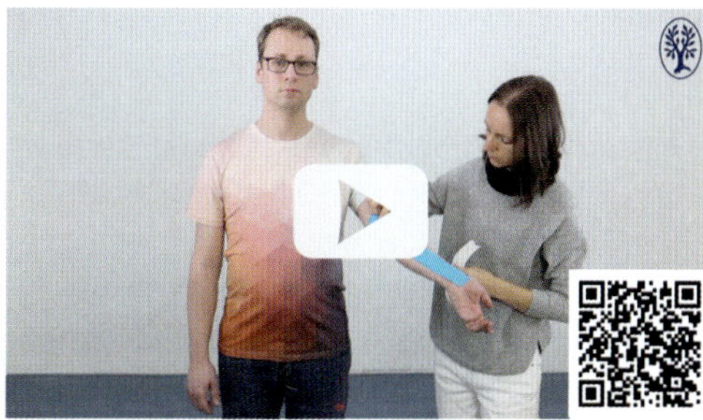

Video 5.1 Anlage eines I-Tapes zur Behandlung der Epicondylitis humeri ulnaris.

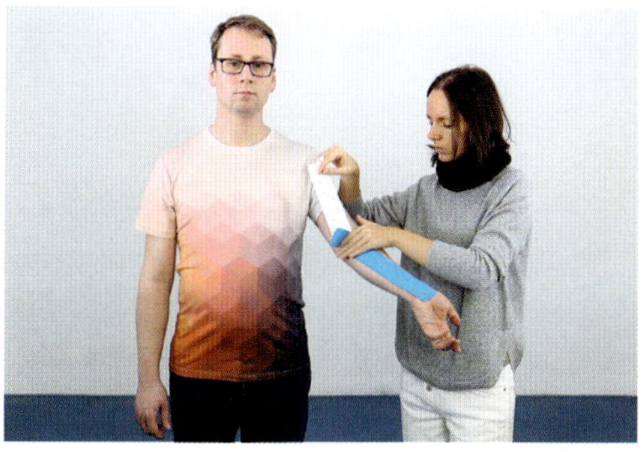

Abb. 5.1 Applikation entlang der Unterarmflexoren.

Das Ende des Tapes befindet sich im Bereich des Epicondylus medialis humeri.

- Man streicht über das Tape, um es zu fixieren.
- Das Tape ist nun fertig und kann erfahrungsgemäß bis zu 7 Tage auf der Haut verbleiben.

5.1.2 Anlage eines Y-Tapes mit der Muskeltechnik

Y-Tape zur Behandlung einer Omarthrose

Video 5.2

Definition. Bei der Omarthrose handelt es sich um eine degenerative Veränderung des Gelenkknorpels im Schultergelenk.

Ursache. Die Omarthrose entsteht aus Sicht der Schulmedizin aufgrund von Traumata bzw. durch eine Fehlbelastung im Bereich der Rotatorenmanschette.

> *Hinweis*
>
> Aus Sicht der TCM können Schulterschmerzen durch Störungen im Bereich der Dickdarm-, der 3-Erwärmer- oder der Dünndarmleitbahn entstehen. Weiterhin kommen auch Beschwerden des Dünn- oder Dickdarms als Ursache infrage, beispielsweise eine Dysbiose der Darmflora oder Nahrungsmittelunverträglichkeiten.

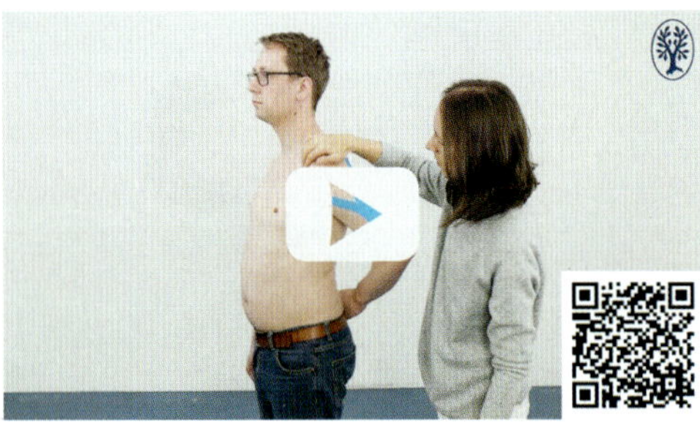

Video 5.2 Anlage eines Y-Tapes zur Behandlung einer Omarthrose.

Anlage und Schnitttechnik. Muskeltechnik (entlang des M. deltoideus), Y-Tape, detonisierend

Tapeverlauf (M. deltoideus):

- Ursprung:
  - Pars clavicularis (laterales Drittel der Klavikula)
  - Pars acromialis (Akromion)
  - Pars spinalis (Spina scapulae)
- Ansatz: Tuberositas deltoidea

Tapeapplikation:

- Das Tape wird entlang des Muskelverlaufs abgemessen (ca. 25–30 cm lang) und zugeschnitten. Hierzu wird es in der Mitte in 2 gleich große Zügel geteilt. Eine Basis bleibt bestehen. Die Ecken werden abgerundet.
- Die Haut wird dort, wo das Tape aufgeklebt werden soll, gereinigt.
- Die Folie des Tapes wird an der Basis eingerissen und vollständig entfernt.
- Die Basis des Tapes wird unterhalb der Tuberositas deltoidea auf die Haut geklebt.
- Im Anschluss wird die Hand des Patienten auf die gegenüberliegende Schulter gelegt, um den hinteren Teil des Muskels in Vordehnung zu bringen.
- Der 1. Zügel des Tapes wird entlang des Muskelverlaufs ohne Zug in Richtung Spina scapulae auf die Haut geklebt (**Abb. 5.2**).
- Dann wird der Arm in Retroversion gebracht, um den vorderen Teil des Muskels zu dehnen.
- Der 2. Zügel wird ebenfalls ohne Zug in Richtung des lateralen Drittels der Klavikula auf die Haut geklebt (**Abb. 5.3**).

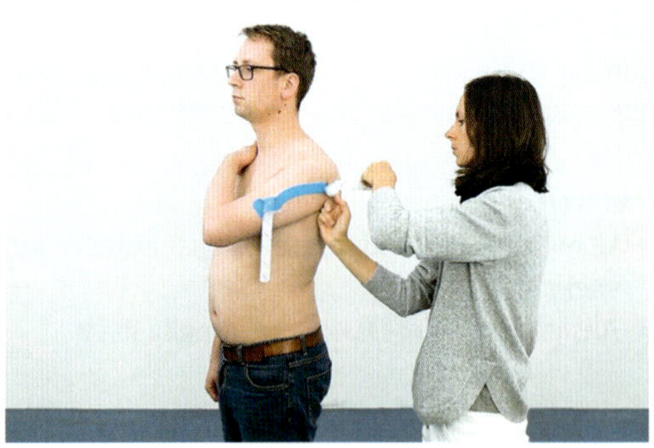

Abb. 5.2 Applikation des 1. Zügels des Y-Tapes.

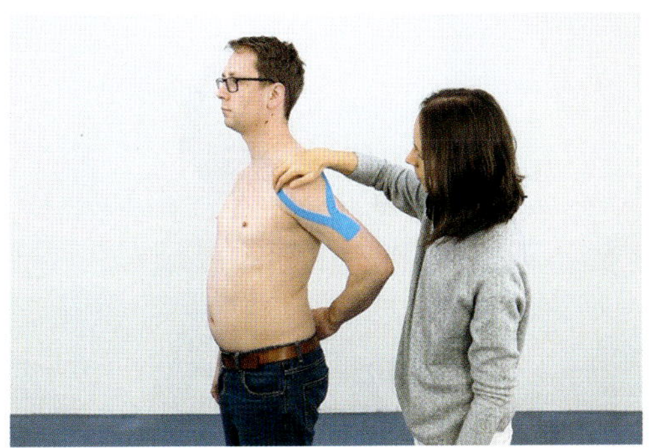

Abb. 5.3 Applikation des 2. Zügels des Y-Tapes.

- Man streicht einige Male über das Tape, um es zu fixieren.
- Das Tape ist nun fertig und kann erfahrungsgemäß etwa 7 Tage auf der Haut verbleiben.

5.2 Ligamenttechnik

Bei der Ligamenttechnik wird das Tape in der Regel mit maximalem Zug auf die Haut aufgebracht. Es dient dazu, Bänder, Sehnen, Muskeln und Gelenke zu stabilisieren. Präventiv wird diese Technik zum Schutz vor Verletzungen (z. B. bei Ballsportarten wie Volleyball, Handball, Fußball) verwendet. Zudem kann es nach Traumata, z. B. nach Prellungen und Zerrungen, zum Einsatz kommen.

Auch hier gilt die Farbregel, dass akute Geschehen mit einem blauen Tape, chronische Geschehen mit einem roten Tape versorgt werden (Kap. 2.3.1).

Für die Ligamenttechnik werden I- und Y-Tapes verwendet. Die Technik kann ohne Probleme mit anderen Anlagetechniken kombiniert werden.

Ziele und Wirkungsweise:
- Schmerzlinderung
- Muskelunterstützung
- Stabilisierung von Bändern, Sehnen, Muskeln und Gelenken
- Verbesserung der Muskelfunktion in Bezug auf die Kraft und die Koordination

Anwendungsbeispiele:
- instabiles Handgelenk
- instabiles Sprunggelenk
- Verletzung der Seitenbänder am Knie
- Schmerzen im LWS-Bereich

Bei der Ligamenttechnik kann das Tape en bloc (Variante 1) oder mit der Basis beginnend (Variante 2) angelegt werden.

5.2.1 Anlage eines I-Tapes mithilfe der Ligamenttechnik

I-Tape zur Behandlung von Schmerzen im Bereich des Iliosakralgelenks

Video 5.3

Definition. Das ISG verbindet den unteren Teil der Wirbelsäule (Os sacrum) mit dem Becken (Os ilium).

Ursache. Schmerzen im ISG entstehen aus Sicht der Schulmedizin aufgrund von arthrotischen Veränderungen zwischen dem Os sacrum und dem Os ilium, Traumata oder Fehlhaltungen.

> *Hinweis*
>
> Aus Sicht der TCM können Schmerzen im ISG-Bereich durch Störungen im Bereich der Blasenleitbahn entstehen. Zudem befindet sich auf Höhe des 1. Foramen sacrale der Akupunkturpunkt Bl 27. Dieser ist der sog. „Rücken-Shu-Punkt" des Dünndarms. Segmental werden auf Höhe des ISG die Organe Uterus und Harnblase innerviert.
> Somit können Erkrankungen und Störungen des Dünndarms (z. B. Overgrowth-Syndrom oder Darmdysbiosen), der Blase bzw. der Blasenleitbahn (z. B. chronische Zystitiden) und des Uterus (z. B. Myome, Endometriose oder Dysmenorrhö) vorliegen.

Anlage und Schnitttechnik. Ligamenttechnik, Variante 1 (En-bloc-Applikation), I-Tape

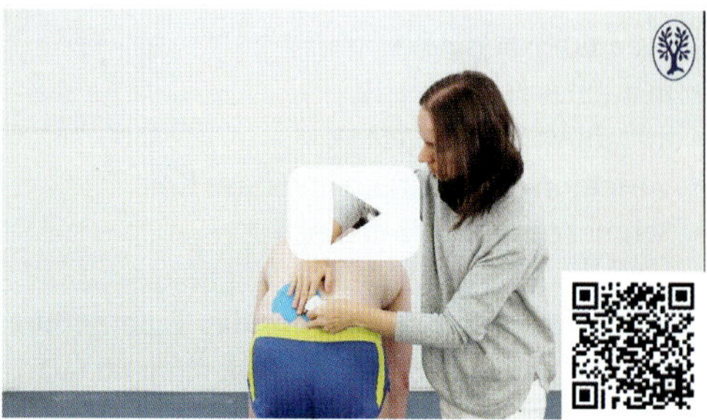

Video 5.3 Anlage eines I-Tapes auf die LWS zur Behandlung von Schmerzen im Bereich des ISG.

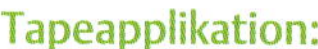

Tapeapplikation:

- Zunächst wird der maximale Schmerzpunkt palpiert. Hierfür werden die Hände auf das Becken des Patienten gelegt. Von dort kann der Bereich des linken und rechten ISG ertastet werden.
- Es werden 3 I-Tapes mit einer Länge von je 5 cm zugeschnitten. Diese werden kürzer geschnitten, da sie mit maximalem Zug appliziert werden. Die Ecken werden abgerundet.
- Dann wird die Haut dort gereinigt, wo die Tapes aufgeklebt werden sollen.
- Die Folie des 1. Tapes wird in der Mitte eingerissen. Der Patienten wird aufgefordert, sich nach vorn zu beugen. Die Folie wird ein wenig gelöst, und der Therapeut spannt das Tape maximal zwischen seinen Daumen. Er klebt es en bloc und etwas schräg, also diagonal auf die Haut über dem linken ISG (**Abb. 5.4**).
- Nun wird die Folie des 2. Tapes eingerissen, und das Tape wird ebenfalls mit maximalem Zug en bloc so auf das linke ISG geklebt, dass beide Tapes zusammen ein X bilden.

Praxistipp

Dieses X-förmige Tape wird auch als Schmerzkreuz bezeichnet. Das Schmerzkreuz findet z. B. bei Gelenk- und Muskelschmerzen jeglicher Art Anwendung.

- Um die Wirkung zu verstärken, kann ein 3. Tape über die beiden anderen geklebt werden, wiederum mit maximalem Zug (**Abb. 5.5**). Das Tape hat jetzt eine Sternform.

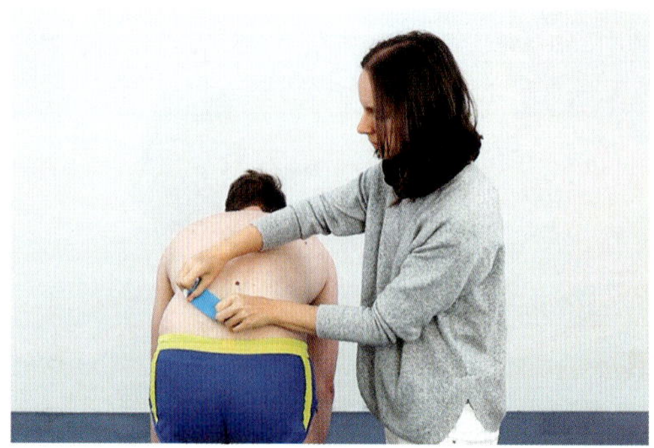

Abb. 5.4 Applikation des 1. I-Tapes über dem ISG.

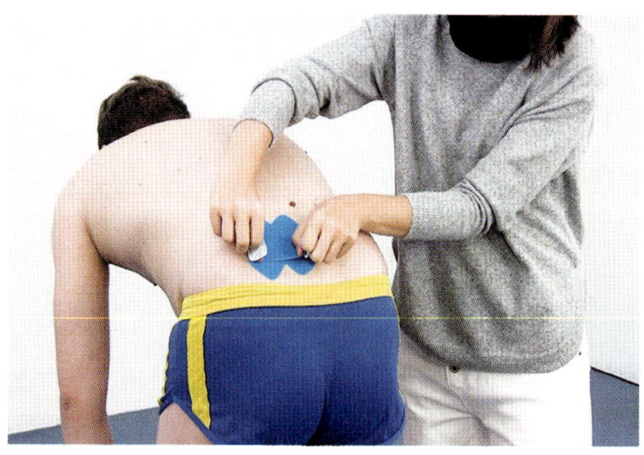

Abb. 5.5 Applikation des 3. I-Tapes über dem ISG.

- Man streicht einige Male über das Tape, um es zu fixieren.
- Das Tape ist nun fertig und kann erfahrungsgemäß etwa 7 Tage auf der Haut verbleiben.

Ein weiteres Beispiel für diese Anlagevariante ist neben dem Schmerzkreuz im LWS-Bereich die Stabilisierung des Akromioklavikulargelenks.

I-Tape zur Behandlung des Patellaspitzensyndroms

Video 5.4

Definition. Das Patellaspitzensyndrom wird auch als „Jumper's knee“ bezeichnet und betrifft die Patellasehne.

Ursache. Aus schulmedizinischer Sicht ist die Ursache des Patellaspitzensyndroms eine akute oder chronische Überlastung der Patellasehne.

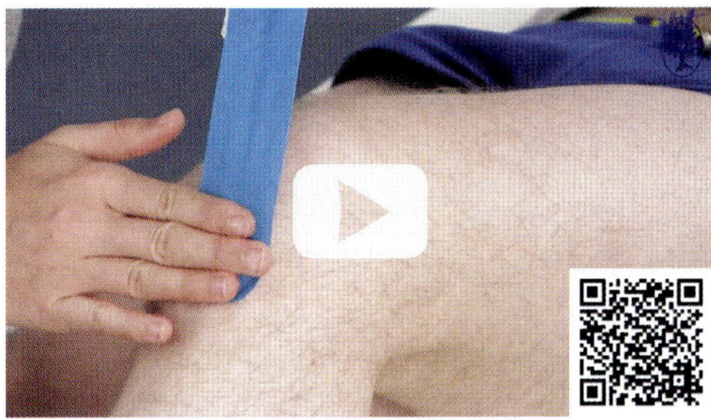

Video 5.4 Anlage eines I-Tapes zur Behandlung des Patellaspitzensyndroms.

Diese entsteht häufig durch Sportarten wie Volleyball oder Basketball.

Hinweis

Aus Sicht der TCM sind Störungen im Bereich der Magen- und Milzleitbahn die Ursache, u. a. auch eine Dysbiose des Darms.

Anlage und Schnitttechnik. Ligamenttechnik, Variante 2, I-Tape

Tapeapplikation:

- Es wird ein ca. 15 cm langes I-Tape zugeschnitten. Die Ecken werden abgerundet.
- Die Haut oberhalb, unterhalb und direkt über der Patella wird gereinigt.
- Der Patient wird aufgefordert, das Knie anzuwinkeln.
- Die Folie des Tapes wird an der Basis gelöst und vollständig entfernt.
- Die Basis des Tapes wird distal der Patella auf die Haut geklebt (**Abb. 5.6**).
- Das Tape wird mit maximalem Zug auf das Knie geklebt. Das Ende lässt man ohne Spannung auslaufen.
- Dann streicht man mehrmals über das Tape, um es zu fixieren.
- Das Tape ist nun fertig (**Abb. 5.7**) und kann erfahrungsgemäß etwa 7 Tage auf der Haut verbleiben.

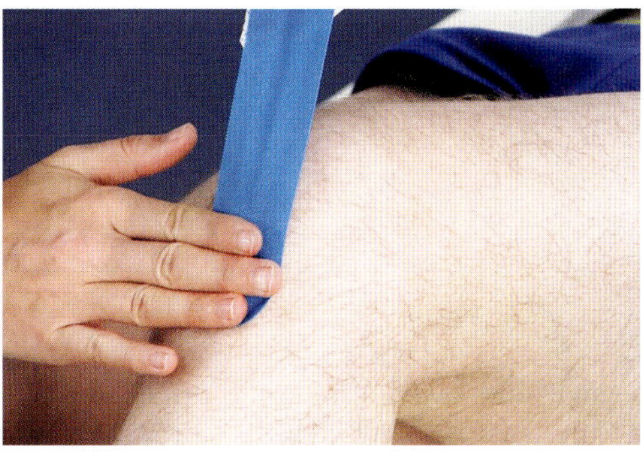

Abb. 5.6 Applikation des I-Tapes mit maximalem Zug.

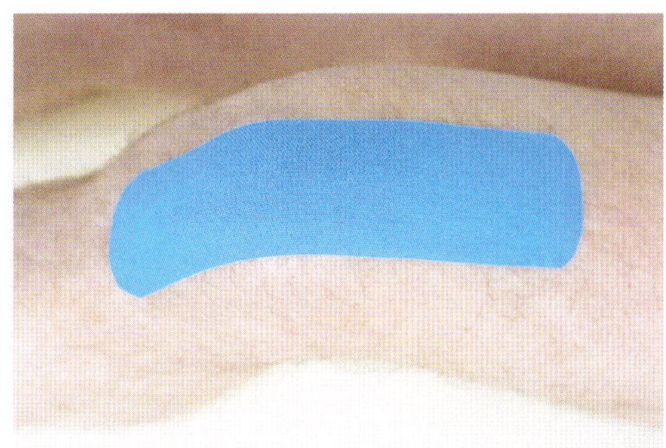

Abb. 5.7 Endanlage.

Praxistipp

Die Enden des Tapes werden immer ohne Zug appliziert, um ein vorzeitiges Ablösen zu vermeiden. Je nach gewünschter Wirkung kann die Haut zuvor in Vordehnung gebracht werden. Wird das Tape appliziert, ohne die Haut in eine Vordehnung zu bringen, wird die Beweglichkeit des Gewebes stärker eingeschränkt.

Weitere Beispiele für die Anwendung dieser Variante sind Tapeapplikationen bei Achillodynien.

I-Tape zur Behandlung einer ulnaren Instabilität des Handgelenks

Definition. Instabilitäten im Handgelenk äußern sich durch Funktionseinschränkungen, Bewegungs- und Belastungsschmerzen.

Ursache. Verletzungen und Instabilitäten kommen häufig durch Stürze auf das extendierte Handgelenk zustande und zeigen sich ulnar- und radialseitig.

Hinweis

Aus Sicht der TCM sind Störungen im ulnaren Bereich des Handgelenks auf eine Schwäche bzw. Dysbalance der 3-Erwärmerleitbahn (z. B. Kopfschmerzen, Ohrenerkrankungen und Nackenschmerzen), der Dünndarmleitbahn (z. B. Migräne, Tinnitus und Schwindel) oder der Herzleitbahn (z. B. funktionelle Herzbeschwerden, Schlafstörungen und Angstzustände) zurückzuführen.

Anlage und Schnitttechnik. Ligamenttechnik, Variante 1 (En-bloc-Applikation), I-Tape

Tapeapplikation:

- Das Tape wird abgemessen und zugeschnitten (ca. 6–8 cm lang).
- Dann wird die Haut dort gereinigt, wo das Tape aufgeklebt werden soll.
- Das Tape wird in der Mitte eingerissen und mit beiden Händen maximal gedehnt.
- Dann wird es mit maximalem Zug en bloc ulnarseitig des Handgelenks appliziert.

Praxistipp

Eine zirkuläre Tapeanlage sollte vermieden werden, um eine ungestörte Durchblutung der Hand zu gewährleisten. Zwischen den beiden Enden des Tapes sollte sich eine etwa 1–2 cm breite tapefreie Zone befinden.

5.2.2 Anlage eines Y-Tapes mithilfe der Ligamenttechnik

Y-Tape zur Behandlung eines instabilen Daumengrundgelenks

Definition. Instabilitäten des Daumengrundgelenks äußern sich durch Funktionseinschränkungen, Bewegungs- und Belastungsschmerzen.

Ursache. Verletzungen und Instabilitäten kommen durch eine ruckartige Abduktion und Extension bzw. aufgrund eines Schlags auf das Gelenk zustande.

Hinweis

Aus Sicht der TCM sind Störungen bzw. chronische Schmerzen und auch Anfälligkeiten für Verletzungen im Daumengrundgelenk auf eine Schwäche bzw. Dysbalance der Lungenleitbahn (z. B. akute und chronische Lungenerkrankungen wie Bronchitis oder Asthma) und der Dickdarmleitbahn (z. B. abdominelle Erkrankungen, Hauterkrankungen oder Entzündungen des Mundes, der Nase oder des Rachens) zurückzuführen.

Anlage und Schnitttechnik. Ligamenttechnik, Y-Tape

Tapeapplikation:

- Das Tape wird abgemessen (ca. 10 cm lang), und die beiden Zügel werden zugeschnitten. Dabei bleibt eine Basis erhalten.
- Dann wird die Haut dort gereinigt, wo das Tape aufgeklebt werden soll.
- Die Basis des Tapes wird auf Höhe des Os metacarpale I fixiert.
- Der Daumen wird in eine entspannte Haltung gebracht.
- Die Tapezügel werden nacheinander in Richtung Handinnenflächen geführt.
- Die Zügel kreuzen sich auf Höhe des Grundgelenks.
- Die Enden der Zügel lässt man ohne Zug auslaufen.

5.3 Korrekturtechnik

Die Korrekturtechnik wird genutzt, um Korrekturen an Gelenken und Geweben, z. B. Faszien- und Narbengewebe, vorzunehmen. Diese Technik wird mithilfe der Ligamenttechnik durchgeführt. Das bedeutet, dass das Tape bei gleichzeitiger Korrektur der Struktur mit halbem (50 %) bis hin zum maximalen (130 %) Zug appliziert wird. Der Zug ist von der gewünschten Wirkungsweise abhängig und individuell zu dosieren.

Beispiele für den Einsatz der Technik sind die Korrektur der Haltung (Haltungstape) oder die Korrektur einer subluxierten Schulter. Die Korrekturtechnik kann über I- und Y-Tapes erfolgen und mit anderen Anlagetechniken kombiniert werden.

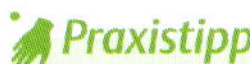
Praxistipp

Die Enden des Tapes werden immer ohne Zug appliziert, um ein vorzeitiges Ablösen des Tapes zu vermeiden.

Ziele und Wirkungsweise:

- Schmerzlinderung
- Korrektur von Fehlstellungen, z. B. von Gelenken
- „Korrektur" und damit Erhöhung von Scherkräften auf Faszien- (Faszientape) und Narbengewebe (Narbentape)

Anwendungsbeispiele:

- Subluxation der Schulter
- Haltungsschwäche
- Skoliose
- Hallux valgus

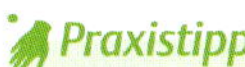
Praxistipp

Die Korrektur kann durch den Patienten selbst oder vom Therapeuten durchgeführt werden.

Im Folgenden wird die Korrekturtechnik anhand der Anlage eines I- und eines Y-Tapes veranschaulicht.

5.3.1 Anlage eines I-Tapes mithilfe der Korrekturtechnik

I-Tape zur Behandlung einer Haltungsschwäche

Video 5.5

Definition. Bei einer Haltungsschwäche liegen oft eine schwache Rücken- und Bauchmuskulatur sowie eine verkürzte Brustmuskulatur vor. Agonisten und Antagonisten befinden sich in einer Dysbalance.

(i) Hinweis

Aus Sicht der TCM kommen als Ursache ein Leber-Blut-Mangel, ein Milz-Qi-Mangel und auch eine Dysbalance des Konzeptions- und Lenkergefäßes bzw. des Ren Mai und Du Mai infrage.

Ursache. Ursachen sind meist Bewegungsmangel und sitzende Tätigkeiten.

Anlage und Schnitttechnik. Korrekturtechnik, I-Tape

Tapeapplikation:

- Es werden 2 I-Tapes diagonal entlang des Rückens abgemessen und zugeschnitten (je nach Rücken mit einer Länge von ca. 30–40 cm). Das Tape beginnt an der Brustmuskulatur, verläuft über das Akromion und endet unterhalb des 12. Brustwirbels.
- Die Ecken werden abgerundet.

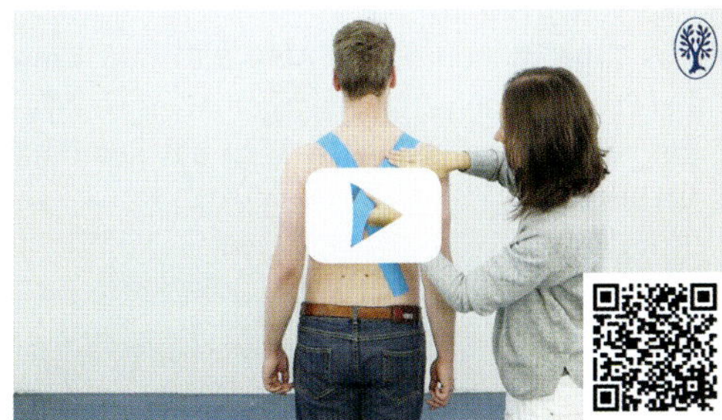

Video 5.5 Anlage eines I-Tapes zur Behandlung einer Haltungsschwäche.

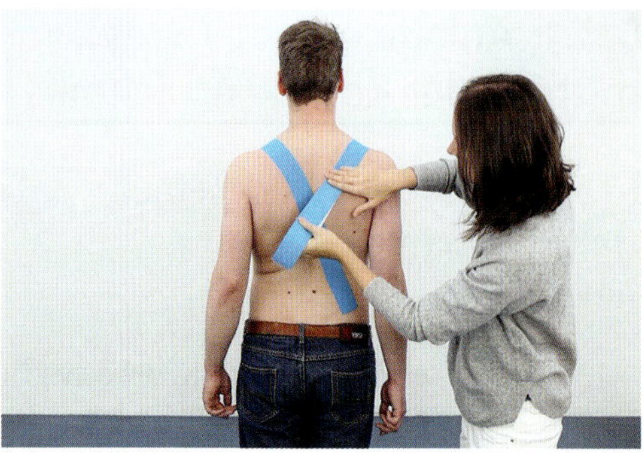

Abb. 5.8 Applikation des 2. I-Tapes diagonal entlang des Rückens.

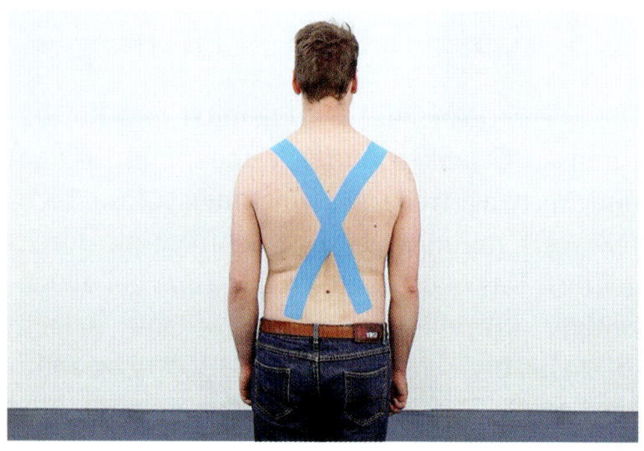

Abb. 5.9 Endanlage.

- Die Haut wird dort gereinigt, wo das Tape aufgeklebt werden soll.
- Die Folie des 1. Tapes wird an der Basis eingerissen und vollständig abgelöst.
- Die Basis des Tapes wird leicht schräg auf die Haut über dem linken Brustmuskel geklebt.
- Die Schulter wird in eine Retraktion gebracht.
- Dann wird das 1. Tape mit einem Zug von etwa 50 % in Richtung BWS bis zur Höhe des 12. Brustwirbels auf die Haut geklebt. Das Ende wird ohne Zug appliziert.
- Es wird einige Male über das Tape gestrichen, um es zu fixieren.
- Die Basis des 2. Tapes wird auf die Haut über dem rechten Brustmuskel geklebt.
- Die rechte Schulter wird ebenfalls in Retraktion gebracht.
- Dann wird das Tape mit einem Zug von ca. 50 % in Richtung des 12. Brustwirbels auf die Haut geklebt (**Abb. 5.8**). Das Ende lässt man ohne Spannung auslaufen.
- Man streicht wiederum einige Male über das Tape, um es zu fixieren.
- Das Tape ist nun fertig (**Abb. 5.9**) und kann bei Erwachsenen erfahrungsgemäß etwa 7 Tage, bei Kindern etwa 3–4 Tage auf der Haut verbleiben.

5.3.2 Anlage eines Y-Tapes mithilfe der Korrekturtechnik

Y-Tape zur Behandlung des Hallux valgus

Video 5.6

Definition. Der Hallux valgus beschreibt eine deformierte Großzehe. Diese äußert sich durch eine abgewinkelte Position in Richtung kleiner Zehe.

Ursache. Der Hallux valgus entsteht aus schulmedizinischer Sicht durch Überlastung des Vorderfußes aufgrund des Tragens von zu engen oder zu hohen Schuhen. Dabei knickt der große Zeh nach medial ab, was beim Laufen Schmerzen verursachen kann.

Hinweis

Aus Sicht der TCM ist bei einem Hallux valgus die Milzleitbahn betroffen. Das bedeutet, dass die Milz bzw. die Mitte zu schwach ist und ein Milz-Qi-Mangel vorliegen kann. Es können v. a. Störungen im Bereich des Darms (z. B. eine Nahrungsmittelunverträglichkeit), der Leber (z. B. eine Hepatitis oder eine Leberbelastung durch Medikamente) und der Bauchspeicheldrüse (z. B. eine Pankreasinsuffizienz oder ein Diabetes mellitus) vorliegen.

Anlage und Schnitttechnik. Korrekturtechnik, Y-Tape

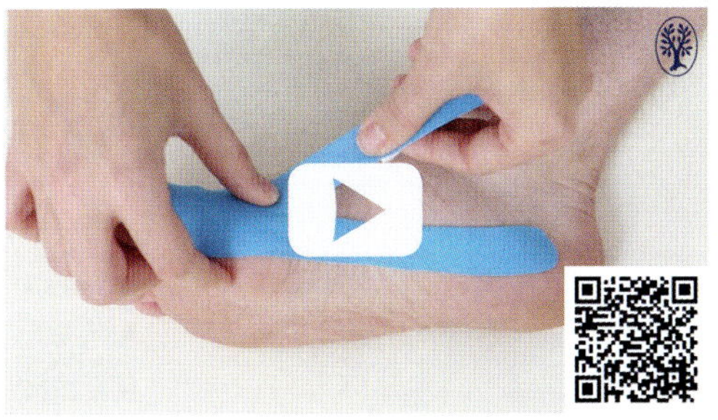

Video 5.6 Anlage eines Y-Tapes zur Behandlung des Hallux valgus.

Praxistipp

Dieses Tape kann sehr gut mit einem Meridian-Tape für die Milzleitbahn kombiniert werden (Kap. 8.5.3). In diesem Fall erfolgt die Anlage in Richtung der Leitbahn mithilfe der Muskeltechnik. Hierfür kann das Tape mittig geteilt werden, um auf eine Breite von 2,5 cm zu gelangen. Dies erleichtert das Kleben im Leitbahnverlauf.

Tapeapplikation:

- Das Tape wird entlang des Fußes abgemessen (ca. 15 cm lang) und als Y-Tape zugeschnitten. Es ist darauf zu achten, das Tape schmaler zuzuschneiden, da er sich ansonsten nur schwer auf das Grundgelenk der Großzehe aufkleben lässt. Die Ecken werden abgerundet.
- Die Haut wird dort gereinigt, wo das Tape aufgebracht werden soll.
- Zunächst wird ein Gittertape medial auf die Haut über dem Grundgelenk der Großzehe geklebt, um die Wirkung des Tapes zu verstärken.
- Die Folie des Y-Tapes wird an der Basis eingerissen und vollständig abgelöst.
- Die Basis des Tapes wird distal des Grundgelenks der Großzehe auf die Haut geklebt.
- Dann wird die Großzehe in Abduktion gebracht.
- Der untere Zügel wird mit maximalem Zug in Richtung Kalkaneus auf die Haut geklebt. Man lässt das Ende ohne Zug auslaufen und streicht einige Male über den Zügel, um ihn zu fixieren.

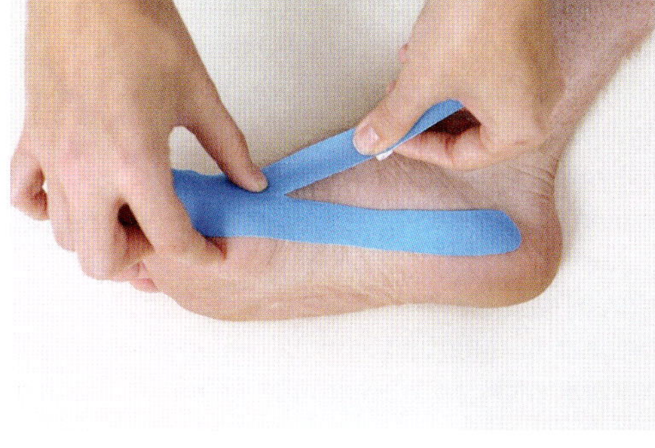

Abb. 5.10 Applikation des 2. Zügels entlang des Fußes.

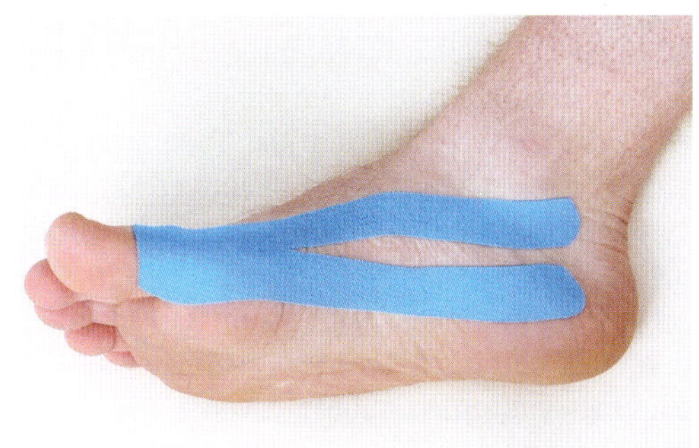

Abb. 5.11 Endanlage.

- Anschließend wird der obere Zügel parallel zum 1. Zügel und mit maximalem Zug auf die Haut geklebt (**Abb. 5.10**). Das Ende lässt man ebenfalls auslaufen.
- Es wird erneut einige Male über das Tape gestrichen, um es zu fixieren.
- Das Tape ist nun fertig (**Abb. 5.11**) und kann erfahrungsgemäß etwa 7 Tage auf der Haut verbleiben.

5.4 Lymphtechnik

Die Lymphtechnik wird eingesetzt, um den Lymphfluss zu aktivieren. Wichtig ist hierbei, dass der Abtransport der Lymphflüssigkeit gewährleistet sein sollte. Geschädigte Lymphwege aufgrund von Operationen und anderen Einflussfaktoren gelten als Kontraindikation. In diesem Fall ist es unter Umständen möglich, das Tape um die betroffenen Areale zu führen. Die Basis des Tapes wird im Bereich eines intakten Lymphknotens appliziert.

Lymphtapes werden ohne Zug bzw. ggf. mit einem Zug von 10 % und unter Vordehnung des Gewebes appliziert. Sie unterscheiden sich dadurch, dass sie 3–4 Zügel haben. Kann das Gewebe z. B. aufgrund von Bewegungseinschränkungen nicht in Vordehnung gebracht werden, geschieht dies manuell durch den Behandler bzw. den Patienten. Hierbei wird vom sog. „Hautvorschub" gesprochen.

Die Basis des Tapes befindet sich immer in der Nähe eines Lymphknotens, die einzelnen Zügel führen zum Ödem bzw. umschließen dieses. Je mehr das Gewebe, auf dem das Tape appliziert wurde, bewegt wird, desto effektiver kann die Lymphflüssigkeit abtransportiert werden (Kap. 3.4.3).

Lymphtapes finden nach Traumata, Operationen, bei chronisch-venöser Insuffizienz bzw. Stauungssyndromen aufgrund von chronischen bzw. systemischen Erkrankungen Anwendung.

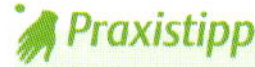

Praxistipp

Lymphtapes mit 3 bzw. 4 Zügeln werden bei intakten und defekten Lymphketten appliziert. Zudem werden bei defekten Lymphketten bevorzugt Spiraltapes eingesetzt (Kap. 4.2.4).

5.4.1 Anlage eines Fächertapes mithilfe der Lymphtechnik

Fächertape über einer Narbe nach einer Leistenbruchoperation

Video 5.7

Definition. Der Leistenbruch wird auch als Leistenhernie bezeichnet. Hierbei dringen das parietale Bauchfell und ggf. intraabdominale Strukturen durch eine Bruchpforte nach außen und es entsteht eine Ausstülpung (Bruchsack).

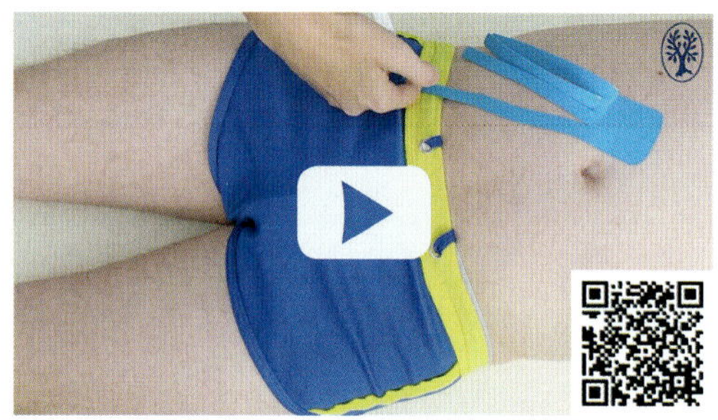

Video 5.7 Anlage eines Fächertapes über einer Narbe nach einer Leistenbruchoperation.

Ursache. Leistenbrüche entstehen aufgrund eines erhöhten Drucks im Bauchraum. Dieser kann durch die Bauchmuskulatur oder die Bauchorgane, z. B. beim Husten, Niesen oder bei Obstipation, oder durch eine Schwangerschaft hervorgerufen werden.

Hinweis

Aus Sicht der TCM handelt es sich bei einem Leistenbruch um eine Schwäche der Mitte und somit um einen Milz-Qi-Mangel. Dieser kann durch eine „milzschwächende" Ernährung entstehen. Hierzu gehören eine kohlenhydrat-, zucker- und fettreiche sowie ballaststoffarme Ernährung.
Medikamente wie Magensäurehemmer (Protonenpumpeninhibitoren, PPI) können die Aufnahme von Kalzium im Körper hemmen. Dies führt mittel- bis langfristig zu einem schwachen Bindegewebe und damit zur Gefahr der Hiatus- (Zwerchfellhernie) oder Leistenhernie.

Anlage und Schnitttechnik. Lymphtechnik, Fächertape

Tapeapplikation:

- Ein I-Tape wird von oberhalb des Bauchnabels bis zur Leiste abgemessen (ca. 15 cm lang) und in 4 gleich große Zügel geschnitten. Die Ecken werden abgerundet.

Praxistipp

Am besten eignen sich Fächertapes mit 4 Zügeln, da mit ihnen ein Großteil des Gewebes umfasst wird.

- Die Haut wird dort gereinigt, wo das Tape aufgeklebt werden soll.
- Die Folie des Tapes wird an der Basis eingerissen und vollständig entfernt.
- Die Basis des 1. Tapes wird oberhalb des Bauchnabels auf die Haut geklebt (**Abb. 5.12**).
- Der Patient wird aufgefordert, tief in den Bauch einzuatmen.
- Dann wird jeder Zügel einzeln und ohne Zug in Richtung der rechten Leiste auf die Haut geklebt (**Abb. 5.13**).
- Man streicht mehrmals über das Tape, um es zu fixieren.
- Das Tape ist nun fertig (**Abb. 5.13**,) und kann erfahrungsgemäß etwa 7 Tage auf der Haut verbleiben.

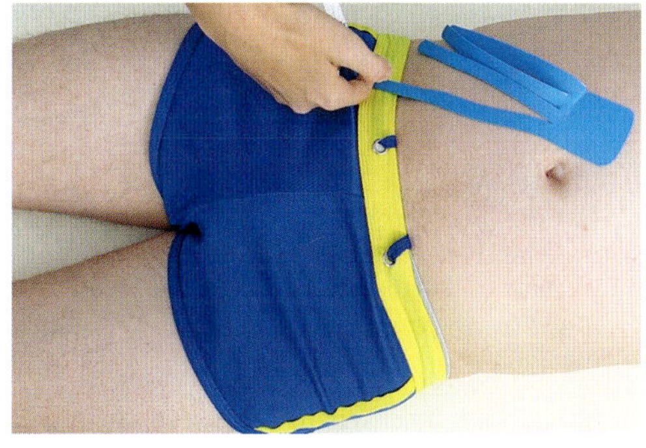

Abb. 5.12 Applikation des 1. Zügels in Richtung Leiste.

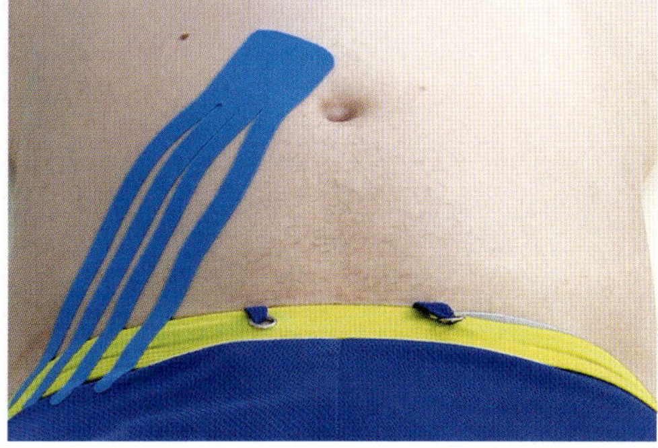

Abb. 5.13 Endanlage.

5.5 Weitere Anlagetechniken

5.5.1 Faszientechnik

Die Faszientechnik wird genutzt, um Faszien zu „mobilisieren" bzw. zu verschieben. Dies kann sinnvoll sein, wenn das Fasziengewebe aufgrund von Crosslinks verklebt ist. Hierfür gibt es unterschiedliche Ursachen, z. B. Gewebetraumata, Operationsnarben, Fehlbelastung oder Immobilisation.

Faszien bieten Halt und geben Stabilität, aber auch Flexibilität. Ohne Faszien wären koordinierte Bewegungen nur schwer möglich. Kommt es zu Adhäsionen, können die Faszien das darunterliegende Gewebe, z. B. einen Muskel, nicht mehr ausreichend stabilisieren bzw. keine geschmeidigen Bewegungen zulassen. Die Faszientechnik kann mit I- und Y-Tapes erfolgen. Bei Y-Tapes befindet sich der mögliche Schmerzpunkt zwischen den beiden Zügeln.

Nach Applikation der Basis wird das Tape unter Zug auf die Haut geklebt. Hierbei soll sich die Basis verschieben, d. h., sie wird nicht mit den Händen des Therapeuten fixiert, sondern „wandert" auf der Haut des Patienten. Dies hat die Verschiebung des darunterliegenden Gewebes zur Folge.

Das Gewebe befindet sich vor der Anlage des Tapes in einer neutralen Stellung bzw. in einer leichten Vordehnung. Das Tape selbst kann in Längs- und Querrichtung appliziert werden. Hierzu ist es sinnvoll, vorab die Verschieblichkeit des Gewebes zu palpieren. Kann das Gewebe in eine Richtung weniger gut verschoben werden, sollte das Tape so appliziert werden, dass sich die Beweglichkeit des Gewebes in diese Richtung verbessert.

Ziele und Wirkungsweise:

- Schmerzlinderung
- Lösen von Verklebungen (Crosslinks)

Anwendungsbeispiele:

- Kaiserschnittnarbe
- Adhäsionen aufgrund von Sehnenscheidenentzündungen
- Narben nach Wirbelsäulenoperationen

Im Folgenden wird die Faszientechnik anhand der Anlage eines I- und eines Y-Tapes veranschaulicht. Das I-Tape kann sowohl in Längs- (Variante 1) wie auch in Querrichtung (Variante 2) appliziert werden.

I-Tape über einer Narbe nach operativer Versorgung einer distalen Radiusfraktur

Definition. Bei der distalen Radiusfraktur handelt es sich um eine Fraktur des Radiusköpfchens.

Ursache. Diese entsteht vorrangig durch Stürze auf das extendierte Handgelenk.

Anlage und Schnitttechnik. Faszientechnik, I-Tape in Längs- (Variante 1) und Querrichtung (Variante 2)

Tapeapplikation:

Variante 1, Längsrichtung:

- Das Tape wird abgemessen und zugeschnitten (ca. 10 cm lang).
- Die Verschieblichkeit des Gewebes wird palpiert.
- Dann wird die Haut dort gereinigt, wo das Tape aufgeklebt werden soll.
- Die Basis des Tapes wird auf Höhe der distalen Handgelenkfalte appliziert.
- Das Tape wird mit maximalem Zug (je nach Verschieblichkeit des Gewebes) nach proximal geklebt, die Basis des Tapes wird nicht fixiert.

Variante 2, Querrichtung:

- Es werden 2 I-Tapes abgemessen und zugeschnitten (jeweils mit einer Länge von ca. 10 cm).
- Die Verschieblichkeit des Gewebes wird palpiert.
- Dann wird die Haut dort gereinigt, wo die Tapes aufgeklebt werden sollen.
- Die Basis des 1. Tapes wird auf Höhe des Ulnaköpfchens appliziert, und das Tape wird mit maximalem Zug (je nach Verschieblichkeit des Gewebes) nach radial geklebt. Die Basis des Tapes wird nicht fixiert.
- Die Basis des 2. Tapes wird unter dem 1. Tape aufgebracht und von radial mit maximalem Zug nach ulnar geklebt. Auch diese Basis wird nicht fixiert.

Y-Tape zur Behandlung einer Sehnenscheidenentzündung

Video 5.8

Definition. Bei der Tendovaginitis handelt es sich um eine Entzündung einer Sehne und der Sehnenscheide. Häufig liegt eine Tendovaginitis im Handgelenk oder den Fingern vor. Ist das 1. Sehnenfach der Hand betroffen, handelt es sich um die Tendovaginitis stenosans de Quervain.

Ursache. Aus schulmedizinischer Sicht entstehen Sehnenscheidenentzündungen durch Fehl- oder Überbelastung oder durch systemische Erkrankungen, z. B. eine chronische Polyarthritis. Häufig sind Menschen, die viel am PC arbeiten, von einer Sehnenscheidenentzündung des Handgelenks betroffen. Zur Diagnose der Tendovaginitis stenosans de Quervain wird der Finkelstein-Test durchgeführt.

Hinweis

Die Dickdarmleitbahn hat im Handgelenk einen ähnlichen Verlauf wie die Sehne. Aus Sicht der TCM liegt bei diesem Krankheitsbild daher häufig eine Erkrankung des Darms (v. a. des Dickdarms) vor. Möglich sind z. B. Nahrungsmittelunverträglichkeiten, Colitis ulcerosa oder Divertikulitis. Zudem führt ein Leber-Blut-Mangel zu Sehnenproblemen.

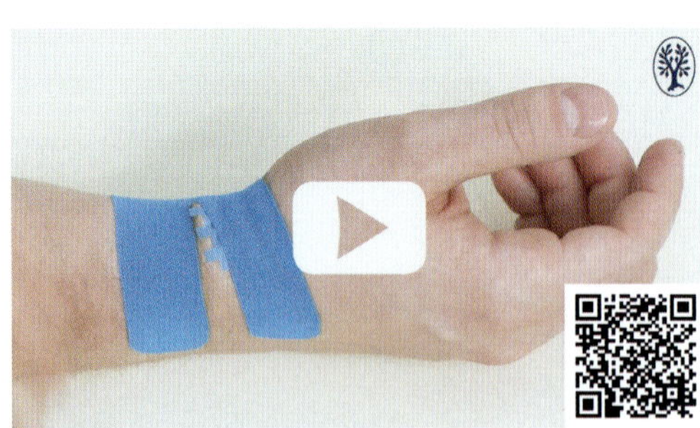

Video 5.8 Anlage eines Y-Tapes zur Behandlung einer Sehnenscheidenentzündung.

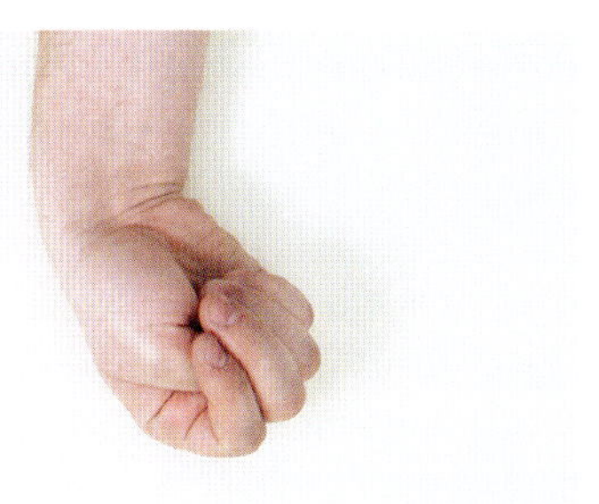

Abb. 5.14 Finkelstein-Test.

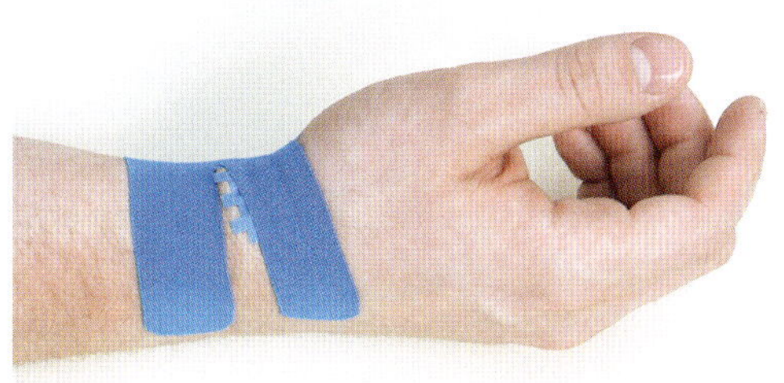

Abb. 5.15 Endanlage.

Anlage und Schnitttechnik. Faszientechnik, Y-Tape

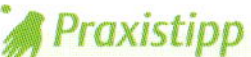

Praxistipp

Dieses Tape kann sehr gut mit einem Meridian-Tape für die Dickdarmleitbahn kombiniert werden (Kap. 8.3.3). In diesem Falle erfolgt die Anlage in Richtung der Leitbahn mithilfe der Muskeltechnik. Hierfür kann das Tape mittig geteilt werden, um auf eine Breite von 2,5 cm zu gelangen. Dies erleichtert das Kleben im Leitbahnverlauf.

Tapeapplikation:

- Für den **Finkelstein-Test** wird der Patient gebeten, den Daumen der betroffenen Hand auf die Handinnenfläche zu legen, diesen mit den übrigen Fingern zu umschließen und anschließend das Handgelenk nach unten abzuwinkeln (**Abb. 5.14**). Treten dabei Schmerzen auf, ist das ein Zeichen für die Tendovaginitis stenosans de Quervain.

Praxistipp

Bevor das Y-Tape appliziert wird, kann ein Gittertape auf den beim Finkelstein-Test lokalisierten Schmerzpunkt geklebt werden. Dadurch wird die schmerzreduzierende Wirkung des Y-Tapes verstärkt.

- Das Tape wird quer zum 1. Sehnenfach bzw. zum Verlauf der Sehne abgemessen (ca. 10 cm lang). Es wird in der Mitte geteilt, sodass ein „Y“ entsteht. Die Ecken werden abgerundet.
- Die Haut wird dort gereinigt, wo das Tape aufgeklebt werden soll.
- Die Folie des Tapes wird an der Basis eingerissen und vollständig gelöst.
- Die Basis des Tapes wird auf Höhe des Radiusköpfchens palmar auf die Haut geklebt.
- Anschließend werden beide Zügel mit maximalem Zug (je nach Schmerzempfinden des Patienten) dorsal in Richtung des Ulnaköpfchens auf die Haut geklebt. Die Enden der Zügel lässt man ohne Zug auslaufen. Der Schmerzpunkt befindet sich zwischen den beiden Zügeln.
- Man streicht einige Male über das Tape, um es zu fixieren.
- Das Tape ist nun fertig (**Abb. 5.15**) und kann erfahrungsgemäß etwa 7 Tage auf der Haut verbleiben.

5.5.2 Neuraltechnik

Neuraltechniken finden bei unterschiedlichen nervalen Erkrankungen Anwendung. Hierzu zählen z. B. Parästhesien im Bereich des N. medianus, N. ulnaris und N. radialis.

Nervenschmerzen können z. B. entzündliche (Borreliose, Meningitis), toxische (Alkoholabusus), stoffwechselbedingte (Diabetes mellitus, Hypothyreose) oder mechanische (Bandscheibenvorfälle, Operationen) Ursachen zugrunde liegen.

! *Cave*

Bei unklaren und länger bestehenden Beschwerden sollten Nervenschmerzen immer vom Arzt bzw. Neurologen abgeklärt werden, um schwere Erkrankungen auszuschließen.

Für Neuraltechniken werden I-Tapes eingesetzt. Das Gewebe bzw. der Nerv wird in Vordehnung gebracht. Hierbei ist darauf zu achten, dass dieser Vorgang schmerzfrei erfolgt. Das Tape wird ohne Zug auf die Haut appliziert. Somit entspricht die Neural- in der Anwendung der Muskeltechnik. Die Tapes werden immer von distal nach proximal geklebt. Hier kann die Eselsbrücke hilfreich sein, dass im übertragenen Sinn (aus Sicht des Tapings) die Wirbelsäule bzw. das Segment dem „Ursprung" und der periphere Nerv, z. B. der N. medianus, dem „Ansatz" entspricht. Somit wird das Tape vom „Ansatz" zum „Ursprung" und damit detonisierend geklebt.

Je nach Schwere der Erkrankung werden die Tapes parallel zu anderen Behandlungen z. B. der Akupunktur, der Homöopathie oder der Physiotherapie eingesetzt.

Ziele und Wirkungsweise:
- Schmerzlinderung
- Verminderung von Parästhesien
- Verringerung von brennenden, reißenden, elektrisierenden und einschießenden Nervenschmerzen

Anwendungsbeispiele:
- Karpaltunnelsyndrom
- Kubitaltunnelsyndrom
- Ischiasbeschwerden

Im Folgenden wird die Muskeltechnik anhand der Applikation eines I-Tapes veranschaulicht.

Anlage eine I-Tapes zur Behandlung des Kubitaltunnelsyndroms

Video 5.9

Definition. Bei einem Kubitaltunnelsyndrom (auch Sulcus-ulnaris-Syndrom genannt) handelt es sich um eine Kompression des N. ulnaris im Bereich des Ellenbogens.

Ursache. Aus schulmedizinischer Sicht entsteht das Kubitaltunnelsyndrom infolge von Traumata, z. B. durch Stürze auf den Ellenbogen, Überlastungen und degenerativen Prozessen, z. B. durch systemische Erkrankungen wie Diabetes mellitus oder rheumatoide Arthritis. Es äußert sich meist durch ein Kribbeln im kleinen Finger.

Hinweis

Im Bereich des Sulcus ulnaris befindet sich der Akupunkturpunkt Dü 8, sodass aus Sicht der TCM bei dieser Erkrankung eine Störung der Dünndarmleitbahn vorliegt. Sie kann z. B. durch eine Fehlbesiedelung des Dünndarms, ein Ulcus duodeni oder einen Morbus Crohn verursacht sein.
Häufig spielt auch die Einnahme von Antibiotika, v. a. von Breitbandantibiotika, eine Rolle. Diese haben sowohl auf den Dick- als auch auf den Dünndarm eine stark schädigende Wirkung. Ein anderer Faktor stellt die regelmäßige Einnahme von PPI dar. Diese hemmen u. a. die Aufnahme von Vitamin B_{12}. Dieses Vitamin ist jedoch entscheidend für die Nervenversorgung und auch die Regeneration.

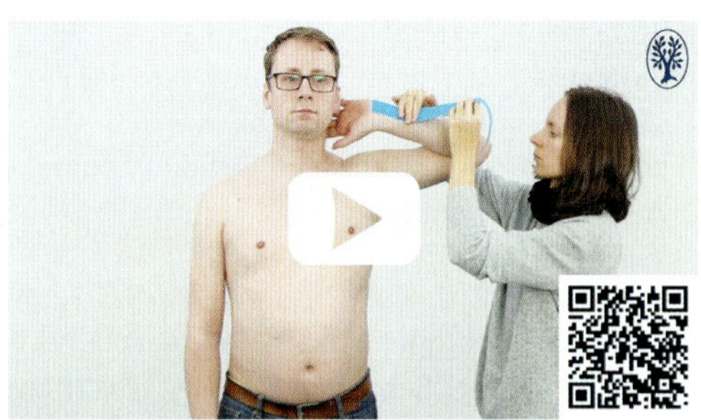

Video 5.9 Anlage eine I-Tapes zur Behandlung des Kubitaltunnelsyndroms.

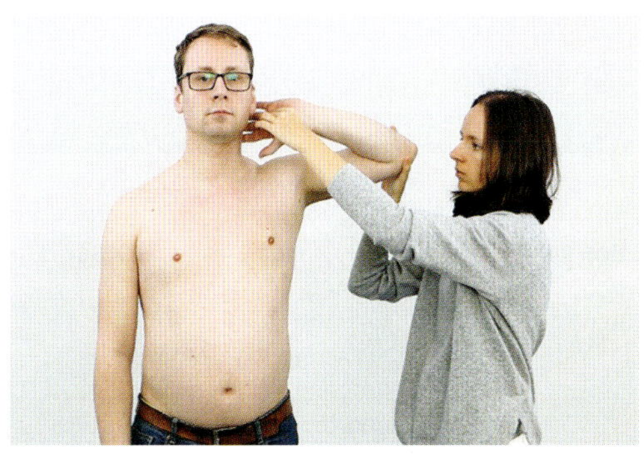

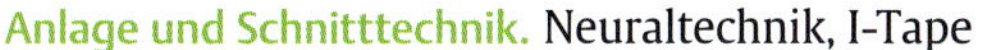

Abb. 5.16 Der Arm des Patienten wird in Position gebracht.

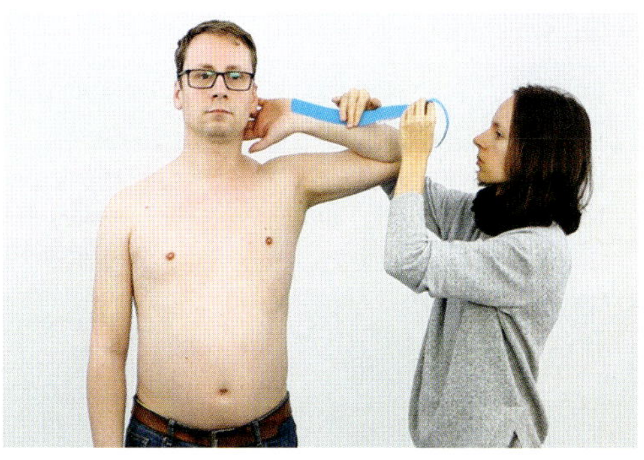

Abb. 5.17 Das Tape wird im Verlauf des N. ulnaris appliziert.

Anlage und Schnitttechnik. Neuraltechnik, I-Tape

Tapeapplikation:

- Das I-Tape wird entlang des Verlaufs des N. ulnaris, d. h. vom Handgelenk bis oberhalb des Ellenbogengelenks, abgemessen (ca. 40–50 cm lang). Die Ecken werden abgerundet.
- Die Haut wird dort gereinigt, wo das Tape aufgeklebt werden soll.
- Der Arm wird in Abduktion, das Ellenbogengelenk in Flexion und das Handgelenk in Extension eingestellt (**Abb. 5.16**). Dadurch wird das Gewebe in eine schmerzfreie Vordehnung gebracht.
- Die Folie des Tapes wird an der Basis eingerissen und vollständig abgelöst.
- Die Basis des Tapes wird auf Höhe des Os pisiforme auf die Haut geklebt.
- Dann wird das Tape im Verlauf des N. ulnaris bis über das Ellenbogengelenk ohne Zug auf die Haut geklebt.
- Man streicht einige Male über das Tape, um es zu fixieren.
- Das Tape ist nun fertig (**Abb. 5.17**) und kann erfahrungsgemäß etwa 7 Tage auf der Haut verbleiben.

5.6 Übersicht über die Anlagetechniken

Die **Tab. 5.1** zeigt eine Zusammenfassung aller beschriebenen Anlagetechniken.

Tab. 5.1 Anlagetechniken.

Anlagetechnik	Schnitttechnik	Besonderheiten	Wirkungsweise
Muskeltechnik	• I-Tape • Y-Tape	• Applikation ohne Zug • Vordehnung des Gewebes	• Schmerzlinderung • Verbesserung der Muskelfunktion in Kraft und Koordination • Verbesserung der Durchblutung
tonisierende Technik		• rotes Tape • vom Muskelursprung (Punctum fixum) zum Muskelansatz (Punctum mobile)	• Muskelunterstützung (tonisierend)
detonisierende Technik		• blaues Tape • vom Muskelansatz (Punctum mobile) zum Muskelursprung (Punctum fixum)	• Muskelrelaxation (detonisierend)

▶ **Tab. 5.1** Fortsetzung.

Anlagetechnik	Schnitttechnik	Besonderheiten	Wirkungsweise
Ligamenttechnik	• I-Tape • Y-Tape	• Applikation mit bis zu maximalem Zug • je nach Therapieziel: Vordehnung des Gewebes (stabilisierend) bzw. neutrale Haltung (optimale Kraftübertragung) **Variante 1:** • Das Tape wird in der Mitte eingerissen, und die Folie wird entfernt. • Das Tape wird en bloc mit maximalem Zug appliziert. **Variante 2:** • Die Basis des Tapes wird ohne Zug aufgeklebt. • Im Anschluss wird das Tape mit maximalem Zug auf die Haut aufgebracht.	• Schmerzlinderung • Muskelunterstützung • Stabilisierung von Bändern, Sehnen, Muskeln und Gelenken • Verbesserung der Muskelfunktion in Bezug auf die Kraft und die Koordination
Korrekturtechnik	• I-Tape • Y-Tape	• Applikation mit halbem (50 %) bis maximalem Zug (130 %) • Korrektur der betroffenen Struktur (z. B. das Gelenk) während der Applikation	• Schmerzlinderung • Korrektur von Fehlstellungen, z. B. der Gelenke • Lösen von Crosslinks
Lymphtechnik	• Fächertape (v. a. bei intakten Lymphketten) • Spiraltape (v. a. bei defekten Lymphketten)	• Applikation ohne Zug, ggf. mit einem Zug von 10 %, um die Wirkung des Tapes zu verstärken • Vordehnung des Gewebes	• Verbesserung des Lymphflusses • Verbesserung der Durchblutung • Schmerzlinderung • Muskelrelaxation
Faszientechnik	• I-Tape • Y-Tape	• Applikation mit bis zu maximalem Zug (je nach Verschieblichkeit des Fasziengewebes) • kein Fixieren der Basis • gleichzeitige Anlage der Zügel bei Y-Tapes • Faszientechnik in Längs- und Querrichtung möglich	• Schmerzlinderung • Lösen von Verklebungen bzw. Crosslinks
Neuraltechnik	• I-Tape	• Applikation ohne Zug • Vordehnung des Gewebes • Anlage des Tapes von distal nach proximal	• Schmerzlinderung • Reduktion von Parästhesien • Verminderung von brennenden, reißenden, elektrisierenden und einschießenden Nervenschmerzen

6 Taping in der Akupunktur

Das Taping wird ergänzend zu unterschiedlichen naturheilkundlichen Behandlungen eingesetzt. Speziell in der Akupunktur sind Tapeanlagen sinnvoll, um die Wirkung der genadelten Punkte bzw. der behandelten Leitbahnen zu unterstützen. Die unterstützende Wirkung lässt sich anhand der beschriebenen Wirkungsweise des Tapes in Kap. 3 und Kap. 6.1.3 nachvollziehen.

Praxistipp

Das Tapen sollte nicht als alleinige Therapieform innerhalb einer Behandlung gesehen werden. Sie stellt jedoch in Verbindung mit der Akupunktur eine sinnvolle Ergänzung dar.

6.1 Einleitung

Akupunkturpunkte sind festgelegte reizsensible bzw. druckdolente Punkte, die sich auf den entsprechenden Leitbahnen befinden. Beim Aufsuchen eines Punktes erscheint der zu nadelnde Bereich meist eher weich bzw. kuhlenförmig oder eher hart, straff oder ödematös.

Erfahrungsgemäß handelt es sich bei weichen und kuhlenförmigen Akupunkturpunkten um ein hypotones Gewebe und damit um einen hypotonen Punkt. Diese Eigenschaft kann mit einer Unterversorgung bzw. einer Leere gleichgesetzt werden.

Praxistipp

Sinkt der Behandler z. B. beim Punkt Ma 36 bei dem Patienten in eine Art Kuhle, zeigt dies an, dass die Erde bzw. die Milz und der Magen hypoton sind. Hier ist eine Aktivierung mithilfe von Druckapplikationen wie dem Goldkügelchen bzw. tonisierenden Nadeltechniken angezeigt.

Bei harten, widerstandsfähigen und ödematösen Punkten handelt es sich der Erfahrung nach um hypertones Gewebe bzw. um einen hypertonen Punkt. Diese Eigenschaft kann mit einer Überversorgung bzw. einer Fülle gleichgesetzt werden.

Praxistipp

Bei Migränepatienten können die Punkte Le 2 und Le 3 bzw. Gb 40 und Gb 41 ödematöse Veränderungen zeigen. Dies lässt auf eine aktuelle Fülle in diesem Bereich schließen. Die Punkte werden mithilfe von Druckapplikationen wie dem Silberkügelchen bzw. sedierenden Nadeltechniken „besänftigt“.

Studien zu Akupunkturpunkten. In Untersuchungen konnte festgestellt werden, dass es sich bei

Akupunkturpunkten um Perforationen im Fasziengewebe handelt, die zum Teil palpabel sind [30]. Daneben gibt es Untersuchungen, die nahelegen, dass es direkte Übereinstimmungen mit Nervenaustrittspunkten und den heute bekannten Akupunkturpunkten gibt ([16], [17]).

Auch bei der Anwendung von Geräten zur Punktelokalisation wird deutlich, dass diese im Vergleich zum umliegenden Gewebe einen veränderten Hautwiderstand aufweisen [68].

Der Franzose Pierre de Vernejoul [12] beobachtete mithilfe eines radioaktiven Markers den Verlauf von Leitbahnen. Hierzu injizierte er Probanden Technetium-99 in bekannte Akupunkturpunkte sowie in andere Punkte außerhalb der Leitbahn. Dabei zeigte sich, dass sich die Substanz von den Akupunkturpunkten ausgehend entlang des Leitbahnverlaufs ausbreitete. Bei den Vergleichspunkten verblieb die Substanz im Umkreis des Injektionsbereichs und verteilte sich nicht zielgerichtet im Gewebe.

Zudem stellten Melzack et al. [51] fest, dass die Lage von Akupunktur- und Triggerpunkten zu 71 % übereinstimmt.

6.1.1 Mögliche Applikationsformen

Grundsätzlich werden bei dem Taping in der Akupunktur elastische Tapes und Gittertapes verwendet. Beide Tapevarianten können ohne Probleme miteinander kombiniert werden.

Meridian-Taping. Das Meridian-Taping beschreibt die Applikationsform, bei der das Tape der Leitbahn folgt (Kap. 8). Zumeist wird es bei Störungen im Leitbahnverlauf appliziert. Beispiele hierfür sind unterschiedliche Erkrankungen des Bewegungsapparats wie Schulter-, Rücken- oder Fußbeschwerden.

Beim Meridian-Taping muss nicht die gesamte Leitbahn getapt werden, sondern nur die Bereiche, die konkrete Beschwerden bereiten. Das Meridian-Taping kann ohne Probleme mit anderen Applikationsformen kombiniert werden.

Zang-Fu-Taping. Das Zang-Fu-Taping basiert auf der Behandlung einzelner Zang- bzw. Fu-Organe (Kap. 2.3.2, Kap. 9). Die Organe können durch unterschiedliche Einflussfaktoren in Disharmonie geraten und Symptome zeigen (**Tab. 6.1**).

Elastisches Tape. Das elastische Tape kann innerhalb der Akupunktur zur Behandlung einzelner Leitbahnen (Meridian-Taping) oder der Zang- bzw. Fu-Organe (Zang-Fu-Taping) eingesetzt werden.

Gittertape. Das Gittertape kann ohne Weiteres in das Meridian- und Zang-Fu-Taping integriert werden. Beim Meridian-Taping können Gittertapes unter dem elastischen Tape appliziert werden, um die Wirkung auf einzelne Akupunkturpunkte zu unterstützen. Beim Zang-Fu-Taping werden Gittertapes dem Disharmoniemuster entsprechend auf die Akupunkturpunkte geklebt. Aus Sicht der TCM und in Bezug auf die strukturellen Eigenschaften des Gittertapes lässt sich dieses in seiner Wirkung als „neutral" bzw. ausgleichend beschreiben.

6.1.2 Diagnostische Leitkriterien (Ba Gang)

Die **Disharmoniemuster** werden anhand der **8 Leitkriterien** beschrieben. Hierbei handelt es sich um Yin, Innen, Leere und Kälte sowie Yang, Außen, Fülle und Hitze.

Zudem gibt es innere und äußere **pathogene klimatische Faktoren**. Hierzu zählen Wind, Kälte, Feuer bzw. Hitze, Hitze-Toxine (aufgrund von bakteriellen und viralen Infektionen), Trockenheit, Feuchtigkeit und Schleim. Zu den pathogenen psychischen Faktoren gehören Aggression und Wut (Leber), Unruhe (Herz und Perikard), Grübeln (Milz), Trauer (Lunge) und existenzielle Angst (Niere).

Die **Tab. 6.1** zeigt eine Zusammenfassung der häufigsten Disharmoniemuster.

Tab. 6.1 Häufige Disharmoniemuster.

Zang-/Fu-Organe	Disharmonie
Lunge	• Lungen-Qi-Mangel • Lungen-Yin-Mangel • Wind-Kälte befällt die Lunge • Wind-Hitze befällt die Lunge • Schleim in der Lunge • Hitze-Schleim in der Lunge
Herz	• Herz-Qi-Mangel • Herz-Yin-Mangel • Herz-Yang-Mangel • Herz-Blut-Mangel • Herz-Feuer • Herz-Blut-Stase
Magen	• Magen-Qi-Mangel • Magen-Yin-Mangel • Magen-Yang-Mangel • rebellierendes Magen-Qi • Magen-Feuer • Magen-Schleim • Kälte befällt den Magen • Magen-Blut-Stase
Milz	• Milz-Qi-Mangel • Milz-Yang-Mangel • absinkendes Milz-Qi • Milz kontrolliert das Blut nicht • Kälte-Nässe befällt die Milz • Hitze-Nässe befällt die Milz
Leber	• Leber-Qi-Stagnation • Leber-Blut-Stase • Leber-Feuer • feuchte Hitze in Leber und Gallenblase • aufsteigendes Leber-Feuer • Leber-Blut-Mangel
Nieren	• Nieren-Yin-Mangel • Nieren-Yang-Mangel • Nieren-Qi-Mangel • Nieren-Jing-Mangel • Nieren-Yin-Mangel mit Leere-Feuer

Kombination der Leitkriterien mit dem Taping

Wird eine chinesische Diagnose nach den 8 Leitkriterien gestellt, so kann diese auch hier mit dem Taping ohne Weiteres sinnvoll kombiniert werden. In **Tab. 6.2** sind die 8 Leitkriterien für unterschiedliche Disharmoniemuster zusammengefasst.

Tab. 6.2 Die 8 Leitkriterien, Beispiele für Disharmoniemuster und das Taping.

8 Leitkriterien (Ba Gang)	Beispiele für Disharmoniemuster	Behandlungsstrategie	Taping
Yin	Lungen-Yin-Mangel	Yin tonisieren	• Goldkügelchen auf Lu 7 und Lu 5 • tonisierendes rotes Tape von Lu 5 bis Lu 7 • Applikation in Richtung der Leitbahn
Innen	Herz-Yin-Mangel	Yin tonisieren	• Goldkügelchen auf He 3 und He 7 • tonisierendes rotes Tape von He 3 bis He 7 • Applikation in Richtung der Leitbahn
Leere	Magen-Yin-Mangel	Yin tonisieren	• Goldkügelchen auf Ma 36 und Ma 44 • tonisierendes rotes Tape von Ma 36 bis Ma 44 • Applikation in Richtung der Leitbahn
Kälte	Milz-Yang-Mangel	Yang tonisieren	• Pfefferkorn auf Mi 2 und Mi 6 • tonisierendes rotes Tape von Mi 2 bis Mi 6 • Applikation in Richtung der Leitbahn
Yang	Leber-Feuer	Feuer beseitigen	• Silberkügelchen auf Le 2 und Di 4 • Goldkügelchen auf Le 3 und Le 8 • sedierendes blaues Tape über Le 2 • Applikation entgegen der Leitbahn
Außen	äußerer pathogener Faktor dringt ein (z. B. Wind-Hitze befällt die Lunge)	Wind-Hitze beseitigen	• Silberkügelchen auf Di 4 und Di 11 • Goldkügelchen auf Lu 7 • sedierendes blaues Tape von Di 11 bis Di 4 • Applikation entgegen der Leitbahn
Fülle	aufsteigendes Leber-Yang	Yang absenken	• Silberkügelchen auf Le 2 und Di 4 • Goldkügelchen auf Le 3 • sedierendes blaues Tape über Le 2 • Applikation entgegen der Leitbahn
Hitze	Magen-Hitze	Hitze beseitigen	• Silberkügelchen auf Ma 41 und Pe 6 • Goldkügelchen auf Ma 36 und Ma 44 • sedierendes blaues Tape über Ma 41 und Pe 6 • Applikation entgegen der Leitbahn

6.1.3 Wirkungen des Tapes in der Akupunktur

Akupunkturpunkte können über die klassische Nadelung, über Akupressurtechniken, Moxibustion sowie über Laser- und Elektroakupunktur stimuliert werden. Reize auf die Akupunkturpunkte führen im Allgemeinen zu einer Schmerzlinderung, zu einer Erhöhung der Durchblutung, zur psychischen Ausgeglichenheit und zur Sedierung bzw. Tonisierung der Punkte.

Ähnlich wie bei Reizen auf die Akupunkturpunkte anhand von Akupunkturtechniken bzw. Akupressur oder Moxibustion wirkt das Tape schmerzlindernd und durchblutungsfördernd. Zudem werden durch spezielle Applikationstechniken sedierende bzw. tonisierende Anlagen möglich:

- Wird das Tape mithilfe der Muskeltechnik ohne Zug appliziert, wirkt es sedierend. Zusätzlich kann es entgegen der Leitbahn geklebt werden.
- Bei der Ligamenttechnik handelt es sich um eine tonisierende Applikation. Diese kann durch das Aufbringen in Richtung der Leitbahn verstärkt werden.

Aufgrund dieser Eigenschaften stellt das Taping eine sinnvolle Methode und ergänzende Therapieform zur Akupunktur und zu akupunkturähnlichen Behandlungen (Akupressur, Elektroakupunktur u. a.) dar.

6.2 Taping aus energetischer Sicht

Das Taping lässt sich aus energetischer Sicht am einfachsten anhand des Wirkprinzips von Yin und Yang erklären.

6.2.1 Wirkprinzip von Yin und Yang

Yin und Yang werden häufig als **Monade**, d. h. als eine unteilbare Einheit, dargestellt (**Abb. 6.1**). Hierbei gibt es eine Yin- und eine Yang-Seite. Innerhalb der Yin-Seite befindet sich auch die Yang-Seite und umgekehrt. Somit kann es nie allein nur Yin oder nur Yang geben. Beides ist voneinander abhängig und beeinflusst sich gegenseitig.

Eine weitere vereinfachte Darstellung von Yin und Yang ist eine Art Diagramm, aus dem hervorgeht, dass beide Anteile im gleichen Maß vorhanden sind (**Abb. 6.2**).

Gibt es einen **Überschuss** von Yang oder Yin, lassen sich daraus folgende Zustände ableiten. In beiden Fällen ist es notwendig, die Fülle zu beseitigen:

- Bei einem Überschuss von Yang kommt es zu einer absoluten Yang-Fülle (Yang-Exzess) bzw. zu einem Yin-Mangel (Yin-Leere; **Abb. 6.3**).

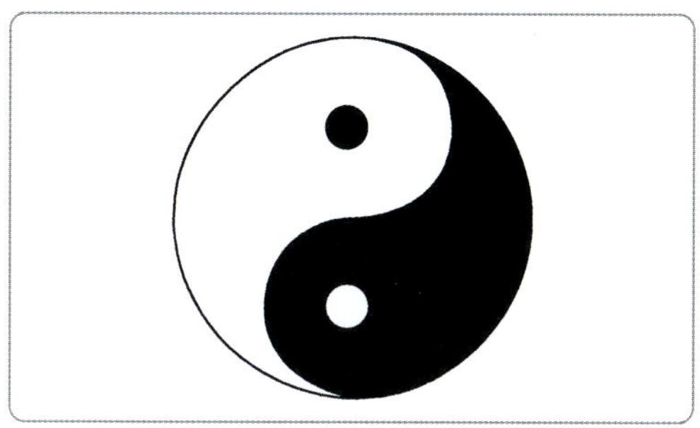

Abb. 6.1 Yin-Yang-Monade. (Hecker HU, Steveling A, Peuker ET. Praxis-Lehrbuch Akupunktur. 2. Aufl. Stuttgart: Karl F. Haug; 2017)

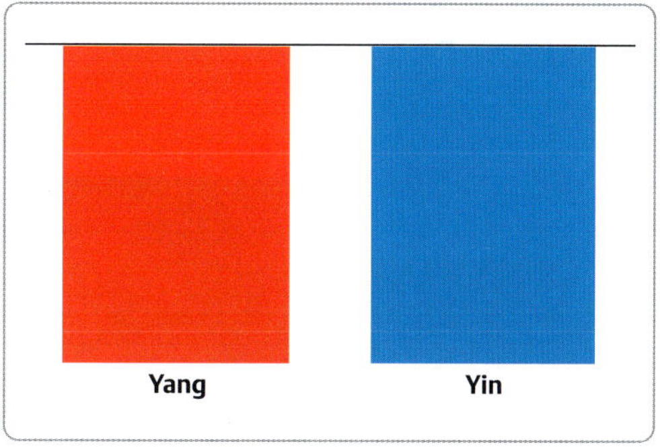

Abb. 6.2 Yin-Yang-Diagramm. (Hecker HU, Steveling A, Peuker ET. Praxis-Lehrbuch Akupunktur. 2. Aufl. Stuttgart: Karl F. Haug; 2017)

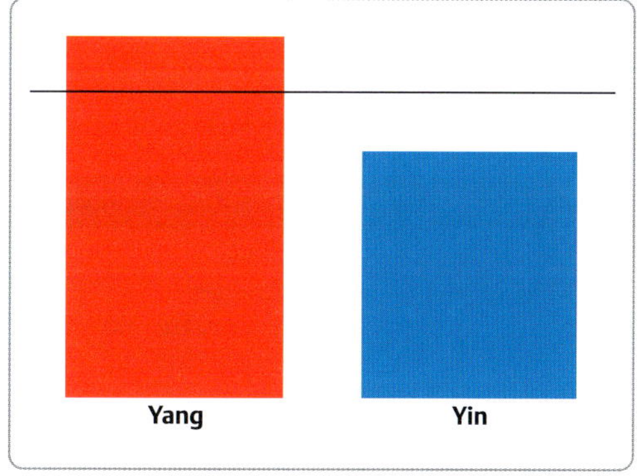

Abb. 6.3 Absolute Yang-Fülle bzw. Yin-Mangel. (Hecker HU, Steveling A, Peuker ET. Praxis-Lehrbuch Akupunktur. 2. Aufl. Stuttgart: Karl F. Haug; 2017)

- Bei einem Überschuss von Yin kommt es zu einer absoluten Yin-Fülle bzw. einem Yang-Mangel (Yang-Leere; **Abb. 6.4**).

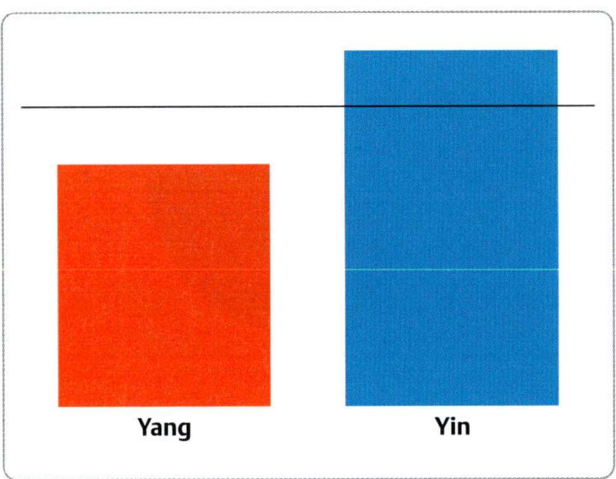

Abb. 6.4 Absolute Yin-Fülle bzw. Yang-Mangel. (Hecker HU, Steveling A, Peuker ET. Praxis-Lehrbuch Akupunktur. 2. Aufl. Stuttgart: Karl F. Haug; 2017)

Anders verhält es sich, wenn Yin bzw. Yang auf dem gleichen Niveau bleiben, während sich das Yang bzw. Yin auf der Gegenseite verändert. Dadurch entsteht ein **relativer Mangel**:

- Bei gleichbleibendem Yin, aber absinkendem Yang wird von einer relativen Yin-Fülle gesprochen (**Abb. 6.5**).
- Bleibt hingegen das Yang gleich, während das Yin sinkt, kommt es zu einer relativen Yang-Fülle (**Abb. 6.6**).

In den **Tab. 6.3** und **Tab. 6.4** finden sich die absoluten und relativen Fülle- bzw. Leere-Muster sowie die entsprechenden Behandlungsansätze. Damit ist es möglich, die Grundlagen der TCM in das Taping einzubeziehen.

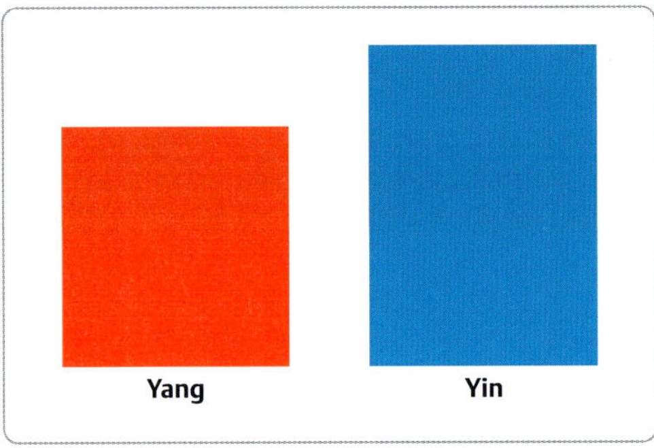

Abb. 6.5 Relative Yin-Fülle. (Hecker HU, Steveling A, Peuker ET. Praxis-Lehrbuch Akupunktur. 2. Aufl. Stuttgart: Karl F. Haug; 2017)

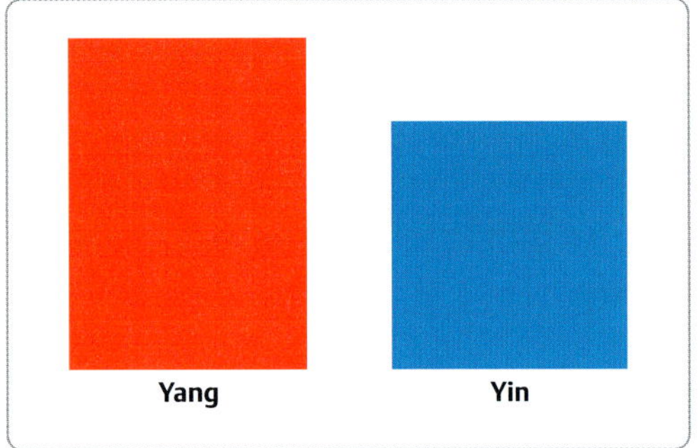

Abb. 6.6 Relative Yang-Fülle. (Hecker HU, Steveling A, Peuker ET. Praxis-Lehrbuch Akupunktur. 2. Aufl. Stuttgart: Karl F. Haug; 2017)

Tab. 6.3 Yang-Muster.

Yang	mögliche Erkrankungen	TCM-Behandlung	Taping
absolute Yang-Fülle bzw. Yang-Exzess (Yin-Mangel)	• Migräne • Prellungen • schmerzhafte und gerötete Narben	• Beseitigen der Fülle • Absenken von Yang • sedierendes Nadeln • keine Moxibustion	• blaues Tape • sedierende Technik • Muskeltechnik • Silberkügelchen
relative Yang-Fülle (Yin vermindert)	• kraftlose Extremitäten • Schwindel • Tinnitus	• Beseitigen der Yin-Leere • Auffüllen von Yin • tonisierendes Nadeln • keine Moxibustion	• rotes Tape • tonisierende Technik • Ligamenttechnik • Goldkügelchen

Tab. 6.4 Yin-Muster.

Yin	mögliche Erkrankungen	TCM-Behandlung	Taping
absolute Yin-Fülle* (Yang-Mangel)	• starke Ödeme	• Beseitigen der Fülle • Absenken von Yin • sedierendes Nadeln • Moxibustion	• blaues Tape • sedierende Technik • Muskeltechnik • Silberkügelchen
relative Yin-Fülle (Yang vermindert)	• blasse Narben • chronische Schmerzen • schwache kalte Extremitäten	• Beseitigen der Yang-Leere • Auffüllen von Yang • tonisierendes Nadeln • Moxibustion	• rotes Tape • tonisierende Technik • Ligamenttechnik • Pfefferkorn als Druckapplikation • Goldkügelchen

* sehr selten

Tab. 6.5 Fülle- und Leere-Zustände.

Merkmale	Fülle-Zustände	Leere-Zustände
Krankheitsverlauf	akut	chronisch
Zungenbelag	dick, weißlich (Kälte); dick, gelblich (Hitze)	dünn, weißlich
Zungenfarbe	rötlich	blass
Zungengröße	normal bzw. größer	normal bzw. kleiner
Puls	kräftig, voll	schwach, leer
Schmerz	stark; verschlechtert sich durch Massage und Druck	mäßig; bessert sich durch Massage und Druck
Bewegung	Verschlechterung	Besserung
Wärme	Verschlechterung bei Fülle-Hitze	Besserung
Kälte	Verschlechterung bei Fülle-Kälte	Verschlechterung
Therapie	Sedieren, Ausleiten der Fülle	Tonisieren, Auffüllen der Leere
Behandlungsintervall	mehrmals die Woche	1 × wöchentlich bzw. alle 2 Wochen

6.2.2 Anlagetechniken

Beim Meridian- und Zang-Fu-Taping kommen die Ligament- und die Muskeltechnik zum Einsatz. Auf die einzelnen Akupunkturpunkte können zudem Gittertapes appliziert werden. Zusätzlich werden Tapes mit Druckapplikationen verwendet, um Akupunkturpunkte zu stimulieren bzw. zu tonisieren oder zu sedieren.

In **Tab. 6.5** sind die Fülle- und Leere-Zustände sowie die entsprechende Behandlung zusammengefasst.

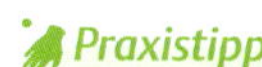

Sedierende und tonisierende Tapeapplikationen können sich in Bezug auf die Betrachtungsweise der TCM und der klassischen Tapeanwendung unterscheiden. Entscheidend für die Wahl der Applikationsform ist, welches Ziel der Behandler verfolgt bzw. welche Behandlungsziele im Vordergrund stehen. Zudem ist die individuelle Herangehensweise in der eigenen Praxis maßgeblich.

Tonisierende Applikation

Um Leere-Zustände zu regulieren, werden tonisierende Applikationen angewendet. Bei Leere-Syndromen handelt es sich häufig um chronische Zustände.

Leere-Zustände zeichnen sich dadurch aus, dass die Schmerzen lange anhalten und sich bei Kälte verschlechtern können. Wärme und Bewegung bessern die Symptomatik. Die Zunge ist blass und zeigt je nach Symptomatik keinen bzw. einen dünnen feuchten und weißlichen Belag.

Tonisierende Tapeapplikation. Das Tape wird je nach Erkrankung und Symptomen mit der Ligamenttechnik, d. h. mit bis zu maximalem Zug, auf die Haut aufgebracht. Hierdurch entsteht ein deutlicher Reiz auf das Gewebe. Befindet sich das Gewebe in Vorspannung, hat das Tape einen tonisierenden und stabilisierenden Charakter. Ist das Gewebe entspannt, führt die Applikation zu einer besseren Übertragung von Krafteinwirkungen.

Aufgrund der Wirkungsweise kann die Ligamenttechnik aus Sicht der TCM den tonisierenden Applikationen zugeordnet werden. Zusätzlich ist es sinnvoll, das elastische Tape in Richtung der Leitbahn zu applizieren.

Tonisierende Druckapplikation. Zusätzlich zur tonisierenden Tapeapplikation können ergänzend, aber auch als eigenständige Applikation tonisierende Druckapplikationen verwendet werden (**Tab. 4.1**). Hierzu zählen v. a. Goldkügelchen sowie Senf- und Pfefferkörner. Stahlnadeln und Stahlkügelchen sind aus Sicht der TCM als neutral einzustufen und regulieren Leere-Zustände.

Praxistipp

Die Nadelung in Richtung der Leitbahn führt zu einer Tonisierung. Die sedierende Nadelung wird entgegen der Leitbahn durchgeführt. Das gleiche Prinzip kann auf das Taping übertragen werden.

Tonisierendes Tape im Verlauf der Lungenleitbahn in Kombination mit einem Goldkügelchen

Video 6.1

Der Akupunkturpunkt Lu 9 ist ein wichtiger Punkt, um chronische Erkrankungen der Lunge, z. B. COPD (chronisch obstruktive Lungenerkrankung), zu behandeln. Da es sich in diesem Beispiel um eine Leere (Lungen-Qi-Mangel, Schleim befällt die Lunge) handelt, wird der Punkt tonisiert. Dies bietet sich an, da es sich bei Lu 9 um den Erde- bzw. Tonisierungspunkt handelt.

Praxistipp

Lu 7 kann mit dem sog. „Tigermundgriff" ertastet werden. Dafür umschließt der Behandler mit seinem Daumen und Zeigefinger den Daumen des Patienten. Der gestreckte Zeigefinger kommt auf dem Processus styloideus radii zum Liegen. An der Stelle, an der die Spitze des Zeigefingers liegt, befindet sich der Akupunkturpunkt Lu 7. Lu 9 befindet sich auf der Handgelenkfalte seitlich der A. radialis.

Druck- und Tapeapplikation:

- Zunächst wird ein schwarzes I-Tape entlang der Akupunkturpunkte Lu 7 bis Lu 9 abgemessen und zugeschnitten. Die Ecken werden abgerundet.
- Für diese Applikation wird ein schwarzes Tape gewählt, da die Lungenleitbahn gemeinsam mit der Dickdarmleitbahn dem Element Metall zugeordnet werden kann.

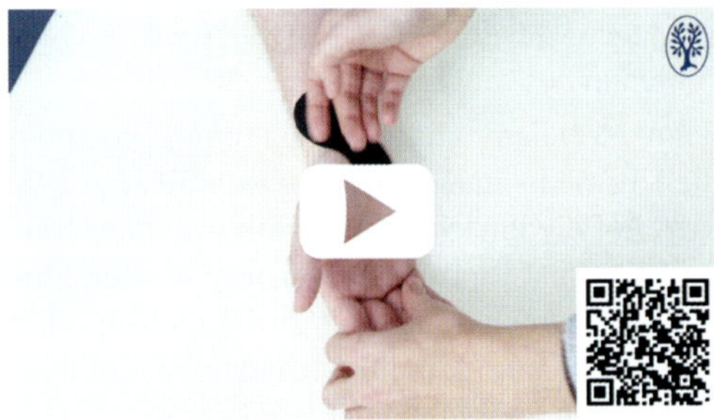

Video 6.1 Anlage eines tonisierenden Tapes im Verlauf der Lungenleitbahn in Kombination mit einem Goldkügelchen.

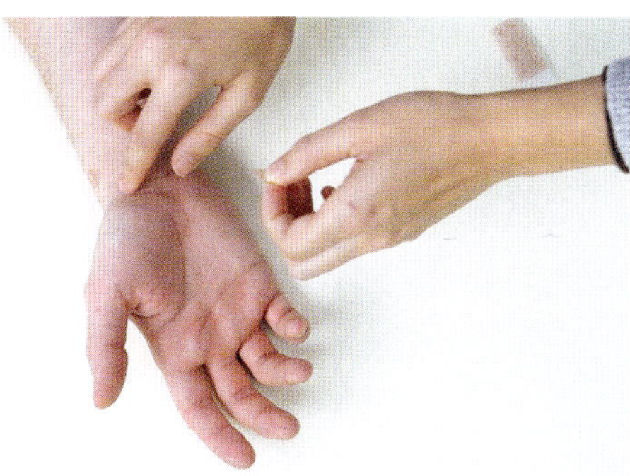

Abb. 6.7 Applikation von Goldkügelchen auf die Akupunkturpunkte Lu 7 und Lu 9.

Praxistipp

Alternativ kann ein rotes Tape verwendet werden, da es sich um eine tonisierende, d. h. aktivierende Anlage handelt und der Farbe Rot eine aktivierende Wirkung zugeschrieben wird.

- Die Haut wird dort gereinigt, wo das Tape aufgeklebt werden soll.
- Zunächst wird jeweils ein Goldkügelchen auf Lu 7 und Lu 9 geklebt (**Abb. 6.7**).
- Dann werden das Ellenbogen- und Handgelenk des Patienten in maximale Extension gebracht. Hierdurch wird das Gewebe vorgedehnt. Eine neutrale Haltung des Handgelenks wird vermieden, da die Stabilisierung des Gelenks aus Sicht des Tapings in diesem Fall nicht im Vordergrund steht.
- Die Folie des Tapes wird an der Basis eingerissen und vollständig abgelöst.
- Die Basis des Tapes wird spannungsfrei unterhalb von Lu 7 auf die Haut geklebt, um ein Aufräufeln des Randes zu vermeiden.
- Das Tape wird mit maximalem Zug über die Akupunkturpunkte Lu 7 bis Lu 9 auf die Haut geklebt. Das Ende lässt man ohne Spannung auslaufen.
- Man streicht einige Male über das Tape, um es zu fixieren.
- Das Tape ist nun fertig und sollte erfahrungsgemäß nur etwa 2–3 Tage auf der Haut verbleiben, da die Kügelchen leicht zu Druckstellen führen können.

Praxistipp

Am Beispiel der Lungenleitbahn wurden Lu 7, Lu 8 und Lu 9 in die tonisierende Tapeapplikation mit einbezogen. Bei Tapeanlagen über z. B. Sedierungspunkte kann das Tape in diesem Bereich mithilfe der Muskeltechnik aufgebracht werden.

Sedierende Applikation

Sedierende Applikationen sind geeignet, um Fülle-Zustände zu regulieren. Zu den Fülle-Erkrankungen gehören z. B. Migräne, akute Kopfschmerzen, Hüft- und Augenerkrankungen. Bei Fülle-Syndromen handelt es sich häufig um akute Zustände.

Fülle-Zustände zeichnen sich dadurch aus, dass die Schmerzen als sehr stark vom Patienten wahrgenommen werden und sich diese bei Druck und Massage verschlechtern. Bei Fülle-Kälte bessert Wärme, bei Fülle-Hitze bessert Kälte die Symptomatik. Die Zunge hat einen dicken weißlichen (Fülle-Kälte) bzw. gelblichen (Fülle-Hitze) Belag.

Sedierende Tapeapplikation. Die Muskeltechnik wirkt durch die Vordehnung des Gewebes und die spannungsfreie Applikation sedierend. Zusätzlich ist es sinnvoll, das elastische Tape entgegen der Richtung der Leitbahn zu applizieren.

Praxistipp

Die Vordehnung des Gewebes erfolgt schmerzfrei und die Tapeapplikation immer entgegen der Leitbahn. Dies bedeutet: Wird ein sedierendes Tape auf Ren 12 und Ren 13 geklebt, dann erfolgt die Applikation entgegen der Leitbahn, also von Ren 13 in Richtung Ren 12.

Sedierende Druckapplikation. Zusätzlich zur sedierenden Tapeapplikation können ergänzend, aber auch als eigenständige Applikation sedierende Druckapplikationen verwendet werden (**Tab. 7.1**). Hierzu zählen v. a. Silberkügelchen. Stahlnadeln und Stahlkügelchen sind aus Sicht der TCM als neutral einzustufen und regulieren Fülle-Zustände.

Sedierendes Tape im Verlauf der Gallenblasenleitbahn in Kombination mit einem Silberkügelchen

Video 6.2

Die Akupunkturpunkte Gb 41 und Gb 40 sind wichtige Punkte, um Migräne, die v. a. im Bereich der Schläfe lokalisiert ist, zu behandeln. Da es sich in diesem Beispiel um eine Fülle (aufsteigendes Leber-Yang) handelt, sollen beide Punkte sediert werden.

Die Sedierung der Gallenblasenleitbahn ist immer dann sinnvoll, wenn Fülle in diesem Funktionskreis vorliegt.

Druck- und Tapeapplikation:

- Es wird ein grünes I-Tape entlang von Gb 41 bis Gb 40 abgemessen. Die Ecken werden abgerundet.
- Für diese Tapeanlage wird ein grünes Tape gewählt, da die Gallenblasenleitbahn gemeinsam mit der Leberleitbahn dem Element Holz zugeordnet werden kann.

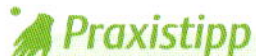

Alternativ kann ein blaues Tape verwendet werden, da es sich um eine sedierende Anlage handelt und der Farbe Blau eine sedierende Wirkung zugeschrieben wird.

- Die Haut wird dort gereinigt, wo das Tape aufgeklebt werden soll.
- Zunächst wird jeweils ein Silberkügelchen auf Gb 40 und Gb 41 geklebt:

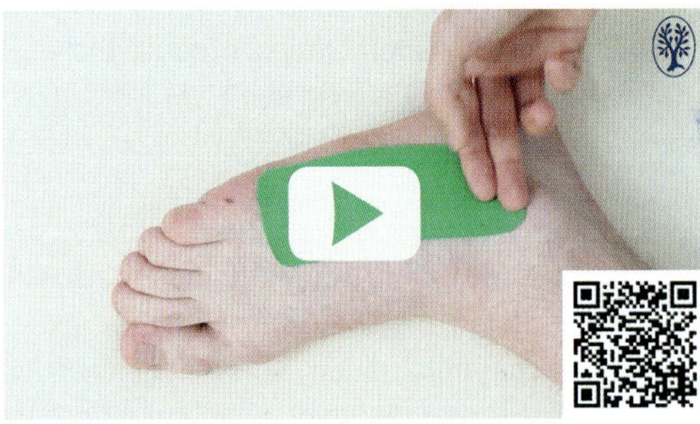

Video 6.2 Anlage eines sedierenden Tapes im Verlauf der Gallenblasenleitbahn in Kombination mit einem Silberkügelchen.

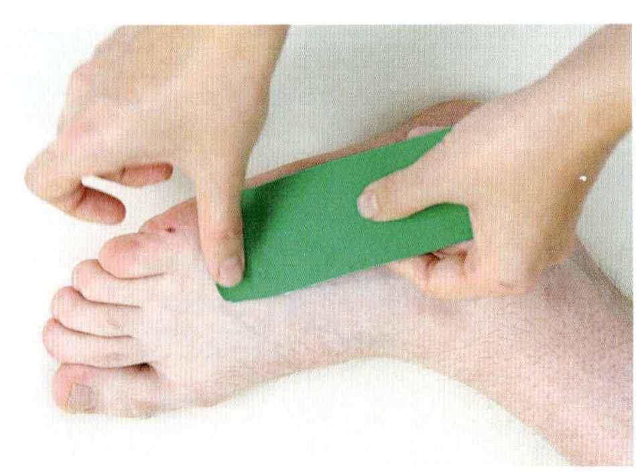

Abb. 6.8 Anlage des Tapes über den beiden Silberkügelchen.

  - Gb 40 befindet sich im Schnittpunkt einer gedachten Linie vor und unterhalb des Malleolus lateralis.
  - Gb 41 wird palpiert, indem man den Finger ausgehend von der Falte zwischen der 4. und 5. Zehe über die Sehne des M. extensor digitorum longus gleiten lässt; der Punkt Gb 41 ist druckdolent.
- Das Fußgelenk wird in eine maximale Plantarflexion und Supination gebracht. Hierdurch kommt es zur Vordehnung des Gewebes.
- Die Folie des Tapes wird an der Basis eingerissen und vollständig abgelöst.
- Die Basis des Tapes wird unterhalb von Gb 41 auf die Haut geklebt.
- Das Tape wird entgegen der Leitbahn ohne Zug über Gb 41 bis Gb 40 auf die Haut appliziert (**Abb. 6.8**). Das Ende lässt man ohne Spannung auslaufen.
- Man streicht einige Male über das Tape, um es zu fixieren.
- Das Tape ist nun fertig und sollte erfahrungsgemäß nur etwa 2–3 Tage auf der Haut verbleiben, da die Kügelchen leicht zu Druckstellen führen können.

Gegenüberstellung der Applikationsformen

In **Tab. 6.6** sind die sedierenden, tonisierenden und neutralen Applikationen zusammengefasst.

Die Wirkung von Zink- und Kupferkügelchen wird aus Sicht der TCM unzureichend bzw. teils widersprüchlich beschrieben. Aufgrund der immunregulierenden Wirkung könnte von einem besänftigenden Einfluss auf den Organismus ausgegangen werden. Da Zink als wundheilungsfördernd gilt, ist aufgrund von Regenerationsprozessen auch eine Tonisierung des Gewebes möglich. Dies macht die Zuordnung schwierig, sodass die Elemente in der **Tab. 6.6** keiner Applikation zugeordnet wurden.

In **Tab. 6.7** werden die Muskel- und die Ligamenttechnik aus Sicht des klassischen Tapings und aus Sicht der TCM gegenübergestellt.

Tab. 6.6 Sedierende, tonisierende und neutrale Applikationen.

Merkmale	sedierende Applikationen	tonisierende Applikationen
Anwendung	• Fülle-Zustände • akute Erkrankungen	• Leere-Zustände • chronische Erkrankungen
Klebetechnik	• Muskeltechnik	• Ligamenttechnik
Tapeapplikation	• Vordehnung des Gewebes • ohne Zug • entgegen der Leitbahn	• Vordehnung des Gewebes • mit bis zu maximalem Zug (abhängig von der Gewebestruktur und dem Leere-Zustand) • in Richtung der Leitbahn
Druckapplikation	• Silberkügelchen	• Goldkügelchen • Senfkorn • Pfefferkorn • Pflanzensamen
neutrale Druckapplikation	• Stahlkügelchen • Dauernadel	• Stahlkügelchen • Dauernadel

Tab. 6.7 Muskel- und Ligamenttechnik im Vergleich.

Eigenschaften	Muskeltechnik	Ligamenttechnik
Anlage aus Sicht des „klassischen" Tapings	Applikation ohne Zug	Applikation mit maximalem Zug
	Vordehnung des Gewebes	Vordehnung des Gewebes bzw. neutrale Haltung
	tonisierende Technik: vom Muskelursprung (Punctum fixum) zum Muskelansatz (Punctum mobile) **detonisierende Technik:** vom Muskelansatz (Punctum mobile) zum Muskelursprung (Punctum fixum)	**Variante 1:** Das Tape wird in der Mitte eingerissen, die Applikation erfolgt en bloc. **Variante 2:** Die Basis des Tapes wird ohne Zug appliziert, dann das Tape mit maximalem Zug auf die Haut geklebt.
Farbe des Tapes	• rot (tonisierend) • blau (detonisierend)	
Wirkungsweise	• Schmerzlinderung • Muskelrelaxation (detonisierend) • Muskelunterstützung (tonisierend)	• Schmerzlinderung • Muskelunterstützung • Stabilisierung von Bändern, Sehnen, Muskeln und Gelenken

▶ **Tab. 6.7** Fortsetzung.

Eigenschaften	Muskeltechnik	Ligamenttechnik
Anlage aus Sicht der TCM	Applikation ohne Zug	Applikation mit bis zu maximalem Zug (abhängig von der Gewebestruktur und dem Leere-Zustand)
	aktive Vordehnung des Gewebes durch den Patienten, z. B. durch Einatmen in den Thorax, bzw. passive Vordehnung durch Hautvorschub, wenn aktive Dehnungsreize zu stark für den Patienten sind	aktive Vordehnung des Gewebes durch den Patienten, z. B. durch Einatmen in den Thorax, bzw. passive Vordehnung durch Hautvorschub, wenn aktive Dehnungsreize zu stark für den Patienten sind
	sedierend (zusätzliche Wirkung, wenn das Tape entgegen der Leitbahn appliziert wird)	tonisierend (zusätzliche Wirkung, wenn das Tape in Richtung der Leitbahn appliziert wird)
Farbe des Tapes	Elementzuordnung: • Rot (Feuer; Herz-, Perikard-, Dünndarm- und 3-Erwärmerleitbahn) • Gelb (Erde; Milz- und Magenleitbahn) • Schwarz (Metall; Lungen- und Dickdarmleitbahn) • Blau (Wasser; Nieren- und Blasenleitbahn) • Grün (Holz; Leber- und Gallenblasenleitbahn)	
Wirkungsweise	Linderung der Symptome bei akuten Erkrankungen (z. B. Fülle-Kälte, Fülle-Hitze)	Linderung der Symptome bei chronischen Erkrankungen (z. B. Leere-Hitze, Yin-Mangel)

6.3 Taping nach den Wandlungsphasen

Die **Wandlungsphasen** werden auch als **5-Elemente-Lehre** bezeichnet. Jedem Element werden die entsprechenden Leitbahnen (Meridiane) zugeordnet:

- Feuer: Herz-, Perikard-, Dünndarm- und 3-Erwärmerleitbahn
- Erde: Milz- und Magenleitbahn
- Metall: Lungen- und Dickdarmleitbahn
- Wasser: Nieren- und Blasenleitbahn
- Holz: Leber- und Gallenblasenleitbahn

Daneben werden mit den Elementen verschiedene Farben assoziiert: das Feuer mit Rot, die Erde mit Gelb, das Metall mit Schwarz, das Wasser mit Blau und das Holz mit Grün (Kap. 2.3.2).

Anhand unterschiedlicher Therapieansätze, z. B. der kosmologischen Sequenz, lässt sich das Behandlungsmodell der **„zentralisierten Erde“** beschreiben. Das bedeutet, dass bei unterschiedlichen Erkrankungen immer auch die Behandlung des Elements Erde einzubeziehen ist (**Abb. 6.9**). Aus Sicht der TCM wird bei Tapeanlagen somit immer die Erde mit ihrer Milz- und Magenleitbahn mitbehandelt.

Fallbeispiel: chronische Lungenerkrankung

Der Patient leidet unter einer chronischen Lungenerkrankung. Der kosmologischen Sequenz folgend werden mithilfe des Tapes zum einen Lu 9, zum anderen Ma 36 und Mi 6 behandelt. Bei allen 3 Punkten werden tonisierende Tapeanlagen verwendet. Zuvor werden die Punkte mit Goldkügelchen versehen. Im Anschluss wird ein Tape mithilfe der Ligamenttechnik auf den genannten Punkten aufgebracht. Alle Tapes werden zusätzlich in Richtung der Leitbahn appliziert.

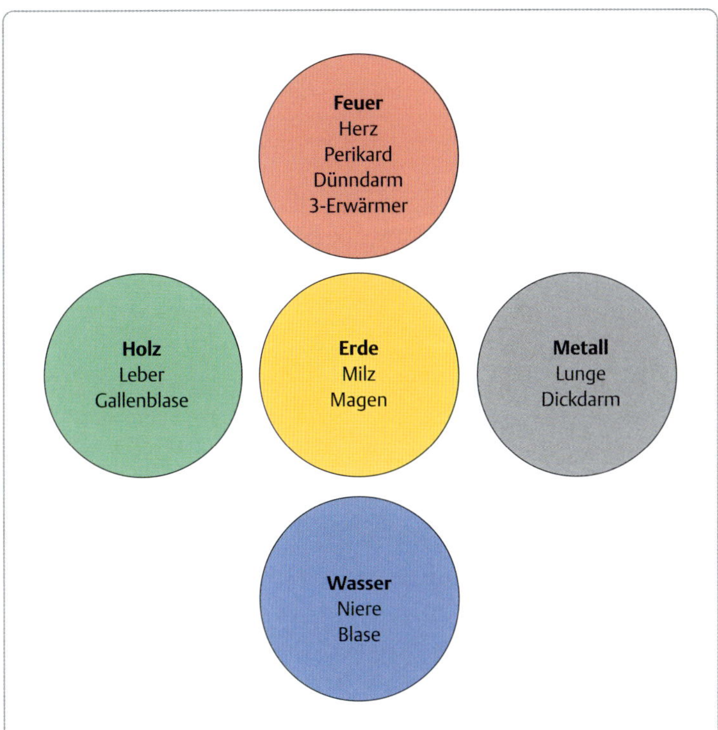

Abb. 6.9 Kosmologische Sequenz.

6.3.1 Hervorbringungszyklus

Der Hervorbringungszyklus (**Abb. 6.10**) wird auch als **Mutter-Kind-Zyklus** oder **Sheng-Zyklus** bezeichnet. Jedes Element bringt das nachfolgende Element hervor. Somit wäre die Mutter die Erde und das Kind das Metall, die Mutter das Metall und das Kind das Wasser usw. Die Mutter nährt das Kind und erzeugt dieses.

Befinden sich Mutter und Kind in Dysbalance, kommt es zu Pathologien. Zum einen kann die Mutter zu schwach sein, um das Kind zu versorgen (z. B. die Erde ist zu schwach, um das Metall zu nähren), zum anderen kann das Kind zu schwach sein, um die (Über-)Versorgung der Mutter anzunehmen (z. B. das Metall ist zu schwach, um genährt zu werden).

In **Tab. 6.8** wird der Hervorbringungszyklus schematisch dargestellt und in Bezug auf mögliche westliche Diagnosen betrachtet.

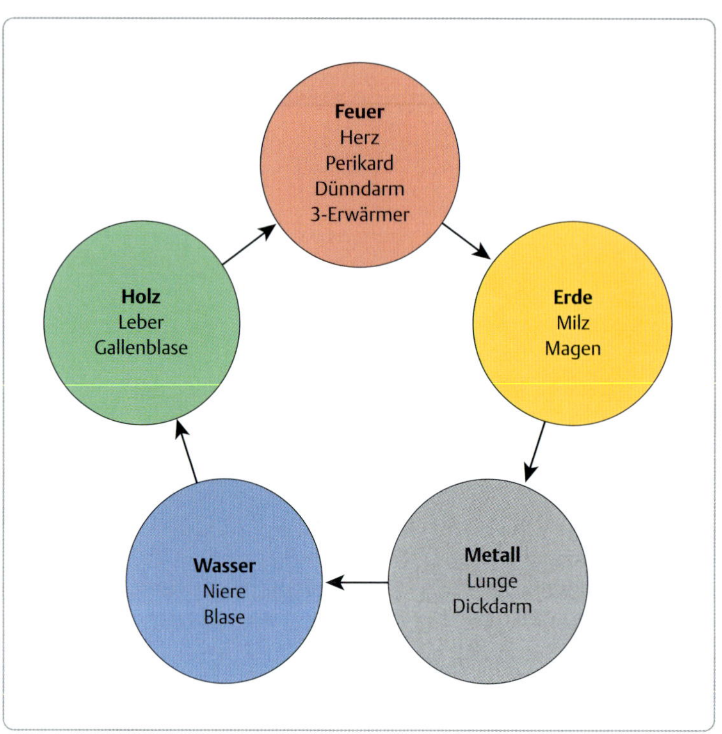

Abb. 6.10 Hervorbringungszyklus.

Tab. 6.8 Hervorbringungszyklus und mögliche Dysbalancen.

Mutter	Kind	Mutter zu schwach	mögliche Folgen für das Kind	Mutter zu stark	mögliche Folgen für das Kind
Erde	**Metall**	Erde zu schwach	Metall wird zu stark.	Erde zu stark	Metall wird geschwächt.
TCM-Diagnose		• Milz-Qi-Mangel • Milz-Yang-Mangel • absinkendes Milz-Qi • Milz kontrolliert das Blut nicht.	• Wind-Kälte befällt die Lunge. • Wind-Hitze befällt die Lunge. • Schleim-Nässe in der Lunge • Schleim-Hitze in der Lunge	• Kälte-Nässe befällt die Milz. • Hitze-Nässe befällt die Milz.	• Lungen-Qi-Mangel • Lungen-Yin-Mangel
Beispiele für westliche Diagnosen		• Reizdarm • Blähungen • Uterussenkung	• akute Bronchitis • Fieber	• Durchfall • Reizdarm	• Dyspnoe • chronischer trockener Husten

▶ **Tab. 6.8** Fortsetzung.

Mutter	Kind	Mutter zu schwach	mögliche Folgen für das Kind	Mutter zu stark	mögliche Folgen für das Kind
Metall	**Wasser**	Metall zu schwach	Wasser wird zu stark.	Metall zu stark	Wasser wird geschwächt.
TCM-Diagnose		• Lungen-Qi-Mangel • Lungen-Yin-Mangel	• Nieren-Yin-Leere mit Leere-Hitze	• Wind-Kälte befällt die Lunge. • Wind-Hitze befällt die Lunge. • Schleim-Nässe in der Lunge • Schleim-Hitze in der Lunge	• Nieren-Yang-Mangel • Nieren-Yin-Mangel • Nieren-Essenz-Mangel
Beispiele für westliche Diagnosen		• Dyspnoe • chronischer trockener Husten	• Knieschmerzen • Ängste • Panikattacken	• akute Bronchitis • Fieber	• chronische Knieschmerzen • Rückenschmerzen • Schlafstörungen
Wasser	**Holz**	Wasser zu schwach	Holz wird zu stark.	Wasser zu stark	Holz wird geschwächt.
TCM-Diagnose		• Nieren-Yang-Mangel • Nieren-Yin-Mangel • Nieren-Essenz-Mangel	• Leber-Qi-Stagnation • Blut-Stase • Leber-Feuer • Nässe-Hitze in Leber und Gallenblase	Nieren-Yin-Leere mit Leere-Hitze	Leber-Blut-Mangel
Beispiele für westliche Diagnosen		• chronische Knieschmerzen • Rückenschmerzen • Schlafstörungen	• PMS • Menorrhagie • Sodbrennen	• Knieschmerzen • Ängste • Panikattacken	• Schwindel • Taubheit der Extremitäten • Schlafstörungen
Holz	**Feuer**	Holz zu schwach	Feuer wird zu stark.	Holz zu stark	Feuer wird geschwächt.
TCM-Diagnose		Leber-Blut-Mangel	• Herz-Feuer • Herz-Blut-Stase • Schleim-Nässe-Retention im Herzen	• Leber-Qi-Stagnation • Blut-Stase • Leber-Feuer • Nässe-Hitze in Leber und Gallenblase	• Herz-Qi-Mangel • Herz-Yang-Mangel • Herz-Yin-Mangel • Herz-Blut-Mangel

► **Tab. 6.8** Fortsetzung.

Mutter	Kind	Mutter zu schwach	mögliche Folgen für das Kind	Mutter zu stark	mögliche Folgen für das Kind
Beispiele für westliche Diagnosen		• Schwindel • Taubheit der Extremitäten • Schlafstörungen	• Dyspnoe • stechende Herzschmerzen • Lippenzyanose • Aphasie	• PMS • Menorrhagie • Sodbrennen	• Gedächtnisstörungen • Belastungsdyspnoe • Antriebslosigkeit
Feuer	**Erde**	Feuer zu schwach	Erde wird zu stark.	Feuer zu stark	Erde wird geschwächt.
TCM-Diagnose		• Herz-Qi-Mangel • Herz-Yang-Mangel • Herz-Yin-Mangel • Herz-Blut-Mangel	• Kälte-Nässe befällt die Milz. • Hitze-Nässe befällt die Milz.	• Herz-Feuer • Herz-Blut-Stase • Schleim-Nässe-Retention im Herzen	• Milz-Qi-Mangel • Milz-Yang-Mangel • absinkendes Milz-Qi • Milz kontrolliert das Blut nicht.
Beispiele für westliche Diagnosen		• Gedächtnisstörungen • Belastungsdyspnoe • Ängste • Antriebslosigkeit	• Durchfall • Reizdarm	• Dyspnoe • stechende Herzschmerzen • Lippenzyanose • Aphasie	• Reizdarm • Blähungen • Uterussenkung

6.3.2 Bezug zur Akupunktur

Bei der Anwendung der Tapeanlagen ist es von Vorteil, den Hervorbringungszyklus mit in die Behandlung einzubeziehen.

Zeigt ein Element innerhalb der Wandlungsphasen eine Leere bzw. eine überaus schwache Wirkung, wird es tonisiert. Hierzu werden Goldkügelchen und die Ligamenttechnik verwendet. Das Tape wird zudem in Richtung der Leitbahn aufgebracht.

Fallbeispiel: Magenschwäche

Dieses Beispiel verdeutlicht, welche Auswirkungen es haben kann, wenn die Mutter zu schwach ist, um das Kind zu versorgen.

Beim Patienten liegt seit der Kindheit eine Magenschwäche vor. Zudem hat er im Laufe seines Lebens eine Nahrungsmittelunverträglichkeit gegen Tomaten sowie eine Laktose- und Fruktoseintoleranz entwickelt.

In diesem Fall werden die Akupunkturpunkte Ma 36 und Mi 6 mit Goldkügelchen versehen. Im Anschluss wird ein kurzes Meridian-Tape in Ligamenttechnik in Richtung der Leitbahn über Ma 36 und Mi 6 appliziert.

Ergänzt wird die Behandlung z. B. durch Körper- und Ohrakupunktur.

Zeigt ein Element innerhalb der Wandlungsphasen eine Fülle bzw. eine überaus starke Wirkung, kann hier sediert werden. In diesem Fall werden Silberkügelchen und die Muskeltechnik verwendet. Das Tape wird zudem entgegen der Leitbahn aufgebracht.

Fallbeispiel: Migräne

Dieses Beispiel verdeutlicht, welche Auswirkungen es haben kann, wenn das Kind zu schwach ist, um die (Über-)Versorgung der Mutter anzunehmen.

Die Patientin leidet seit der Pubertät an starker Migräne. Derzeit tritt diese hauptsächlich auf, wenn der Stress bei der Arbeit oder zu Hause zunimmt. Hinzu kommen dann Palpitationen und Schlafstörungen. In diesem Fall führt ein überschießendes Leber-Yang zu einer Dysbalance des Elements Feuer. Bei den geschilderten Symptomen kann es sich z. B. um einen Herz-Yin-Mangel handeln (das Leber-Yang verbraucht das Herz-Yin, die Leber bzw. das Holz greift das Herz bzw. das Feuer an).

In diesem Fall werden die Akupunkturpunkte Le 2, Gb 41 und Du 14 mit Silberkügelchen versehen. Im Anschluss wird ein kurzes Meridian-Tape mit der Muskeltechnik entgegen der Leitbahn über Le 2, Gb 41 und Du 14 appliziert.

Ergänzt wird die Behandlung z. B. durch Körper- und Ohrakupunktur.

6.3.3 Kontrollzyklus

Der Kontrollzyklus wird auch als **Ke-Zyklus** bezeichnet. Hierbei kontrolliert ein Element das andere und wird wiederum durch ein anderes Element kontrolliert. Das Feuer kontrolliert das Metall, die Erde kontrolliert das Wasser, das Metall kontrolliert das Holz usw. (**Abb. 6.11**).

Ähnlich wie beim Hervorbringungszyklus können auch hier die Elemente eine sog. Fülle oder Leere aufweisen. Die Behandlungsansätze entsprechen denen der TCM: Überschießende Elemente werden gebändigt, zu schwache Elemente werden tonisiert.

In **Tab. 6.9** wird der Kontrollzyklus schematisch dargestellt.

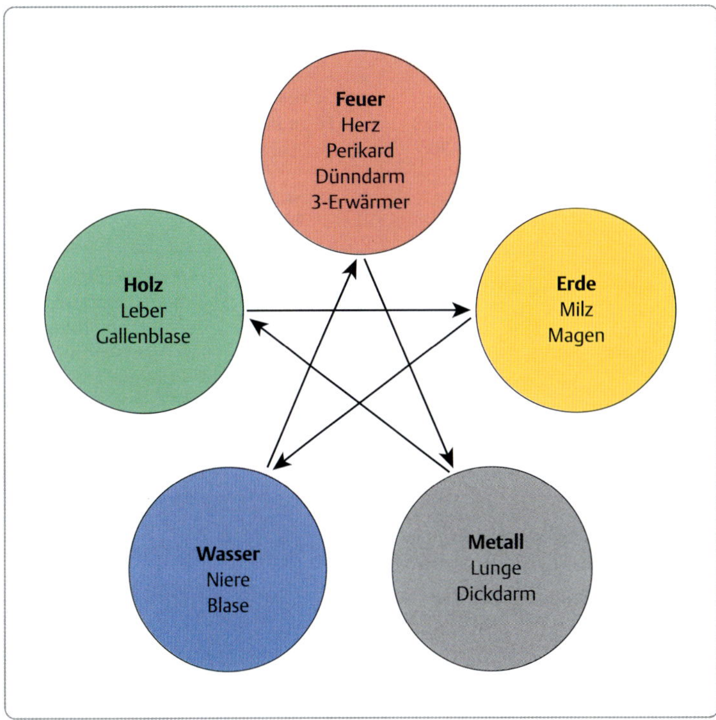

Abb. 6.11 Kontrollzyklus.

Tab. 6.9 Kontrollzyklus und mögliche Dysbalancen.

Kontrollelement	zu kontrollierendes Element	Kontrollelement zu schwach	mögliche Folgen für das zu kontrollierende Element	Kontrollelement zu stark	mögliche Folgen für das zu kontrollierende Element
Erde	**Wasser**	Erde zu schwach	Wasser wird zu stark.	Erde zu stark	Wasser wird geschwächt.
TCM-Diagnose		• Milz-Qi-Mangel • Milz-Yang-Mangel • absinkendes Milz-Qi • Milz kontrolliert das Blut nicht.	• Nieren-Yin-Leere mit Leere-Hitze	• Kälte-Nässe befällt die Milz. • Hitze-Nässe befällt die Milz.	• Nieren-Yang-Mangel • Nieren-Yin-Mangel • Nieren-Essenz-Mangel
Beispiele für westliche Diagnosen		• Reizdarm • Blähungen • Uterussenkung	• chronische Knieschmerzen • Ängste • Panikattacken	• Durchfall • Reizdarm	• chronische Knieschmerzen • Rückenschmerzen • Schlafstörungen
Metall	**Holz**	Metall zu schwach	Holz wird zu stark.	Metall zu stark	Holz wird geschwächt.
TCM-Diagnose		• Lungen-Qi-Mangel • Lungen-Yin-Mangel	• Leber-Qi-Stagnation • Blut-Stase • Leber-Feuer • Nässe-Hitze in Leber und Gallenblase	• Schleim-Nässe in der Lunge • Schleim-Hitze in der Lunge	• Leber-Blut-Mangel
Beispiele für westliche Diagnosen		• Dyspnoe • chronischer trockener Husten	• PMS • Menorrhagie • Sodbrennen	• akute Bronchitis • Fieber	• Schwindel • Taubheit der Extremitäten • Schlafstörungen
Wasser	**Feuer**	Wasser zu schwach	Feuer wird zu stark.	Wasser zu stark	Feuer wird geschwächt.
TCM-Diagnose		• Nieren-Yang-Mangel • Nieren-Yin-Mangel • Nieren-Essenz-Mangel	• Herz-Feuer • Herz-Blut-Stase • Schleim-Nässe-Retention im Herzen	• Nieren-Yin-Leere mit Leere-Hitze	• Herz-Qi-Mangel • Herz-Yang-Mangel • Herz-Yin-Mangel • Herz-Blut-Mangel

▶ **Tab. 6.9** Fortsetzung.

Kontrollelement	zu kontrollierendes Element	Kontrollelement zu schwach	mögliche Folgen für das zu kontrollierende Element	Kontrollelement zu stark	mögliche Folgen für das zu kontrollierende Element
Beispiele für westliche Diagnosen		• chronische Knieschmerzen • Rückenschmerzen • Schlafstörungen	• Dyspnoe • stechende Herzschmerzen • Lippenzyanose • Aphasie	• Knieschmerzen • Ängste • Panikattacken	• Gedächtnisstörungen • Belastungsdyspnoe • Ängste • Antriebslosigkeit
Holz	**Erde**	Holz zu schwach	Erde wird zu stark.	Holz zu stark	Erde wird geschwächt.
TCM-Diagnose		Leber-Blut-Mangel	• Kälte-Nässe befällt die Milz. • Hitze-Nässe befällt die Milz.	• Leber-Qi-Stagnation • Blut-Stase • Leber-Feuer • Nässe-Hitze in Leber und Gallenblase	• Milz-Qi-Mangel • Milz-Yang-Mangel • absinkendes Milz-Qi • Milz kontrolliert das Blut nicht.
Beispiele für westliche Diagnosen		• Schwindel • Taubheit der Extremitäten • Schlafstörungen	• Durchfall • Reizdarm	• PMS • Menorrhagie • Sodbrennen	• Reizdarm • Blähungen • Uterussenkung
Feuer	**Metall**	Feuer zu schwach	Metall wird zu stark.	Feuer zu stark	Metall wird geschwächt.
TCM-Diagnose		• Herz-Qi-Mangel • Herz-Yang-Mangel • Herz-Yin-Mangel • Herz-Blut-Mangel	• Schleim-Nässe in der Lunge • Schleim-Hitze in der Lunge	• Herz-Feuer • Herz-Blut-Stase • Schleim-Nässe-Retention im Herzen	• Lungen-Qi-Mangel • Lungen-Yin-Mangel
Beispiele für westliche Diagnosen		• Gedächtnisstörungen • Belastungsdyspnoe • Ängste • Antriebslosigkeit	• akute Bronchitis • Fieber	• Dyspnoe • stechende Herzschmerzen • Lippenzyanose • Aphasie	• Dyspnoe • chronischer trockener Husten

7 Taping von Akupunkturpunkten

Akupunkturpunkte können grundsätzlich neutral, sedierend bzw. tonisierend geklebt werden. Diese Vorgehensweise findet sowohl bei der Applikation elastischer Tapes wie auch bei Druckapplikationen Anwendung. Aufgrund dessen werden in diesem Kapitel beide Verfahren näher erläutert und anhand von unterschiedlichen Akupunkturpunkten beispielhaft erklärt.

Applikation des elastischen Tapes. Das elastische Tape kann sedierend bzw. tonisierend appliziert werden. Für die Tapeapplikation ist die Unterscheidung wichtig, ob es sich um einen Yang- oder Yin-Zustand handelt. Hier können die absolute Yang-Fülle (Yang-Exzess), die relative Yang-Fülle sowie die absolute und relative Yin-Fülle vorliegen (Kap. 6.2.1). Hierauf aufbauend wird entschieden, ob das Tape sedierend oder tonisierend appliziert wird (**Tab. 6.6**):

- Die sedierende Technik erfolgt mithilfe der Muskeltechnik ohne Zug. Das Gewebe wird in Vordehnung gebracht. Das Tape verläuft entgegen der Leitbahn.
- Die tonisierende Technik erfolgt mithilfe der Ligamenttechnik mit bis zu maximalem Zug (abhängig von der Gewebestruktur und dem Leere-Zustand). Das Gewebe befindet sich in Vordehnung bzw. in einer entspannten Haltung. Erfolgt die Applikation in Vordehnung, wirken vermehrt Scherkräfte auf das darunterliegende Gewebe. In neutraler Position werden weniger Scherkräfte aktiv. Somit ist die Wahl der Applikation vom Ziel der Behandlung abhängig.

Applikation des Gittertapes. Gittertapes wirken aufgrund ihrer Struktur neutral bzw. ausgleichend. Für die Applikation auf Akupunkturpunkte sind Gittertapes in einer Größe von etwa 22 × 28 mm gut geeignet.

Praxistipp

Sollte das Gittertape für Akupunkturpunkte zu groß sein, z. B. bei Kindern, kann es einfach mithilfe einer Schere in der Mitte zerschnitten werden. Um die Wirkung der Gittertapes auf den Akupunkturpunkt zu erhöhen, werden elastische Tapes direkt über diese appliziert. Dies kann tonisierend oder sedierend erfolgen (Kap. 4.2.5).
Unabhängig von der Gewebestruktur des Tapes können Farben genutzt werden, um eine tonisierende (rotes Tape) oder sedierende Wirkung (blaues Tape) zu erzielen.

Verwendung von Druckapplikationen. Druckapplikationen wirken sedierend, tonisierend oder neutral auf die jeweiligen Akupunkturpunkte. Zu den sedierenden Applikationen zählen Silberkügelchen, zu den tonisierenden Applikationen Goldkügelchen, Senf- und Pfefferkörner sowie Pflanzensamen, zu den „neutralen“

Tab. 7.1 Tape- und Druckapplikationen in der Zusammenfassung.

Applikationsform	tonisierend	sedierend	neutral/ausgleichend
Tapeapplikation			
elastisches Tape	Ligamenttechnik; Applikation mit bis zu maximalem Zug in Richtung der Leitbahn	Muskeltechnik; Applikation ohne Zug entgegen der Leitbahn	–
Gittertape	–	–	„neutrale" Klebetechnik
Druckapplikation			
Silberkügelchen	–	X	–
Goldkügelchen	X	–	–
Stahlkügelchen	–	–	X
Dauernadel (Stahl)	–	–	X
Senfkorn	X	–	–
Pfefferkorn	X	–	–
Pflanzensamen	X	–	–

bzw. ausgleichenden Applikationen Stahlkügelchen und Dauernadeln aus Stahl.

Bei der Sedierung werden sedierende Druckapplikationen in Kombination mit einer sedierenden Tapeapplikation verwendet. Genauso verhält es sich bei der Tonisierung und dem Ausgleich. Beispielsweise wird ein Goldkügelchen oder ein Pfefferkorn gemeinsam mit der Ligamenttechnik angewendet, um eine Tonisierung zu erzielen. Ungünstig wäre die Verwendung eines Silberkügelchens in Kombination mit der Ligamenttechnik.

Bei der Verwendung einer Dauernadel aus Stahl wird die Tapetechnik an das jeweilige Ziel (Sedierung, Tonisierung oder Ausgleich) angepasst. Hierbei können Ligament- oder Muskeltechniken verwendet und in Verbindung mit dem Gittertape kombiniert werden. Die alleinige Verwendung des Gittertapes wirkt ausgleichend.

In **Tab. 7.1** werden die neutralen, tonisierenden und sedierenden Tape- und Druckapplikationen zusammengefasst. Deutlich wird, dass dem Behandler mehr tonisierende als sedierende Techniken zur Verfügung stehen. Letztere sind jedoch hilfreich, um Fülle-Zustände optimal zu behandeln. In der Praxis des Heilpraktikers sollten alle Applikationsformen gleichermaßen Anwendung finden, um den Patienten bestmöglich zu versorgen.

7.1 Leitfaden zur Applikation auf Akupunkturpunkten

Im Folgenden wird mithilfe eines Leitfadens die Vorgehensweise für die Tapeapplikation in Bezug auf Akupunkturpunkte beschrieben. In Kap. 7.1.2 finden sich Praxisbeispiele für ausgewählte Punkte.

7.1.1 Leitfaden zum Behandlungsaufbau

Befundung

Anhand der 8 Leitkriterien wird mithilfe des Befunds eine chinesische Diagnose erstellt (Kap. 6.1.2). Zu den 8 Leitkriterien zählen: Yin, Innen, Leere und Kälte sowie Yang, Außen, Fülle und Hitze. Zusätzlich werden die äußeren pathogenen klimatischen Faktoren bewertet. Hierzu zählen: Wind, Kälte, Feuer, Hitze-Toxine, Trockenheit, Feuchtigkeit und Schleim. Zudem werden die pathogenen psychischen Faktoren wie Aggression und Wut (Leber), Unruhe (Herz und Perikard), Grübeln (Milz), Trauer (Lunge) und existenzielle Angst (Niere) genauer betrachtet.

Anhand der Anamnese und der allgemeinen Befundung wird außerdem entschieden, ob es sich um einen Yang- oder Yin-Zustand handelt. Hierbei sind die absolute Yang-Fülle (Yang-Exzess), die relative Yang-Fülle sowie die absolute und relative Yin-Fülle zu unterscheiden.

Taping-Konzept

Anhand der Diagnose werden die „wichtigsten" Punkte notiert und ein Taping-Konzept erstellt. Hierbei werden bei einem Fülle-Zustand sedierende Techniken, bei einem Leere-Zustand tonisierende Techniken kombiniert. Das Gittertape und Stahlkügelchen bzw. Dauernadeln aus Stahl wirken neutral bzw. ausgleichend auf die Punkte.

Anhand des Dauerreizes auf die entsprechenden Akupunkturpunkte haben sich in der Praxis 1 bis maximal 5 Druckapplikationen begleitend bzw. im Anschluss an eine Behandlung bewährt. Es ist zudem wichtig, den Patienten bzw. die Eltern darüber zu informieren, die Kügelchen nach etwa 1–3 Tagen, die Dauernadeln nach 5 bis maximal 10 Tagen zu entfernen (die Angabe der Tage sind Erfahrungswerte aus der eigenen Praxis). Bei kleineren Kindern gelten deutlich kürzere Tragezeiten; hier werden die Kügelchen nur einige Stunden auf der Haut belassen, Nadeln etwa 1–3 Tage.

Bei Vorbelastungen des Körpers und der Haut (z. B. durch Neurodermitis, Diabetes mellitus) wird die Tragedauer individuell auf den Patienten abgestimmt.

Druck- und Tapeapplikation

Im Anschluss wird die Haut des Patienten mit Wasser gereinigt. Dann werden die Dauernadeln bzw. Kügelchen auf die entsprechenden Punkte aufgebracht. Nachfolgend erfolgt die Tapeapplikation in Ligament- bzw. Muskeltechnik oder die Anlage eines Gittertapes.

7.1.2 Beispiele für den Behandlungsaufbau

Tape auf Akupunkturpunkte bei einem Milz-Qi-Mangel

Video 7.1

Befundung. Der Patient leidet unter Blähungen und Verdauungsproblemen mit weichen Stühlen. Bei der Anamnese wird vorrangig ein Milz-Qi-Mangel diagnostiziert. Hinzu kommen eine Muskelschwäche mit Appetitstörung, Müdigkeit und Blässe. Die Zunge ist blass, leicht geschwollen und zeigt einen dünnen weißlichen Belag. Der Puls ist schwach.

Die Milz zählt gemeinsam mit dem Magen zum Element Erde. Bei einem Milz-Qi-Mangel liegt eine Schwäche der Erde bzw. der Mitte vor. Diese kann sich z. B. in Verdauungsstörungen,

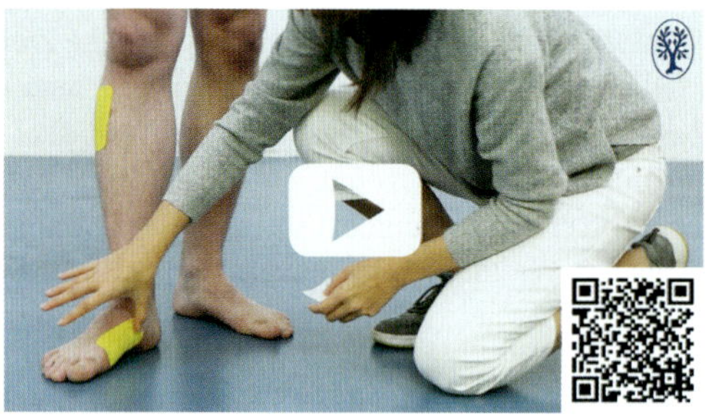

Video 7.1 Anlage eines Tapes auf Akupunkturpunkte bei einem Milz-Qi-Mangel.

Durchfällen, Venenschwäche oder einer Uterussenkung äußern.

Taping-Konzept. Bei einem Milz-Qi-Mangel handelt es sich um einen Leere-Zustand. Darauf aufbauend kommt eine tonisierende Applikation zum Einsatz. Das Therapieziel ist die Stärkung des Milz- und Magen-Qi.

Die wichtigsten Akupunkturpunkte sind Mi 3, Ma 36, Bl 20 (Rücken-Shu-Punkt der Milz) und Bl 21 (Rücken-Shu-Punkt des Magens). Auf alle Punkte werden Goldkügelchen appliziert. Darüber wird ein elastisches Tape mit der Ligamenttechnik in Richtung der Leitbahn geklebt. Die Applikation erfolgt unter Vordehnung des Gewebes. Diese gelingt bei Mi 3 und Ma 36 mithilfe des Hautvorschubs und bei Bl 20 und Bl 21 durch das Vorbeugen des Patienten.

Das Tape wird im Verlauf der Milz-, Magen- und Blasenleitbahn auf die Haut geklebt. Vorzugsweise wird ein gelbes Tape verwendet, da die Milzleitbahn gemeinsam mit der Magenleitbahn dem Element Erde zugeordnet wird.

Praxistipp

Auf Grundlage der allgemeinen Farbenlehre beim Taping wird bei einer Milz-Qi-Schwäche ein rotes Tape zur Tonisierung appliziert. Um das Organ Milz über die Farbe bzw. über das Element der Wandlungsphasen zu stärken, wird – wenn verfügbar – ein gelbes Tape gewählt.

Die Applikation wird mithilfe der Ligamenttechnik durchgeführt.

Druck- und Tapeapplikation:

- Benötigt werden insgesamt 4 I-Tapes: Je ein I-Tape wird über Ma 36 und Mi 3 (beide mit einer Länge von ca. 5 cm) und jeweils eines über Bl 20 und Bl 21 (beide ca. 10 cm lang) abgemessen und zugeschnitten. Die Ecken der Tapes werden abgerundet.
- Die Haut wird dort gereinigt, wo die Tapes aufgeklebt werden sollen.
- Um die Wirkung des Tapes zu verstärken, wird je ein Goldkügelchen auf die Akupunkturpunkte appliziert:
  - Zunächst wird ein Goldkügelchen auf Ma 36 geklebt, der sich 3 cun bzw. 4 Finger breit oder ca. 10 cm unterhalb von Ma 35 befindet.
  - Mi 3 befindet sich hinter dem Köpfchen des Os metatarsale I. Auch auf diesen wird ein Goldkügelchen geklebt.
- Die Folie des 1. I-Tapes wird an der Basis eingerissen und vollständig gelöst. Die Basis des Tapes wird oberhalb von Ma 36 auf die Haut geklebt. Im Anschluss wird das Tape mit maximalem Zug in Richtung der Magenleitbahn über den Akupunkturpunkt gezogen und auf die Haut appliziert.
- Die Basis des 2. Tapes wird vor Mi 3 fixiert. Auch dieses Tape wird mit maximalem Zug in Richtung der Milzleitbahn über den Akupunkturpunkt gezogen und auf die Haut geklebt.
- Anschließend wird auch auf Bl 20 und Bl 21 je ein Goldkügelchen geklebt:
  - Bl 20 befindet sich 1,5 cun bzw. 1½ Daumen breit oder ca. 5 cm seitlich unterhalb des Dornfortsatzes des 11. Brustwirbelkörpers (BWK).
  - Bl 21 befindet sich 1,5 cun bzw. 1½ Daumen breit oder ca. 5 cm seitlich unterhalb des Dornfortsatzes des 12. BWK.
- Der Patient wird gebeten, sich nach vorn zu beugen.
- Dann wird die Folie des 3. Tapes gelöst. Die Basis des Tapes wird auf der linken Körperseite oberhalb von Bl 20 auf die Haut geklebt. Das Tape wird mit maximalem Zug in Richtung der Blasenleitbahn über Bl 21 gezogen und auf die Haut geklebt.
- Die Folie des 4. Tapes wird gelöst, und die Basis des Tapes wird auf der rechten Körperseite oberhalb von Bl 20 auf die Haut aufgeklebt. Das Tape wird mit maximalem Zug in Richtung der Leitbahn über Bl 21 gezogen und auf die Haut geklebt.
- Die Enden der Tapes lässt man jeweils ohne Zug auslaufen.
- Man streicht einige Male über das Tape, um es zu fixieren.

- Das Tape ist nun fertig und sollte erfahrungsgemäß nur etwa 2–3 Tage auf der Haut verbleiben, da die Kügelchen zu Druckstellen führen können.

Tape auf Akupunkturpunkte bei einem rebellierenden Magen-Qi

Befundung. Beim Patienten wird vorrangig ein rebellierendes Magen-Qi diagnostiziert. Er leidet unter Übelkeit, Erbrechen und Schmerzen im Epigastrium. Hinzu kommen Appetitmangel, Schlaf- und Verdauungsstörungen. Die Zunge zeigt einen dicken weißlich-gelben Belag im Magenareal. Der Puls ist voll.

Das rebellierende Magen-Qi kann mit folgenden westlichen Diagnosen Übereinstimmungen zeigen: Roemheld-Syndrom, Reflux, Dyspepsie und Gastritis. Zudem kann ein rebellierendes Magen-Qi durch eine Leber-Qi-Stagnation begründet sein. Hierbei kommen westliche Erkrankungen wie die Fettleber, Virushepatitis oder Leberzirrhose in Betracht.

Taping-Konzept. Bei einem rebellierenden Magen-Qi handelt es sich um einen Fülle-Zustand und gleichzeitig um eine allgemeine Schwäche des Magens. Darauf aufbauend kommen sowohl eine sedierende wie auch eine tonisierende Applikation zum Einsatz. Therapieziele sind das Absenken des rebellierenden Magen-Qi sowie die Stärkung des schwachen Magens.

Die wichtigsten Akupunkturpunkte sind Ma 36, Pe 6, Ren 12 und Ma 21. Auf Ma 36 und Ren 12 wird ein Goldkügelchen, auf die restlichen Akupunkturpunkte werden Silberkügelchen geklebt. Auf Ma 36 und Ren 12 wird zudem das elastische rote Tape mithilfe der Ligamenttechnik in Richtung der Leitbahn appliziert. Auf den anderen Punkten kommt die Muskeltechnik (blaue Tapes) zum Einsatz, und die Tapes werden entgegen der Leitbahn geklebt. Alle Tapes werden unter Vordehnung des Gewebes appliziert. Die Applikation auf Ma 36, Ren 12 und Ma 21 erfolgt unter leichtem Hautvorschub. Für die Applikation auf Pe 6 kann das Handgelenk in eine Extension gebracht werden.

> *Praxistipp*
>
> Auf Grundlage der allgemeinen Farbenlehre beim Taping wird bei einem rebellierenden Magen-Qi ein blaues Tape zur Sedierung appliziert. Um das Organ Magen über die Farbe bzw. über das Element der Wandlungsphasen zu stärken, wird – wenn verfügbar – ein gelbes Tape gewählt.

Beim rebellierenden Magen-Qi sollte es vermieden werden, dass der Patient aktiv durch eine Hyperextension (Überstreckung des Rückens) das Bauchgewebe in Vordehnung bringt. Dies könnte die Beschwerden deutlich verstärken. Hier hat es sich bewährt, ein flaches Kissen unter die LWS des Patienten zu legen. Zudem kann die Haut durch leichtes Verschieben vom Behandler in Vordehnung gebracht werden.

Wird eine Applikation auf die Akupunkturpunkte Ren 12 und Ma 21 vom Patienten aufgrund einer zu starken Abwehrspannung nicht toleriert, können alternativ Ma 34 (sedierende Applikation) und Ma 44 (tonisierende Applikation) genutzt werden.

Druck- und Tapeapplikation:

- Der Behandler bereitet 2 rote und 2 blaue I-Tapes mit einer Länge von etwa 5 cm vor.
- Die Haut wird dort gereinigt, wo die Tapes aufgeklebt werden sollen.
- Dann wird ein Goldkügelchen auf Ma 36 und Ren 12 appliziert. Mithilfe der Ligamenttechnik wird das rote Tape in Richtung der Leitbahn über den Akupunkturpunkt geklebt.
- Im Anschluss folgen die Akupunkturpunkte Pe 6 und Ma 21. Hierzu wird zunächst je ein Silberkügelchen auf Pe 6 und Ma 21 geklebt. Über diese wird jeweils ein blaues Tape entgegen der Richtung der Leitbahn appliziert. Das Gewebe wird vor der Applikation durch den Behandler in Vordehnung gebracht.
- Das Tape ist nun fertig und sollte erfahrungsgemäß nur etwa 2–3 Tage auf der Haut verbleiben, da die Kügelchen zu Druckstellen führen können.

Praxistipp

Die Vordehnung des Gewebes sollte schmerzfrei und immer in die zu applizierende Richtung erfolgen. Dies bedeutet: Wird ein sedierendes Tape über Ma 21 geklebt, erfolgt die Applikation entgegen der Leitbahn, also von Ma 22 in Richtung Ma 21.

Tape auf Akupunkturpunkte bei einer Leber-Qi-Stagnation

Befundung. Beim Patienten wird vorrangig eine Leber-Qi-Stagnation diagnostiziert. Er leidet unter einem Globusgefühl im Hals, Druckgefühl im Abdomen und im Thorax und unter Spannungsschmerzen in der Brust. Hinzu kommen Zornausbrüche, Aggressionen, Reizbarkeit und Stimmungsschwankungen. Die Zunge zeigt einen normalen Belag. Die Seitenränder sind leicht gerötet und zeigen Zahnmarken. Der Puls ist saitenförmig.

Die Leber-Qi-Stagnation kann mit folgenden westlichen Diagnosen Übereinstimmungen zeigen: Fettleber, Virushepatitis, Aszites, Cholelithiasis, Cholezystolithiasis, Choledocholithiasis oder Leberzirrhose. Zudem kann eine Leber-Qi-Stagnation durch viel Stress sowie Emotionen wie Zorn und Aggression hervorgerufen werden.

Taping-Konzept. Bei einer Leber-Qi-Stagnation handelt es sich um einen Fülle-Zustand. Darauf aufbauend kommt eine sedierende Applikation zum Einsatz. Zur Unterstützung des Leber-Qi-Flusses werden tonisierende Punkte hinzugenommen. Grundlegendes Therapieziel ist das Regulieren des Leber-Qi.

Die wichtigsten Akupunkturpunkte sind Le 3, Le 14, Pe 6 und Gb 34. Auf Le 3 und Gb 34 werden Goldkügelchen, auf Le 14 und Pe 6 Silberkügelchen appliziert. Auf die Punkte Le 3 und Gb 34 wird das elastische rote Tape mithilfe der Ligamenttechnik in Richtung der Leitbahn appliziert. Bei Le 14 und Pe 6 wird die Muskeltechnik (blaues Tape) angewendet, die Applikation der Tapes erfolgt entgegen der Leitbahn. Sowohl bei der Ligament- als auch bei der Muskeltechnik wird das Gewebe in Vordehnung gebracht. Bei Le 3 erfolgt dies durch eine Flexion des Fußes, bei Le 14 durch das Einatmen des Patienten, bei Pe 6 durch eine Extension des Handgelenks und bei Gb 34 durch Hautvorschub.

Praxistipp

Auf Grundlage der allgemeinen Farbenlehre beim Taping wird bei einer Leber-Qi-Stagnation ein blaues Tape zur Sedierung appliziert. Um das Organ Leber über die Farbe bzw. über das Element der Wandlungsphasen zu stärken, wird – wenn vorhanden – ein grünes Tape gewählt.

Reagiert der Patient zu stark auf Dehnungsreize, kann mit vorsichtigem Hautvorschub gearbeitet werden.

Druck- und Tapeapplikation:

- Der Behandler bereitet 2 rote und 2 blaue I-Tapes mit einer Länge von etwa 5 cm vor.
- Die Haut wird dort gereinigt, wo die Tapes aufgeklebt werden sollen.
- Dann wird ein Goldkügelchen auf Le 3 und Gb 34 appliziert. Mithilfe der Ligamenttechnik wird das rote Tape in Richtung der Leitbahn auf die Haut geklebt.
- Im Anschluss folgen die Akupunkturpunkte Le 14 und Pe 6. Hierbei werden vorab Silberkügelchen auf Le 14 und Pe 6 appliziert. Über diese wird jeweils ein blaues Tape entgegen der Leitbahn appliziert. Das Gewebe wird zuvor durch den Behandler in Vordehnung gebracht.

7.2 Druck- und Tapeapplikation an ausgewählten Akupunkturpunkten

In diesem Kapitel wird die Applikation auf ausgewählte Akupunkturpunkte anhand neutraler, tonisierender und sedierender Techniken, bei denen elastische Tapes, Gittertapes sowie verschiedene Druckapplikationen verwendet werden, vorgestellt.

Zu den beschriebenen Akupunkturpunkten zählen Steuerungspunkte wie der Xi-Punkt (Spaltenpunkt), der Mu-Alarmpunkt, der Yuan-Punkt (Quellpunkt), der Luo-Punkt (Passagepunkt), der Rücken-Shu-Punkt (Zustimmungspunkt) und der untere He-Punkt (unterer einflussreicher Punkt) sowie die Shu-Punkte (5 antike Punkte).

7.2.1 Xi-Punkt des Perikards (Pe 4)

Xi-Punkte werden auch als **Grenz- oder Spaltenpunkte** bezeichnet und vorrangig bei plötzlichen und akuten Erkrankungen bzw. bei Erkrankungen mit Blutbezug in die Behandlung einbezogen. Der Xi-Punkt des Perikards (Pe 4) hat zum einen eine starke Wirkung auf die Leitbahn (z. B. Hand- und Unterarmschmerzen), zum anderen auf das Organ Perikard (z. B. funktionelle Herzerkrankungen).

Pe 4 kann bei Schmerzen im Thorax oder bei Herzbeschwerden getapt werden. Das Perikard wird dem Element Feuer zugeordnet. Aufgrund des häufigen Bezugs zu akuten und schmerzhaften Geschehen wird der Xi-Punkt zumeist sedierend, ggf. neutral behandelt.

Xi-Punkte der Yin-Organe werden bei Fülle-Zuständen sediert und wirken auf die Yin-Organe. Bei Blut-Mangel werden diese tonisiert. In diesem Fall bietet sich zusätzlich der Akupunkturpunkt Bl 17 an. Xi-Punkte der Yang-Organe werden bei Fülle-Zuständen ebenfalls sediert und wirken auf die Yang-Organe.

Xi-Punkte der Yin-Organe sind He 6, Pe 4, Mi 8, Lu 6, Ni 5 und Le 6. Xi-Punkte der Yang-Organe sind Dü 6, 3E 7, Ma 34, Di 7, Bl 63 und Gb 36.

Häufig werden Xi-Punkte bei Schmerzen und allgemeinen Fülle-Zuständen verwendet. Zudem haben sie bei sedierender Behandlung eine blutstillende Wirkung.

Tonisierendes, sedierendes und neutrales Tape auf Pe 4

Video 7.2

Für die Tonisierung wird ein rotes I-Tape, für die Sedierung ein blaues und für die neutrale Behandlung ein Gittertape verwendet. Den Farben werden entsprechende Wirkungen zugeschrieben.

Praxistipp

Um das Organ Herz über die Farbe bzw. über das Element der Wandlungsphasen zu stärken, wird ein rotes Tape gewählt.

Die Tonisierung von Pe 4 wird mit einem Goldkügelchen und der Ligamenttechnik, die Sedierung mit einem Silberkügelchen und der Muskeltechnik und die neutrale Behandlung mit einem Stahlkügelchen und einem Gittertape durchgeführt.

Pe 4 wird tonisiert, um das Blut zu stärken, z. B. bei Herz-Blut-Mangel, der sich in Schlafstörungen zeigen kann. Der Akupunkturpunkt wird

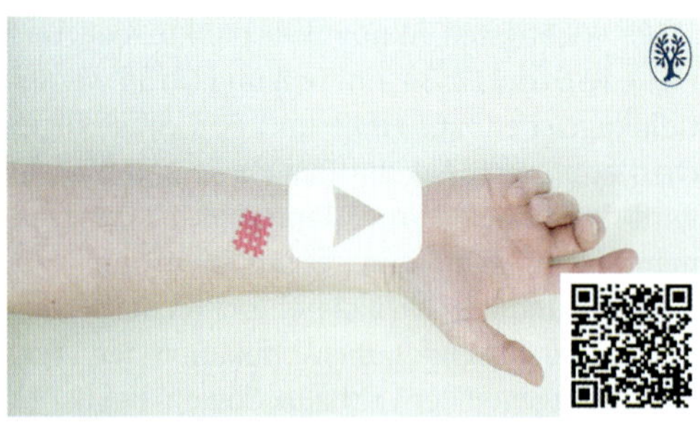

Video 7.2 Anlage eines tonisierenden, sedierenden und neutralen Tapes auf dem Akupunkturpunkt Pe 4.

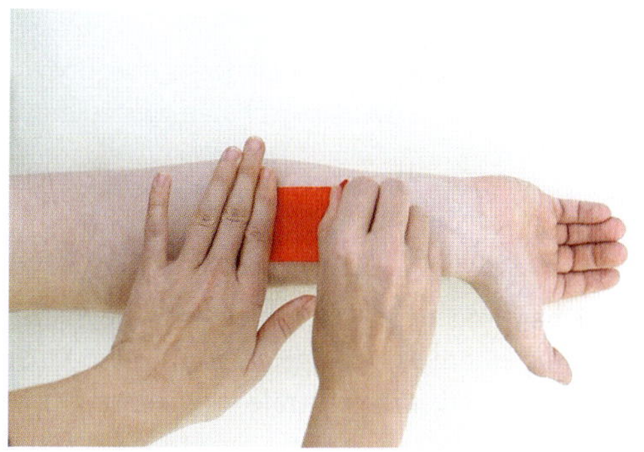

Abb. 7.1 Tonisierende Anlage auf dem Akupunkturpunkt Pe 4.

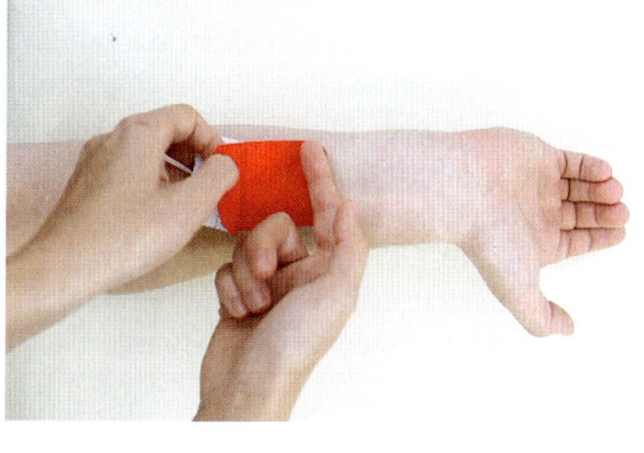

Abb. 7.2 Sedierende Anlage auf dem Akupunkturpunkt Pe 4.

sediert bei schmerzhaften Zuständen, z. B. bei Thoraxschmerzen. Er wird neutral behandelt bei unklaren Fülle- (z. B. Dyspnoe) oder Leere-Zuständen (z. B. Belastungsdyspnoe oder Panikattacken).

Tonisierendes Tape:

- Zunächst wird ein etwa 5 cm langes I-Tape zugeschnitten. Die Ecken werden abgerundet.
- Die Haut wird dort gereinigt, wo das Tape aufgeklebt werden soll.
- Im Anschluss wird ein Goldkügelchen auf Pe 4 geklebt. Der Akupunkturpunkt befindet sich 1 cun, also 1 Daumen breit, oder ca. 3 cm unterhalb der Mitte von Pe 7 und Pe 3.
- Das Handgelenk wird in maximale Extension gebracht.
- Die Folie des Tapes wird an der Basis eingerissen und vollständig gelöst.
- Die Basis des Tapes wird proximal von Pe 4 auf die Haut geklebt. Dann wird das Tape mit maximalem Zug in Richtung der Leitbahn auf den Akupunkturpunkt geklebt (**Abb. 7.1**).
- Man streicht einige Male über das Tape, um es zu fixieren.
- Das Tape ist nun fertig.

Sedierendes Tape:

- Es wird ein Silberkügelchen auf Pe 4 geklebt.
- Das Handgelenk wird in maximale Extension gebracht.
- Die Folie des Tapes wird an der Basis eingerissen und vollständig gelöst.
- Die Basis des Tapes wird distal von Pe 4 auf die Haut geklebt. Dann wird das Tape ohne Zug entgegen der Leitbahn auf den Akupunkturpunkt geklebt (**Abb. 7.2**).
- Man streicht einige Male über das Tape, um es zu fixieren.
- Das Tape ist nun fertig.

Neutrales Tape:

- Zunächst wird ein Stahlkügelchen auf Pe 4 geklebt. Alternativ kann auch eine Dauernadel aus Stahl verwendet werden.
- Das Handgelenk wird wieder in die maximale Extension gebracht.
- Es wird ein Gittertape auf den Akupunkturpunkt geklebt.

Alle Tapes sollten erfahrungsgemäß nur etwa 2–3 Tage auf der Haut verbleiben, da die Kügelchen ansonsten zu Druckstellen führen können. Tapes in Kombination mit Dauernadeln können problemlos etwa 7 Tage auf der Haut verbleiben.

7.2.2 Mu-Alarmpunkt der Lunge (Lu 1)

Mu-Punkte werden auch als Mu-Alarmpunkte bezeichnet und dienen zur Diagnostik und Behandlung. Sie werden dem Yin zugeordnet und häufig bei der Therapie von akuten Erkrankungen der Lunge einbezogen.

Alle Mu-Punkte befinden sich auf der Vorderseite des Körpers und haben einen starken Einfluss auf das Qi und das Blut (Xue). Schmerzhafte und druckdolente Mu-Alarmpunkte können ein Hinweis auf eine Organschwäche bzw. Erkrankung des Organs sein. Bei Fülle-Zuständen werden die Mu-Alarmpunkte sediert oder ggf. neutral behandelt, bei chronischen Erkrankungen und geschwächten Organen tonisiert oder ggf. neutral behandelt.

Mu-Alarmpunkte der Yin-Organe sind Lu 1 (Lunge), Ren 17 (Perikard), Ren 14 (Herz), Le 13 (Milz), Le 14 (Leber) und Gb 25 (Niere). Mu-Alarmpunkte der Yang-Organe sind Ma 25 (Dickdarm), Ren 5 (3-Erwärmer), Ren 4 (Dünndarm), Ren 12 (Magen), Gb 24 (Gallenblase) und Ren 3 (Blase). In der Klammer befindet sich jeweils die gekoppelte Leitbahn.

Manchmal werden Mu-Alarmpunkte in Kombination mit den entsprechenden Rücken-Shu-Punkten, jedoch noch häufiger mit den entsprechenden unteren He-Punkten behandelt, um die Wirkung der Behandlung zu intensivieren.

Tonisierendes, sedierendes und neutrales Tape auf Lu 1

Video 7.3

Für die Tonisierung wird ein rotes I-Tape, für die Sedierung ein blaues und für die neutrale Behandlung ein Gittertape verwendet. Den Farben werden entsprechende Wirkungen zugeschrieben.

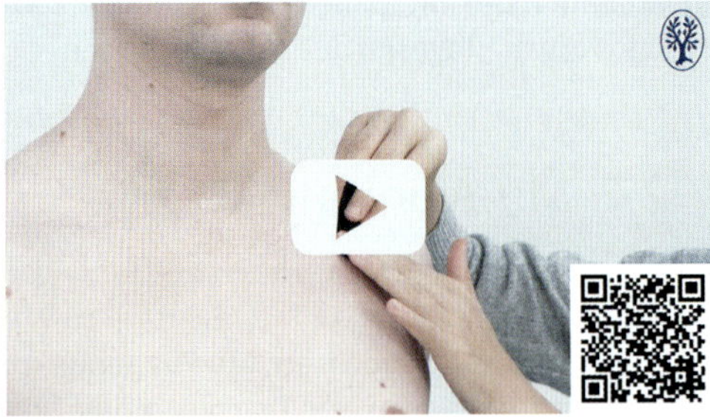

Video 7.3 Anlage eines tonisierenden, sedierenden und neutralen Tapes auf dem Akupunkturpunkt Lu 1.

Praxistipp

Um das Organ Lunge über die Farbe bzw. über das Element der Wandlungsphasen zu stärken, wird ein schwarzes Tape gewählt.

Die Tonisierung von Lu 1 wird mit einem Goldkügelchen und der Ligamenttechnik, die Sedierung mit einem Silberkügelchen und der Muskeltechnik und die neutrale Behandlung mit einem Stahlkügelchen und einem Gittertape durchgeführt.

Der Mu-Punkt wird tonisiert, um das Organ Lunge bei chronischen Erkrankungen, z. B. bei chronischer Bronchitis, anzuregen. Er wird sediert bei akuten Zuständen, z. B. bei akuter Bronchitis, und neutral behandelt bei unklaren Fülle-Zuständen, z. B. Hals- oder Kopfschmerzen, sowie Leere-Zuständen, z. B. Dyspnoe oder Heiserkeit.

Tonisierendes Tape:

- Zunächst wird ein etwa 5 cm langes I-Tape zugeschnitten. Die Ecken werden abgerundet.
- Die Haut wird dort gereinigt, wo das Tape aufgeklebt werden soll.
- Ein Goldkügelchen wird auf Lu 1 geklebt, der sich 6 cun bzw. 2 × 4 Finger breit oder ca. 20 cm seitlich der Mittellinie der Klavikula und 1 cun bzw. 1 Daumen breit oder ca. 3 cm unterhalb der Klavikula befindet.
- Die Schulter des Patienten wird in Retraktion gebracht.
- Die Folie des Tapes wird an der Basis eingerissen und vollständig gelöst.
- Die Basis des Tapes wird unterhalb von Lu 1 auf die Haut geklebt (**Abb. 7.3**). Dann wird das Tape mit maximalem Zug in Richtung der Leitbahn auf Lu 1 geklebt.
- Man streicht einige Male über das Tape, um es zu fixieren.
- Das Tape ist nun fertig.

Sedierendes Tape:

- Ein Silberkügelchen wird auf Lu 1 geklebt.
- Die Schulter wird in Retraktion gebracht.
- Die Folie des Tapes wird an der Basis eingerissen und vollständig gelöst.

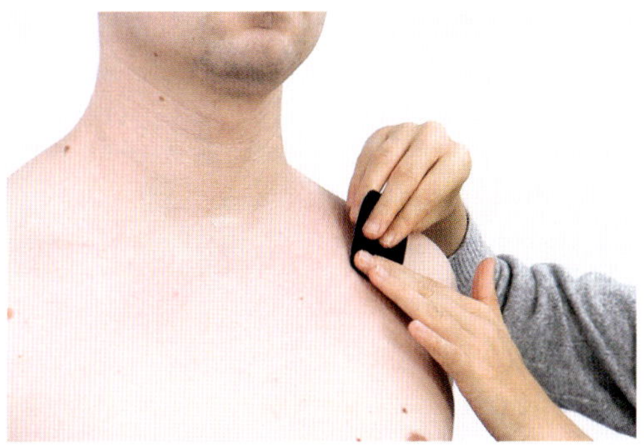

Abb. 7.3 Tonisierende Anlage auf dem Akupunkturpunkt Lu 1.

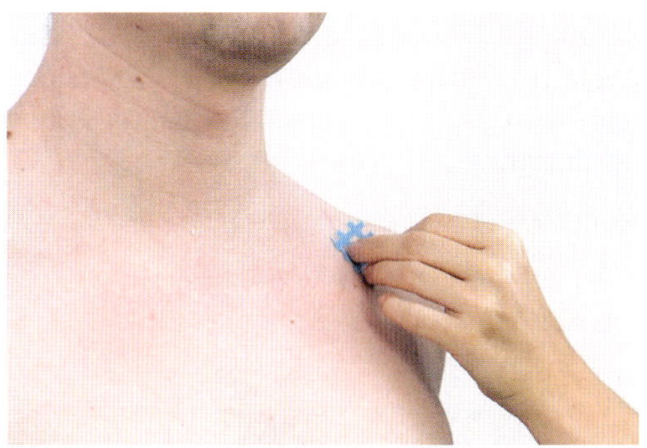

Abb. 7.4 Neutrale Anlage auf dem Akupunkturpunkt Lu 1.

- Die Basis des Tapes wird distal von Lu 1 auf die Haut geklebt. Dann wird das Tape ohne Zug entgegen der Leitbahn auf Lu 1 geklebt.
- Man streicht einige Male über das Tape, um es zu fixieren.
- Das Tape ist nun fertig.

Neutrales Tape:

- Zunächst wird ein Stahlkügelchen auf Lu 1 geklebt. Man kann anstelle des Stahlkügelchens auch eine Dauernadel aus Stahl verwenden.
- Die Schulter wird in Retraktion gebracht.
- Ein Gittertape wird auf Lu 1 geklebt (**Abb. 7.4**).

Alle Tapes sollten erfahrungsgemäß nur etwa 2–3 Tage auf der Haut verbleiben, da die Kügelchen ansonsten zu Druckstellen führen können. Tapes in Kombination mit Dauernadeln können problemlos etwa 7 Tage auf der Haut verbleiben.

7.2.3 Yuan-Punkt des Herzes (He 7)

An den Yuan-Punkten (Quell- oder Ursprungspunkten) befindet sich das **Yuan-Qi** (Ursprungs-Qi). Es lässt sich dem Yang zuordnen und beeinflusst die Reproduktion, die Entwicklung und das Wachstum.

Yuan-Punkte werden aufgrund ihrer weitreichenden Wirkung in Bezug auf die **Yin-Organe** tonisiert bzw. neutral behandelt, jedoch nicht sediert. Somit werden mit Ausnahme von Pe 7 und Lu 3 auf den Yin-Leitbahnen chronische Erkrankungen der Zang-Organe behandelt.

In Bezug auf die **Yang-Organe** werden Yuan-Punkte zur Behandlung einer Fülle genutzt und sediert bzw. neutral behandelt, jedoch nicht tonisiert. Auf den Yang-Leitbahnen dienen Yuan-Punkte der Behandlung von Erkrankungen der Fu-Organe und spielen eher eine untergeordnete Rolle.

Zu den Yuan-Punkten der Yin-Leitbahnen gehören Lu 9, Pe 7, He 7, Ni 3, Le 3 und Mi 3 und zu den Yang-Leitbahnen Di 4, 3E 4, Dü 4, Bl 64, Gb 40 und Ma 42. Somit sind der 3. Punkt auf der Yin- und der 4. Punkt auf der Yang-Leitbahn immer Yuan-Punkte (eine Ausnahme stellt die Gallenblasenleitbahn dar; hier ist es der 5. Punkt).

Schlussfolgernd können Yin-Organe am besten mit den Yuan-Punkten tonisiert werden. Für die Yang-Organe haben sich die unteren He-Punkte in der Praxis als hilfreich erwiesen. Die Ausnahme bildet hier der Punkt 3E 4.

Tonisierendes, sedierendes und neutrales Tape auf He 7

Für die Tonisierung wird ein rotes I-Tape, für die Sedierung ein blaues und für die neutrale Behandlung ein Gittertape verwendet. Den Farben werden entsprechende Wirkungen zugeschrieben.

Die Tonisierung von He 7 wird mit einem Goldkügelchen und der Ligamenttechnik in Richtung der Leitbahn, die Sedierung mit einem

Silberkügelchen und der Muskeltechnik entgegen der Leitbahn und die neutrale Behandlung mit einem Stahlkügelchen und einem Gittertape durchgeführt.

Praxistipp

Bei der Behandlung von Yuan-Punkten ist zu beachten, dass diese aus Sicht der Behandlung über die antiken Punkte unterschiedlich betrachtet werden. Am Beispiel der Herzleitbahn entspricht He 7 als 3. antiker Punkt dem Sedierungspunkt (Kap. 7.2.7).

7.2.4 Luo-Punkt der Lunge (Lu 7)

Luo-Punkte werden auch als **Passage-** oder **Vernetzungspunkte** bezeichnet und verbinden die gekoppelten Yin- und Yang-Leitbahnen miteinander. Häufig werden die sich ergänzenden Luo- und Yuan-Punkte (Luo-Yuan-Verbindung) zusammen behandelt, um das jeweilige Organ zu stärken sowie Yin und Yang auszugleichen.

Luo-Punkte werden häufig bei Erkrankungen der Gelenke, Sehnen, Muskeln und der Haut eingesetzt. Vom Luo-Punkt aus verläuft eine Verbindung (Luo-Gefäß) zum inneren Organ. Dies ist durch den oberflächlichen Verlauf anfällig für Blut-Stase und Qi-Stagnation. Luo-Punkte können je nach Fülle- oder Leere-Zustand tonisierend, sedierend und ggf. neutral behandelt werden.

Zu den Luo-Punkten zählen Lu 7 (Dickdarm), Di 6 (Lunge), Ma 40 (Milz), Mi 4 (Magen), He 5 (Dünndarm), Dü 7 (Herz), Bl 58 (Niere), Ni 4 (Blase), Pe 6 (3-Erwärmer), 3E 5 (Perikard), Gb 37 (Leber), Le 5 (Gallenblase), Ren 15 (Du Mai) und Du 1 (Ren Mai). In der Klammer befindet sich jeweils die gekoppelte Leitbahn.

Praxistipp

Die Luo-Punkte haben einen besonderen Einfluss auf die Sehnen, Gelenke, Muskeln und die Haut. Durch eine gemeinsame Behandlung mit Yuan-Punkten kann die Wirkung auf die betroffene Leitbahn verstärkt werden.

Tonisierendes, sedierendes und neutrales Tape auf Lu 7

Für die Tonisierung wird ein rotes I-Tape, für die Sedierung ein blaues und für die neutrale Behandlung ein Gittertape verwendet. Den Farben werden entsprechende Wirkungen zugeschrieben.

Die Tonisierung von Lu 7 wird mit einem Goldkügelchen und der Ligamenttechnik in Richtung der Leitbahn, die Sedierung mit einem Silberkügelchen und der Muskeltechnik entgegen der Leitbahn und die neutrale Behandlung mit einem Stahlkügelchen und einem Gittertape durchgeführt.

7.2.5 Rücken-Shu-Punkt der Niere (Bl 23) und des Magens (Bl 21)

Die Rücken-Shu-Punkte werden auch als **Transportpunkte** bezeichnet und befinden sich alle auf dem inneren Ast der Blasenleitbahn, der etwa 1,5 cun von der Mittellinie entfernt liegt. Die Transportpunkte werden dem Yang zugeordnet. Sie haben ähnlich den Mu-Alarmpunkten eine diagnostische und therapeutische Wirkung und werden vorrangig zur Behandlung von chronischen Erkrankungen genutzt, eignen sich aber auch für akute Beschwerden.

Für jedes Yin- und Yang-Organ gibt es einen Rücken-Shu-Punkt. Im Allgemeinen können Transportpunkte zur Behandlung von Yin- und Yang-Erkrankungen und zum Klären von Hitze eingesetzt werden.

Zu den wichtigsten Rücken-Shu-Punkten zählen Bl 13 (Lunge), Bl 14 (Perikard), Bl 15 (Herz),

Tab. 7.2 Wichtige Rücken-Shu-Punkte und ihre Bezüge.

Rücken-Shu-Punkte, innerer Ast	Organbezug	Rücken-Shu-Punkte, äußerer Ast	emotionaler und psychischer Bezug	Lokalisation
Bl 11	Meisterpunkt der Knochen	–	–	Th 1
Bl 13	Lunge	Bl 42	Körperseele (Po)	Th 3
Bl 14	Perikard	Bl 43	Geist (Shen)	Th 4
Bl 15	Herz	Bl 44	Geist (Shen)	Th 5
Bl 17	Zwerchfell, Meisterpunkt des Blutes	Bl 46	Passtor des Zwerchfells	Th 7
Bl 18	Leber	Bl 47	Wanderseele (Hun)	Th 9
Bl 19	Gallenblase	Bl 48	Leitfaden des Yang	Th 10
Bl 20	Milz	Bl 49	Intellekt (Yi)	Th 11
Bl 21	Magen	Bl 50	Kornkammer des Magens	Th 12
Bl 22	3-Erwärmer	Bl 51	Tor des Inneren	L 1
Bl 23	Niere	Bl 52	Willenskraft (Zhi)	L 2
Bl 25	Dickdarm	–	–	L 4
Bl 27	Dünndarm	–	–	auf Höhe des 1. Foramen sacrale posterior
Bl 28	Blase	Bl 53	eingewickelte Eingeweide	auf Höhe des 2. Foramen sacrale posterior

Bl 18 (Leber), Bl 19 (Gallenblase), Bl 20 (Milz), Bl 21 (Magen), Bl 22 (3-Erwärmer), Bl 23 (Niere), Bl 25 (Dickdarm), Bl 27 (Dünndarm) und Bl 28 (Blase). In der Klammer befindet sich jeweils das gekoppelte Organ.

Aufgrund des direkten Bezugs zur nervalen Versorgung im Rückenbereich kann davon ausgegangen werden, dass das Qi ausgehend von den Rücken-Shu-Punkten direkt zu den entsprechenden Organen fließt. Bei anderen Akupunkturpunkten fließt das Qi durch die Leitbahnen, um die Organe zu erreichen.

Neben dem inneren Ast der Blasenleitbahn befindet sich der äußere Ast, der 3 cun von der Mittellinie entfernt liegt. Dieser ist wichtig, um psychische Aspekte in Bezug auf die Organe einzubeziehen.

In **Tab. 7.2** werden die wichtigsten Akupunkturpunkte des inneren und äußeren Astes der Blasenleitbahn zusammengefasst.

Kibler-Falten-Test

Video 7.4

Anhand des Kibler-Falten-Tests können Verklebungen der Faszien und strukturelle Veränderungen des Gewebes palpiert werden. Faszienverklebungen stören die Durchblutung der Gewebe am Rücken und beeinflussen damit die

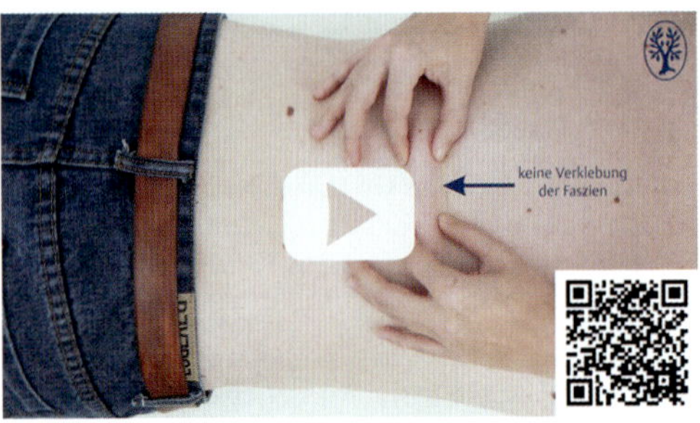

Video 7.4 Kibler-Falten-Test.

segmentale Versorgung der inneren Organe. Verklebungen im zervikalen (C 3–C 4) und thorakalen Bereich (Th 3–Th 9) wirken sich auf die Lungenfunktion aus, da sich über die Segmente die Organe „widerspiegeln".

In Bezug auf die TCM kann der Kibler-Falten-Test sehr hilfreich sein, um behandlungsbedürftige Segmente bzw. Rücken-Shu-Punkte ausfindig zu machen. Der Test wird genutzt, um die chinesische Diagnostik zu vervollständigen.

Durchführung:

- Der Patient liegt für den Test auf dem Bauch.
- Es werden mit den Daumen und den Zeigefingern beider Hände entlang der Wirbelsäule Hautfalten abgehoben (**Abb. 7.5**):
  - Lässt sich die Haut leicht abheben, ist das ein Zeichen dafür, dass die Faszien nicht verklebt sind.
  - Lässt sich die Haut schwer abheben, d. h., es sind nur Hautwulste greifbar oder es lässt sich keine Hautfalte fassen, ist das ein Zeichen dafür, dass die Faszien verklebt sind.

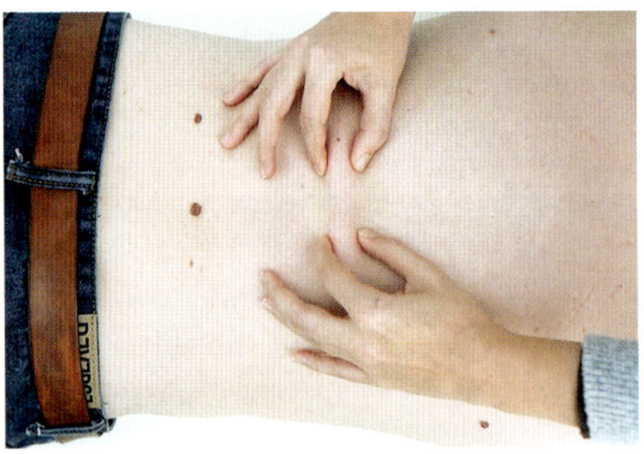

Abb. 7.5 Greifen des Bindegewebes am Rücken.

Praxistipp

Verklebungen, Verhärtungen, Einziehungen der Haut oder auch sog. „Verquellungen" (Schwellungen des Gewebes) können ein wichtiger Hinweis darauf sein, dass in diesem Segment bzw. in diesem Bereich der Akupunkturpunkte eine Fülle, eine Stagnation oder auch eine Leere bzw. Schwäche des Organs vorliegt.

Tonisierendes und neutrales Tape auf Bl 23

Video 7.5

Bl 23 ist der Rücken-Shu-Punkt der Nieren- und Blasenleitbahnen. Er wird v. a. bei Leere-Zuständen im Funktionskreis Niere und Blase getapt. Hierzu zählen z. B. chronische Rückenschmerzen, chronischer Tinnitus (v. a. mit Rauschen) oder geistige Erschöpfung.

Praxistipp

Der Rücken-Shu-Punkt der Niere wird in der Regel nicht sediert. Ziel ist es, die Nierenenergie und damit das Nieren-Jing zu tonisieren.

Da die Nieren dem Element Wasser zugeordnet werden, wird ein blaues Tape verwendet. Alternativ können für die tonisierende Behandlung ein rotes Tape und für die neutrale Behandlung ein hautfarbenes Gittertape verwendet werden.

Für die Tonisierung von Bl 23 werden ein Goldkügelchen und die Ligamenttechnik angewendet. Die neutrale Behandlung wird mit einem Stahlkügelchen und einem Gittertape durchgeführt.

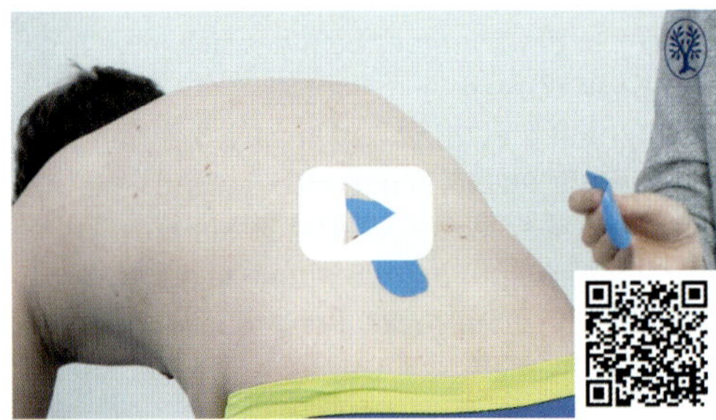

Video 7.5 Anlage eines tonisierenden und neutralen Tapes auf dem Akupunkturpunkt Bl 23.

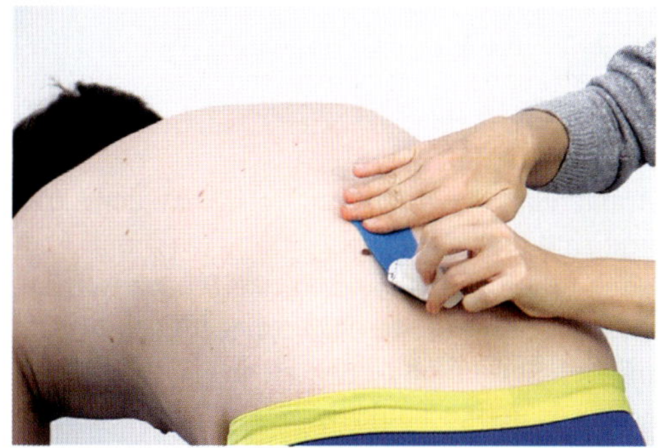

Abb. 7.6 Tonisierende Anlage auf dem Akupunkturpunkt Bl 23.

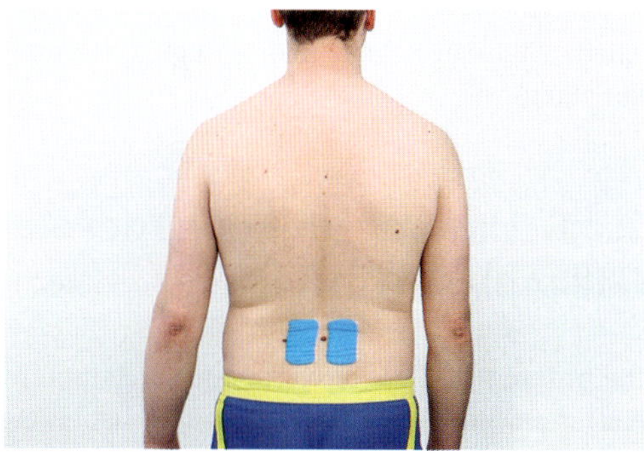

Abb. 7.7 Endanlage.

Tonisierendes Tape:

- Zunächst wird ein etwa 5 cm langes I-Tape zugeschnitten. Die Ecken werden abgerundet.
- Die Haut wird dort gereinigt, wo das Tape aufgeklebt werden soll.
- Es wird auf der rechten und linken Körperseite je ein Goldkügelchen auf Bl 23 geklebt. Der Punkt befindet sich 1,5 cun bzw. 1½ Daumen breit oder ca. 5 cm seitlich der Unterkante des Dornfortsatzes des 2. LWK.
- Der Patient wird aufgefordert, sich nach vorn zu beugen.
- Die Folie des Tapes wird an der Basis eingerissen und vollständig gelöst.
- Die Basis des Tapes wird oberhalb von Bl 23 auf die Haut geklebt. Dann wird das Tape mit maximalem Zug in Richtung der Leitbahn auf Bl 23 geklebt (**Abb. 7.6**).
- Man streicht einige Male über das Tape, um es zu fixieren.
- Das Tape ist nun fertig (**Abb. 7.7**).

Neutrales Tape:

- Auf der rechten und linken Körperseite wird je ein Stahlkügelchen auf Bl 23 geklebt. Man kann anstelle des Stahlkügelchens auch eine Dauernadel aus Stahl verwenden.
- Der Patient wird gebeten, sich nach vorn zu beugen.
- Beidseitig wird je ein Gittertape auf Bl 23 geklebt.

Alle Tapes können erfahrungsgemäß nur etwa 2–3 Tage auf der Haut verbleiben, da die Kügelchen ansonsten zu Druckstellen führen können. Tapes in Kombination mit Dauernadeln können problemlos etwa 7 Tage auf der Haut bleiben.

Tonisierendes, sedierendes und neutrales Tape auf Bl 21

Auch hier ist die Unterscheidung wichtig, ob es sich um eine Fülle oder eine Leere handelt. Bei einer Fülle des Magens wird der Rücken-Shu-Punkt des Magens sediert. Bei einer Leere bzw. Schwäche des Magens wird der Transportpunkt tonisierend behandelt. Häufig werden Rücken-Shu-Punkte mit Yuan-Punkten kombiniert.

Für die Tonisierung wird ein rotes I-Tape, für die Sedierung ein blaues und für die neutrale Behandlung ein Gittertape verwendet. Den Farben werden entsprechende Wirkungen zugeschrieben.

Praxistipp

Um das Organ Magen über die Farbe bzw. über das Element der Wandlungsphasen zu stärken, wird – wenn verfügbar – ein gelbes Tape gewählt.

Die Tonisierung von Bl 21 wird mit einem Goldkügelchen und der Ligamenttechnik in Richtung der Leitbahn, die Sedierung mit einem Silberkügelchen und der Muskeltechnik entgegen der Leitbahn und die neutrale Behandlung mit einem Stahlkügelchen und einem Gittertape durchgeführt.

7.2.6 Unterer He-Punkt der Gallenblase (Gb 34)

Die unteren He-Punkte werden auch als untere einflussreiche Punkte bezeichnet und haben einen starken Bezug zu den Fu-Organen. Hierbei werden sie meist sedierend bei Fülle-Zuständen und in Kombination mit den Mu-Alarmpunkten behandelt. Zudem können sie je nach Bedarf auch tonisiert werden.

Zu den unteren He-Punkten zählen Ma 36 (Magen), Ma 37 (Dickdarm), Ma 39 (Dünndarm), Bl 39 (3-Erwärmer), Bl 40 (Blase) und Gb 34 (Gallenblase). In der Klammer befindet sich jeweils das gekoppelte Organ.

Bei der Behandlung der He-Punkte werden häufig die Mu-Alarmpunkte der Fu-Organe einbezogen.

Tonisierendes, sedierendes und neutrales Tape auf Gb 34

Für die Tonisierung wird ein rotes I-Tape, für die Sedierung ein blaues und für die neutrale Behandlung ein Gittertape verwendet. Den Farben werden entsprechende Wirkungen zugeschrieben.

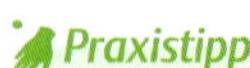

Um das Organ Gallenblase über die Farbe bzw. über das Element der Wandlungsphasen zu stärken, wird – wenn verfügbar – ein grünes Tape gewählt.

Die Tonisierung von Gb 34 wird mit einem Goldkügelchen und der Ligamenttechnik in Richtung der Leitbahn, die Sedierung mit einem Silberkügelchen und der Muskeltechnik entgegen der Leitbahn und die neutrale Behandlung mit einem Stahlkügelchen und einem Gittertape durchgeführt.

7.2.7 Antike Punkte der Nierenleitbahn

Antike Punkte befinden sich am Ende der Akren und sind die jeweils ersten 5 Anfangs- und Endpunkte der Leitbahnen. Antike Punkte werden auch als **Shu-Punkte** bezeichnet und sind nicht mit den Rücken-Shu-Punkten zu verwechseln.

Der 1. antike Punkt wird als **Brunnen**- oder **Jing-Punkt**, der 2. antike Punkt als **Quellen**- oder **Ying-Punkt**, der 3. antike Punkt als **Bach**- oder **Shu-Punkt**, der 4. antike Punkt als **Fluss**- oder **Jing-Punkt** und der 5. antike Punkt als **Meer**- oder **He-Punkt** bezeichnet. Die ersten 3 antiken Punkte entsprechen den 1. bzw. letzten Punkten der jeweiligen Leitbahn. Eine Ausnahme stellt die Gallenblasenleitbahn dar. Der 4. antike Punkt weist verschiedene Lokalisationen auf. Der 5. antike Punkt befindet sich immer im Bereich der Ellenbeuge oder des Knies.

In **Tab. 7.3** und **Tab. 7.4** sind die 5 antiken Punkte aller Leitbahnen zusammengefasst.

In **Tab. 7.5** sind die antiken Punkte mit den zugehörigen Tonisierungs-, Mutter- und Sedierungspunkten dargestellt.

Eine Behandlung des 1. und 2. antiken Punktes ist hauptsächlich für Akutsituationen und Fülle-Zustände wie Hitze geeignet und wirkt sehr dynamisch. Über den 3. antiken Punkt lässt sich v. a. auf die Yin-Leitbahnen bzw. Zang-Organe eine nachhaltigere Wirkung erzielen. Deshalb wird er v. a. bei chronischen Erkrankungen behandelt. Die Wirkung über den 4. antiken Punkt entfaltet sich langsamer, ist jedoch tiefer gehend als bei den vorherigen. Er eignet sich v. a. zur Behandlung von Sehnen, Gelenken und Knochen. Der 5. antike Punkt wirkt tiefer im Körper und wird vorrangig bei inneren Erkrankungen genutzt.

Die antiken Punkte können den **Wandlungsphasen** zugeordnet werden (**Tab. 7.6**):

- Auf den **Yang-Leitbahnen** ist der 1. antike Punkt auch immer ein Metall-Punkt, der 2. antike Punkt ein Wasser-Punkt, der 3. antike

Tab. 7.3 Die 5 antiken Punkte der Yin-Leitbahnen.

Yin-Leitbahn	1. antiker Punkt	2. antiker Punkt	3. antiker Punkt	4. antiker Punkt	5. antiker Punkt
Lunge	Lu 11	Lu 10	Lu 9	Lu 8	Lu 5
Milz	Mi 1	Mi 2	Mi 3	Mi 5	Mi 9
Herz	He 9	He 8	He 7	He 4	He 3
Niere	Ni 1	Ni 2	Ni 3	Ni 7	Ni 10
Perikard	Pe 9	Pe 8	Pe 7	Pe 5	Pe 3
Leber	Le 1	Le 2	Le 3	Le 4	Le 8

Tab. 7.4 Die 5 antiken Punkte der Yang-Leitbahnen

Yang-Leitbahn	1. antiker Punkt	2. antiker Punkt	3. antiker Punkt	4. antiker Punkt	5. antiker Punkt
Dickdarm	Di 1	Di 2	Di 3	Di 5	Di 11
Magen	Ma 45	Ma 44	Ma 43	Ma 41	Ma 36
Dünndarm	Dü 1	Dü 2	Dü 3	Dü 5	Dü 8
Blase	Bl 67	Bl 66	Bl 65	Bl 60	Bl 40
3-Erwärmer	3E 1	3E 2	3E 3	3E 6	3E 10
Gallenblase	Gb 44	Gb 43	Gb 41	Gb 38	Gb 34

Tab. 7.5 Tonisierungs-, Mutter- und Sedierungspunkte.

	Tonisierungspunkt	Mutterpunkt/Elementpunkt	Sedierungspunkt
Lu	Lu 9	Lu 8	Lu 5
Di	Di 11	Di 1	Di 2
Ma	Ma 41	Ma 36	Ma 45
Mi	Mi 2	Mi 3	Mi 5
He	He 9	He 8	He 7
Dü	Dü 3	Dü 5	Dü 8
Bl	Bl 67	Bl 66	Bl 65
Ni	Ni 7	Ni 10	Ni 1
Pe	Pe 9	Pe 8	Pe 7
3E	3E 3	3E 5	3E 10
Gb	Gb 43	Gb 41	Gb 38
Le	Le 8	Le 1	Le 2

Tab. 7.6 Antike Punkte (Wandlungsphasen).

	1. antiker Punkt (Jing-Punkt)	2. antiker Punkt (Ying-Punkt)	3. antiker Punkt (Shu-Punkt)	4. antiker Punkt (Jing-Punkt)	5. antiker Punkt (He-Punkt)
Yin-Leitbahn	Holz	Feuer	Erde	Metall	Wasser
Yang-Leitbahn	Metall	Wasser	Holz	Feuer	Erde

Punkt ein Holz-Punkt, der 4. antike Punkt ein Feuer-Punkt und der 5. antike Punkt ein Erde-Punkt.

- Auf den **Yin-Leitbahnen** ist der 1. antike Punkt auch immer ein Holz-Punkt, der 2. antike Punkt ein Feuer-Punkt, der 3. antike Punkt ein Erde-Punkt, der 4. antike Punkt ein Metall-Punkt und der 5. antike Punkt ein Wasser-Punkt.

Tonisierendes, sedierendes und neutrales Tape auf Ni 1, Ni 2, Ni 3, Ni 7 und Ni 10

Die antiken Punkte der Nierenleitbahn sind Ni 1 (1. antiker Punkt, Holz), Ni 2 (2. antiker Punkt, Feuer), Ni 3 (3. antiker Punkt, Erde), Ni 7 (4. antiker Punkt, Metall) und Ni 10 (5. antiker Punkt, Wasser). Eine ausführliche Beschreibung der Tapeapplikation erfolgt zu Ni 3.

Grundsätzlich können der 1. und 2. antike Punkt sediert werden, da diese häufig bei Fülle-Zuständen genutzt werden. Der 3., 4. und 5. antike Punkt sind geeignet, um Leere-Zustände zu behandeln. Diese Punkte werden häufig tonisiert.

Da es jedoch unterschiedliche Behandlungsansätze in der Akupunktur gibt, entscheidet der Behandler selbst, wann eine Sedierung, Tonisierung bzw. neutrale Behandlung angezeigt ist und für den Patienten sinnvoll erscheint.

Für die Tonisierung wird ein rotes I-Tape, für die Sedierung ein blaues und für die neutrale Behandlung ein Gittertape verwendet. Den Farben werden entsprechende Wirkungen zugeschrieben.

Praxistipp

Um das Organ Niere über die Farbe bzw. über das Element der Wandlungsphasen zu stärken, wird – wenn verfügbar – ein blaues Tape gewählt.

Die Tonisierung von Ni 1, Ni 2, Ni 3, Ni 7 und Ni 10 wird mit einem Goldkügelchen und der Ligamenttechnik in Richtung der Leitbahn, die Sedierung mit einem Silberkügelchen und der Muskeltechnik entgegen der Leitbahn und die neutrale Behandlung mit einem Stahlkügelchen und einem Gittertape durchgeführt.

Tonisierendes und neutrales Tape auf Ni 3

Video 7.6

Ni 3 ist der Yuan- und Erde-Punkt der Nierenleitbahn und wird vorrangig bei Leere-Zuständen im Funktionskreis Niere und Blase getapt. Hierzu zählen z. B. chronische Rückenschmerzen, chronische gynäkologische Erkrankungen oder geistige Erschöpfung.

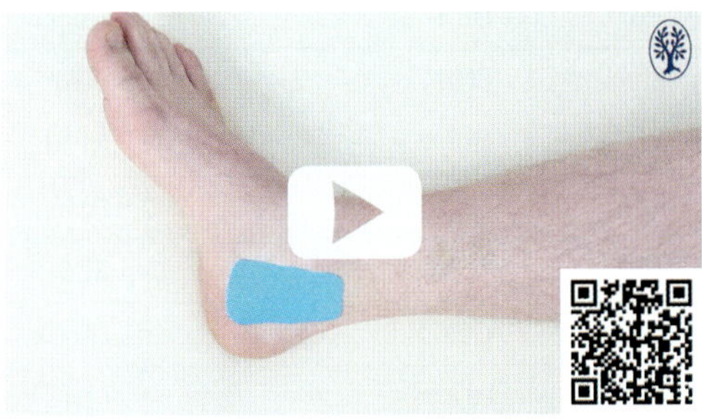

Video 7.6 Anlage eines tonisierenden und neutralen Tapes auf dem Akupunkturpunkt Ni 3.

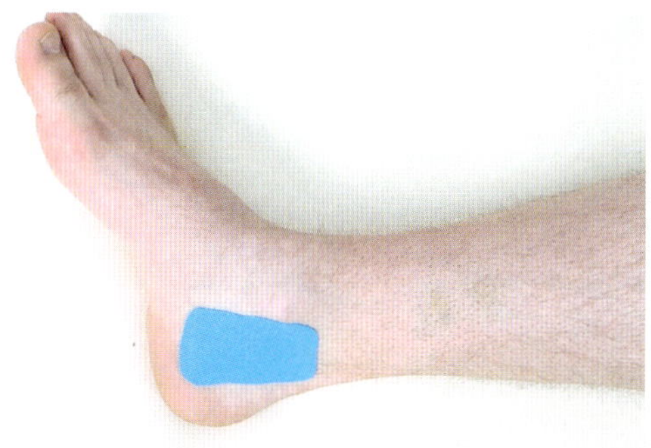
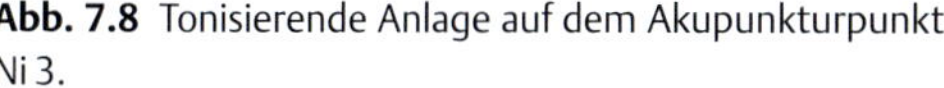

Abb. 7.8 Tonisierende Anlage auf dem Akupunkturpunkt Ni 3.

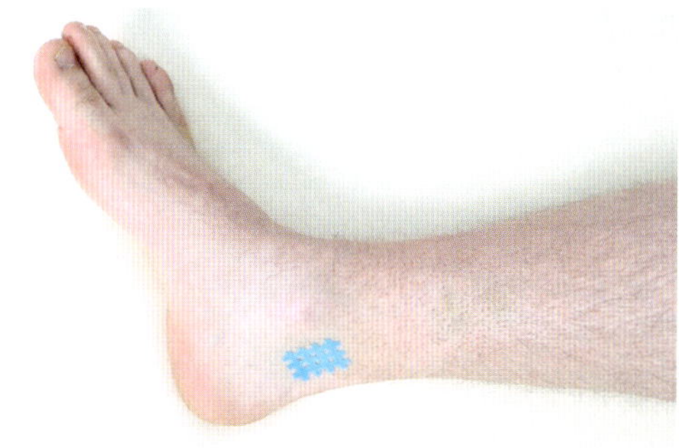

Abb. 7.9 Neutrale Anlage auf dem Akupunkturpunkt Ni 3.

Tonisierendes Tape:

- Es wird ein etwa 5 cm langes I-Tape abgemessen. Die Ecken werden abgerundet.
- Die Haut wird dort gereinigt, wo das Tape aufgeklebt werden soll.
- Zunächst wird auf der rechten Körperseite ein Goldkügelchen auf Ni 3 geklebt. Ni 3 befindet sich in der Mitte zwischen dem Malleolus medialis und der Achillessehne.
- Der Fuß wird in Extension und Pronation gebracht.
- Die Folie des Tapes wird an der Basis eingerissen und vollständig gelöst.
- Die Basis des Tapes wird oberhalb von Ni 3 auf die Haut geklebt. Dann wird das Tape mit maximalem Zug in Richtung der Leitbahn auf den Akupunkturpunkt geklebt.
- Man streicht einige Male über das Tape, um es zu fixieren.
- Das Tape ist nun fertig (**Abb. 7.8**).

Neutrales Tape:

- Zunächst wird auf der rechten Körperseite ein Stahlkügelchen auf Ni 3 appliziert. Man kann alternativ auch eine Dauernadel aus Stahl verwenden.
- Der Fuß wird in Extension und Pronation gebracht.
- Das Gittertape wird auf Ni 3 geklebt (**Abb. 7.9**).

Alle Tapes sollten erfahrungsgemäß nur etwa 2–3 Tage auf der Haut verbleiben, da sich durch die Kügelchen leicht Druckstellen bilden können. Dauernadeln können problemlos etwa 7 Tage auf der Haut bleiben.

8 Meridian-Taping

Das Meridian-Taping beschreibt eine Form des Tapens, die hauptsächlich auf die Behandlung der Leitbahnen (Meridiane) ausgerichtet ist.

8.1 Einleitung

Im Nachfolgenden werden alle Leitbahnen inklusive des Konzeptions- (Ren Mai) und Lenkergefäßes (Du Mai) beschrieben.

Beim Meridian-Taping sind folgende wesentliche Punkte zu beachten:

- Soll die Leitbahn in ihrem Verlauf tonisiert werden, so wird das Tape in Richtung des Energieflusses der Leitbahn mithilfe der Ligamenttechnik auf die Haut geklebt.
- Soll die Leitbahn in ihrem Verlauf sediert werden, so wird das Tape entgegen des Energieflusses der Leitbahn mithilfe der Muskeltechnik auf die Haut geklebt.
- Bei beiden Applikationen wird das Gewebe zuvor in Vordehnung gebracht. Dies geschieht über den Hautvorschub durch den Behandler oder aktiv durch den Patienten selbst (z. B. über eine aktive Beugung des Knies bei Applikationen auf der Magenleitbahn).
- Das Meridian-Taping wird bei Disharmoniemustern im Leitbahnverlauf angewendet. Entsprechend kann das Tape lokal im Bereich der Erkrankung appliziert werden, ohne die gesamte Leitbahn berücksichtigen zu müssen.
- Zusätzlich zum Tape können sedierende, tonisierende und neutrale Applikationen verwendet werden. Diese sind immer als Erstes auf die Haut aufzubringen.

Das Meridian-Taping ist zur Behandlung eines weiten Spektrums von Disharmoniemustern im Leitbahnverlauf geeignet. Zudem kommt es in Betracht, um Fülle oder Leere mit einem direkten Leitbahnbezug zu behandeln (z. B. Schulterschmerzen, die in Bezug zur Dickdarmleitbahn stehen).

> *Praxistipp*
>
> Für organbezogene Erkrankungen bietet sich das Zang-Fu-Taping an. Unabhängig vom Meridian- oder Zang-Fu-Taping können zusätzlich zu diesen beiden Verfahren sedierende, tonisierende oder neutrale Applikationen verwendet werden. Hierzu zählen z. B. Silber- und Goldkügelchen oder Gittertapes.

Die im Folgenden dargestellten Tapeapplikationen auf den Leitbahnen beziehen sich der Vollständigkeit halber zunächst auf den gesamten Leitbahnverlauf. Anhand von Praxisbeispielen wird die Behandlung einzelner Abschnitte der jeweiligen Leitbahn mit tonisierenden oder sedierenden Applikationen (**Tab. 6.6**) sowie ergänzend mit Druckapplikationen (Gold- oder Silberkügelchen) vorgestellt.

In der Praxis ist die Lokalisation der Beschwerden im Leitbahnverlauf entscheidend für die Behandlung. Bei Kniebeschwerden im Bereich von Ma 34 und Ma 35 bzw. von Mi 9 und Mi 10 wird beispielsweise dieser Abschnitt tonisierend oder sedierend behandelt. Die Applikation ist jeweils von der Diagnostik anhand der 8 Leitkriterien abhängig. Zur Unterstützung des Meridian-Tapings wird das Tape in der Farbe des zugehörigen Elements genutzt (z. B. bei der Behandlung der Magen- oder Milzleitbahn ein gelbes Tape).

8.2 Lungenleitbahn

Die Lungenleitbahn zählt zum Element Metall und ist eine Yin-Leitbahn (**Abb. 8.1**). Sie steht über die Yin-Yang-Kopplung mit der Dickdarmleitbahn und über die Oben-Unten-Kopplung mit der Milzleitbahn in Verbindung.

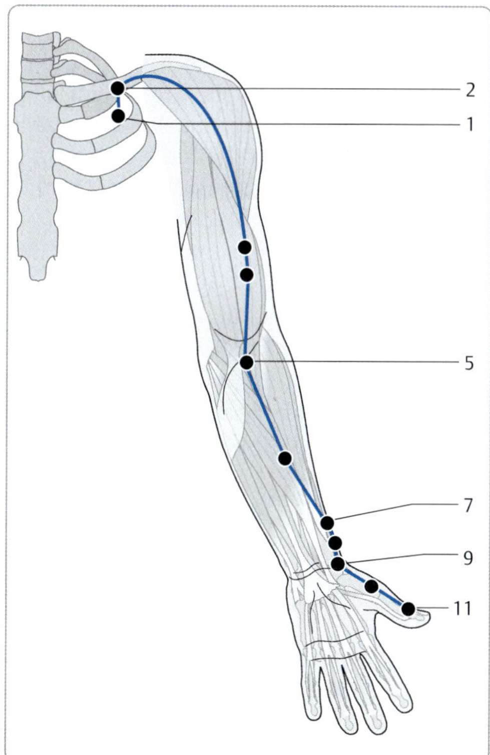

Abb. 8.1 Lungenleitbahn. (Fleckenstein J, Trinczek K. QuickStart Akupunktur. Stuttgart: Karl F. Haug; 2011)

Die 5 antiken Punkte sind Lu 11 (Holz), Lu 10 (Feuer), Lu 9 (Erde), Lu 8 (Metall) und Lu 5 (Wasser). Weitere wichtige Punkte sind Lu 1 (Mu-Alarmpunkt der Lunge), Lu 6 (Xi-Punkt), Lu 7 (Luo-Punkt) und Lu 9 (Yuan-Punkt).

8.2.1 Häufige Disharmoniemuster im Verlauf der Lungenleitbahn

Die Lungenleitbahn kann in ihrem Verlauf unterschiedliche Disharmoniemuster aufweisen. Diese sind in **Tab. 8.1** dargestellt.

Tab. 8.1 Disharmoniemuster im Verlauf der Lungenleitbahn.

Akupunkturpunkt	mögliche Disharmoniemuster
Lu 1 (Mu-Alarmpunkt)	ventrales Schulter-Arm-Syndrom
Lu 2	Schmerzen unterhalb der Klavikula
Lu 3, Lu 4	Oberarmbeschwerden
Lu 5 (Wasser)	radiale Epikondylopathie (Epicondylitis humeri radialis)
Lu 6 (Xi-Punkt)	radiale Unterarmbeschwerden
Lu 7 (Luo-Punkt), Lu 8 (Metall), Lu 9 (Yuan-Punkt, Erde)	radiale Handgelenkschmerzen
Lu 10 (Feuer)	Schmerzen im Daumengrundgelenk
Lu 11 (Holz)	Daumenbeschwerden

8.2.2 Tonisierende Applikation auf der Lungenleitbahn

Tonisierendes Tape im Verlauf der Lungenleitbahn

Die tonisierende Applikation auf der Lungenleitbahn erfolgt mithilfe der Ligamenttechnik in Richtung der Leitbahn. Hierzu wird das Tape mit maximalem Zug bzw. mitunter auch mit halbem Zug (50 %) im Verlauf der Leitbahn auf die Haut geklebt, d. h. von Lu 1 bis Lu 11.

Die Leitbahn wird tonisiert, wenn Leere-Zustände im Funktionskreis Lunge und Dickdarm oder in der Leitbahn selbst vorliegen. Hierzu zählen z. B. die chronische Bronchitis oder chronische Handgelenkschmerzen. Oftmals genügt es, nur den Teil der Leitbahn zu tapen, auf dem der therapeutische Schwerpunkt liegt.

Es wird ein schwarzes Tape verwendet, da die Lunge zum Element Metall gehört. Alternativ kann ein rotes Tape verwendet werden, da es sich um eine tonisierende Anlage handelt und der Farbe Rot eine tonisierende Wirkung zugeschrieben wird.

Tapeapplikation:

- In der Regel hat ein Tape eine Breite von ca. 5 cm und ist somit zu breit, um exakt auf eine Leitbahn geklebt zu werden. Es bilden sich dann häufig Falten. Daher wird das Tape zunächst in der Mitte geteilt, sodass man einen schmalen Tapestreifen mit einer Breite von ca. 2,5 cm erhält.
- Es wird ein Tape entlang des gesamten Verlaufs der Lungenleitbahn abgemessen. Beim Zuschneiden ist darauf zu achten, dass das Tape ein wenig kürzer geschnitten werden muss, da es mithilfe der Ligamenttechnik appliziert wird. Die Ecken werden abgerundet.
- Die Haut wird dort gereinigt, wo das Tape aufgeklebt werden soll.
- Der Akupunkturpunkt Lu 1 wird lokalisiert. Er befindet sich 6 cun bzw. 2 × 4 Finger breit oder ca. 20 cm seitlich der Mittellinie und 1 cun bzw. 1 Daumen breit oder ca. 3 cm unterhalb der Klavikula.

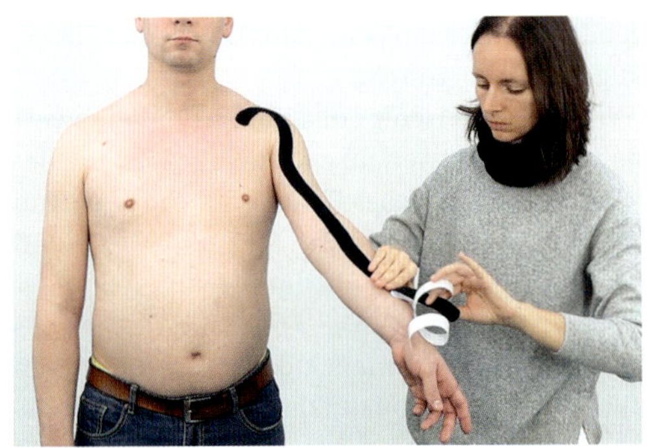

Abb. 8.2 Anlage des I-Tapes im Leitbahnverlauf.

- Die Schulter des Patienten wird in Retraktion gebracht. Die Folie wird an der Basis des Tapes eingerissen und vollständig entfernt. Die Basis des Tapes wird auf Lu 1 und anschließend auf Lu 2 geklebt. Man streicht einige Male über das Tape, um es zu fixieren.
- Dann wird der Arm des Patienten in Außenrotation und Retroversion, das Ellenbogengelenk in Extension gebracht. Das Tape wird mit Zug auf Lu 3 bis Lu 6 geklebt (**Abb. 8.2**).
- Das Handgelenk des Patienten wird nun in Ulnarabduktion gebracht, und das Tape wird weiter auf Lu 6 und Lu 7 geklebt.
- Das Handgelenk und der Daumen des Patienten werden in eine maximale schmerzfreie Extension gebracht. Das Tape wird mit Zug weiter auf Lu 8 bis Lu 11 geklebt. Das Ende des Tapes lässt man ohne Zug auslaufen.
- Man streicht einige Male über das Tape, um es zu fixieren.
- Das Tape ist nun fertig und kann erfahrungsgemäß etwa 7 Tage auf der Haut verbleiben.

Tonisierendes Tape im Verlauf der Lungenleitbahn zur Behandlung chronischer Handgelenkschmerzen

Video 8.1

In dem dargestellten Beispiel handelt es sich um chronische radialseitig gelegene Handgelenkschmerzen im Bereich von Lu 7.

Lu 7 ist der Luo-Punkt der Lungenleitbahn. Mit einer Tonisierung von Lu 7 kann ein ausgleichender Effekt bei Erkrankungen der Lunge, z. B.

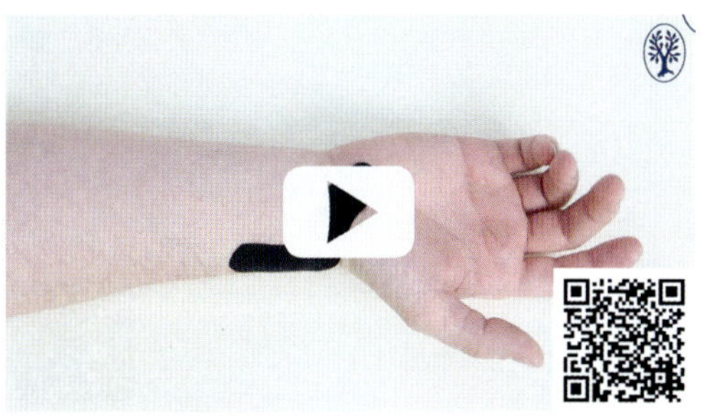

Video 8.1 Anlage eines tonisierenden Tapes im Verlauf der Lungenleitbahn zur Behandlung chronischer Handgelenkschmerzen.

chronischer Bronchitis und COPD, sowie bei Erkrankungen im Verlauf der Leitbahn, z. B. bei Schmerzen der Klavikula oder des Ellenbogens, erreicht werden.

Dieser Akupunkturpunkt wird über ein elastisches Tape sowie über ein Goldkügelchen tonisiert.

Druck- und Tapeapplikation:

- Ein I-Tape wird von Lu 7 bis Lu 8 abgemessen:
  - Lu 7 liegt auf dem Processus styloideus radii und kann mit dem sog. Tigermundgriff ertastet werden (Kap. 6.2.2).
  - Lu 8 befindet sich 1 cun bzw. 1 Daumen breit oder ca. 2–3 cm distal von Lu 9.
- Das Tape wird zugeschnitten und in der Mitte geteilt (bei kurzen Tapeverläufen ist ein Teilen nicht unbedingt erforderlich). Beim Zuschneiden ist darauf zu achten, dass das Tape für die Ligamenttechnik etwas kürzer geschnitten wird. Die Ecken werden abgerundet.
- Die Haut wird dort gereinigt, wo das Tape aufgeklebt werden soll.
- Zunächst wird ein Goldkügelchen auf Lu 7 geklebt.
- Die Folie wird an der Basis des Tapes eingerissen und vollständig abgezogen.
- Die Basis des Tapes wird proximal vor Lu 7 auf die Haut geklebt.
- Das Handgelenk des Patienten wird in Ulnarabduktion gebracht. Das Tape wird mit maximalem Zug auf die Haut über Lu 7 geklebt.
- Dann wird das Handgelenk des Patienten in eine schmerzfreie Extension gebracht, und das Tape wird weiter mit Zug auf die Haut über Lu 8 geklebt. Das Ende lässt man ohne Spannung auslaufen.
- Man streicht einige Male über das Tape, um es zu fixieren.
- Das Tape ist nun fertig und sollte erfahrungsgemäß nur etwa 2–3 Tage auf der Haut bleiben, da sich ansonsten durch das Kügelchen Druckstellen bilden können.

8.2.3 Sedierende Applikation auf der Lungenleitbahn

Sedierendes Tape im Verlauf der Lungenleitbahn

Video 8.2

Die sedierende Applikation auf der Lungenleitbahn erfolgt mithilfe der Muskeltechnik entgegen der Leitbahn, d. h. von Lu 11 bis Lu 1.

Die Leitbahn wird sediert, wenn Fülle-Zustände im Funktionskreis Lunge und Dickdarm oder in der Leitbahn selbst vorliegen. Hierzu gehören z. B. eine akute Bronchitis oder akute Handgelenkschmerzen. Oftmals genügt es, nur den Teil der Leitbahn zu tapen, auf dem der therapeutische Schwerpunkt liegt.

Es wird ein schwarzes Tape verwendet, da die Lunge zum Element Metall gehört. Alternativ kann ein blaues Tape verwendet werden, da es sich um eine sedierende Anlage handelt und der Farbe Blau eine sedierende Wirkung zugeschrieben wird.

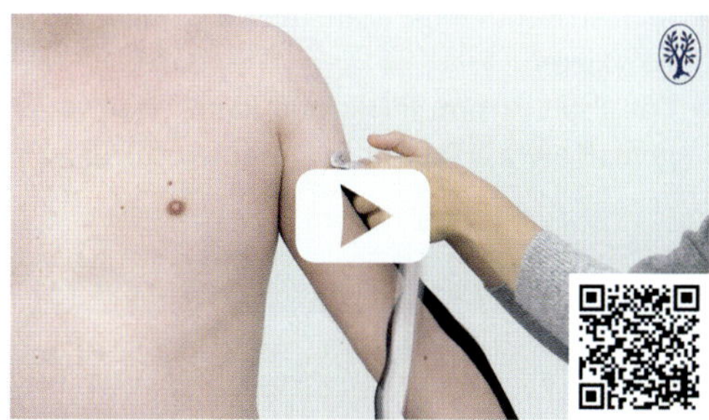

Video 8.2 Anlage eines sedierenden Tapes im Verlauf der Lungenleitbahn.

Tapeapplikation:

- Das Tape wird zunächst in der Mitte geteilt, sodass man einen schmalen Tapestreifen mit einer Breite von ca. 2,5 cm erhält.
- Es wird ein Tape entlang der Lungenleitbahn abgemessen und zugeschnitten. Beim Zuschneiden des Tapes ist darauf zu achten, dass es in Länge des Leitbahnverlaufs abgemessen werden muss, da es mithilfe der Muskeltechnik appliziert wird. Die Ecken werden abgerundet.
- Die Haut wird dort gereinigt, wo das Tape aufgeklebt werden soll.
- Zunächst wird der Akupunkturpunkt Lu 11 lokalisiert. Er befindet sich am radialen Nagelwinkel des Daumens.
- Die Folie des Tapes wird an der Basis eingerissen und vollständig entfernt. Die Basis des Tapes wird auf Lu 11 geklebt. Man streicht einige Male über das Tape, um es zu fixieren.
- Das Handgelenk und der Daumen des Patienten werden in eine maximale schmerzfreie Extension gebracht. Das Tape wird ohne Zug auf Lu 10 bis Lu 8 geklebt.
- Das Handgelenk wird dann in Ulnarabduktion gebracht. Das Tape wird weiter auf Lu 7 geklebt.
- Der Arm wird in eine Außenrotation und Retroversion, das Ellenbogengelenk in eine Extension gebracht. Das Tape wird nun ohne Zug auf Lu 6 bis Lu 3 geklebt.
- Anschließend wird die Schulter in Retraktion gebracht, und das Tape wird auf Lu 2 und Lu 1 geklebt. Das Ende des Tapes lässt man ohne Zug auslaufen.
- Man streicht einige Male über das Tape, um es zu fixieren.
- Das Tape ist nun fertig und kann erfahrungsgemäß etwa 7 Tage auf der Haut verbleiben.

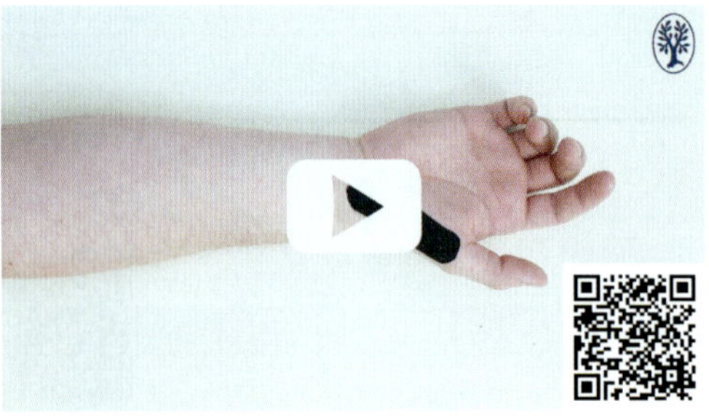

Video 8.3 Anlage eines sedierenden Tapes im Verlauf der Lungenleitbahn zur Behandlung akuter Schmerzen im Daumengrundgelenk.

Sedierendes Tape im Verlauf der Lungenleitbahn zur Behandlung akuter Schmerzen im Daumengrundgelenk

Video 8.3

Im folgenden Beispiel wird die Behandlung von Schmerzen im Daumengrundgelenk im Bereich von Lu 10 mit einer sedierenden Tapeapplikation beschrieben. Lu 10 wird mithilfe eines elastischen Tapes und eines Silberkügelchens sediert.

Lu 10 ist der Feuer-Punkt der Lungenleitbahn. Mit einer Sedierung von Lu 10 kann ein ausgleichender Effekt bei akuten Erkrankungen der Atemwege, z. B. bei akuter Bronchitis oder allergischer Rhinitis, sowie bei Erkrankungen im Verlauf der Leitbahn, z. B. bei akuten Handgelenkschmerzen, erreicht werden.

Druck- und Tapeapplikation:

- Es wird ein Tape von Lu 10 bis Lu 9 abgemessen:
  - Lu 10 befindet sich in der Mitte des Os metacarpale I. Der Punkt ist leichter zu finden, wenn man mit dem Finger über den Knochen gleitet. Hat der Patient Beschwerden, ist der Punkt häufig druckdolent.
  - Lu 9 befindet sich auf der Seite des Daumens an der Handgelenksbeugefalte.
- Das Tape wird zugeschnitten und in der Mitte geteilt. Beim Zuschneiden des Tapes ist darauf zu achten, dass es in Länge des Leitbahnverlaufs abgemessen werden muss, da es mithilfe

der Muskeltechnik appliziert wird. Die Ecken werden abgerundet.

- Die Haut wird dort gereinigt, wo das Tape aufgeklebt werden soll.
- Es wird ein Silberkügelchen auf Lu 10 geklebt.
- Die Folie des Tapes wird an der Basis eingerissen und vollständig entfernt. Die Basis des Tapes wird distal vor Lu 10 auf die Haut geklebt.
- Der Daumen des Patienten wird in eine schmerzfreie Extension gebracht. Das Tape wird ohne Zug auf die Haut über Lu 10 und Lu 9 geklebt. Das Ende lässt man ohne Spannung auslaufen.
- Man streicht einige Male über das Tape, um es zu fixieren.
- Das Tape ist nun fertig und sollte erfahrungsgemäß nur etwa 2–3 Tage auf der Haut bleiben, da sich ansonsten durch das Kügelchen Druckstellen bilden können.

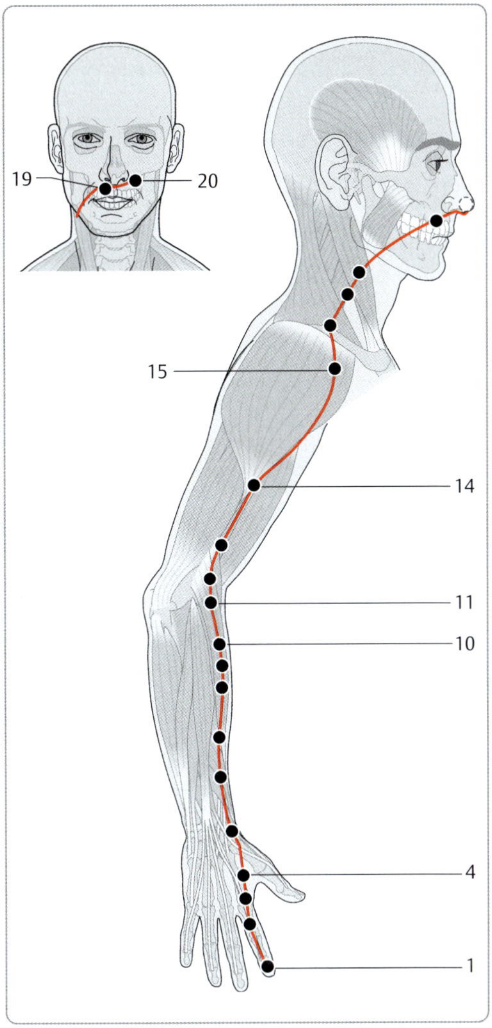

Abb. 8.3 Dickdarmleitbahn. (Fleckenstein J, Trinczek K. QuickStart Akupunktur. Stuttgart: Karl F. Haug; 2011)

8.3 Dickdarmleitbahn

Die Dickdarmleitbahn zählt zum Element Metall und ist eine Yang-Leitbahn (**Abb. 8.3**). Sie steht über die Yin-Yang-Kopplung mit der Lungenleitbahn und über die Oben-Unten-Kopplung mit der Magenleitbahn in Verbindung.

Die 5 antiken Punkte sind Di 1 (Metall) und Di 2 (Wasser), Di 3 (Holz), Di 5 (Feuer) und Di 11 (Erde). Weitere wichtige Punkte sind Ma 25 (Mu-Alarmpunkt des Dickdarms), Di 7 (Xi-Punkt), Di 6 (Luo-Punkt) und Di 4 (Yuan-Punkt).

8.3.1 Häufige Disharmoniemuster im Verlauf der Dickdarmleitbahn

Die Dickdarmleitbahn kann in ihrem Verlauf unterschiedliche Disharmoniemuster aufweisen. Diese sind in **Tab. 8.2** dargestellt.

Tab. 8.2 Disharmoniemuster im Verlauf der Dickdarmleitbahn.

Akupunkturpunkt	mögliche Disharmoniemuster
Di 1 (Metall)	Fingerschmerzen (Zeigefinger)
Di 2 (Wasser), Di 3 (Holz)	Schmerzen im Grundgelenk des Zeigefingers
Di 4 (Yuan-Punkt)	Schmerzen im Daumengrundgelenk
Di 5 (Feuer), Di 6 (Luo-Punkt)	radiale Handgelenkschmerzen
Di 7 (Xi-Punkt), Di 8	Unterarmschmerzen
Di 9	Funktionsstörungen des Ellenbogens
Di 10, Di 11 (Erde)	Epicondylitis humeri radialis
Di 12, Di 13	Funktionsstörungen des Ellenbogens
Di 14	Schmerzen in Schulter und Oberarm
Di 15, Di 16	Schulterbeschwerden
Di 17, Di 18	Halsbeschwerden
Di 19, Di 20	Fazialisparese

8.3.2 Tonisierende Applikation auf der Dickdarmleitbahn

Tonisierendes Tape im Verlauf der Dickdarmleitbahn

Die tonisierende Applikation auf der Dickdarmleitbahn erfolgt mithilfe der Ligamenttechnik in Richtung der Leitbahn. Hierzu wird das Tape mit maximalem Zug bzw. mitunter auch mit halbem Zug (50 %) im Verlauf der Leitbahn auf die Haut geklebt, d. h. von Di 1 bis Di 20.

Die Leitbahn wird tonisiert, wenn Leere-Zustände im Funktionskreis Lunge und Dickdarm oder in der Leitbahn selbst vorliegen. Hierzu zählen z. B. chronische Verstopfung, chronische Nasennebenhöhlenentzündung oder eine chronische Epicondylitis humeri radialis. Oftmals genügt es, nur den Teil der Leitbahn zu tapen, auf dem der therapeutische Schwerpunkt liegt.

Es wird ein schwarzes Tape verwendet, da der Dickdarm zum Element Metall gehört. Alternativ kann ein rotes Tape verwendet werden, da es sich um eine tonisierende Anlage handelt und der Farbe Rot eine tonisierende Wirkung zugeschrieben wird.

Es wird ein Tape von Di 1 bis Di 18 abgemessen und zugeschnitten. Für Di 19 und Di 20 werden Gittertapes verwendet, da diese von den Patienten im Gesicht in der Regel besser toleriert werden.

Tapeapplikation:

- Das Tape wird zugeschnitten und in der Mitte geteilt (bei kurzen Tapeverläufen ist ein Teilen nicht unbedingt erforderlich). Beim Zuschneiden ist darauf zu achten, dass das Tape für die Ligamenttechnik etwas kürzer geschnitten wird. Die Ecken werden abgerundet.
- Die Haut wird dort gereinigt, wo das Tape aufgeklebt werden soll.
- Nun wird der Akupunkturpunkt Di 1 lokalisiert. Er befindet sich am radialen Nagelwinkel des Zeigefingers.
- Die Folie wird an der Basis des Tapes eingerissen und vollständig abgezogen.
- Die Basis des Tapes wird auf die Haut über Di 1 geklebt. Man streicht einige Male darüber, um das Tape zu fixieren.
- Die Finger des Patienten werden in Extension, der Daumen in Opposition und das Handgelenk in Ulnarabduktion gebracht. Das Tape wird mit Zug auf Di 2 bis Di 5 geklebt.

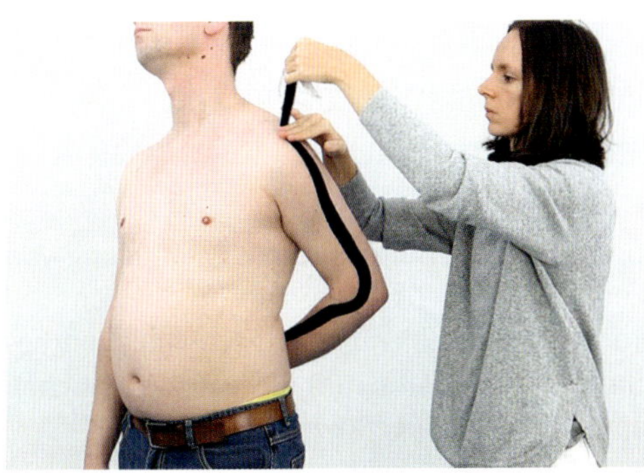

Abb. 8.4 Anlage des I-Tapes im Leitbahnverlauf.

- Das Handgelenk des Patienten wird in Flexion, der Unterarm in Pronation gebracht. In dieser Position wird das Tape mit Zug auf Di 6 bis Di 11 geklebt.
- Der Arm des Patienten wird nun hinter dessen Rücken positioniert. Das Tape wird weiter auf Di 12 bis Di 15 geklebt (**Abb. 8.4**).
- Der Kopf des Patienten wird in eine Lateralflexion, Rotation und Reklination gebracht. In dieser Position wird das Tape weiter auf Di 16 bis Di 18 geklebt. Schließlich lässt man das Tape ohne Zug auslaufen.
- Man streicht einige Male über das Tape, um es zu fixieren.
- Di 19 befindet sich unterhalb der Nase, Di 20 am Nasenflügel. Um passende Gittertapes zu erhalten, werden diese einfach in der Mitte durchgeschnitten und dann von der Folie gelöst. Jeweils ein Gittertape wird auf Di 19 und Di 20 geklebt.
- Das Tape ist nun fertig und kann erfahrungsgemäß etwa 7 Tage auf der Haut verbleiben.

Tonisierendes Tape im Verlauf der Dickdarmleitbahn zur Behandlung einer chronischen Epicondylitis humeri radialis

Im folgenden Beispiel wird die Behandlung einer chronischen Epicondylitis humeri radialis im Bereich von Di 11 mit einer tonisierenden Tapeapplikation beschrieben. Dieser Punkt wird mithilfe eines elastischen Tapes und eines Goldkügelchens tonisiert.

Druck- und Tapeapplikation:

- Es wird ein Tape mit einer Breite von 2,5 cm abgemessen und zugeschnitten.
- Die Haut wird dort gereinigt, wo das Tape aufgeklebt werden soll.
- Ein Goldkügelchen wird auf Di 11 appliziert.
- Das Ellenbogengelenk wird in Extension, das Handgelenk in Flexion und Pronation gebracht, und die Basis des Tapes wird ohne Zug distal von Di 11 appliziert.
- Das Tape wird mit maximalem Zug über Di 11 (in Richtung Di 12) geklebt.
- Das Ende lässt man ohne Spannung auslaufen.
- Man streicht einige Male über das Tape, um es zu fixieren.
- Das Tape ist nun fertig und sollte erfahrungsgemäß nur etwa 2–3 Tage auf der Haut bleiben, da sich ansonsten durch das Kügelchen Druckstellen bilden können.

8.3.3 Sedierende Applikation auf der Dickdarmleitbahn

Sedierendes Tape im Verlauf der Dickdarmleitbahn

Die sedierende Applikation auf der Dickdarmleitbahn erfolgt mithilfe der Muskeltechnik. Hierzu wird das Tape entgegen dem Verlauf der Leitbahn ohne Zug auf die Haut geklebt, d. h. von Di 20 bis Di 1.

Die Leitbahn wird sediert, wenn sog. Fülle-Zustände im Funktionskreis Lunge und Dickdarm oder in der Leitbahn selbst vorliegen. Hierzu zählen z. B. eine akute Epicondylitis humeri radialis, akute Verdauungsstörungen oder die allergische Rhinitis. Oftmals genügt es, nur den Teil der Leitbahn zu tapen, auf dem der therapeutische Schwerpunkt liegt.

Es wird ein schwarzes Tape verwendet, da der Dickdarm zum Element Metall gehört. Alternativ kann ein blaues Tape verwendet werden, da es sich um eine sedierende Anlage handelt und der Farbe Blau eine sedierende Wirkung zugeschrieben wird.

Es wird ein Tape von Di 18 bis Di 1 abgemessen und zugeschnitten. Für Di 19 und Di 20 werden Gittertapes verwendet, da diese von den Patienten im Gesicht in der Regel besser toleriert werden.

Tapeapplikation:

- Das Tape wird zugeschnitten und in der Mitte geteilt (bei kurzen Tapeverläufen ist ein Teilen nicht unbedingt erforderlich). Beim Zuschneiden des Tapes ist darauf zu achten, dass es in Länge des Leitbahnverlaufs abgemessen werden muss, da es mithilfe der Muskeltechnik appliziert wird. Die Ecken werden abgerundet.
- Die Haut wird dort gereinigt, wo das Tape aufgeklebt werden soll.
- Zunächst werden 2 Gittertapes zugeschnitten (Gittertape halbieren) und auf Di 19 und Di 20 geklebt. Di 19 befindet sich unterhalb der Nase, Di 20 am Nasenflügel.
- Anschließend wird Di 18 lokalisiert. Er befindet sich auf Höhe des Kehlkopfes zwischen den Köpfen des M. sternocleidomastoideus.
- Die Folie des Tapes wird an der Basis eingerissen und vollständig entfernt. Die Basis des Tapes wird proximal von Di 18 auf die Haut geklebt. Man streicht einige Male darüber, um sie zu fixieren.
- Danach bringt man den Kopf des Patienten in eine Lateralflexion, Rotation und Reklination. Das Tape wird ohne Zug bis Di 16 aufgeklebt.
- Der Arm des Patienten wird hinter seinen Rücken gebracht. Das Tape wird weiter auf Di 15 bis Di 12 geklebt.
- Das Ellenbogengelenk wird in Extension, das Handgelenk in Flexion, der Unterarm in Pronation gebracht. Das Tape wird in dieser Position auf Di 11 bis Di 6 appliziert.
- Anschließend werden die Finger in Extension, der Daumen in Opposition und das Handgelenk in eine Ulnarabduktion gebracht. Das Tape wird ohne Zug auf Di 5 bis Di 1 geklebt. Das Tape lässt man ohne Zug auslaufen.
- Man streicht einige Male über das Tape, um es zu fixieren.
- Das Tape ist nun fertig und kann erfahrungsgemäß etwa 7 Tage auf der Haut verbleiben.

Sedierendes Tape im Verlauf der Dickdarmleitbahn zur Behandlung akuter Handgelenkschmerzen

Im folgenden Beispiel wird die Behandlung von akuten Handgelenkschmerzen im Bereich von Di 5 mit einer sedierenden Tapeapplikation beschrieben. Di 5 wird mithilfe eines elastischen Tapes und eines Silberkügelchens sediert.

Druck- und Tapeapplikation:

- Ein Tape mit einer Breite von 2,5 cm wird abgemessen und zugeschnitten.
- Die Haut wird dort gereinigt, wo das Tape aufgeklebt werden soll.
- Ein Silberkügelchen wird auf Di 5 appliziert.
- Die Basis des Tapes wird ohne Zug proximal von Di 5 appliziert.
- Während der Ulnarabduktion des Handgelenks und der Daumenopposition wird das Tape ohne Zug über Di 5 nach distal in Richtung Di 4 geklebt.
- Das Ende lässt man ohne Spannung auslaufen.
- Man streicht einige Male über das Tape, um es zu fixieren.
- Das Tape ist nun fertig und sollte erfahrungsgemäß nur etwa 2–3 Tage auf der Haut bleiben, da sich ansonsten durch das Kügelchen Druckstellen bilden können.

8.4 Magenleitbahn

Die Magenleitbahn zählt zum Element Erde und ist eine Yang-Leitbahn (**Abb. 8.5**). Sie steht über die Yin-Yang-Kopplung mit der Milzleitbahn und über die Oben-Unten-Kopplung mit der Dickdarmleitbahn in Verbindung.

Die 5 antiken Punkte sind Ma 45 (Metall) und Ma 44 (Wasser), Ma 43 (Holz), Ma 41 (Feuer) und Ma 36 (Erde). Weitere wichtige Punkte sind Ren 12 (Mu-Alarmpunkt des Magens), Ma 34 (Xi-Punkt), Ma 40 (Luo-Punkt) und Ma 42 (Yuan-Punkt).

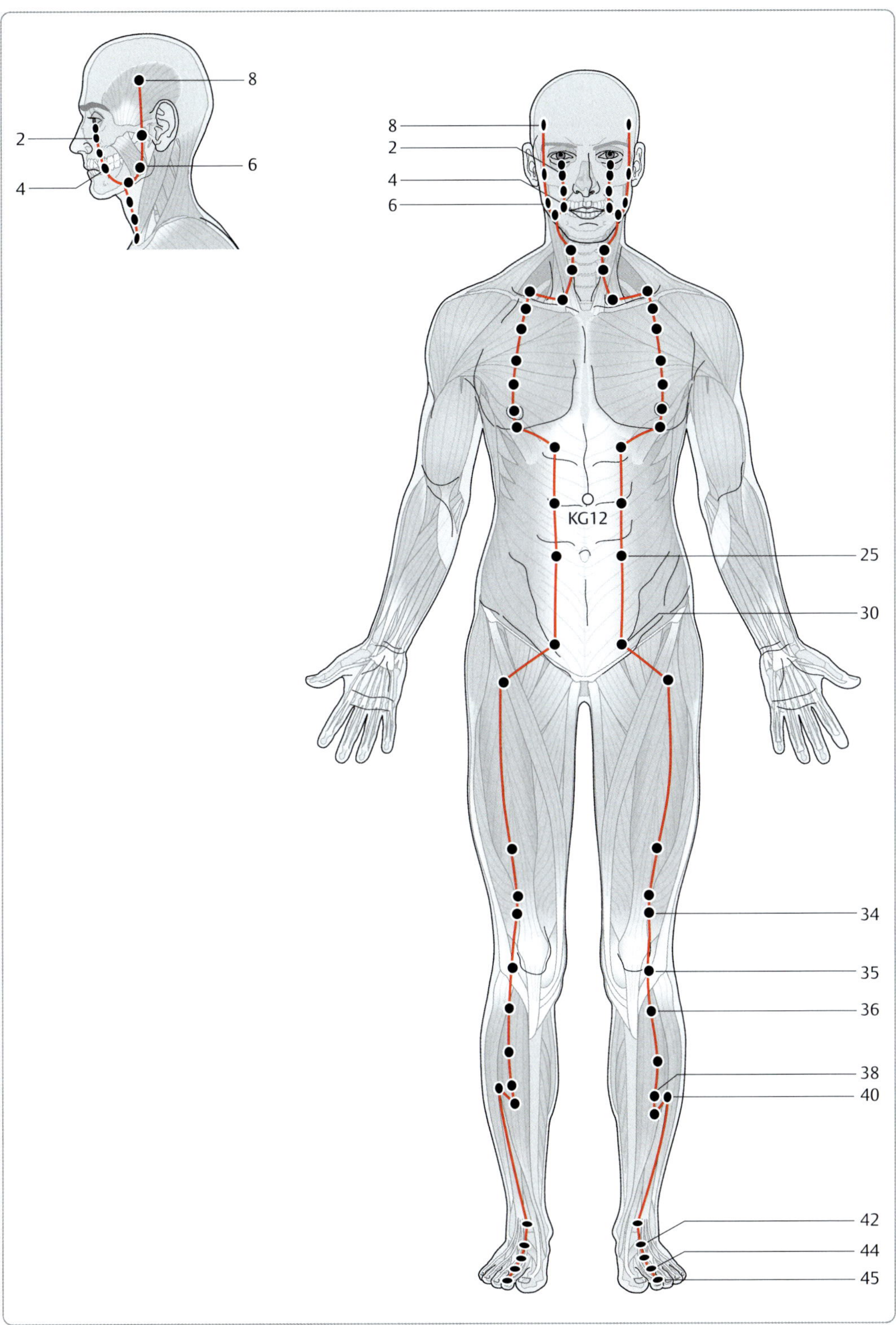

Abb. 8.5 Magenleitbahn. (Fleckenstein J, Trinczek K. QuickStart Akupunktur. Stuttgart: Karl F. Haug; 2011)

8.4.1 Häufige Disharmoniemuster im Verlauf der Magenleitbahn

Die Magenleitbahn kann in ihrem Verlauf unterschiedliche Disharmoniemuster aufweisen. Diese sind in **Tab. 8.3** dargestellt.

8.4.2 Tonisierende Applikation auf der Magenleitbahn

Tonisierendes Tape im Verlauf der Magenleitbahn

Die tonisierende Applikation auf der Magenleitbahn erfolgt mithilfe der Ligamenttechnik in Richtung der Leitbahn.

Tab. 8.3 Disharmoniemuster im Verlauf der Magenleitbahn.

Akupunkturpunkt	mögliche Disharmoniemuster
Ma 1, Ma 2	Augenerkrankungen, Fazialisparese
Ma 3, Ma 4, Ma 5, Ma 6	Fazialisparese
Ma 7	Ohrenerkrankungen, Kiefersperre
Ma 8	Kopfschmerzen
Ma 9, Ma 10, Ma 11	Bewegungseinschränkungen des Halses
Ma 12, Ma 13	Schulter-Hals-Beschwerden
Ma 14, Ma 15	Rippenschmerzen
Ma 16	Brust- und Rippenbeschwerden
Ma 17	keine Behandlung (Brustwarze)
Ma 18, Ma 19	Brust- und Rippenbeschwerden
Ma 20, Ma 21, Ma 22, Ma 23, Ma 24, Ma 25, Ma 26, Ma 27	Beschwerden der Bauchmuskulatur
Ma 28, Ma 29, Ma 30	Beschwerden der unteren Bauchmuskulatur
Ma 31, Ma 32, Ma 33	laterale Oberschenkelschmerzen
Ma 34 (Xi-Punkt), Ma 35, Ma 36 (Erde)	laterale Knieschmerzen
Ma 37, Ma 38, Ma 39, Ma 40 (Luo-Punkt)	laterale Unterschenkelbeschwerden
Ma 41 (Feuer)	Schmerzen im Sprunggelenk
Ma 42 (Yuan-Punkt), Ma 43 (Holz), Ma 44 (Wasser)	dorsale Fußbeschwerden
Ma 45 (Metall)	Zehenbeschwerden (2. Zeh)

Tapeapplikation:

- Zunächst misst man das Tape ab und schneidet es zu.
- Da Ma 1 am unteren Orbitarand liegt, wird mit Ma 2 begonnen. Die Basis des Tapes wird ohne Spannung auf Ma 2 appliziert.
- Das Tape wird von Ma 2 bis Ma 8 mithilfe des Hautvorschubs aufgebracht.

Praxistipp

Der Punkt Ma 8 kann aufgrund des Haarwuchses in diesem Bereich mit einem Gittertape oder einem Klebekügelchen versehen werden. Alle Akupunkturpunkte im Gesicht (Ma 2–Ma 8) können auch mithilfe von Gittertapes behandelt werden.

- Durch den größeren Abstand zwischen Ma 8 und Ma 9 wird das Tape erst ab dem Akupunkturpunkt Ma 9 weiter appliziert. Der Bereich zwischen den beiden Punkten bleibt aufgrund der anatomischen Gegebenheiten frei.
- Der Kopf wird in die Lateralflexion, Rotation und Reklination gebracht, und das Tape wird weiter über Ma 9 bis Ma 11 appliziert.

Praxistipp

Bei einem Tape auf der rechten Körperseite entspricht dies einer Lateralflexion, Rotation und Reklination des Kopfes auf die kontralaterale Seite.

- Während der Retraktion der Schulter wird das Tape weiter über Ma 11 bis Ma 12 appliziert.
- Das Tape wird von Ma 12 bis Ma 18 mithilfe der Einatmung des Patienten und ggf. einer Hyperextension der Wirbelsäule appliziert.
- Der Punkt Ma 17 wird nicht getapt, da sich hier die Brustwarze befindet. Das Tape endet somit bei Ma 16 und wird ab Ma 18 weiterführend geklebt.
- Der Hautvorschub durch den Therapeuten kann die Dehnung des Gewebes zusätzlich unterstützen. Dies ist v. a. sinnvoll, wenn der Patient nicht in der Lage sein sollte, aktiv oder passiv eine Hyperextension einzunehmen.
- Das Tape wird von Ma 19 bis Ma 30 mithilfe der Bauchatmung (der Patient soll tief in den Bauch einatmen) und ggf. einer Hyperextension der LWS appliziert.

Praxistipp

Die Applikation des Tapes im Bereich des Abdomens kann erleichtert werden, indem eine Nackenrolle unter die LWS gelegt wird. Dies ermöglicht eine kurzzeitige passive Hyperextension der LWS.

- Während einer Retroversion des Beins wird das Tape weiter über Ma 30 bis Ma 34 appliziert.
- Das Knie wird in Flexion gebracht, und das Tape wird weiter über Ma 35 bis Ma 40 appliziert.
- Bei Plantarflexion des Fußes und der Zehen wird das Tape weiter über Ma 41 bis Ma 45 aufgebracht. Das Tape lässt man ohne Zug auslaufen.
- Man streicht einige Male über das Tape, um es zu fixieren.
- Das Tape ist nun fertig und kann erfahrungsgemäß etwa 7 Tage auf der Haut verbleiben.

Tonisierendes Tape im Verlauf der Magenleitbahn zur Behandlung chronischer Magen-Darm-Beschwerden

Im folgenden Beispiel wird die Behandlung von chronischen Magen-Darm-Beschwerden im Bereich von Ma 24, Ma 25 und Ma 26 mit einer tonisierenden Tapeapplikation beschrieben. Diese Punkte werden mithilfe eines elastischen Tapes und eines Goldkügelchens tonisiert.

In diesem Beispiel wird das Kügelchen auf Ma 25 appliziert, da es sich um den Mu-Alarmpunkt des Dickdarms handelt. Bei chronischen Erkrankungen kann dieser tonisiert werden. Um keine zu starke Reaktion zu bewirken, wird bei den Punkten Ma 24 und Ma 26 auf die Kügelchen verzichtet.

Druck- und Tapeapplikation:

- Das Tape mit einer Breite von 2,5 cm wird abgemessen und zugeschnitten.
- Ein Goldkügelchen wird auf Ma 25 appliziert.
- Die Basis des Tapes wird ohne Spannung vor Ma 24 appliziert.
- Das Tape wird von Ma 24 bis Ma 26 mithilfe der Bauchatmung und ggf. einer Hyperextension der LWS über die Ligamenttechnik appliziert.
- Das Ende lässt man ohne Spannung auslaufen.
- Man streicht einige Male über das Tape, um es zu fixieren.
- Das Tape ist nun fertig und sollte erfahrungsgemäß nur etwa 2–3 Tage auf der Haut bleiben, da sich ansonsten durch das Kügelchen Druckstellen bilden können.

8.4.3 Sedierende Applikation auf der Magenleitbahn

Sedierendes Tape im Verlauf der Magenleitbahn

Die sedierende Applikation auf der Magenleitbahn erfolgt mithilfe der Muskeltechnik entgegen der Leitbahn.

Tapeapplikation:

- Zunächst misst man das Tape ab und schneidet es zu.
- Dann wird die Basis des Tapes ohne Spannung auf Ma 45 appliziert.
- Während der Plantarflexion des Fußes und der Zehen wird das Tape weiter über Ma 44 bis Ma 41 appliziert.
- Das Knie des Patienten wird in Flexion gebracht, und das Tape wird weiter über Ma 40 bis Ma 35 geklebt.
- Nun erfolgt eine Retroversion des Beins, und das Tape wird weiter über Ma 34 bis Ma 30 appliziert.
- Das Tape wird von Ma 30 bis Ma 18 mithilfe der Bauchatmung und ggf. einer Hyperextension der Wirbelsäule appliziert.
- Der Punkt Ma 17 wird nicht getapt, da sich hier die Brustwarze befindet. Das Tape endet somit bei Ma 18 und wird ab Ma 16 weiterführend geklebt.
- Das Tape wird von Ma 16 bis Ma 12 mithilfe der Einatmung und ggf. einer Hyperextension der Wirbelsäule aufgebracht.
- Bei Schulterretraktion wird das Tape weiter über Ma 12 bis Ma 11 appliziert.
- Mit dem Kopf in Lateralflexion, Rotation und Reklination wird das Tape weiter über Ma 11 bis Ma 9 geklebt.
- Durch den größeren Abstand zwischen Ma 8 und Ma 9 wird das Tape ab dem Punkt Ma 8 weiter appliziert. Das Tape wird von Ma 8 bis Ma 2 mithilfe des Hautvorschubs aufgeklebt.
- Die Basis des Tapes wird ohne Spannung auf Ma 2 geklebt. Da Ma 1 am unteren Orbitarand liegt, endet das Tape bei Ma 2.
- Man streicht einige Male über das Tape, um es zu fixieren.
- Das Tape ist nun fertig und kann erfahrungsgemäß etwa 7 Tage auf der Haut verbleiben.

Praxistipp

Auch bei diesem Tape können im Gesicht alternativ Gittertapes verwendet werden.

Sedierendes Tape im Verlauf der Magenleitbahn zur Behandlung akuter Knieschmerzen

Im folgenden Beispiel wird die Behandlung von akuten Knieschmerzen im Bereich von Ma 34 und Ma 35 mit einer sedierenden Tapeapplikation beschrieben. Beide Punkte werden mithilfe eines elastischen Tapes und eines Silberkügelchens sediert.

Druck- und Tapeapplikation:

- Das Tape mit einer Breite von 2,5 cm wird abgemessen und zugeschnitten.
- Je ein Silberkügelchen wird auf Ma 34 und Ma 35 appliziert.
- Die Basis des Tapes wird ohne Zug distal von Ma 35 auf die Haut geklebt.

- Während der schmerzfreien Flexion des Kniegelenks wird das Tape ohne Zug über Ma 35 und Ma 34 appliziert.
- Das Ende lässt man ohne Spannung auslaufen.
- Man streicht einige Male über das Tape, um es zu fixieren.
- Das Tape ist nun fertig und sollte erfahrungsgemäß nur etwa 2–3 Tage auf der Haut bleiben, da sich ansonsten durch die Kügelchen Druckstellen bilden können.

8.5 Milzleitbahn

Die Milzleitbahn zählt zum Element Erde und ist eine Yin-Leitbahn (**Abb. 8.6**). Sie steht über die Yin-Yang-Kopplung mit der Magenleitbahn und über die Oben-Unten-Kopplung mit der Lungenleitbahn in Verbindung.

Die 5 antiken Punkte sind Mi 1 (Holz), Mi 2 (Feuer) und Mi 3 (Erde), Mi 5 (Metall) und Mi 9 (Wasser). Weitere wichtige Punkte sind Le 13 (Mu-Alarmpunkt der Milz), Mi 8 (Xi-Punkt), Mi 4 (Luo-Punkt) und Mi 3 (Yuan-Punkt).

8.5.1 Häufige Disharmoniemuster im Verlauf der Milzleitbahn

Die Milzleitbahn kann in ihrem Verlauf unterschiedliche Disharmoniemuster aufweisen. Diese sind in **Tab. 8.4** dargestellt.

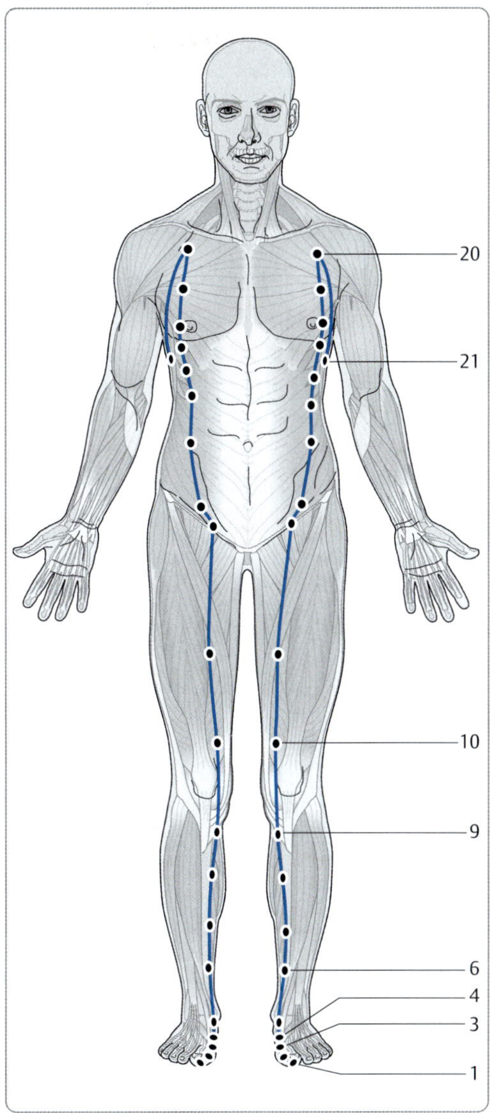

Abb. 8.6 Milzleitbahn. (Fleckenstein J, Trinczek K. Quick-Start Akupunktur. Stuttgart: Karl F. Haug; 2011)

8

Tab. 8.4 Disharmoniemuster im Verlauf der Milzleitbahn.

Akupunkturpunkt	mögliche Disharmoniemuster
Mi 1 (Holz)	Schmerzen in der Großzehe
Mi 2 (Feuer), Mi 3 (Erde, Yuan-Punkt)	Schmerzen im Großzehengrundgelenk
Mi 4 (Luo-Punkt)	mediale Mittelfußschmerzen
Mi 5 (Metall)	mediale Beschwerden am Knöchel
Mi 6, Mi 7, Mi 8 (Xi-Punkt)	mediale Unterschenkelschmerzen
Mi 9 (Wasser), Mi 10	mediale Knieschmerzen
Mi 11	mediale Oberschenkelschmerzen
Mi 12, Mi 13	Leistenbeschwerden
Mi 14, Mi 15, Mi 16	Beschwerden der seitlichen Bauchmuskulatur
Mi 17, Mi 18, Mi 19, Mi 20, Mi 21	Interkostalneuralgie, thorakale Beschwerden

8.5.2 Tonisierende Applikation auf der Milzleitbahn

Tonisierendes Tape im Verlauf der Milzleitbahn

Die tonisierende Applikation auf der Milzleitbahn erfolgt mithilfe der Ligamenttechnik in Richtung der Leitbahn.

Tapeapplikation:

- Zunächst misst man das Tape ab und schneidet es zu.
- Dann wird die Basis des Tapes ohne Spannung auf Mi 1 appliziert.
- Die Großzehe des Patienten wird nach lateral bewegt, im Anschluss daran wird das Tape von Mi 1 bis Mi 4 mithilfe des Hautvorschubs auf die Haut geklebt.
- Mit dem Fuß in Plantarflexion und schmerzfreier Pronation wird das Tape weiter über Mi 5 bis Mi 6 aufgebracht.
- Das Tape wird von Mi 6 bis Mi 9 mithilfe des Hautvorschubs appliziert.
- Das Knie wird in Flexion gebracht, und das Tape wird weiter über Mi 9 bis Mi 11 appliziert.
- Bei Retroversion des Beins wird das Tape von Mi 11 bis Mi 13 auf die Haut geklebt.
- Das Tape wird von Mi 13 bis Mi 16 mithilfe der Bauchatmung und ggf. einer Hyperextension der LWS appliziert.

Praxistipp

Die Applikation des Tapes im Bereich des Abdomens kann erleichtert werden, indem eine Nackenrolle unter die LWS gelegt wird. Dies ermöglicht eine kurzzeitige passive Hyperextension der LWS.

- Das Tape wird von Mi 16 bis Mi 21 mithilfe der Einatmung und ggf. einer Hyperextension der BWS appliziert.
- Das Ende lässt man ohne Spannung auslaufen.
- Man streicht einige Male über das Tape, um es zu fixieren.
- Das Tape ist nun fertig und kann erfahrungsgemäß etwa 7 Tage auf der Haut verbleiben.

Tonisierendes Tape im Verlauf der Milzleitbahn zur Behandlung chronischer abdominaler Beschwerden

Im folgenden Beispiel wird die Behandlung von chronischen abdominalen Beschwerden im Bereich von Mi 14 und Mi 15 mit einer tonisierenden Tapeapplikation beschrieben. Diese Punkte werden mithilfe eines elastischen Tapes und von Goldkügelchen tonisiert.

Das Goldkügelchen wird auf Mi 15 appliziert, wenn sich dieser Punkt bei der Palpation im Vergleich zu Mi 14 als besonders druckdolent erweist. Um keine zu starke Reaktion zu bewirken, wird hierbei beim Punkt Mi 14 auf das Kügelchen verzichtet.

Druck- und Tapeapplikation:

- Ein Tape mit einer Breite von 2,5 cm wird abgemessen und zugeschnitten.
- Ein Goldkügelchen wird auf Mi 15 appliziert.
- Die Basis des Tapes wird ohne Spannung vor Mi 14 geklebt.
- Das Tape wird von Mi 14 bis Mi 15 mithilfe der Bauchatmung und ggf. einer Hyperextension der LWS mit der Ligamenttechnik appliziert.
- Man streicht einige Male über das Tape, um es zu fixieren.
- Das Tape ist nun fertig und sollte erfahrungsgemäß nur etwa 2–3 Tage auf der Haut bleiben, da sich ansonsten durch das Kügelchen Druckstellen bilden können.

8.5.3 Sedierende Applikation auf der Milzleitbahn

Sedierendes Tape im Verlauf der Milzleitbahn

Die sedierende Applikation auf der Milzleitbahn erfolgt mithilfe der Muskeltechnik entgegen der Leitbahn.

Tapeapplikation:

- Die sedierende Applikation erfolgt in ähnlicher Weise wie die tonisierende Applikation, allerdings wird das Tape ohne Zug in umgekehrter Reihenfolge über die Akupunkturpunkte geklebt, d. h. von Mi 21 bis Mi 1.
- Wichtig ist es, wieder auf die Vordehnung des Gewebes zu achten.
- Das Tape kann erfahrungsgemäß etwa 7 Tage auf der Haut verbleiben.

Sedierendes Tape im Verlauf der Milzleitbahn zur Behandlung akuter Knieschmerzen

Im folgenden Beispiel wird die Behandlung von akuten Knieschmerzen im Bereich von Mi 9 und Mi 10 mit einer sedierenden Tapeapplikation beschrieben. Beide Punkte werden mithilfe eines elastischen Tapes und von Silberkügelchen sediert.

Druck- und Tapeapplikation:

- Ein Tape mit einer Breite von 2,5 cm wird abgemessen und zugeschnitten.
- Je ein Silberkügelchen wird auf Mi 9 und auf Mi 10 appliziert.
- Die Basis des Tapes wird ohne Zug distal von Mi 10 auf die Haut geklebt.
- Während der schmerzfreien Flexion des Kniegelenks wird das Tape ohne Zug über Mi 10 und Mi 9 geklebt.
- Man streicht einige Male über das Tape, um es zu fixieren.
- Das Tape ist nun fertig und sollte erfahrungsgemäß nur etwa 2–3 Tage auf der Haut bleiben, da sich ansonsten durch die Kügelchen Druckstellen bilden können.

8.6 Herzleitbahn

Die Herzleitbahn zählt zum Element Feuer und ist eine Yin-Leitbahn (**Abb. 8.7**). Sie steht über die Yin-Yang-Kopplung mit der Dünndarmleitbahn und über die Oben-Unten-Kopplung mit der Nierenleitbahn in Verbindung.

Die 5 antiken Punkte sind He 9 (Holz), He 8 (Feuer) und He 7 (Erde), He 4 (Metall) und He 3 (Wasser). Weitere wichtige Punkte sind Ren 14 (Mu-Alarmpunkt des Herzes), He 6 (Xi-Punkt), He 5 (Luo-Punkt) und He 7 (Yuan-Punkt).

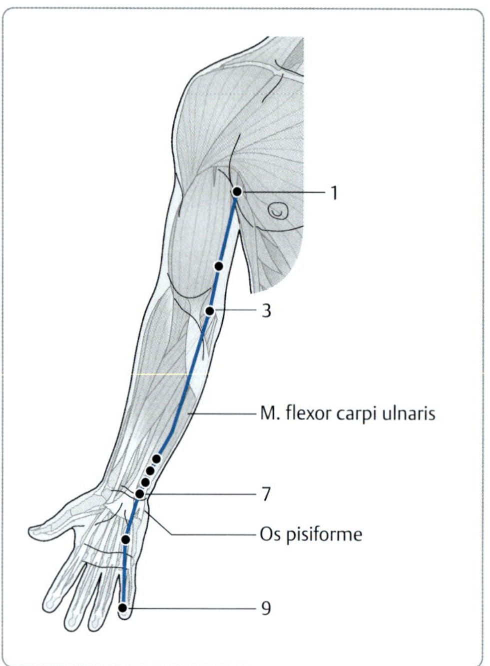

Abb. 8.7 Herzleitbahn. (Fleckenstein J, Trinczek K. Quick-Start Akupunktur. Stuttgart: Karl F. Haug; 2011)

8.6.1 Häufige Disharmoniemuster im Verlauf der Herzleitbahn

Die Herzleitbahn kann in ihrem Verlauf unterschiedliche Disharmoniemuster aufweisen. Diese sind in **Tab. 8.5** dargestellt.

8.6.2 Tonisierende Applikation auf der Herzleitbahn

Tonisierendes Tape im Verlauf der Herzleitbahn

Tapeapplikation:

- Zunächst misst man das Tape ab.
- Der Oberarm des Patienten wird in Abduktion und Außenrotation, der Ellenbogen in Flexion (Nackengriff) gebracht.
- Dann wird die Basis des Tapes ohne Spannung auf He 1 appliziert.
- Das Tape wird von He 1 bis He 3 auf die Haut geklebt.
- Bei Extension des Ellenbogens, Handgelenks und kleinen Fingers wird das Tape weiter über He 3 bis He 9 appliziert. Das Ende lässt man ohne Spannung auslaufen.
- Man streicht einige Male über das Tape, um es zu fixieren.
- Das Tape ist nun fertig und kann erfahrungsgemäß etwa 7 Tage auf der Haut verbleiben.

Praxistipp

Bei stark schwitzenden Patienten wird die Achsel zuvor vom Patienten gereinigt. Bei Behaarung wird der Punkt He 1 ausgespart und etwas unterhalb von diesem begonnen.

Tab. 8.5 Disharmoniemuster im Verlauf der Herzleitbahn.

Akupunkturpunkt	mögliche Disharmoniemuster
He 1	Achselbeschwerden
He 2	Oberarmschmerzen
He 3 (Wasser)	ulnare Ellenbogenschmerzen
He 4 (Metall)	ulnare Unterarmschmerzen
He 5 (Luo-Punkt), He 6 (Xi-Punkt), He 7 (Erde, Yuan-Punkt)	ulnare Handgelenkbeschwerden
He 8 (Feuer)	Beschwerden in der Handinnenfläche, Dupuytren-Kontraktur
He 9 (Holz)	Fingerschmerzen (kleiner Finger)

Tonisierendes Tape im Verlauf der Herzleitbahn zur Behandlung chronischer ulnarer Ellenbogenbeschwerden

Im folgenden Beispiel wird die Behandlung von chronischen ulnaren Ellenbogenbeschwerden im Bereich von He 3 mit einer tonisierenden Tapeapplikation beschrieben. Dieser Punkt wird mithilfe eines elastischen Tapes und eines Goldkügelchens tonisiert.

Druck- und Tapeapplikation:

- Ein Tape mit einer Breite von 2,5 cm wird abgemessen.
- Ein Goldkügelchen wird auf He 3 appliziert.
- Die Basis des Tapes wird ohne Spannung vor He 3 auf die Haut geklebt.
- Das Ellenbogengelenk und die Finger des Patienten werden in Extension gebracht.
- Nun wird das Tape mit maximalem Zug über He 3 in Richtung He 4 appliziert. Das Ende lässt man ohne Spannung auslaufen.
- Man streicht einige Male über das Tape, um es zu fixieren.
- Das Tape ist nun fertig und sollte erfahrungsgemäß nur etwa 2–3 Tage auf der Haut bleiben, da sich ansonsten durch das Kügelchen Druckstellen bilden können.

8.6.3 Sedierende Applikation auf der Herzleitbahn

Sedierendes Tape im Verlauf der Herzleitbahn

Tapeapplikation:

- Die sedierende Applikation erfolgt in ähnlicher Weise wie die tonisierende Applikation, allerdings wird das Tape ohne Zug in umgekehrter Reihenfolge über die Akupunkturpunkte geklebt, d. h. von He 9 bis He 1.
- Wichtig ist es, wieder auf die Vordehnung des Gewebes zu achten.
- Das Tape kann erfahrungsgemäß etwa 7 Tage auf der Haut verbleiben.

Sedierendes Tape im Verlauf der Herzleitbahn zur Behandlung akuter ulnarer Handgelenkschmerzen

Im folgenden Beispiel wird die Behandlung von akuten ulnaren Handgelenkschmerzen im Bereich von He 6 und He 7 mit einer sedierenden Tapeapplikation beschrieben. Beide Punkte werden mithilfe eines elastischen Tapes, He 6 (Xi-Punkt der Herzleitbahn) zusätzlich mithilfe eines Silberkügelchens sediert.

Da der Punkt He 7 ein Yuan-Punkt ist und in Hinblick auf die Yin-Organe tonisiert werden kann, beschränkt sich die sedierende Applikation mithilfe des Silberkügelchens in diesem Beispiel auf den Punkt He 6.

Druck- und Tapeapplikation:

- Ein Tape mit einer Breite von 2,5 cm wird abgemessen und zugeschnitten.
- Ein Silberkügelchen wird auf He 6 appliziert.
- Die Basis des Tapes wird ohne Zug distal von He 7 auf die Haut geklebt.
- Während der schmerzfreien Extension des Handgelenks und der Finger des Patienten wird das Tape ohne Zug über He 7 (in Richtung He 6) geklebt.
- Man streicht einige Male über das Tape, um es zu fixieren.
- Das Tape ist nun fertig und sollte erfahrungsgemäß nur etwa 2–3 Tage auf der Haut bleiben, da sich ansonsten durch das Kügelchen Druckstellen bilden können.

8.7 Dünndarmleitbahn

Die Dünndarmleitbahn zählt zum Element Feuer und ist eine Yang-Leitbahn (**Abb. 8.8**). Sie steht über die Yin-Yang-Kopplung mit der Herzleitbahn und über die Oben-Unten-Kopplung mit der Blasenleitbahn in Verbindung.

Die 5 antiken Punkte sind Dü 1 (Metall), Dü 2 (Wasser), Dü 3 (Holz), Dü 5 (Feuer) und Dü 8 (Erde). Weitere wichtige Punkte sind Ren 4 (Mu-

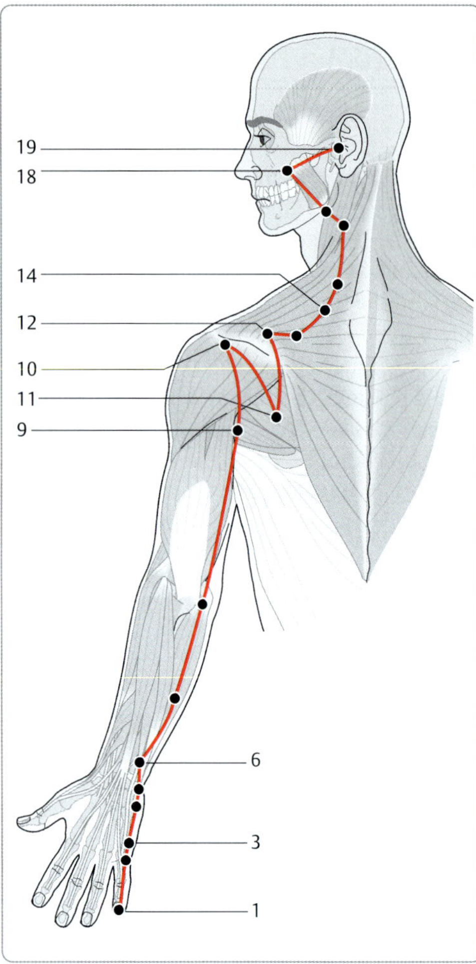

Abb. 8.8 Dünndarmleitbahn. (Fleckenstein J, Trinczek K. QuickStart Akupunktur. Stuttgart: Karl F. Haug; 2011)

Alarmpunkt des Dünndarms), Dü 6 (Xi-Punkt), Dü 7 (Luo-Punkt) und Dü 4 (Yuan-Punkt).

8.7.1 Häufige Disharmoniemuster im Verlauf der Dünndarmleitbahn

Die Dünndarmleitbahn kann in ihrem Verlauf unterschiedliche Disharmoniemuster aufweisen. Diese sind in **Tab. 8.6** dargestellt.

Tab. 8.6 Disharmoniemuster im Verlauf der Dünndarmleitbahn.

Akupunkturpunkt	mögliche Disharmoniemuster
Dü 1 (Metall)	ulnare Fingerschmerzen (kleiner Finger)
Dü 2 (Wasser), Dü 3 (Holz)	Schmerzen im Grundgelenk (kleiner Finger)
Dü 4 (Yuan-Punkt), Dü 5 (Feuer), Dü 6 (Xi-Punkt)	ulnare Handgelenkschmerzen
Dü 7 (Luo-Punkt)	ulnare Beschwerden im Unterarm
Dü 8 (Erde)	ulnare Beschwerden im Ellenbogen
Dü 9, Dü 10, Dü 11	Schulter-Arm-Syndrom
Dü 12, Dü 13, Dü 14, Dü 15	Schulter-Nacken-Beschwerden
Dü 16, Dü 17	Halsbeschwerden
Dü 18	Fazialisparese
Dü 19	Kieferbeschwerden

8.7.2 Tonisierende Applikation auf der Dünndarmleitbahn

Tonisierendes Tape im Verlauf der Dünndarmleitbahn

Die tonisierende Applikation auf der Dünndarmleitbahn erfolgt mithilfe der Ligamenttechnik in Richtung der Leitbahn.

Tapeapplikation:

- Das Tape wird abgemessen und zugeschnitten.
- Die Basis des Tapes wird ohne Spannung auf Dü 1 appliziert.
- Zunächst werden die Hand und die Finger des Patienten in Radialabduktion gebracht. Das Tape wird von Dü 1 bis Dü 5 appliziert.
- Mit dem Handgelenk in Flexion wird das Tape weiter über Dü 6 geklebt.
- Dann werden das Handgelenk erneut in Radialabduktion und das Ellenbogengelenk in die Ex-

tension gebracht. Das Tape wird weiter über Dü 7 geklebt.
- Mit dem Ellenbogengelenk in Flexion wird das Tape von Dü 7 bis Dü 8 appliziert.
- Der Patient wird aufgefordert, die Hand auf die gegenüberliegende Schulter zu legen, sodass sich der Schultergürtel in Protraktion befindet. Das Tape wird nun über Dü 9 bis Dü 13 auf die Haut geklebt.
- Danach wird der Kopf in Flexion und Rotation gebracht. Das Tape wird weiter über Dü 14 bis Dü 15 appliziert.
- Nun wird der Kopf in eine Lateralflexion, Rotation und Reklination gebracht. Das Tape wird weiter ohne Spannung über Dü 16 bis Dü 17 geklebt.
- Von Dü 18 bis Dü 19 wird das Tape mithilfe des Hautvorschubs appliziert.
- Man streicht einige Male über das Tape, um es zu fixieren.
- Das Tape ist nun fertig und kann erfahrungsgemäß etwa 7 Tage auf der Haut verbleiben.

Praxistipp

Auf die Akupunkturpunkte Dü 18 und Dü 19 können Gittertapes geklebt werden. Für die Anwendung bei Kindern werden diese einfach in der Mitte zerschnitten. Meist ist es sinnvoll, Tapes im Gesicht über Nacht auf den Punkten zu lassen, da sie tagsüber vom Patienten unter Umständen als störend empfunden werden.

Tonisierendes Tape im Verlauf der Dünndarmleitbahn zur Behandlung chronischer ulnarer Ellenbogenbeschwerden

Im folgenden Beispiel wird die Behandlung von chronischen ulnaren Ellenbogenbeschwerden im Bereich von Dü 8 mit einer tonisierenden Tapeapplikation beschrieben. Dieser Punkt wird mithilfe eines elastischen Tapes und eines Goldkügelchens tonisiert.

Druck- und Tapeapplikation:

- Ein Tape mit einer Breite von 2,5 cm wird abgemessen und zugeschnitten.
- Ein Goldkügelchen wird auf Dü 8 appliziert.
- Die Basis des Tapes wird ohne Spannung distal von Dü 8 appliziert.
- Das Ellenbogengelenk des Patienten wird in eine schmerzfreie Flexion gebracht.
- Dann wird das Tape über Dü 8 (in Richtung Dü 9) appliziert.
- Man streicht einige Male über das Tape, um es zu fixieren.
- Das Tape ist nun fertig und sollte erfahrungsgemäß nur etwa 2–3 Tage auf der Haut bleiben, da sich ansonsten durch das Kügelchen Druckstellen bilden können.

8

8.7.3 Sedierende Applikation auf der Dünndarmleitbahn

Sedierendes Tape im Verlauf der Dünndarmleitbahn

Die sedierende Applikation auf der Dünndarmleitbahn erfolgt mithilfe der Muskeltechnik entgegen der Leitbahn.

Tapeapplikation:

- Die sedierende Applikation erfolgt in ähnlicher Weise wie die tonisierende Applikation, allerdings wird das Tape ohne Zug in umgekehrter Reihenfolge über die Akupunkturpunkte geklebt, d. h. von Dü 19 bis Dü 1.
- Wichtig ist es, auf die Vordehnung des Gewebes zu achten.
- Das Tape kann erfahrungsgemäß etwa 7 Tage auf der Haut verbleiben.

Sedierendes Tape im Verlauf der Dünndarmleitbahn zur Behandlung akuter Schmerzen im Kleinfingergrundgelenk

Im folgenden Beispiel wird die Behandlung von akuten ulnaren Schmerzen im Grundgelenk des kleinen Fingers im Bereich von Dü 2 und Dü 3 mit einer sedierenden Tapeapplikation beschrieben. Beide Punkte werden mithilfe eines elastischen Tapes und von Silberkügelchen sediert.

Druck- und Tapeapplikation:

- Ein Tape mit einer Breite von 2,5 cm wird abgemessen und zugeschnitten.
- Je ein Silberkügelchen wird auf Dü 2 und auf Dü 3 appliziert.
- Die Basis des Tapes wird ohne Zug distal von Dü 3 auf die Haut geklebt.
- Während der schmerzfreien Radialabduktion des Handgelenks und des kleinen Fingers wird das Tape ohne Zug über Dü 3 und Dü 2 geklebt.
- Man streicht einige Male über das Tape, um es zu fixieren.
- Das Tape ist nun fertig und sollte erfahrungsgemäß nur etwa 2–3 Tage auf der Haut bleiben, da sich ansonsten durch die Kügelchen Druckstellen bilden können.

8.8 Blasenleitbahn

Die Blasenleitbahn zählt zum Element Wasser und ist eine Yang-Leitbahn (**Abb. 8.9**). Sie steht über die Yin-Yang-Kopplung mit der Nierenleitbahn und über die Oben-Unten-Kopplung mit der Dünndarmleitbahn in Verbindung.

Die 5 antiken Punkte sind Bl 67 (Metall), Bl 66 (Wasser), Bl 65 (Holz), Bl 60 (Feuer) und Bl 40 (Erde). Weitere wichtige Punkte sind Ren 3 (Mu-Alarmpunkt der Blase), Bl 63 (Xi-Punkt), Bl 58 (Luo-Punkt) und Bl 64 (Yuan-Punkt) sowie die Punkte Bl 11 (Meisterpunkt der Knochen), Bl 13 (Lunge), Bl 14 (Perikard), Bl 15 (Herz), Bl 17 (Zwerchfell, Meisterpunkt des Blutes), Bl 18 (Leber), Bl 19 (Gallenblase), Bl 20 (Milz), Bl 21 (Magen), Bl 23 (Nieren), Bl 25 (Dickdarm), Bl 27 (Dünndarm) und Bl 28 (Blase).

8.8.1 Häufige Disharmoniemuster im Verlauf der Blasenleitbahn

Die Blasenleitbahn kann in ihrem Verlauf unterschiedliche Disharmoniemuster aufweisen. Diese sind in **Tab. 8.7** dargestellt.

8.8.2 Tonisierende Applikation auf der Blasenleitbahn

Tonisierendes Tape im Verlauf der Blasenleitbahn

Die tonisierende Applikation auf der Blasenleitbahn erfolgt mithilfe der Ligamenttechnik in Richtung der Leitbahn.

Durch die Länge der Blasenleitbahn müssen vorab insgesamt 4 Tapes zugeschnitten werden:

- 1. Tape: Gittertape auf Bl 2
- 2. Tape: Bl 10–Bl 30 (langes Tape)
- 3. Tape: Bl 31–Bl 40 (etwas kürzeres Tape)
- 4. Tape: Bl 41–Bl 54 (langes Tape)
- 5. Tape: Bl 55–Bl 67 (kurzes Tape)

Um gleichzeitig den inneren und den äußeren Ast zu versorgen, bietet es sich an, ein 5 cm breites Tape zu applizieren. Die Applikationsrichtung bleibt bei beiden Ästen identisch. Bei einer tonisierenden Applikation wird das Tape im Verlauf der Leitbahn (von kranial nach kaudal), bei einer sedierenden Applikation entgegen dem Verlauf (von kaudal nach kranial) geklebt.

Praxistipp

Bei Migräne- und Kopfschmerzpatienten erfolgt die Applikation in der Praxis häufiger auf Bl 2. Hierzu wird ein Gittertape, ggf. in Kombination mit einem Gold- oder Silberkügelchen, appliziert.

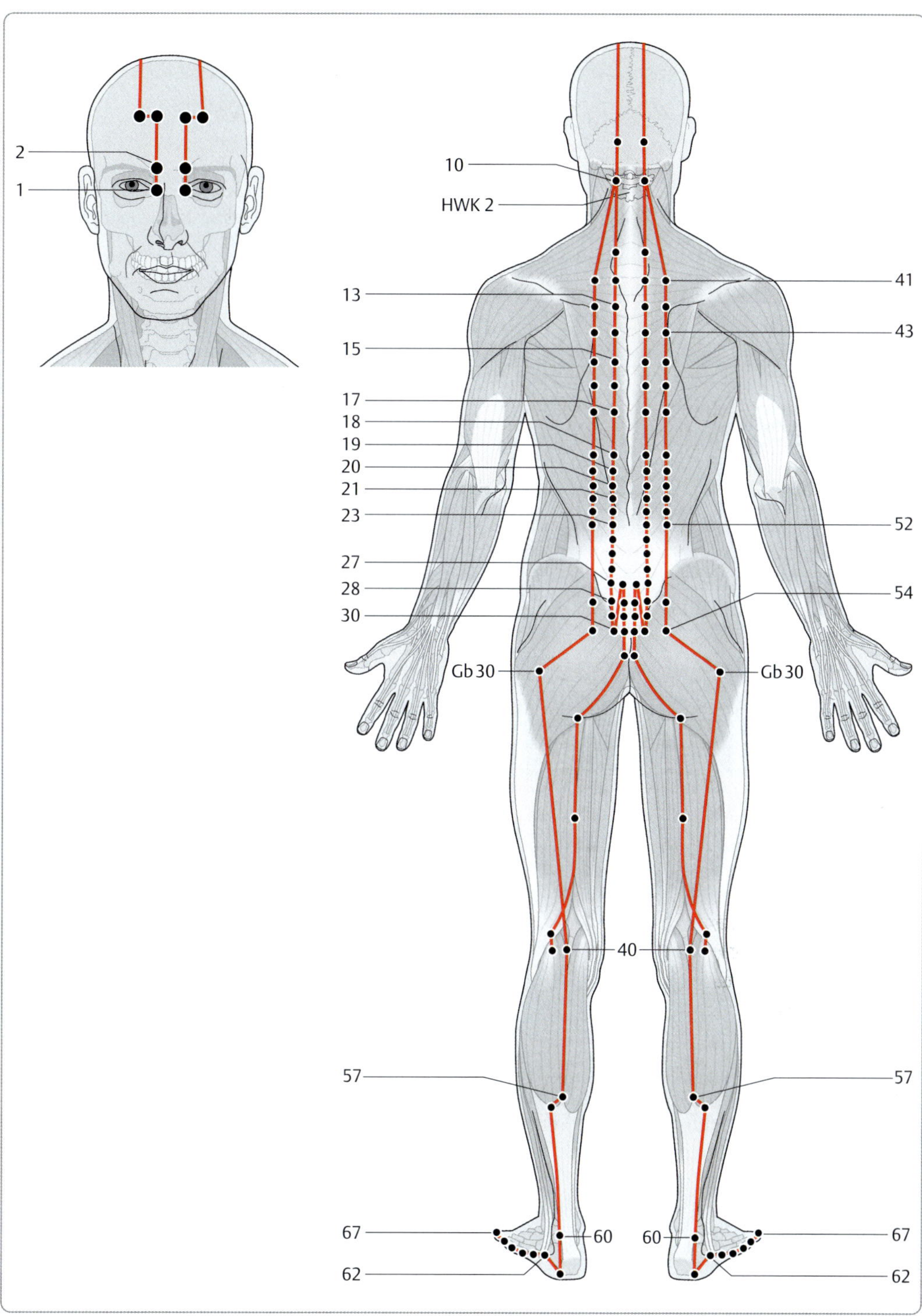

Abb. 8.9 Blasenleitbahn. (Fleckenstein J, Trinczek K. QuickStart Akupunktur. Stuttgart: Karl F. Haug; 2011)

Tab. 8.7 Disharmoniemuster im Verlauf der Blasenleitbahn.

Akupunkturpunkt	mögliche Disharmoniemuster
Bl 1, Bl 2	Augenerkrankungen
Bl 3, Bl 4, Bl 5, Bl 6, Bl 7, Bl 8	Scheitelkopfschmerzen
Bl 9, Bl 10	okzipitale Kopfschmerzen
Bl 11, Bl 12, Bl 13, Bl 14, Bl 15, Bl 16, Bl 17, Bl 18, Bl 19, Bl 20, Bl 21	BWS-Beschwerden, Triggerpunkte, Myogelosen
Bl 22, Bl 23, Bl 24, Bl 25, Bl 26	LWS-Beschwerden, Triggerpunkte, Myogelosen
Bl 27, Bl 28, Bl 29, Bl 30, Bl 31, Bl 32, Bl 33, Bl 34, Bl 35	Schmerzen in der Lumbosakralregion
Bl 36, Bl 37	Lumboischialgie
Bl 38, Bl 39, Bl 40 (Erde)	Kniebeschwerden (Kniekehle), Baker-Zyste
Bl 41, Bl 42, Bl 43, Bl 44, Bl 45, Bl 46, Bl 47, Bl 48, Bl 49, Bl 50	BWS-Beschwerden, Triggerpunkte, Myogelosen
Bl 51, Bl 52	LWS-Beschwerden, Triggerpunkte, Myogelosen
Bl 53, Bl 54	Schmerzen in der Lumbosakralregion
Bl 55, Bl 56, Bl 57, Bl 58 (Luo-Punkt)	Unterschenkelbeschwerden
Bl 59, Bl 60 (Feuer)	laterale Schmerzen im Sprunggelenk
Bl 61	Fersenschmerzen
Bl 62	laterale Schmerzen im Sprunggelenk
Bl 63 (Xi-Punkt), Bl 64 (Yuan-Punkt), Bl 65 (Holz)	laterale Fußbeschwerden
Bl 66 (Wasser), Bl 67 (Metall)	laterale Zehenbeschwerden (5. Zeh)

Tapeanlagen von Bl 3 bis Bl 9 kommen in der Praxis sehr selten zur Anwendung, da das Tapen auf Kopfhaar nicht möglich ist. Deshalb wird auf eine Darstellung dieses Bereichs zur Tapeapplikation verzichtet.

Tapeapplikation:

- Da Bl 1 in einer Vertiefung medial und oberhalb des inneren Augenwinkels liegt, wird das Tape mit Bl 2 begonnen. Das 1. Tape (Gittertape) wird auf Bl 2 appliziert.
- Der Kopf und die BWS des Patienten werden in Flexion gebracht. Das 2. Tape wird von Bl 10 bis Bl 21 appliziert.
- Dann wird die LWS in Flexion gebracht, und das 2. Tape wird weiter über Bl 22 bis Bl 30 appliziert. Das Ende lässt man ohne Spannung auslaufen.
- Die LWS wird wiederum in Flexion gebracht, und das 3. Tape wird von Bl 31 bis Bl 35 appliziert.
- Mit dem Hüftgelenk in Anteversion und dem Kniegelenk in Extension wird das 3. Tape weiter über Bl 36 bis Bl 40 auf die Haut geklebt. Das Ende lässt man ohne Spannung auslaufen.

Praxistipp

Die Anteversion des Hüftgelenks wird erleichtert, indem der Patient sein Bein auf einen Stuhl bzw. Hocker legt.

- Der Kopf und die BWS werden in Flexion gebracht, und das 4. Tape wird von Bl 41 bis Bl 50 appliziert.

- Mit der LWS in Flexion wird das Tape weiter über Bl 51 bis Bl 54 aufgeklebt.
- Danach fixiert man die Basis des 5. Tapes etwas oberhalb von Bl 55 und bringt das Hüftgelenk in Anteversion, um das Tape von Bl 55 bis Bl 59 zu applizieren.
- Der Fuß wird in Extension und Supination gebracht. Das Tape wird in dieser Position auf Bl 60 und Bl 61 appliziert.
- Mit dem Fuß in Supination wird das Tape weiter auf Bl 62 appliziert.
- Mithilfe des Hautvorschubs wird das Tape von Bl 63 bis Bl 67 appliziert.
- Man streicht einige Male über das Tape, um es zu fixieren.
- Das Tape ist nun fertig und kann erfahrungsgemäß etwa 7 Tage auf der Haut verbleiben.

Praxistipp

Für den Akupunkturpunkt Bl 2 kann das Gittertape halbiert oder auch geviertelt werden, um es ohne Probleme in diesem Bereich fixieren zu können. Gittertapes und Tapes im Gesicht werden häufig über Nacht auf der Haut belassen und am Tage wieder entfernt, da sie meist vom Patienten optisch als unangenehm empfunden werden.
Auf die Akupunkturpunkte Bl 27–Bl 36 sowie Bl 53 und Bl 54 können ohne Weiteres statt des Tapes auch Gittertapes appliziert werden.

Tonisierendes Tape im Verlauf der Blasenleitbahn zur Behandlung chronischer BWS-Beschwerden

Im folgenden Beispiel wird die Behandlung von chronischen BWS-Beschwerden im Bereich von Bl 13 bis Bl 17 mit einer tonisierenden Tapeapplikation beschrieben. Diese Punkte werden mithilfe eines elastischen Tapes und von Goldkügelchen tonisiert.

Die Goldkügelchen werden auf Bl 15 und Bl 17 appliziert, wenn sich beide Punkte bei der Palpation im Vergleich zu den anderen Punkten als besonders druckdolent erweisen.

Druck- und Tapeapplikation:

- Ein Tape mit einer Breite von 2,5 cm wird abgemessen und zugeschnitten.
- Je ein Goldkügelchen wird auf Bl 15 und Bl 17 appliziert.
- Die Basis des Tapes wird ohne Spannung proximal von Bl 13 auf die Haut geklebt.
- Die BWS des Patienten wird in Flexion gebracht.
- Dann wird das Tape mit maximalem Zug über Bl 13 bis Bl 17 appliziert. Das Ende lässt man ohne Spannung auslaufen.
- Man streicht einige Male über das Tape, um es zu fixieren.
- Das Tape ist nun fertig und sollte erfahrungsgemäß nur etwa 2–3 Tage auf der Haut bleiben, da sich ansonsten durch die Kügelchen Druckstellen bilden können.

8.8.3 Sedierende Applikation auf der Blasenleitbahn

Sedierendes Tape im Verlauf der Blasenleitbahn

Die sedierende Applikation auf der Blasenleitbahn erfolgt mithilfe der Muskeltechnik entgegen der Leitbahn.

Tapeapplikation:

- Die sedierende Applikation erfolgt in ähnlicher Weise wie die tonisierende Applikation, allerdings wird das Tape ohne Zug in umgekehrter Reihenfolge über die Akupunkturpunkte geklebt, d. h. von Bl 67 bis Bl 1.
- Um mehrere Akupunkturpunkte mithilfe eines 5 cm breiten Tapes innerhalb einer Applikation abzudecken und behaarte Stellen am Kopf auszusparen, hat sich folgende Vorgehensweise in der Praxis bewährt:
  - Gittertape (Bl 2)
  - 1. Tape mit einer Breite von 5 cm (Bl 10–Bl 34, Bl 41–Bl 54)
  - 2. Tape mit einer Breite von 5 cm (Bl 36–Bl 40, Bl 55–Bl 59)

  - 3. Tape mit einer Breite von 2,5 cm (Bl 60–Bl 67)
- Wichtig ist es, auf die Vordehnung des Gewebes zu achten.
- Das Tape kann erfahrungsgemäß etwa 7 Tage auf der Haut verbleiben.

Praxistipp

Die hier beschriebenen Tapes können ebenfalls bei der tonisierenden Applikation der Blasenleitbahn verwendet werden. Dies erleichtert die Umsetzung für den Behandler, da mehrere Bereiche der Blasenleitbahn zugleich abgedeckt werden.

Sedierendes Tape im Verlauf der Blasenleitbahn zur Behandlung akuter Schmerzen im lateralen Sprunggelenk

Im folgenden Beispiel wird die Behandlung von akuten Schmerzen im lateralen Sprunggelenk im Bereich von Bl 62 mit einer sedierenden Tapeapplikation beschrieben. Dieser Punkt wird mithilfe eines elastischen Tapes und eines Silberkügelchens sediert.

Druck- und Tapeapplikation:

- Ein Tape mit einer Breite von 2,5 cm wird abgemessen und zugeschnitten.
- Ein Silberkügelchen wird auf Bl 62 appliziert.
- Die Basis des Tapes wird ohne Zug vor Bl 62 appliziert.
- Während der schmerzfreien Supination des Fußes wird das Tape ohne Zug über Bl 62 (in Richtung Bl 60) geklebt. Das Ende lässt man ohne Spannung auslaufen.
- Man streicht einige Male über das Tape, um es zu fixieren.
- Das Tape ist nun fertig und sollte erfahrungsgemäß nur etwa 2–3 Tage auf der Haut bleiben, da sich ansonsten durch das Kügelchen Druckstellen bilden können.

8.9 Nierenleitbahn

Die Nierenleitbahn zählt zum Element Wasser und ist eine Yin-Leitbahn (**Abb. 8.10**). Sie steht über die Yin-Yang-Kopplung mit der Blasenleitbahn und über die Oben-Unten-Kopplung mit der Herzleitbahn in Verbindung.

Die 5 antiken Punkte sind Ni 1 (Holz), Ni 2 (Feuer) und Ni 3 (Erde), Ni 7 (Metall) und Ni 10

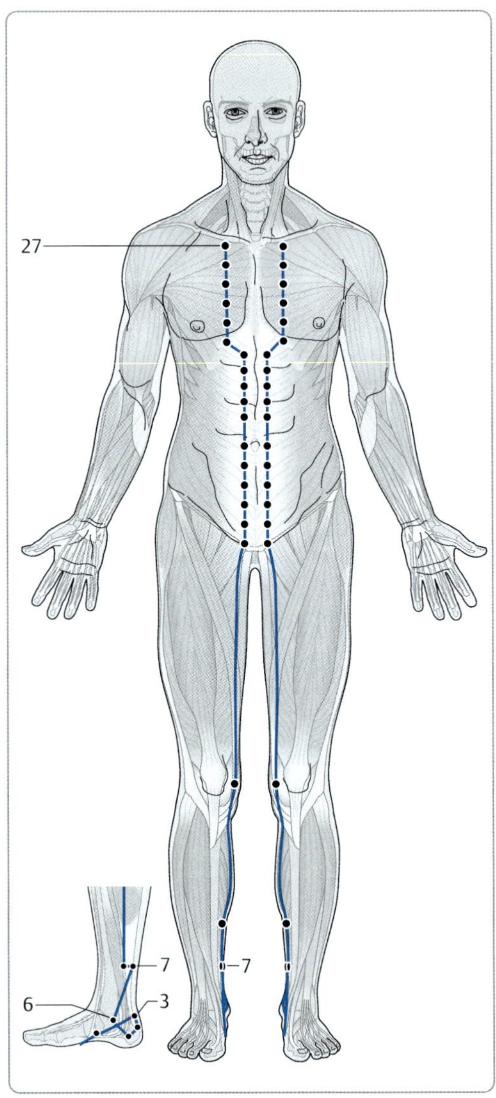

Abb. 8.10 Nierenleitbahn. (Fleckenstein J, Trinczek K. QuickStart Akupunktur. Stuttgart: Karl F. Haug; 2011)

Tab. 8.8 Disharmoniemuster im Verlauf der Nierenleitbahn.

Akupunkturpunkt	mögliche Disharmoniemuster
Ni 1 (Holz)	Beschwerden im Vorfuß
Ni 2 (Feuer)	mediale Fußbeschwerden
Ni 3 (Erde, Yuan-Punkt)	mediale Schmerzen im Sprunggelenk
Ni 4 (Luo-Punkt), Ni 5 (Xi-Punkt)	Achillodynie
Ni 6	mediale Schmerzen im Sprunggelenk
Ni 7 (Metall), Ni 8	Achillodynie
Ni 9	Beschwerden des Unterschenkels
Ni 10 (Wasser)	mediale Knieschmerzen
Ni 11, Ni 12, Ni 13, Ni 14, Ni 15	Beschwerden der unteren Bauchmuskulatur
Ni 16, Ni 17, Ni 18, Ni 19, Ni 20, Ni 21	Beschwerden der mittleren und oberen Bauchmuskulatur
Ni 22, Ni 23, Ni 24, Ni 25, Ni 26, Ni 27	Thoraxbeschwerden

(Wasser). Weitere wichtige Punkte sind Gb 25 (Mu-Alarmpunkt der Niere), Ni 5 (Xi-Punkt), Ni 4 (Luo-Punkt) und Ni 3 (Yuan-Punkt).

8.9.1 Häufige Disharmoniemuster im Verlauf der Nierenleitbahn

Die Nierenleitbahn kann in ihrem Verlauf unterschiedliche Disharmoniemuster aufweisen. Diese sind in **Tab. 8.8** dargestellt.

8.9.2 Tonisierende Applikation auf der Nierenleitbahn

Tonisierendes Tape im Verlauf der Nierenleitbahn

Die tonisierende Applikation auf der Nierenleitbahn erfolgt mithilfe der Ligamenttechnik in Richtung der Leitbahn.

Aufgrund der Schambehaarung im Bereich von Ni 11 wird hier das Tape nicht appliziert. Deshalb werden vorab insgesamt 2 Tapes zugeschnitten: Das 1. Tape reicht von Ni 1 bis Ni 10, das 2. Tape von Ni 12 bis Ni 27.

Durch Schweiß am Fuß bzw. durch das Laufen kann sich das Tape auf Ni 1 schneller ablösen. Hier haben sich Gittertapes anstelle des elastischen Tapes bewährt. In solchen Fällen kann mit der Tapeapplikation ab Ni 2 begonnen werden.

Tapeapplikation:

- Das 1. Tape wird abgemessen und zugeschnitten. Die Basis des Tapes wird ohne Spannung auf Ni 1 appliziert. Dann wird das Tape von Ni 1 bis Ni 2 mithilfe des Hautvorschubs auf die Haut geklebt.
- Der Fuß des Patienten wird in Extension und Pronation gebracht. Das Tape wird weiter auf Ni 3 bis Ni 6 appliziert.
- Dann bringt man das Kniegelenk in Extension. Das Tape wird von Ni 7 bis Ni 10 mithilfe des Hautvorschubs appliziert.

Praxistipp

Der Punkt Ni 11 wird aufgrund der Schambehaarung ausgelassen.

- Das 2. Tape wird von Ni 12 bis Ni 21 mithilfe der Bauchatmung und ggf. einer Hyperextension der LWS appliziert.
- Dann wird das Tape von Ni 22 bis Ni 27 mithilfe der Einatmung (Thorax) und ggf. einer Hyperextension der BWS appliziert. Das Ende lässt man ohne Spannung auslaufen.
- Man streicht einige Male über das Tape, um es zu fixieren.
- Das Tape ist nun fertig und kann erfahrungsgemäß etwa 7 Tage auf der Haut verbleiben.

Diese Vorgehensweise ähnelt der tonisierenden Applikation auf der Magenleitbahn (Kap. 8.4.2).

Tonisierendes Tape im Verlauf der Nierenleitbahn zur Behandlung chronischer Achillessehnenbeschwerden

Im folgenden Beispiel wird die Behandlung von chronischen Achillessehnenbeschwerden im Bereich von Ni 7 mit einer tonisierenden Tapeapplikation beschrieben. Dieser Punkt wird mithilfe eines elastischen Tapes und eines Goldkügelchens tonisiert.

In diesem Beispiel wirkt Ni 7 als Tonisierungspunkt und kann entsprechend mit einem Goldkügelchen tonisiert werden.

Druck- und Tapeapplikation:

- Ein Tape mit einer Breite von 2,5 cm wird abgemessen und zugeschnitten.
- Ein Goldkügelchen wird auf Ni 7 appliziert.
- Die Basis des Tapes wird ohne Spannung distal von Ni 7 appliziert.
- Mithilfe des Hautvorschubs wird das Tape über Ni 7 (in Richtung Ni 9) appliziert. Das Ende lässt man ohne Spannung auslaufen.
- Man streicht einige Male über das Tape, um es zu fixieren.
- Das Tape ist nun fertig und sollte erfahrungsgemäß nur etwa 2–3 Tage auf der Haut bleiben, da sich ansonsten durch das Kügelchen Druckstellen bilden können.

8.9.3 Sedierende Applikation auf der Nierenleitbahn

Sedierendes Tape im Verlauf der Nierenleitbahn

Die sedierende Applikation auf der Nierenleitbahn erfolgt mithilfe der Muskeltechnik entgegen der Leitbahn.

Tapeapplikation:

- Die sedierende Applikation erfolgt in ähnlicher Weise wie die tonisierende Applikation, allerdings wird das Tape ohne Zug in umgekehrter Reihenfolge über die Akupunkturpunkte geklebt, d. h. von Ni 27 bis Ni 1. Der Akupunkturpunkt Ni 11 wird wieder ausgespart.
- Wichtig ist es, auf die Vordehnung des Gewebes zu achten.
- Das Tape kann erfahrungsgemäß etwa 7 Tage auf der Haut verbleiben.

Sedierendes Tape im Verlauf der Nierenleitbahn zur Behandlung mittelstarker Schmerzen im Unterbauch

Im folgenden Beispiel wird die Behandlung von mittelstarken Schmerzen im Unterbauch im Bereich von Ni 12 bis Ni 14 mit einer sedierenden Tapeapplikation beschrieben. Diese Punkte werden mithilfe eines elastischen Tapes und von Silberkügelchen sediert.

Die Silberkügelchen werden auf Ni 12 und Ni 13 appliziert, wenn sich beide Punkte bei der Palpation im Vergleich zu den anderen Punkten als besonders druckdolent erweisen.

Druck- und Tapeapplikation:

- Ein Tape mit einer Breite von 2,5 cm wird abgemessen und zugeschnitten.
- Ein Silberkügelchen wird auf Ni 12 und Ni 13 appliziert.
- Die Basis des Tapes wird ohne Zug proximal von Ni 14 appliziert.

- Während der schmerzfreien Hyperextension der LWS und ggf. der Bauchatmung wird das Tape ohne Zug über Ni 14 bis Ni 12 geklebt. Das Ende lässt man ohne Spannung auslaufen.
- Man streicht einige Male über das Tape, um es zu fixieren.
- Das Tape ist nun fertig und sollte erfahrungsgemäß nur etwa 2–3 Tage auf der Haut bleiben, da sich ansonsten durch die Kügelchen Druckstellen bilden können.

8.10 Perikardleitbahn

Die Perikardleitbahn zählt zum Element Feuer und ist eine Yin-Leitbahn (**Abb. 8.11**). Sie steht über die Yin-Yang-Kopplung mit der 3-Erwärmerleitbahn und über die Oben-Unten-Kopplung mit der Leberleitbahn in Verbindung.

Die 5 antiken Punkte sind Pe 9 (Holz), Pe 8 (Feuer) und Pe 7 (Erde), Pe 5 (Metall) und Pe 3 (Wasser). Weitere wichtige Punkte sind Ren 17 (Mu-Alarmpunkt des Perikards), Pe 4 (Xi-Punkt), Pe 6 (Luo-Punkt) und Pe 7 (Yuan-Punkt).

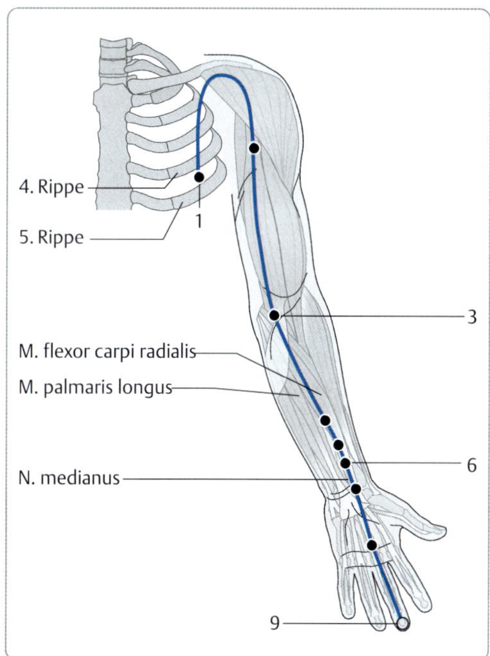

Abb. 8.11 Perikardleitbahn. (Fleckenstein J, Trinczek K. QuickStart Akupunktur. Stuttgart: Karl F. Haug; 2011)

8.10.1 Häufige Disharmoniemuster im Verlauf der Perikardleitbahn

Die Perikardleitbahn kann in ihrem Verlauf unterschiedliche Disharmoniemuster aufweisen. Diese sind in **Tab. 8.9** dargestellt.

8.10.2 Tonisierende Applikation auf der Perikardleitbahn

Tonisierendes Tape im Verlauf der Perikardleitbahn

Die tonisierende Applikation auf der Perikardleitbahn erfolgt mithilfe der Ligamenttechnik in Richtung der Leitbahn.

Tab. 8.9 Disharmoniemuster im Verlauf der Perikardleitbahn.

Akupunkturpunkt	mögliche Disharmoniemuster
Pe 1	Interkostalneuralgie
Pe 2	Oberarmschmerzen
Pe 3 (Wasser)	ulnare Ellenbogenschmerzen
Pe 4 (Xi-Punkt), Pe 5 (Metall)	Unterarmschmerzen
Pe 6 (Luo-Punkt)	Karpaltunnelsyndrom
Pe 7 (Erde, Yuan-Punkt)	palmare Handgelenkschmerzen, Karpaltunnelsyndrom
Pe 8 (Feuer)	Beschwerden in der Handinnenfläche, Dupuytren-Kontraktur
Pe 9 (Holz)	Fingerschmerzen (Mittelfinger)

Tapeapplikation:

- Das Tape wird abgemessen und zugeschnitten.
- Die Basis des Tapes wird ohne Spannung auf Pe 1 appliziert.
- Das Schultergelenk des Patienten wird in Retroversion und Adduktion (Schürzengriff) gebracht. Das Tape wird von Pe 1 bis Pe 3 appliziert.
- Dann werden der Ellenbogen, das Handgelenk und die Finger in Extension gebracht. Das Tape wird weiter über Pe 4 bis Pe 9 geklebt. Das Ende lässt man ohne Spannung auslaufen.
- Man streicht einige Male über das Tape, um es zu fixieren.
- Das Tape ist nun fertig und kann erfahrungsgemäß etwa 7 Tage auf der Haut verbleiben.

Tonisierendes Tape im Verlauf der Perikardleitbahn zur Behandlung chronischer ulnarer Ellenbogenbeschwerden

Im folgenden Beispiel wird die Behandlung von chronischen ulnaren Ellenbogenbeschwerden im Bereich von Pe 3 mit einer tonisierenden Tapeapplikation beschrieben. Dieser Punkt wird mithilfe eines elastischen Tapes und eines Goldkügelchens tonisiert.

Druck- und Tapeapplikation:

- Ein Tape mit einer Breite von 2,5 cm wird abgemessen und zugeschnitten.
- Ein Goldkügelchen wird auf Pe 3 appliziert.
- Die Basis des Tapes wird ohne Spannung vor Pe 3 appliziert.
- Das Ellenbogengelenk des Patienten wird in Extension gebracht.
- Das Tape wird mithilfe der Ligamenttechnik über Pe 3 und Pe 4 appliziert. Das Ende lässt man ohne Spannung auslaufen.
- Man streicht einige Male über das Tape, um es zu fixieren.
- Das Tape ist nun fertig und sollte erfahrungsgemäß nur etwa 2–3 Tage auf der Haut bleiben, da sich ansonsten durch das Kügelchen Druckstellen bilden können.

8.10.3 Sedierende Applikation auf der Perikardleitbahn

Sedierendes Tape im Verlauf der Perikardleitbahn

Die sedierende Applikation auf der Perikardleitbahn erfolgt mithilfe der Muskeltechnik entgegen der Leitbahn.

Tapeapplikation:

- Die sedierende Applikation erfolgt in ähnlicher Weise wie die tonisierende Applikation, allerdings wird das Tape ohne Zug in umgekehrter Reihenfolge über die Akupunkturpunkte geklebt, d. h. von Pe 9 bis Pe 1.
- Wichtig ist es, wieder auf die Vordehnung des Gewebes zu achten.
- Das Tape kann erfahrungsgemäß etwa 7 Tage auf der Haut verbleiben.

Sedierendes Tape im Verlauf der Perikardleitbahn zur Behandlung eines akuten Karpaltunnelsyndroms

Im folgenden Beispiel wird ein akutes Karpaltunnelsyndrom im Bereich von Pe 6 und Pe 7 mit einer sedierenden Tapeapplikation beschrieben. Beide Punkte werden mithilfe des elastischen Tapes, Pe 7 zusätzlich mithilfe eines Silberkügelchens sediert.

Das Silberkügelchen wird auf Pe 7 appliziert, wenn in diesem Bereich die größte Schmerzausstrahlung besteht. Zudem ist der Punkt Pe 7 auf Grundlage der antiken Punkte ein Sedierungspunkt.

Druck- und Tapeapplikation:

- Ein Tape mit einer Breite von 2,5 cm wird abgemessen und zugeschnitten.
- Ein Silberkügelchen wird auf Pe 7 appliziert.
- Die Basis des Tapes wird ohne Zug distal von Pe 7 appliziert.
- Während der schmerzfreien Extension des Handgelenks wird das Tape ohne Zug über

Pe 7 und Pe 6 geklebt. Das Ende lässt man ohne Spannung auslaufen.
- Man streicht einige Male über das Tape, um es zu fixieren.
- Das Tape ist nun fertig und sollte erfahrungsgemäß nur etwa 2–3 Tage auf der Haut bleiben, da sich ansonsten durch das Kügelchen Druckstellen bilden können.

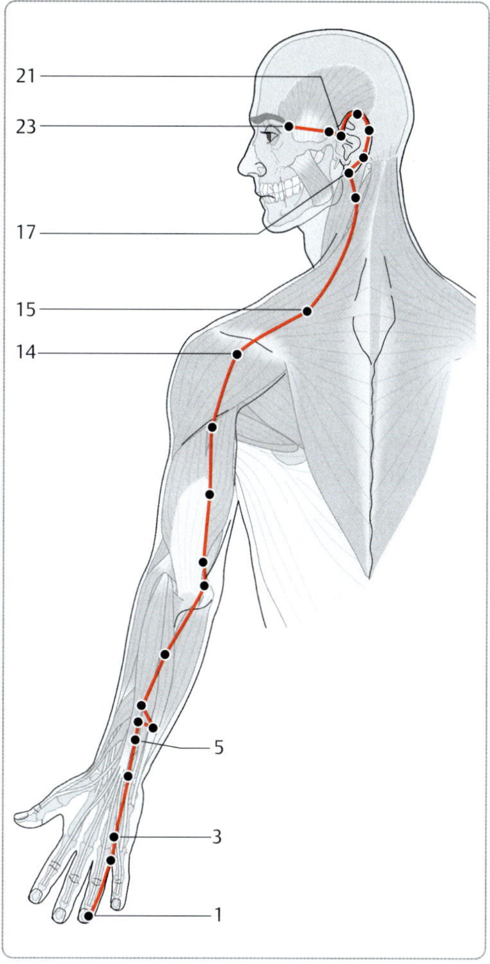

Abb. 8.12 3-Erwärmerleitbahn. (Fleckenstein J, Trinczek K. QuickStart Akupunktur. Stuttgart: Karl F. Haug; 2011)

8.11 3-Erwärmerleitbahn (San Jiao)

Die 3-Erwärmerleitbahn (San Jiao) zählt zum Element Feuer und ist eine Yang-Leitbahn (**Abb. 8.12**). Sie steht über die Yin-Yang-Kopplung mit der Perikardleitbahn und über die Oben-Unten-Kopplung mit der Gallenblasenleitbahn in Verbindung.

Die 5 antiken Punkte sind 3E 1 (Metall), 3E 2 (Wasser), 3E 3 (Holz), 3E 6 (Feuer) und 3E 10 (Erde). Weitere wichtige Punkte sind Ren 5 (Mu-Alarmpunkt des 3-Erwärmers), 3E 7 (Xi-Punkt), 3E 5 (Luo-Punkt) und 3E 4 (Yuan-Punkt).

8.11.1 Häufige Disharmoniemuster im Verlauf der 3-Erwärmerleitbahn

Die 3-Erwärmerleitbahn kann in ihrem Verlauf unterschiedliche Disharmoniemuster aufweisen. Diese sind in **Tab. 8.10** dargestellt.

Tab. 8.10 Disharmoniemuster im Verlauf der 3-Erwärmerleitbahn.

Akupunkturpunkt	mögliche Disharmoniemuster
3E 1 (Metall)	Fingerschmerzen (Ringfinger)
3E 2 (Wasser), 3E 3 (Holz)	Fingerschmerzen im Grundgelenk (Ringfinger)
3E 4 (Yuan-Punkt)	dorsale Handgelenkschmerzen
3E 5 (Luo-Punkt), 3E 6 (Feuer), 3E 7 (Xi-Punkt), 3E 8, 3E 9	Unterarmschmerzen
3E 10 (Erde), 3E 11	Ellenbogenbeschwerden
3E 12, 3E 13	Oberarmbeschwerden
3E 14	Schulterschmerzen
3E 15	Nackenbeschwerden
3E 16	HWS-Beschwerden
3E 17	Kiefer- und Nackenschmerzen
3E 18, 3E 19, 3E 20	Ohrenbeschwerden
3E 21, 3E 22	Kieferschmerzen
3E 23	Augenbeschwerden

8.11.2 Tonisierende Applikation auf der 3-Erwärmerleitbahn

Tonisierendes Tape im Verlauf der 3-Erwärmerleitbahn

Die tonisierende Applikation auf der 3-Erwärmerleitbahn erfolgt mithilfe der Ligamenttechnik in Richtung der Leitbahn.

Aufgrund der Kopfbehaarung im Bereich von 3E 19 und 3E 20 wird das Tape hier nicht appliziert. Deshalb werden vorab insgesamt 2 Tapes zugeschnitten: Das 1. Tape reicht von 3E 1 bis 3E 18, das 2. Tape von 3E 21 bis 3E 23.

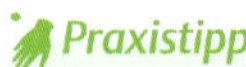

Bei Migräne- und Kopfschmerzpatienten hat sich in der Praxis die Applikation auf 3E 23 bewährt. Hierbei wird ein Gittertape, ggf. in Kombination mit einem Gold- oder Silberkügelchen, appliziert.

Tapeapplikation:

- Die Tapes werden abgemessen und zugeschnitten.
- Die Basis des 1. Tapes wird ohne Spannung auf 3E 1 appliziert.
- Der Ringfinger und das Handgelenk werden in Flexion, das Ellenbogengelenk in Extension gebracht. Danach wird das Tape von 3E 1 bis 3E 9 auf die Haut geklebt.
- Nun werden das Ellenbogengelenk in Flexion und der Arm in Elevation gebracht. Das Tape wird weiter über 3E 10 bis 3E 13 appliziert.
- Der Arm wird auf die gegenüberliegende Schulter gelegt. Anschließend wird das Tape weiter über 3E 14 bis 3E 15 geklebt.
- Mit dem Kopf in Lateralflexion, Rotation und Reklination wird das Tape weiter über 3E 16 appliziert.
- Im Anschluss wird das Tape von 3E 17 bis 3E 18 mithilfe des Hautvorschubs aufgebracht. Das Ende lässt man ohne Spannung auslaufen.
- Danach wird das 2. Tape von 3E 21 bis 3E 23 ebenfalls mithilfe des Hautvorschubs appliziert.

- Man streicht einige Male über das Tape, um es zu fixieren.
- Das Tape ist nun fertig und kann erfahrungsgemäß etwa 7 Tage auf der Haut verbleiben.

Praxistipp

3E 19 und 3E 20 kommen in der Praxis sehr selten zur Anwendung, da das Tapen auf Kopfhaar nicht möglich ist. Gegebenenfalls können hier Gittertapes appliziert werden.
Zudem haben sich Gittertapes auf den Akupunkturpunkten 3E 21, 3E 22 und 3E 23 bewährt.

Tonisierendes Tape im Verlauf der 3-Erwärmerleitbahn zur Behandlung chronischer ulnarer Ellenbogenbeschwerden

Im folgenden Beispiel wird die Behandlung von chronischen ulnaren Ellenbogenbeschwerden im Bereich von 3E 10 und 3E 11 mit einer tonisierenden Tapeapplikation beschrieben. Diese Punkte werden mithilfe eines elastischen Tapes und von Goldkügelchen tonisiert.

Druck- und Tapeapplikation:

- Ein Tape mit einer Breite von 2,5 cm wird abgemessen und zugeschnitten.
- Je ein Goldkügelchen wird auf 3E 10 und auf 3E 11 appliziert.
- Die Basis des Tapes wird ohne Spannung vor 3E 10 auf die Haut geklebt.
- Das Ellenbogengelenk wird in Flexion, der Arm in Elevation gebracht. Das Tape wird über 3E 10 und 3E 11 mithilfe der Ligamenttechnik appliziert. Das Ende lässt man ohne Spannung auslaufen.
- Man streicht einige Male über das Tape, um es zu fixieren.
- Das Tape ist nun fertig und sollte erfahrungsgemäß nur etwa 2–3 Tage auf der Haut bleiben, da sich ansonsten durch die Kügelchen Druckstellen bilden können.

8.11.3 Sedierende Applikation auf der 3-Erwärmerleitbahn

Sedierendes Tape im Verlauf der 3-Erwärmerleitbahn

Die sedierende Applikation auf der 3-Erwärmerleitbahn erfolgt mithilfe der Muskeltechnik entgegen der Leitbahn.

Tapeapplikation:

- Die sedierende Applikation erfolgt in ähnlicher Weise wie die tonisierende Applikation, allerdings wird das Tape ohne Zug in umgekehrter Reihenfolge über die Akupunkturpunkte geklebt, d. h. von 3E 23 bis 3E 1.
- Wichtig ist es, auf die Vordehnung des Gewebes zu achten.
- Das Tape kann erfahrungsgemäß etwa 7 Tage auf der Haut verbleiben.

Sedierendes Tape im Verlauf der 3-Erwärmerleitbahn zur Behandlung akuter Kieferschmerzen

Im folgenden Beispiel wird die Behandlung von akuten Kieferschmerzen im Bereich von 3E 21 mit einer sedierenden Tapeapplikation beschrieben. Dieser Punkt wird mithilfe eines elastischen Tapes und eines Silberkügelchens sediert.

Druck- und Tapeapplikation:

- Ein Tape mit einer Breite von 2,5 cm wird abgemessen und zugeschnitten.
- Ein Silberkügelchen wird auf 3E 21 appliziert.
- Die Basis des Tapes wird ohne Zug unterhalb von 3E 21 appliziert.
- Mithilfe des Hautvorschubs wird das Tape ohne Zug über 3E 21 (in Richtung 3E 20) geklebt. Das Ende lässt man ohne Spannung auslaufen.
- Man streicht einige Male über das Tape, um es zu fixieren.
- Das Tape ist nun fertig und sollte erfahrungsgemäß nur etwa 2–3 Tage auf der Haut bleiben, da sich ansonsten durch das Kügelchen Druckstellen bilden können.

Praxistipp

Alternativ kann – je nach Applikationsfläche – statt des elastischen Tapes auch ein kleines Gittertape verwendet werden. Hierzu kann es einfach in der Mitte zerschnitten werden.

8.12 Gallenblasenleitbahn

Die Gallenblasenleitbahn zählt zum Element Holz und ist eine Yang-Leitbahn (**Abb. 8.13**). Sie steht über die Yin-Yang-Kopplung mit der Leberleitbahn und über die Oben-Unten-Kopplung mit der 3-Erwärmerleitbahn in Verbindung.

Die 5 antiken Punkte sind Gb 44 (Metall), Gb 43 (Wasser), Gb 41 (Holz), Gb 38 (Feuer) und Gb 34 (Erde). Weitere wichtige Punkte sind Gb 24 (Mu-Alarmpunkt der Gallenblase), Gb 36 (Xi-Punkt), Gb 37 (Luo-Punkt), Gb 40 (Yuan-Punkt) und Gb 39 (Meisterpunkt für das Knochenmark).

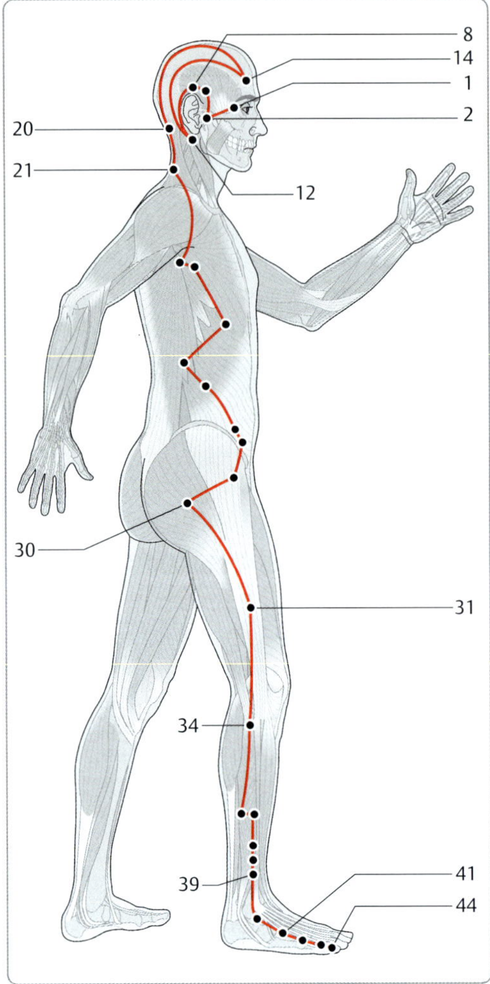

Abb. 8.13 Gallenblasenleitbahn. (Fleckenstein J, Trinczek K. QuickStart Akupunktur. Stuttgart: Karl F. Haug; 2011)

8.12.1 Häufige Disharmoniemuster im Verlauf der Gallenblasenleitbahn

Die Gallenblasenleitbahn kann in ihrem Verlauf unterschiedliche Disharmoniemuster aufweisen. Diese sind in **Tab. 8.11** dargestellt.

Tab. 8.11 Disharmoniemuster im Verlauf der Gallenblasenleitbahn.

Akupunkturpunkt	mögliche Disharmoniemuster
Gb 1	Augenbeschwerden
Gb 2, Gb 3	Kieferschmerzen
Gb 4, Gb 5, Gb 6, Gb 7, Gb 8, Gb 9, Gb 10, Gb 11, Gb 12, Gb 13	laterale Kopfschmerzen
Gb 14	Sinusitis frontalis
Gb 15, Gb 16, Gb 17, Gb 18, Gb 19	Scheitelkopfschmerzen
Gb 20	HWS-Beschwerden
Gb 21	Schulter-Nacken-Schmerzen
Gb 22, Gb 23, Gb 24 (Mu-Alarmpunkt)	Interkostalneuralgie
Gb 25	Rippenbeschwerden (12. Rippe)
Gb 26	Schmerzen der Bauchmuskulatur
Gb 27, Gb 28, Gb 29, Gb 30	Koxalgie
Gb 31, Gb 32	laterale Oberschenkelschmerzen
Gb 33	laterale Knieschmerzen
Gb 34 (Erde)	laterale Beinschmerzen
Gb 35, Gb 36 (Xi-Punkt), Gb 37 (Luo-Punkt), Gb 38 (Feuer), Gb 39 (Meisterpunkt für das Knochenmark)	laterale Unterschenkelschmerzen
Gb 40 (Yuan-Punkt)	laterale Knöchelbeschwerden
Gb 41 (Holz), Gb 42	laterale Fußschmerzen
Gb 43 (Wasser)	Gelenkbeschwerden (4. und 5. Zeh)
Gb 44 (Metall)	laterale Zehenbeschwerden (4. Zeh)

8.12.2 Tonisierende Applikation auf der Gallenblasenleitbahn

Tonisierendes Tape im Verlauf der Gallenblasenleitbahn

Die tonisierende Applikation auf der Gallenblasenleitbahn erfolgt mithilfe der Ligamenttechnik in Richtung der Leitbahn.

Praxistipp

In der Praxis werden Gb 1 häufiger bei Migräne und Kopfschmerzen bzw. bei Augenerkrankungen, Gb 2 bei Kiefer- oder Ohrenbeschwerden und Gb 14 bei Sinusitis frontalis oder Augenbeschwerden verwendet. Hierbei wird ein Gittertape, ggf. in Kombination mit einem Gold- oder Silberkügelchen, appliziert.

Tapeapplikation:

- Das Tape wird abgemessen und zugeschnitten.
- Dann wird die Basis des Tapes ohne Spannung auf Gb 1 appliziert.

- Das Tape wird mithilfe des Hautvorschubs weiter bis Gb 3 geklebt.
- Auf Gb 12 und Gb 14 werden Gittertapes appliziert. Alle weiteren Punkte zwischen Gb 4 und Gb 11, Gb 13 sowie Gb 15–Gb 20 werden ausgespart.

Praxistipp

Gb 4–Gb 11, Gb 13 und Gb 15–Gb 20 kommen in der Praxis sehr selten zur Anwendung, da das Tapen auf Kopfhaar nicht möglich ist.

- Der Kopf wird in Lateralflexion gebracht. Dann wird die Basis vor Gb 21 appliziert. Das Tape wird anschließend über Gb 21 geklebt.
- Der Patient soll, während sein Arm in eine schmerzfreie Anteversion bzw. Elevation bewegt wird, in den Thorax einatmen. Im Anschluss werden die BWS und LWS so weit wie möglich in eine schmerzfreie Hyperextension gebracht. Danach wird das Tape weiter über Gb 22 bis Gb 25 appliziert.
- Man lässt den Patienten in den Bauch atmen und klebt das Tape weiter über Gb 26 bis Gb 28.
- Das Tape wird von Gb 28 bis Gb 30 mithilfe des Hautvorschubs appliziert.
- Das Bein wird in eine schmerzfreie Adduktion gebracht. Das Tape wird nun weiter über Gb 31 bis Gb 33 appliziert.
- Das Tape wird mithilfe des Hautvorschubs von Gb 34 bis Gb 39 aufgebracht.
- Mit dem Fuß in Supination wird das Tape auf Gb 40 appliziert.
- Mit dem Fuß und den Zehen in Flexion wird das Tape von Gb 41 bis Gb 44 geklebt.
- Man streicht einige Male über das Tape, um es zu fixieren.
- Das Tape ist nun fertig und kann erfahrungsgemäß etwa 7 Tage auf der Haut verbleiben.

Tonisierendes Tape im Verlauf der Gallenblasenleitbahn zur Behandlung chronischer Beinbeschwerden

Im folgenden Beispiel wird die Behandlung von chronischen lateralen Beinbeschwerden im Bereich von Gb 34 mit einer tonisierenden Tapeapplikation beschrieben. Dieser Punkt wird mithilfe eines elastischen Tapes und eines Goldkügelchens tonisiert.

Druck- und Tapeapplikation:

- Ein Tape mit einer Breite von 2,5 cm wird abgemessen und zugeschnitten.
- Ein Goldkügelchen wird auf Gb 34 appliziert.
- Dann wird die Basis des Tapes ohne Spannung proximal von Gb 34 auf die Haut geklebt.
- Das Tape wird über Gb 34 mithilfe der Ligamenttechnik nach distal in Richtung Gb 35 appliziert. Das Ende lässt man ohne Spannung auslaufen.
- Man streicht einige Male über das Tape, um es zu fixieren.
- Das Tape ist nun fertig und sollte erfahrungsgemäß nur etwa 2–3 Tage auf der Haut bleiben, da sich ansonsten durch das Kügelchen Druckstellen bilden können.

8.12.3 Sedierende Applikation auf der Gallenblasenleitbahn

Sedierendes Tape im Verlauf der Gallenblasenleitbahn

Die sedierende Applikation auf der Gallenblasenleitbahn erfolgt mithilfe der Muskeltechnik entgegen der Leitbahn.

Tapeapplikation:

- Die sedierende Applikation erfolgt in ähnlicher Weise wie die tonisierende Applikation, allerdings wird das Tape ohne Zug in umgekehrter Reihenfolge über die Akupunkturpunkte geklebt, d. h. von Gb 44 bis Gb 1.

- Wichtig ist es, wieder auf die Vordehnung des Gewebes zu achten.
- Das Tape kann erfahrungsgemäß etwa 7 Tage auf der Haut verbleiben.

Sedierendes Tape im Verlauf der Gallenblasenleitbahn zur Behandlung einer akuten Sinusitis frontalis

Im folgenden Beispiel wird das Krankheitsbild einer akuten Sinusitis frontalis im Bereich von Gb 14 mit einer sedierenden Tapeapplikation beschrieben. Der Punkt wird mithilfe eines elastischen Tapes und eines Silberkügelchens sediert.

Druck- und Tapeapplikation:

- Ein Tape mit einer Breite von 2,5 cm wird abgemessen und zugeschnitten.
- Ein Silberkügelchen wird auf Gb 14 appliziert.
- Dann wird die Basis des Tapes ohne Zug unterhalb von Gb 14 appliziert.
- Mithilfe des Hautvorschubs wird das Tape ohne Zug über Gb 14 (in Richtung Gb 13) geklebt. Das Ende lässt man ohne Spannung auslaufen.
- Man streicht einige Male über das Tape, um es zu fixieren.
- Das Tape ist nun fertig und sollte erfahrungsgemäß nur etwa 2–3 Tage auf der Haut bleiben, da sich ansonsten durch das Kügelchen Druckstellen bilden können.

Praxistipp

Statt des elastischen Tapes kann alternativ auch ein kleines Gittertape verwendet werden. Dieses wird über dem Silberkügelchen appliziert.

8.13 Leberleitbahn

Die Leberleitbahn zählt zum Element Holz und ist eine Yin-Leitbahn (**Abb. 8.14**). Sie steht über die Yin-Yang-Kopplung mit der Gallenblasenleitbahn und über die Oben-Unten-Kopplung mit der Perikardleitbahn in Verbindung.

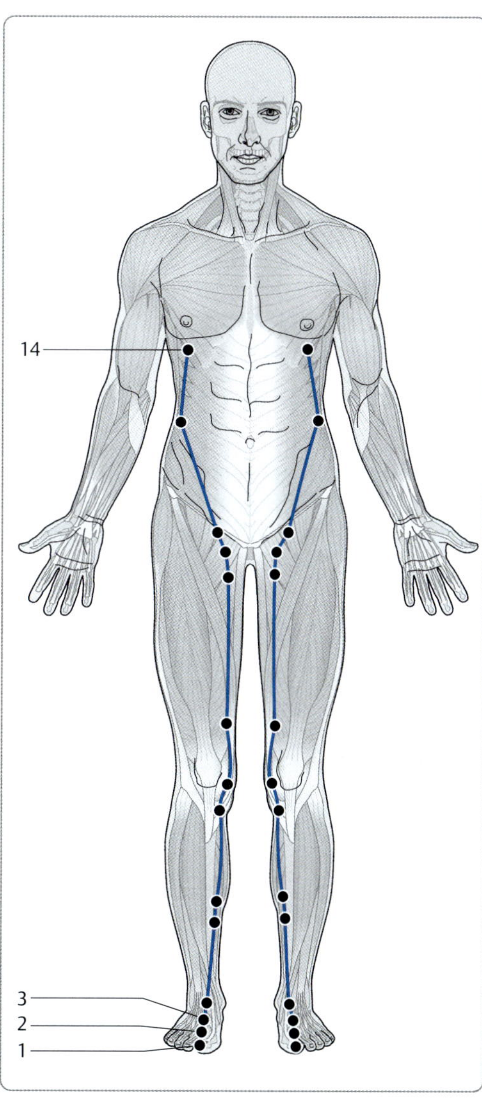

Abb. 8.14 Leberleitbahn. (Fleckenstein J, Trinczek K. QuickStart Akupunktur. Stuttgart: Karl F. Haug; 2011)

Die 5 antiken Punkte sind Le 1 (Holz), Le 2 (Feuer), Le 3 (Erde), Le 4 (Metall) und Le 8 (Wasser). Weitere wichtige Punkte sind Le 14 (Mu-Alarmpunkt der Leber), Le 6 (Xi-Punkt), Le 5 (Luo-Punkt) und Le 3 (Yuan-Punkt).

8.13.1 Häufige Disharmoniemuster im Verlauf der Leberleitbahn

Die Leberleitbahn kann in ihrem Verlauf unterschiedliche Disharmoniemuster aufweisen. Diese sind in **Tab. 8.12** dargestellt.

8.13.2 Tonisierende Applikation auf der Leberleitbahn

Tonisierendes Tape im Verlauf der Leberleitbahn

Die tonisierende Applikation auf der Leberleitbahn erfolgt mithilfe der Ligamenttechnik in Richtung der Leitbahn.

Aufgrund der Schambehaarung im Bereich von Le 12 wird das Tape hier nicht appliziert. Deshalb werden vorab insgesamt 2 Tapes zugeschnitten: Das 1. Tape reicht von Le 1 bis Le 11, das 2. Tape von Le 13 bis Le 14.

Tapeapplikation:

- Es werden 2 Tapes abgemessen und zugeschnitten: das 1. Tape von Le 1 bis Le 11 und das 2. Tape von Le 13 bis Le 14.
- Dann wird die Basis des 1. Tapes ohne Spannung auf Le 1 appliziert.
- Die Zehen und der Fuß werden in Flexion gebracht. Das Tape wird mit Zug über Le 2 bis Le 5 geklebt.
- Dann wird das Knie in Extension gebracht. Das Tape wird zusätzlich mithilfe des Hautvorschubs weiter von Le 6 bis Le 11 appliziert.

Praxistipp

Le 12 wird aufgrund der Schambehaarung ausgespart. Hier kann ggf. ein Gold- bzw. Silberkügelchen appliziert werden.

- Das 2. Tape wird von Le 13 bis Le 14 mithilfe der Brustatmung und ggf. einer Rotation und Lateralflexion der BWS aufgeklebt.
- Man streicht einige Male über das Tape, um es zu fixieren.
- Das Tape ist nun fertig und kann erfahrungsgemäß etwa 7 Tage auf der Haut verbleiben.

Tab. 8.12 Disharmoniemuster im Verlauf der Leberleitbahn.

Akupunkturpunkt	mögliche Disharmoniemuster
Le 1 (Holz)	mediale Beschwerden der Großzehe
Le 2 (Feuer)	Grundgelenkschmerzen (2. und 3. Zeh)
Le 3 (Erde, Yuan-Punkt)	Fußschmerzen (Fußrücken)
Le 4 (Metall)	mediale Knöchelbeschwerden
Le 5 (Luo-Punkt), Le 6 (Xi-Punkt)	mediale Unterschenkelbeschwerden
Le 7, Le 8 (Wasser)	mediale Kniebeschwerden
Le 9, Le 10, Le 11	mediale Oberschenkelbeschwerden
Le 12	Leistenschmerzen
Le 13	Beschwerden im Bereich der 11. Rippe
Le 14 (Mu-Alarmpunkt)	Beschwerden im Bereich des 6. Interkostalraums

Tonisierendes Tape im Verlauf der Leberleitbahn zur Behandlung chronischer Knöchelbeschwerden

Im folgenden Beispiel wird die Behandlung von chronischen Knöchelbeschwerden im Bereich von Le 4 mit einer tonisierenden Tapeapplikation beschrieben. Dieser Punkt wird mithilfe eines elastischen Tapes und eines Goldkügelchens tonisiert.

Druck- und Tapeapplikation:

- Ein Tape mit einer Breite von 2,5 cm wird abgemessen und zugeschnitten.
- Ein Goldkügelchen wird auf Le 4 appliziert.
- Die Basis des Tapes wird distal von Le 4 aufgebracht.
- Das Tape wird über Le 4 mithilfe der Ligamenttechnik nach proximal in Richtung Le 5 appliziert. Das Ende lässt man ohne Spannung auslaufen.
- Man streicht einige Male über das Tape, um es zu fixieren.
- Das Tape ist nun fertig und sollte erfahrungsgemäß nur etwa 2–3 Tage auf der Haut bleiben, da sich ansonsten durch das Kügelchen Druckstellen bilden können.

8.13.3 Sedierende Applikation auf der Leberleitbahn

Sedierendes Tape im Verlauf der Leberleitbahn

Die sedierende Applikation auf der Leberleitbahn erfolgt mithilfe der Muskeltechnik entgegen der Leitbahn.

Tapeapplikation:

- Die sedierende Applikation erfolgt in ähnlicher Weise wie die tonisierende Applikation, allerdings wird das Tape ohne Zug in umgekehrter Reihenfolge über die Akupunkturpunkte geklebt, d. h. von Le 14 bis Le 1. Le 12 ist auszusparen.
- Wichtig ist es, wieder auf die Vordehnung des Gewebes zu achten.
- Das Tape kann erfahrungsgemäß etwa 7 Tage auf der Haut verbleiben.

Sedierendes Tape im Verlauf der Leberleitbahn zur Behandlung einer akuten Interkostalneuralgie

Im folgenden Beispiel wird das Krankheitsbild der akuten Interkostalneuralgie im Bereich von Le 14 mit einer sedierenden Tapeapplikation beschrieben. Der Punkt wird mithilfe eines elastischen Tapes und eines Silberkügelchens sediert.

Druck- und Tapeapplikation:

- Ein Tape mit einer Breite von 2,5 cm wird abgemessen und zugeschnitten.
- Ein Silberkügelchen wird auf Le 14 appliziert.
- Die Basis des Tapes wird ohne Zug oberhalb von Le 14 appliziert.
- Mithilfe der Bauchatmung und ggf. einer Lateralflexion und Rotation der BWS wird das Tape ohne Zug über Le 14 in Richtung Le 13 geklebt. Das Ende lässt man ohne Spannung auslaufen.
- Man streicht einige Male über das Tape, um es zu fixieren.
- Das Tape ist nun fertig und sollte erfahrungsgemäß nur etwa 2–3 Tage auf der Haut bleiben, da sich ansonsten durch das Kügelchen Druckstellen bilden können.

Praxistipp

Statt des elastischen Tapes kann alternativ auch ein kleines Gittertape verwendet werden. Dieses wird über dem Silberkügelchen appliziert.

8.14 Konzeptionsgefäß Ren Mai

Der Ren Mai zählt zu den außerordentlichen Gefäßen (**Abb. 8.15**). Der Punkt Lu 7 ist der Öffnungs-, der Punkt Ni 6 der Ankopplungspunkt. Der Ren Mai stärkt den Uterus, reguliert die

8

Menstruation und trägt die Bezeichnung „See des Yin".

Wichtige Punkte des Ren Mai sind Ren 3 (Mu-Alarmpunkt der Blase), Ren 4 (Mu-Alarmpunkt des Dünndarms), Ren 5 (Mu-Alarmpunkt des 3-Erwärmers), Ren 12 (Mu-Alarmpunkt des Magens, Meisterpunkt der Fu-Organe), Ren 14 (Mu-Alarmpunkt des Herzes) und Ren 17 (Mu-Alarmpunkt des Perikards, Meisterpunkt des Qi).

8.14.1 Häufige Disharmoniemuster im Verlauf des Ren Mai

Der Ren Mai kann in seinem Leitbahnverlauf unterschiedliche Disharmoniemuster aufweisen. Diese sind in **Tab. 8.13** dargestellt.

8.14.2 Tonisierende Applikation auf dem Ren Mai

Tonisierendes Tape im Verlauf des Ren Mai

Die tonisierende Applikation auf dem Ren Mai erfolgt mithilfe der Ligamenttechnik in Richtung der Leitbahn.

Die Punkte Ren 1 und Ren 2 werden nicht getapt. Für das Tape des Ren Mai werden 2 Tapestreifen geschnitten: Das 1. Tape wird auf die

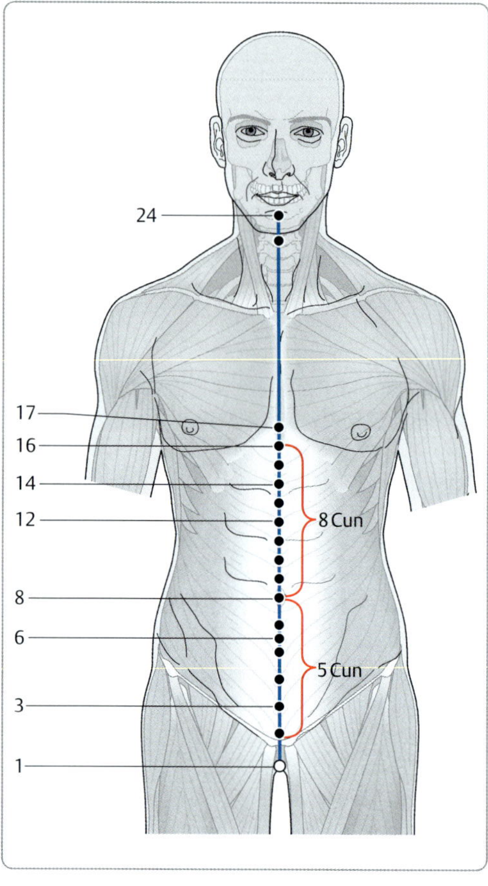

Abb. 8.15 Ren Mai. (Fleckenstein J, Trinczek K. QuickStart Akupunktur. Stuttgart: Karl F. Haug; 2011)

Tab. 8.13 Disharmoniemuster des Ren Mai.

Akupunkturpunkt	mögliche Disharmoniemuster
Ren 1	Genitalbeschwerden
Ren 2, Ren 3, Ren 4, Ren 5, Ren 6, Ren 7, Ren 8	muskuläre Unterbauchbeschwerden
Ren 9, Ren 10, Ren 11, Ren 12, Ren 13, Ren 14, Ren 15	muskuläre Oberbauchbeschwerden
Ren 16, Ren 17, Ren 18, Ren 19, Ren 20, Ren 21	Schmerzen im Sternum
Ren 22	Beschwerden der Klavikula
Ren 23	Kehlkopfbeschwerden
Ren 24	Fazialisparese

Punkte Ren 3–Ren 7, das 2. Tape über die Punkte Ren 9–Ren 24 appliziert.

Tapeapplikation:

- Zunächst werden 2 Tapes abgemessen und zugeschnitten.
- Dann wird die Basis des 1. Tapes ohne Spannung auf Ren 3 geklebt. Das 1. Tape wird von Ren 3 bis Ren 7 mithilfe der Bauchatmung und ggf. einer Hyperextension der LWS appliziert. Der Punkt Ren 8 (Bauchnabel) wird nicht getapt.
- Das 2. Tape wird von Ren 9 bis Ren 14 mithilfe der Bauchatmung und ggf. einer Hyperextension der BWS und LWS appliziert. Dann wird die Schulter in Retraktion und der Kopf des Patienten in Reklination gebracht. Das 2. Tape wird weiter über Ren 15 bis Ren 24 geklebt.
- Man streicht einige Male über das Tape, um es zu fixieren.
- Das Tape ist nun fertig und kann erfahrungsgemäß etwa 7 Tage auf der Haut verbleiben.

Praxistipp

Auf die Akupunkturpunkte Ren 22, Ren 23 und Ren 24 können ohne Weiteres auch Gittertapes appliziert werden.

Tonisierendes Tape im Verlauf des Ren Mai zur Behandlung eines eingeschränkten Kieferschlusses

Im folgenden Beispiel wird die Behandlung eines eingeschränkten Kieferschlusses aufgrund einer Fazialisparese im Bereich von Ren 24 mit einer tonisierenden Tapeapplikation beschrieben. Dieser Punkt wird mithilfe eines elastischen Tapes und eines Goldkügelchens tonisiert.

Druck- und Tapeapplikation:

- Ein Tape mit einer Breite von 2,5 cm wird abgemessen und zugeschnitten.
- Ein Goldkügelchen wird auf Ren 24 appliziert.
- Die Basis des Tapes wird ohne Spannung unterhalb von Ren 24 appliziert.
- Das Tape wird über Ren 24 mit der Ligamenttechnik in Richtung Unterlippe appliziert. Das Ende lässt man ohne Spannung auslaufen.
- Man streicht einige Male über das Tape, um es zu fixieren.
- Das Tape ist nun fertig und sollte erfahrungsgemäß nur etwa 2–3 Tage auf der Haut bleiben, da sich ansonsten durch das Kügelchen Druckstellen bilden können.

Praxistipp

Im Bereich von Ren 24 kann das elastische Tape auch durch ein Gittertape ersetzt werden.

8.14.3 Sedierende Applikation auf dem Ren Mai

Sedierendes Tape im Verlauf des Ren Mai

Die sedierende Applikation auf dem Ren Mai erfolgt mithilfe der Muskeltechnik entgegen der Leitbahn.

Tapeapplikation:

- Die sedierende Applikation erfolgt in ähnlicher Weise wie die tonisierende Applikation, allerdings wird das Tape ohne Zug in umgekehrter Reihenfolge über die Akupunkturpunkte geklebt, d. h. von Ren 24 bis Ren 3. Der Punkt Ren 8 wird ebenfalls ausgespart.
- Wichtig ist es, wieder auf die Vordehnung des Gewebes zu achten.
- Das Tape kann erfahrungsgemäß etwa 7 Tage auf der Haut verbleiben.

Praxistipp

Die Sedierung des gesamten Ren Mai kommt in der Praxis selten vor, da die Tonisierung des Yin im Vordergrund steht.

Sedierendes Tape im Verlauf des Ren Mai zur Behandlung akuter Kehlkopfschmerzen

Im folgenden Beispiel wird die Behandlung von akuten Kehlkopfschmerzen im Bereich von Ren 23 mit einer sedierenden Tapeapplikation beschrieben. Der Punkt wird mithilfe eines elastischen Tapes und eines Silberkügelchens sediert.

Druck- und Tapeapplikation:

- Ein Tape mit einer Breite von 2,5 cm wird abgemessen und zugeschnitten.
- Ein Silberkügelchen wird auf Ren 23 appliziert.
- Die Basis des Tapes wird ohne Zug oberhalb von Ren 23 aufgebracht.
- Der Kopf wird in Reklination, die Schultern werden in Retraktion gebracht. Dann wird das Tape ohne Zug über Ren 23 in Richtung Ren 22 geklebt. Das Ende lässt man ohne Spannung auslaufen.
- Man streicht einige Male über das Tape, um es zu fixieren.
- Das Tape ist nun fertig und sollte erfahrungsgemäß nur etwa 2–3 Tage auf der Haut bleiben, da sich ansonsten durch das Kügelchen Druckstellen bilden können.

Praxistipp

Statt des elastischen Tapes kann alternativ auch ein kleines Gittertape verwendet werden. Dieses wird über dem Silberkügelchen appliziert.

8.15 Lenkergefäß Du Mai

Der Du Mai zählt zu den außerordentlichen Gefäßen (**Abb. 8.16**). Der Punkt Dü 3 ist der Öffnungs-, der Punkt Bl 62 der Ankopplungspunkt. Der Du Mai unterstützt die Wirbelsäule und hat einen starken Einfluss auf das Mark und Gehirn. Er trägt die Bezeichnung „See des Yang“.

Wichtige Punkte des Du Mai sind Du 4 (Tonisierungspunkt), Du 14 (Vereinigung der Yang-Leitbahnen) und Du 15 (Lokalpunkt).

8.15.1 Häufige Disharmoniemuster im Verlauf des Du Mai

Der Du Mai kann in seinem Leitbahnverlauf unterschiedliche Disharmoniemuster aufweisen. Diese sind in **Tab. 8.14** dargestellt.

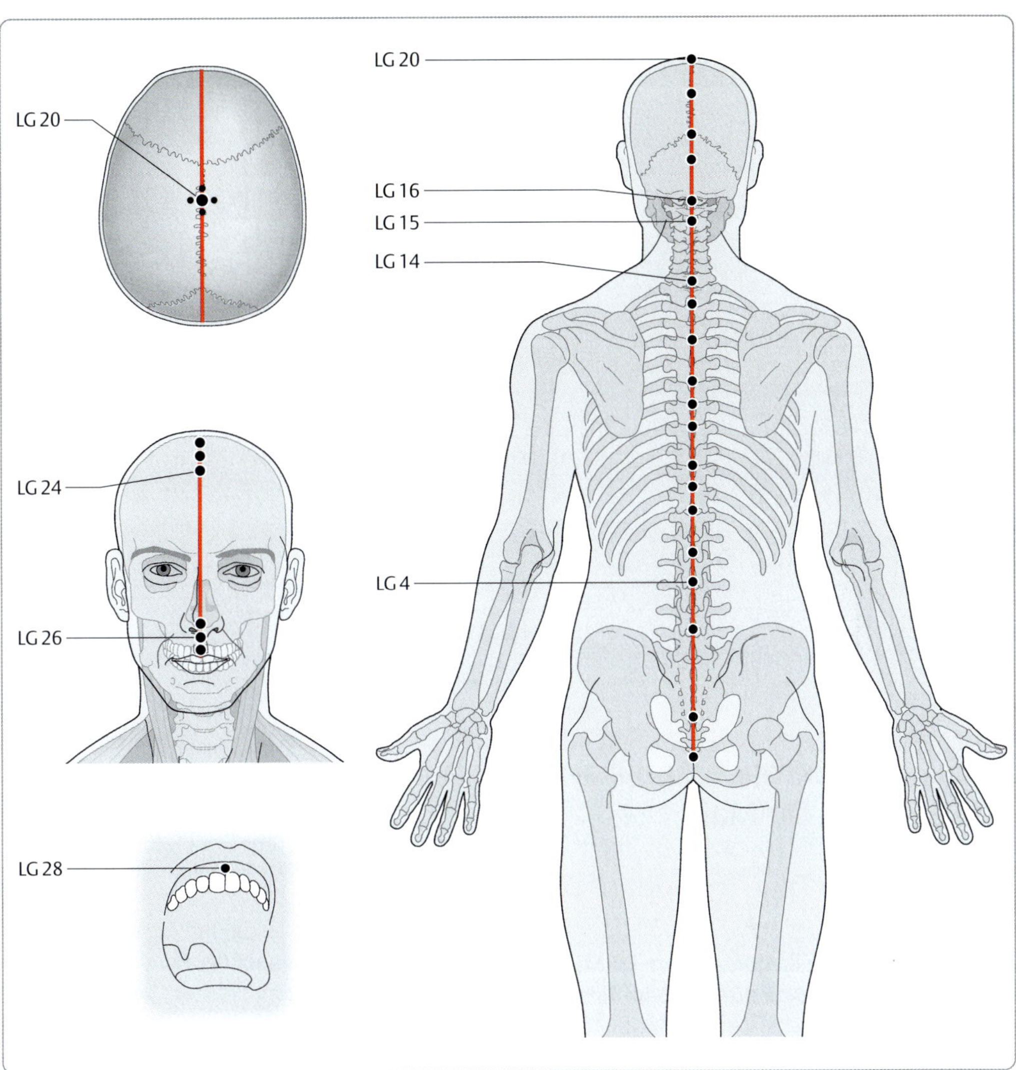

Abb. 8.16 Du Mai. (Fleckenstein J, Trinczek K. QuickStart Akupunktur. Stuttgart: Karl F. Haug; 2011)

Tab. 8.14 Disharmoniemuster des Du Mai im Leitbahnverlauf.

Akupunkturpunkt	mögliche Disharmoniemuster
Du 1	Hämorrhoiden
Du 2	Schmerzen im Sakralbereich
Du 3	Schmerzen im Lumbosakralbereich
Du 4, Du 5	Beschwerden im Lumbalbereich
Du 6, Du 7, Du 8	Schmerzen der unteren BWS
Du 9, Du 10, Du 11	Schmerzen der mittleren BWS
Du 12, Du 13	Schmerzen der oberen BWS
Du 14, Du 15	HWS-Beschwerden
Du 16, Du 17, Du 18	Kopfschmerzen (Hinterhaupt)
Du 19, Du 20, Du 21, Du 22	Kopfschmerzen
Du 23, Du 24	frontale Kopfschmerzen
Du 25	Nasenbeschwerden
Du 26, Du 27	Fazialisparese
Du 28	Zahnfleischschwellung

8.15.2 Tonisierende Applikation auf dem Du Mai

Tonisierendes Tape im Verlauf des Du Mai

Die tonisierende Applikation auf dem Du Mai erfolgt mithilfe der Ligamenttechnik in Richtung der Leitbahn.

Das Tape wird von Du 2 bis Du 14 appliziert. Der Punkt Du 26 wird mit einem Gittertape versorgt. Die Punkte Du 1, Du 25, Du 27 und Du 28 werden nicht, die Punkte Du 15–Du 24 aufgrund des Kopfhaares sehr selten (nur möglich bei fehlendem Kopfhaar) getapt.

Tapeapplikation:

- Ein Tape mit einer Breite von 2,5 cm wird abgemessen und zugeschnitten.
- Die Basis des Tapes wird ohne Spannung auf Du 2 appliziert.
- Der Patient soll sich nach vorne beugen, um die LWS, BWS und HWS in eine schmerzfreie Flexion zu bringen. Dann wird das Tape von Du 2 bis Du 14 appliziert. Das Ende lässt man ohne Spannung auslaufen.
- Auf Du 26 wird ein Gittertape appliziert.
- Man streicht einige Male über das Tape, um es zu fixieren.
- Das Tape ist nun fertig und kann erfahrungsgemäß etwa 7 Tage auf der Haut verbleiben.

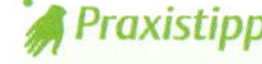

Das Gittertape kann für den Punkt Du 26 in der Mitte mit einer Schere zerschnitten werden.

Tonisierendes Tape im Verlauf des Du Mai zur Behandlung chronischer Lumbalbeschwerden

Im folgenden Beispiel wird die Behandlung von chronischen Lumbalbeschwerden im Bereich von Du 4 und Du 5 mit einer tonisierenden Tapeapplikation beschrieben. Diese Punkte werden mithilfe elastischer Tapes und von Goldkügelchen tonisiert.

Druck- und Tapeapplikation:

- Ein Tape mit einer Breite von 2,5 cm wird abgemessen und zugeschnitten.
- Je ein Goldkügelchen wird auf Du 4 und Du 5 geklebt.
- Die Basis des Tapes wird ohne Spannung unterhalb von Du 4 appliziert.
- Das Tape wird über Du 4 und Du 5 mithilfe der Ligamenttechnik in Richtung Du 6 appliziert. Das Ende lässt man ohne Spannung auslaufen.
- Man streicht einige Male über das Tape, um es zu fixieren.
- Das Tape ist nun fertig und sollte erfahrungsgemäß nur etwa 2–3 Tage auf der Haut bleiben, da sich ansonsten durch die Kügelchen Druckstellen bilden können.

8.15.3 Sedierende Applikation auf dem Du Mai

Sedierendes Tape im Verlauf des Du Mai

Die sedierende Applikation auf dem Du Mai erfolgt mithilfe der Muskeltechnik entgegen der Leitbahn.

Tapeapplikation:

- Die sedierende Applikation erfolgt in ähnlicher Weise wie die tonisierende Applikation, allerdings wird das Tape ohne Zug in umgekehrter Reihenfolge über die Akupunkturpunkte geklebt, d. h. von Du 14 bis Du 2.
- Auf Du 26 wird ein Gittertape appliziert.
- Wichtig ist es, wieder auf die Vordehnung des Gewebes zu achten.
- Das Tape kann erfahrungsgemäß etwa 7 Tage auf der Haut verbleiben.

Sedierendes Tape im Verlauf des Du Mai zur Behandlung akuter HWS-Beschwerden

Im folgenden Beispiel wird die Behandlung von akuten HWS-Beschwerden infolge eines Schleudertraumas im Bereich von Du 14 mit einer sedierenden Tapeapplikation beschrieben. Der Punkt wird über ein elastisches Tape und ein Silberkügelchen sediert.

Druck- und Tapeapplikation:

- Es wird ein Tape mit 2,5 cm Breite abgemessen und zugeschnitten.
- Ein Silberkügelchen wird auf Du 14 appliziert.
- Die Basis des Tapes wird ohne Zug oberhalb von Du 14 auf die Haut geklebt.
- Die HWS wird in eine schmerzfreie Flexion gebracht.
- Das Tape wird ohne Zug über Du 14 in Richtung Du 13 geklebt. Das Ende lässt man ohne Spannung auslaufen.
- Man streicht einige Male über das Tape, um es zu fixieren.
- Das Tape ist nun fertig und sollte erfahrungsgemäß nur etwa 2–3 Tage auf der Haut bleiben, da sich ansonsten durch die Kügelchen Druckstellen bilden können.

Praxistipp

Statt des elastischen Tapes kann alternativ auch ein kleines Gittertape verwendet werden. Dieses wird über dem Silberkügelchen appliziert.

9 Zang-Fu-Taping

Das Zang-Fu-Taping beschreibt eine Form des Tapens, die hauptsächlich auf die Behandlung der Organe nach den Vorgaben der TCM (Zang-Fu-Organe) ausgerichtet ist. Im Folgenden werden die Zang- und Fu-Organe sowie Beispiele für ihre Behandlung mit tonisierenden und sedierenden Applikationen beschrieben.

9.1 Einleitung

Zang sind die Speicher-, Fu die Hohlorgane. Zu den Speicherorganen gehören die Leber, das Herz (einschließlich Perikard), die Milz, die Lunge und die Nieren, zu den Hohlorganen die Gallenblase, der Dünndarm (einschließlich 3-Erwärmer), der Magen, der Dickdarm und die Blase.

Die **Tab. 9.1** zeigt eine Übersicht über die Zang- bzw. Fu-Organe mit möglichen Symptomen bzw. Erkrankungen, die diesen Organen laut TCM zugeordnet werden.

Beim Zang-Fu-Taping sind folgende wesentliche Punkte zu beachten:

- Soll das Zang- bzw. Fu-Organ tonisiert werden, so wird das Tape in Richtung des Energieflusses der Leitbahn der Akupunkturpunkte appliziert. Hierbei werden zumeist mehrere Leitbahnen mit den notwendigen Akupunkturpunkten getapt und in die Behandlung einbezogen. So kann es beispielsweise sein, dass zur Tonisierung des Zang-Organs Milz sowohl ausgewählte Abschnitte der Milz- als auch der Magen- und Blasenleitbahn behandelt werden, die dem Organ zugeordnet sind. Die Tapeapplikation erfolgt mithilfe der Ligamenttechnik.
- Soll das Zang- bzw. Fu-Organ sediert werden, so wird das Tape entgegen dem Energiefluss der Leitbahn der Akupunkturpunkte, die dem Organ zugeordnet sind, appliziert. Auch hier erfolgt die Behandlung der Zang- und Fu-Organe nach den Grundsätzen der TCM. Die Tapeapplikation erfolgt mithilfe der Muskeltechnik.
- Bei beiden Applikationen wird das Gewebe zuvor in Vordehnung gebracht. Dies geschieht über den Hautvorschub durch den Behandler oder durch den Patienten selbst.
- Das Zang-Fu-Taping wird bei Disharmoniemustern im Organbereich angewendet, somit kann das Tape häufig lokal im Bereich der Beschwerden oder weiter entfernt vom Organ appliziert werden. Ein Beispiel für die lokale und globale Applikation: Die Tapeapplikation erfolgt bei einer Dysbalance des Fu-Organs Magen lokal auf dem Mu-Alarmpunkt Ren 12 sowie weiter entfernt auf dem unteren He-Punkt des Magens (Ma 36).
- Die Mu-Alarmpunkte und unteren He-Punkte sind bei der Behandlung der Fu-Organe, die Yuan-Punkte und Rücken-Shu-Punkte des Rückens bei der Behandlung der Zang-Organe einzubeziehen.

Tab. 9.1 Zang- bzw. Fu-Organe und mögliche Symptome.

Zang-Organ	mögliche Symptome bei Funktionsstörungen des Zang-Organs	Fu-Organ	mögliche Symptome bzw. Erkrankungen bei Funktionsstörungen des Fu-Organs
Leber	• PMS • Sehstörungen • Muskelverspannungen	Gallenblase	• Migräne • Hüftschmerzen • Durchfall • Verdauungsstörungen
Herz/Perikard	• Stottern • Sprachstörungen • Palpitationen • Schlafstörungen	Dünndarm/ 3-Erwärmer	• Schulterschmerzen • Verdauungsstörungen
Milz	• Grübeln • Müdigkeit • Ödeme • Blutungen • Verdauungsstörungen	Magen	• Gastritis • Sodbrennen • Übelkeit
Lunge	• thorakale Beschwerden • Müdigkeit • Kurzatmigkeit • Erkältungsneigung	Dickdarm	• Verdauungsstörungen • Durchfall • Obstipation
Nieren	• Infertilität • existenzielle Ängste • Tinnitus (rauschend) • Lumbalgie	Blase	• Inkontinenz • Lumbalgie • Prostatahyperplasie

- Zusätzlich zu dem Tape können sedierende, tonisierende und neutrale Applikationen verwendet werden. Diese sind immer als Erstes auf die Haut aufzubringen.

Das Zang-Fu-Taping ist sinnvoll, um Disharmoniemuster im Organbereich zu behandeln. Anders als beim Meridian-Taping spielt beim Zang-Fu-Taping der direkte Leitbahnbezug eine untergeordnete Rolle. Vielmehr gilt es, den Organbezug zu berücksichtigen (z. B. bei abdominalen Beschwerden der Magenleitbahn den Bezug zum Organ Magen).

Praxistipp

Das Meridian- und Zang-Fu-Taping können ohne Probleme miteinander und auch in Verbindung mit dem „klassischen Taping“ verwendet werden.

In **Tab. 9.2** werden das Meridian- und das Zang-Fu-Taping gegenübergestellt, um Unterschiede und Gemeinsamkeiten zu verdeutlichen.

Zu den Zang- bzw. Fu-Organen werden die tonisierenden und sedierenden Applikationen vorgestellt. Zusätzlich findet sich zu jedem Zang- bzw. Fu-Organ eine Zusammenfassung häufiger Disharmoniemuster im jeweiligen Leitbahnverlauf mit Bezug zu den Akupunkturpunkten. Da die Durchführung der Applikation vom Meridian-Taping direkt auf das Zang-Fu-Taping übertragen werden kann, werden die einzelnen Schritte hier nicht mehr dargestellt. Diese können dem Kap. 8 entnommen werden.

Beim Zang-Fu-Taping ist ähnlich dem Meridian-Taping die Lokalisation der Beschwerden entscheidend. Bei abdominalen Beschwerden im Bereich von Ma 25 wird beispielsweise dieser Abschnitt tonisierend oder sedierend mit einem Tape versorgt. Die Applikation ist jeweils von der Diagnostik anhand der 8 Leitkriterien abhängig. Zur Unterstützung des lokalen Zang-Fu-

Tab. 9.2 Meridian- und Zang-Fu-Taping im Vergleich.

	Meridian-Taping	Zang-Fu-Taping
Anwendung	Behandlung von Erkrankungen im Leitbahnverlauf, v. a. des Bewegungsapparats (Muskel, Sehnen, Knochen, Bänder)	Behandlung von Zang-/Fu-Erkrankungen (Erkrankungen innerer Organe)
Applikation	• tonisierend in Richtung des Leitbahnverlaufs (mit ggf. maximalem Zug) • sedierend entgegen dem Leitbahnverlauf (ohne Zug) • Vordehnung des Gewebes	
Applikationsform	• Ligamenttechnik (tonisierend) • Muskeltechnik (sedierend)	
Applikationsumfang	Das Taping der Leitbahn erfolgt je nach Erkrankung vollständig bzw. abschnittsweise.	Das Taping der Leitbahn erfolgt nur im Bereich der zugeordneten Akupunkturpunkte des Organs. Hierbei ist die Tonisierung von der Sedierung zu unterscheiden. Zusätzlich werden immer ergänzende Punkte (Mu-Alarmpunkte, untere He-Punkte, Yuan-Punkte, Rücken-Shu-Punkte) berücksichtigt.
Hilfsmittel	• tonisierende Applikationen (z. B. Goldkügelchen) • sedierende Applikationen (z. B. Silberkügelchen)	
Farbe des Tapes	• „klassisches Taping“: rot (tonisierend), blau (sedierend) • TCM: Farbauswahl auf Grundlage des zu behandelnden Elements (Kap. 2.3.2)	

Tapings werden Tapes in der jeweiligen Farbe des zugehörigen Elements genutzt. Im Folgenden beschränkt sich die Beschreibung der Einfachheit halber auf eine Applikation von Gold- und Silberkügelchen. Neben diesen Kügelchen können auch Stahlkügelchen, Dauernadeln aus Stahl oder Samenkörner verwendet werden (Kap. 4.2.7). Die Anwendung richtet sich immer nach dem Behandlungsziel bzw. der dokumentierten Diagnose:

- Für die **tonisierende Applikation** werden zunächst die entsprechenden Akupunkturpunkte ausgewählt und mit einem Goldkügelchen versehen. Im Anschluss wird das Tape tonisierend über die Akupunkturpunkte appliziert.
- Für die **sedierende Applikation** werden zunächst die entsprechenden Akupunkturpunkte ausgewählt und mit einem Silberkügelchen versehen. Im Anschluss wird das Tape sedierend über die Akupunkturpunkte appliziert.

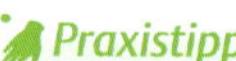

Praxistipp

Der Unterschied zum Meridian-Taping besteht darin, dass beim Zang-Fu-Taping eine Auswahl der jeweiligen zu tonisierenden bzw. sedierenden Akupunkturpunkte getroffen wird. Somit wird das Tape nicht entlang einer (gesamten) Leitbahn, sondern ausschließlich auf einzelne Punkte appliziert, die explizit das erkrankte Zang- bzw. Fu-Organ betreffen.

Bei der Behandlung von Erkrankungen der **Zang-Organe** hat sich die kombinierte Applikation auf Yuan-Punkte und Rücken-Shu-Punkte bewährt:

- Leber: Le 3 und Bl 18
- Herz, einschließlich Perikard: He 7 und Bl 15 sowie Pe 7 und Bl 14
- Milz: Mi 3 und Bl 20
- Lunge: Lu 9 und Bl 13
- Nieren: Ni 3 und Bl 23

Bei der Behandlung von Erkrankungen der **Fu-Organe** hat sich die kombinierte Applikation auf Mu-Alarmpunkte und untere He-Punkte bewährt:

- Gallenblase: Gb 24 und Gb 34
- Dünndarm und 3-Erwärmer: Ren 4 und Ma 39 sowie Ren 5 und Bl 39
- Magen: Ren 12 und Ma 36
- Dickdarm: Ma 25 und Ma 37
- Blase: Ren 3 und Bl 40

Praxistipp

Fu-Organe können zusätzlich mit dem jeweiligen Rücken-Shu-Punkt tonisiert werden. Bei Fülle-Zuständen werden der Mu-Alarmpunkt und der untere He-Punkt genutzt, um die Fülle abzuleiten.

Zusätzlich zu den beschriebenen Punktekombinationen können weitere Tonisierungs- und Sedierungspunkte genutzt werden. Die beiden ersten Punkte sind immer über den Kontroll-, die beiden darunter aufgeführten Punkte über den Mutter-Kind-Zyklus begründet.

9.2 Zang-Organ Lunge

9.2.1 Zang-Organ Lunge und häufige Disharmoniemuster

Das Zang-Organ Lunge kann in Bezug auf den Verlauf der Lungenleitbahn unterschiedliche Disharmoniemuster aufweisen. Diese sind in **Tab. 9.3** dargestellt.

9.2.2 Taping des Zang-Organs Lunge

Tonisierende Applikation

Die tonisierende Applikation für das Zang-Organ Lunge erfolgt mithilfe der Ligamenttechnik in Richtung der Leitbahn (Kap. 8.2.2).

In **Tab. 9.4** sind wichtige Tonisierungspunkte für das Zang-Organ Lunge zusammengefasst.

Tab. 9.3 Disharmoniemuster des Zang-Organs Lunge.

Akupunkturpunkt	mögliche Disharmoniemuster
Lu 1 (Mu-Alarmpunkt)	akute Lungenerkrankungen
Lu 2, Lu 3, Lu 4	Erkrankungen des Respirationstrakts
Lu 5 (Wasser), Lu 6 (Xi-Punkt)	Husten, Asthma
Lu 7 (Luo-Punkt)	Husten mit Schleim
Lu 8 (Metall)	Husten, Dyspnoe
Lu 9 (Yuan-Punkt, Erde)	Bluthusten
Lu 10 (Feuer), Lu 11 (Holz)	Halsschmerzen

Tab. 9.4 Tonisierungspunkte für das Zang-Organ Lunge.

Zang-Organ Lunge	Tonisierungspunkt
Erde-Punkt der Lungenleitbahn	Lu 9
Erde-Punkt der Milzleitbahn	Mi 3
Metall-Punkt der Lungenleitbahn	Lu 8
Yuan-Punkt der Lungenleitbahn	Lu 9
Rücken-Shu-Punkt der Lunge	Bl 13

Sedierende Applikation

Die sedierende Applikation für das Zang-Organ Lunge erfolgt mithilfe der Muskeltechnik entgegen der Leitbahn (Kap. 8.2.3).

In **Tab. 9.5** sind wichtige Sedierungspunkte für das Zang-Organ Lunge zusammengefasst.

9.3 Fu-Organ Dickdarm

9.3.1 Fu-Organ Dickdarm und häufige Disharmoniemuster

Das Fu-Organ Dickdarm kann in Bezug auf den Verlauf der Dickdarmleitbahn unterschiedliche Disharmoniemuster aufweisen. Diese sind in **Tab. 9.6** dargestellt.

Berücksichtigt man die embryologische Entwicklung, entstehen sowohl der Magen als auch der Darm aus dem inneren Keimblatt (Entoderm). Gemeinsam bilden sie später den Magen-Darm-Trakt, der mit dem Mund- und Rachenbereich beginnt und am Anus endet. Daraus lässt sich ableiten, warum beispielsweise der Punkt Di 1 Einfluss auf den Mund- und Rachenbereich hat. Somit zählen zu den Disharmoniemustern des Fu-Organs Dickdarm auch Erkrankungen des gesamten Verdauungstrakts.

Tab. 9.5 Sedierungspunkte für das Zang-Organ Lunge.

Zang-Organ Lunge	Sedierungspunkt
Feuer-Punkt der Lungenleitbahn	Lu 10
Feuer-Punkt der Herzleitbahn	He 8
Wasser-Punkt der Lungenleitbahn	Lu 5
Wasser-Punkt der Nierenleitbahn	Ni 10

Tab. 9.6 Disharmoniemuster des Fu-Organs Dickdarm.

Akupunkturpunkt	mögliche Disharmoniemuster
Di 1 (Metall), Di 2 (Wasser), Di 3 (Holz)	Mund- und Rachenerkrankungen
Di 4 (Yuan-Punkt)	abdominale Krämpfe
Di 5 (Feuer)	Mund- und Rachenerkrankungen
Di 6 (Luo-Punkt)	trockener Hals
Di 7 (Xi-Punkt), Di 8, Di 9	Blähungen, abdominale Schmerzen
Di 10	Kälte im Darm
Di 11 (Erde)	Diarrhö
Di 12, Di 13, Di 14, Di 15, Di 16	Schmerz in der Leitbahn
Di 17	erschwerte Nahrungsaufnahme
Di 18	Schluckbeschwerden
Di 19, Di 20	Rhinitis

9.3.2 Taping des Fu-Organs Dickdarm

Tonisierende Applikation

Die tonisierende Applikation für das Fu-Organ Dickdarm erfolgt mithilfe der Ligamenttechnik in Richtung der Leitbahn (Kap. 8.3.2).

In **Tab. 9.7** sind wichtige Tonisierungspunkte für das Fu-Organ Dickdarm zusammengefasst.

Sedierende Applikation

Die sedierende Applikation für das Fu-Organ Dickdarm erfolgt mithilfe der Muskeltechnik entgegen der Leitbahn (Kap. 8.3.3).

In **Tab. 9.8** sind wichtige Sedierungspunkte für das Fu-Organs Dickdarm zusammengefasst.

9.4 Fu-Organ Magen

9.4.1 Fu-Organ Magen und häufige Disharmoniemuster

Das Fu-Organ Magen kann in Bezug auf den Verlauf der Magenleitbahn unterschiedliche Disharmoniemuster aufweisen. Diese sind in **Tab. 9.9** dargestellt.

Der Magen und der Darm können aufgrund ihrer embryologischen Entwicklung als Einheit betrachtet werden und bilden gemeinsam den Magen-Darm-Trakt (Kap. 9.3.1). Hieraus lässt sich ableiten, warum beispielsweise der Punkt Ma 3 Einfluss auf den Mundbereich hat.

Tab. 9.7 Tonisierungspunkte für das Fu-Organ Dickdarm.

Fu-Organ Dickdarm	Tonisierungspunkt
Erde-Punkt der Dickdarmleitbahn	Di 11
Erde-Punkt der Magenleitbahn	Ma 36
Metall-Punkt der Dickdarmleitbahn	Di 1
Mu-Alarmpunkt des Dickdarms	Ma 25
Rücken-Shu-Punkt des Dickdarms	Bl 25

Tab. 9.8 Sedierungspunkte für das Fu-Organ Dickdarm.

Fu-Organ Dickdarm	Sedierungspunkt
Feuer-Punkt der Dickdarmleitbahn	Di 5
Feuer-Punkt der Dünndarmleitbahn	Dü 5
Wasser-Punkt der Dickdarmleitbahn	Di 2
Wasser-Punkt der Blasenleitbahn	Bl 66
Mu-Alarmpunkt des Dickdarms	Ma 25
unterer He-Punkt des Dickdarms	Ma 37

Tab. 9.9 Disharmoniemuster des Fu-Organs Magen.

Akupunkturpunkt	mögliche Disharmoniemuster
Ma 1, Ma 2	Augenerkrankungen, Fazialisparese
Ma 3, Ma 4	Wangenschmerzen
Ma 5, Ma 6, Ma 7	Zahnfleischerkrankungen
Ma 8	„Magen"-Kopfschmerzen
Ma 9, Ma 10, Ma 11	Rachenschmerzen
Ma 12	Halsstauung
Ma 13, Ma 14, Ma 15, Ma 16	Völlegefühl im Thorax
Ma 17	keine Behandlung (Brustwarze)
Ma 18	Ösophaguskonstriktion
Ma 19, Ma 20, Ma 21, Ma 22, Ma 23, Ma 24	epigastrische Beschwerden
Ma 25, Ma 26, Ma 27	abdominale Beschwerden
Ma 28, Ma 29, Ma 30	Menstruationsbeschwerden
Ma 31, Ma 32, Ma 33	Bezug zum Oberschenkel
Ma 34 (Xi-Punkt)	epigastrische Beschwerden
Ma 35	Bezug zum Knie
Ma 36 (Erde)	Übelkeit, Erbrechen
Ma 37, Ma 38	abdominale Beschwerden
Ma 39	Diarrhö
Ma 40 (Luo-Punkt)	Völlegefühl, Schleimerkrankungen
Ma 41 (Feuer), Ma 42 (Yuan-Punkt), Ma 43 (Holz), Ma 44 (Wasser)	Blähungen, Völlegefühl
Ma 45 (Metall)	Appetitlosigkeit

9.4.2 Taping des Fu-Organs Magen

Tonisierende Applikation

Die tonisierende Applikation für das Fu-Organ Magen erfolgt mithilfe der Ligamenttechnik in Richtung der Leitbahn (Kap. 8.4.2).

In **Tab. 9.10** sind wichtige Tonisierungspunkte für das Fu-Organ Magen zusammengefasst.

Sedierende Applikation

Die sedierende Applikation für das Fu-Organ Magen erfolgt mithilfe der Muskeltechnik entgegen der Leitbahn (Kap. 8.4.3).

In **Tab. 9.11** sind wichtige Sedierungspunkte für das Fu-Organ Magen zusammengefasst.

Tab. 9.10 Tonisierungspunkte für das Fu-Organ Magen.

Fu-Organ Magen	Tonisierungspunkt
Feuer-Punkt der Magenleitbahn	Ma 41
Feuer-Punkt der Dünndarmleitbahn	Dü 5
Erde-Punkt der Magenleitbahn	Ma 36
Mu-Alarmpunkt des Magens	Ren 12
Rücken-Shu-Punkt des Magens	Bl 21

Tab. 9.11 Sedierungspunkte für das Fu-Organ Magen.

Fu-Organ Magen	Sedierungspunkt
Holz-Punkt der Magenleitbahn	Ma 43
Holz-Punkt der Gallenblasenleitbahn	Gb 41
Metall-Punkt der Magenleitbahn	Ma 45
Metall-Punkt der Dickdarmleitbahn	Di 1
Mu-Alarmpunkt des Magens	Ren 12
unterer He-Punkt des Magens	Ma 36

9.5 Zang-Organ Milz

9.5.1 Zang-Organ Milz und häufige Disharmoniemuster

Das Zang-Organ Milz kann in Bezug auf den Verlauf der Milzleitbahn unterschiedliche Disharmoniemuster aufweisen. Diese sind in **Tab. 9.12** dargestellt.

9.5.2 Taping des Zang-Organs Milz

Tonisierende Applikation

Die tonisierende Applikation für das Zang-Organ Milz erfolgt mithilfe der Ligamenttechnik in Richtung der Leitbahn (Kap. 8.5.2).

In **Tab. 9.13** sind wichtige Tonisierungspunkte für das Zang-Organ Milz zusammengefasst.

Tab. 9.12 Disharmoniemuster des Zang-Organs Milz.

Akupunkturpunkt	mögliche Disharmoniemuster
Mi 1 (Holz)	Blutungen (Nasenbluten, Blut im Stuhl u. a.)
Mi 2 (Feuer), Mi 3 (Feuer, Yuan-Punkt), Mi 4 (Luo-Punkt)	Schmerzen im Epigastrium
Mi 5 (Metall)	Diarrhö, Obstipation
Mi 6	Ödeme, Diarrhö, Leukorrhö
Mi 7	Völlegefühl im Abdomen
Mi 8 (Xi-Punkt), Mi 9 (Wasser)	Schmerzen im Abdomen
Mi 10	Dysmenorrhö, Leukorrhö
Mi 11	Harnverhalt
Mi 12, Mi 13, Mi 14, Mi 15	abdominale Beschwerden
Mi 16	Obstipation
Mi 17	Blähungen
Mi 18	unzureichende Laktation
Mi 19, Mi 20	Kurzatmigkeit
Mi 21	Husten, Dyspnoe

Tab. 9.13 Tonisierungspunkte für das Zang-Organ Milz.

Zang-Organ Milz	Tonisierungspunkt
Feuer-Punkt der Milzleitbahn	Mi 2
Feuer-Punkt der Herzleitbahn	He 8
Erde-Punkt der Milzleitbahn	Mi 3
Yuan-Punkt der Milzleitbahn	Mi 3
Rücken-Shu-Punkt der Milz	Bl 20

Sedierende Applikation

Die sedierende Applikation für das Zang-Organ Milz erfolgt mithilfe der Muskeltechnik entgegen der Leitbahn (Kap. 8.5.3).

In **Tab. 9.14** sind wichtige Sedierungspunkte für das Zang-Organ Milz zusammengefasst.

9.6 Zang-Organ Herz

9.6.1 Zang-Organ Herz und häufige Disharmoniemuster

Das Zang-Organ Herz kann in Bezug auf den Verlauf der Herzleitbahn unterschiedliche Disharmoniemuster aufweisen. Diese sind in **Tab. 9.15** dargestellt.

Tab. 9.14 Sedierungspunkte für das Zang-Organ Milz.

Zang-Organ Milz	Sedierungspunkt
Holz-Punkt der Milzleitbahn	Mi 1
Holz-Punkt der Leberleitbahn	Le 1
Metall-Punkt der Milzleitbahn	Mi 5
Metall-Punkt der Lungenleitbahn	Lu 8

Tab. 9.15 Disharmoniemuster des Zang-Organs Herz.

Akupunkturpunkt	mögliche Disharmoniemuster
He 1	Palpitationen
He 2	Drüsenschwellung
He 3 (Wasser), He 4 (Metall)	Herzschmerzen
He 5 (Luo-Punkt)	Palpitationen, Herzrhythmusstörungen
He 6 (Xi-Punkt), He 7 (Erde, Yuan-Punkt), He 8 (Feuer), He 9 (Holz)	Palpitationen

9

9.6.2 Taping des Zang-Organs Herz

Tonisierende Applikation

Die tonisierende Applikation für das Zang-Organ Herz erfolgt mithilfe der Ligamenttechnik in Richtung der Leitbahn (Kap. 8.6.2).

In **Tab. 9.16** sind wichtige Tonisierungspunkte für das Zang-Organ Herz zusammengefasst.

Sedierende Applikation

Die sedierende Applikation für das Zang-Organ Herz erfolgt mithilfe der Muskeltechnik entgegen der Leitbahn (Kap. 8.6.3).

In **Tab. 9.17** sind wichtige Sedierungspunkte für das Zang-Organ Herz zusammengefasst.

9.7 Fu-Organ Dünndarm

9.7.1 Fu-Organ Dünndarm und häufige Disharmoniemuster

Das Fu-Organ Dünndarm kann in Bezug auf den Verlauf der Dünndarmleitbahn unterschiedliche Disharmoniemuster aufweisen. Diese sind in **Tab. 9.18** dargestellt.

Tab. 9.16 Tonisierungspunkte für das Zang-Organ Herz.

Zang-Organ Herz	Tonisierungspunkt
Holz-Punkt der Herzleitbahn	He 9
Holz-Punkt der Leberleitbahn	Le 1
Feuer-Punkt der Herzleitbahn	He 8
Yuan-Punkt der Herzleitbahn	He 7
Rücken-Shu-Punkt des Herzes	Bl 15

Tab. 9.17 Sedierungspunkte für das Zang-Organ Herz.

Zang-Organ Herz	Sedierungspunkt
Wasser-Punkt der Herzleitbahn	He 3
Wasser-Punkt der Nierenleitbahn	Ni 10
Erde-Punkt der Herzleitbahn	He 7
Erde-Punkt der Milzleitbahn	Mi 3

Tab. 9.18 Disharmoniemuster des Fu-Organs Dünndarm.

Akupunkturpunkt	mögliche Disharmoniemuster
Dü 1 (Metall)	Herzschmerzen, Schwindel
Dü 2 (Wasser), Dü 3 (Holz)	erschwerte Miktion, Tinnitus
Dü 4 (Yuan-Punkt), Dü 5 (Feuer)	Halsschwellungen, Tinnitus
Dü 6 (Xi-Punkt)	Augenschmerzen
Dü 7 (Luo-Punkt), Dü 8 (Erde)	Halsschwellungen
Dü 9	Tinnitus
Dü 10	Drüsenschwellung
Dü 11	Schwellung der Brust
Dü 12	schleimiger Husten
Dü 13, Dü 14	schmerzhaftes Stauungssyndrom
Dü 15	Husten
Dü 16, Dü 17	Struma, Tinnitus
Dü 18	Gesichtsschmerzen
Dü 19	Tinnitus, Taubheit

9.7.2 Taping des Fu-Organs Dünndarm

Tonisierende Applikation

Die tonisierende Applikation für das Fu-Organ Dünndarm erfolgt mithilfe der Ligamenttechnik in Richtung der Leitbahn (Kap. 8.7.2).

In **Tab. 9.19** sind wichtige Tonisierungspunkte für das Fu-Organ Dünndarm zusammengefasst.

Sedierende Applikation

Die sedierende Applikation für das Fu-Organ Dünndarm erfolgt mithilfe der Muskeltechnik entgegen der Leitbahn (Kap. 8.7.3).

In **Tab. 9.20** sind wichtige Sedierungspunkte für das Fu-Organ Dünndarm zusammengefasst.

9.8 Fu-Organ Blase

9.8.1 Fu-Organ Blase und häufige Disharmoniemuster

Das Fu-Organ Blase kann in Bezug auf den Verlauf der Blasenleitbahn unterschiedliche Disharmoniemuster aufweisen. Diese sind in **Tab. 9.21** dargestellt.

9.8.2 Taping des Fu-Organs Blase

Tonisierende Applikation

Die tonisierende Applikation für das Fu-Organ Blase erfolgt mithilfe der Ligamenttechnik in Richtung der Leitbahn (Kap. 8.8.2).

In **Tab. 9.22** sind wichtige Tonisierungspunkte für das Fu-Organ Blase zusammengefasst.

Tab. 9.19 Tonisierungspunkte für das Fu-Organ Dünndarm.

Fu-Organ Dünndarm	Tonisierungspunkt
Holz-Punkt der Dünndarmleitbahn	Dü 3
Holz-Punkt der Gallenblasenleitbahn	Gb 41
Feuer-Punkt der Dünndarmleitbahn	Dü 5
Mu-Alarmpunkt des Dünndarms	Ren 4
Rücken-Shu-Punkt des Dünndarms	Bl 27

Tab. 9.20 Sedierungspunkte für das Fu-Organ Dünndarm.

Fu-Organ Dünndarm	Sedierungspunkt
Wasser-Punkt der Dünndarmleitbahn	Dü 2
Wasser-Punkt der Blasenleitbahn	Bl 66
Erde-Punkt der Dünndarmleitbahn	Dü 8
Erde-Punkt der Magenleitbahn	Ma 36
Mu-Alarmpunkt des Dünndarms	Ren 4
unterer He-Punkt des Dünndarms	Ma 39

Tab. 9.21 Disharmoniemuster des Fu-Organs Blase.

Akupunkturpunkt	mögliche Disharmoniemuster
Bl 1, Bl 2	Augenerkrankungen
Bl 3, Bl 4, Bl 5, Bl 6, Bl 7, Bl 8	Scheitelkopfschmerzen
Bl 9, Bl 10	okzipitale Kopfschmerzen
Bl 11, Bl 12, Bl 13, Bl 14, Bl 15	Dyspnoe, Husten
Bl 16, Bl 17, Bl 18	epigastrische Schmerzen
Bl 19	Schmerzen im Thorax
Bl 20, Bl 21, Bl 22	abdominale Fülle
Bl 23	Enuresis, Harntröpfeln, Ödeme
Bl 24	Dysmenorrhö
Bl 25, Bl 26, Bl 27, Bl 28	erschwerte Miktion
Bl 29	abdominale Blähungen
Bl 30, Bl 31, Bl 32, Bl 33, Bl 34	erschwerte Miktion
Bl 35	Hämorrhoiden
Bl 36	erschwerte Miktion
Bl 37	wässrige Diarrhö
Bl 38, Bl 39	schmerzhaftes Wasserlassen
Bl 40 (Erde)	Enuresis
Bl 41	Taubheit im Oberarm
Bl 42, Bl 43, Bl 44, Bl 45	Dyspnoe
Bl 46, Bl 47, Bl 48	unregelmäßiger Stuhlgang
Bl 49, Bl 50	Völlegefühl im Abdomen
Bl 51	epigastrische Schmerzen
Bl 52, Bl 53, Bl 54	erschwerte Miktion
Bl 55	Leukorrhö
Bl 56	Harninkontinenz
Bl 57, Bl 58 (Luo-Punkt)	Hämorrhoiden
Bl 59	Krämpfe, Spasmen
Bl 60 (Feuer)	abdominale Schmerzen
Bl 61	Miktionsdysfunktion
Bl 62	Schwindel, Kopfschmerzen
Bl 63 (Xi-Punkt)	Krämpfe
Bl 64 (Yuan-Punkt), Bl 65 (Holz), Bl 66 (Wasser)	Schwindel, Kopfschwere
Bl 67 (Metall)	erschwerte Miktion, Miktionsdysfunktion

Tab. 9.22 Tonisierungspunkte für das Fu-Organ Blase.

Fu-Organ Blase	Tonisierungspunkt
Metall-Punkt der Blasenleitbahn	Bl 67
Metall-Punkt der Dickdarmleitbahn	Di 1
Wasser-Punkt der Blasenleitbahn	Bl 66
Mu-Alarmpunkt der Blase	Ren 3
Rücken-Shu-Punkt der Blase	Bl 28

Tab. 9.23 Sedierungspunkte für das Fu-Organ Blase.

Fu-Organ Blase	Sedierungspunkt
Erde-Punkt der Blasenleitbahn	Bl 40
Erde-Punkt der Magenleitbahn	Ma 36
Holz-Punkt der Blasenleitbahn	Bl 65
Holz-Punkt der Gallenblasenleitbahn	Gb 41
Mu-Alarmpunkt der Blase	Ren 3
unterer He-Punkt der Blase	Bl 40

Sedierende Applikation

Die sedierende Applikation für das Fu-Organ Blase erfolgt mithilfe der Muskeltechnik entgegen der Leitbahn (Kap. 8.8.3).

In **Tab. 9.23** sind wichtige Sedierungspunkte für das Fu-Organ Blase zusammengefasst.

9.9 Zang-Organ Niere

9.9.1 Zang-Organ Niere und häufige Disharmoniemuster

Das Zang-Organ Niere kann in Bezug auf den Verlauf der Nierenleitbahn unterschiedliche Disharmoniemuster aufweisen. Diese sind in **Tab. 9.24** dargestellt.

9.9.2 Taping des Zang-Organs Niere

Tonisierende Applikation

Die tonisierende Applikation für das Zang-Organ Niere erfolgt mithilfe der Ligamenttechnik in Richtung der Leitbahn (Kap. 8.9.2).

In **Tab. 9.25** sind wichtige Tonisierungspunkte für das Zang-Organ Niere zusammengefasst.

Sedierende Applikation

Die sedierende Applikation für das Zang-Organ Niere erfolgt mithilfe der Muskeltechnik entgegen der Leitbahn (Kap. 8.9.3).

In **Tab. 9.26** sind wichtige Sedierungspunkte für das Zang-Organ Niere zusammengefasst.

Tab. 9.24 Disharmoniemuster des Zang-Organs Niere.

Akupunkturpunkt	mögliche Disharmoniemuster
Ni 1 (Holz)	Hypertonie, erschwerte Miktion, Infertilität
Ni 2 (Feuer)	Nachtschweiß, Infertilität, erschwerte Miktion
Ni 3 (Erde, Yuan-Punkt)	Tinnitus, Enuresis, Knöchelödeme
Ni 4 (Luo-Punkt), Ni 5 (Xi-Punkt)	erschwerte Miktion, Harntröpfeln
Ni 6	häufige Miktion, Miktionsdysfunktion
Ni 7 (Metall)	Ödeme, Miktionsdysfunktion
Ni 8	erschwerte Miktion
Ni 9	manisch-depressive Erkrankung, Struma
Ni 10 (Wasser), Ni 11	erschwerte Miktion, Impotenz
Ni 12	Impotenz, Leukorrhö
Ni 13	Leukorrhö, Infertilität, erschwerte Miktion
Ni 14	Leukorrhö, Infertilität, Diarrhö
Ni 15	Obstipation, Diarrhö
Ni 16	Obstipation, Diarrhö, Miktionsdysfunktion
Ni 17	Obstipation, Diarrhö
Ni 18, Ni 19	abdominaler Schmerz, Infertilität
Ni 20, Ni 21	Palpitationen, Dyspnoe, abdominaler Schmerz
Ni 22, Ni 23, Ni 24, Ni 25, Ni 26, Ni 27	Asthma, Dyspnoe

Tab. 9.25 Tonisierungspunkte für das Zang-Organ Niere.

Zang-Organ Niere	Tonisierungspunkt
Metall-Punkt der Nierenleitbahn	Ni 7
Metall-Punkt der Lungenleitbahn	Lu 8
Wasser-Punkt der Nierenleitbahn	Ni 10
Yuan-Punkt der Nierenleitbahn	Ni 3
Rücken-Shu-Punkt der Niere	Bl 23

Tab. 9.26 Sedierungspunkte für das Zang-Organ Niere.

Zang-Organ Niere	Sedierungspunkt
Erde-Punkt der Nierenleitbahn	Ni 3
Erde-Punkt der Milzleitbahn	Mi 3
Holz-Punkt der Nierenleitbahn	Ni 1
Holz-Punkt der Leberleitbahn	Le 1

Tab. 9.27 Disharmoniemuster des Zang-Organs Perikard.

Akupunkturpunkt	mögliche Disharmoniemuster
Pe 1	Husten, Kurzatmigkeit
Pe 2	Herzschmerzen, Herzerkrankungen
Pe 3 (Wasser)	Herzschmerzen, Palpitationen
Pe 4 (Xi-Punkt)	Herzschmerzen, Brustschmerzen
Pe 5 (Metall), Pe 6 (Luo-Punkt), Pe 7 (Erde, Yuan-Punkt)	Herzschmerzen, Palpitationen
Pe 8 (Feuer)	Hypertonus, Herzschmerzen, Zungenerosionen
Pe 9 (Holz)	Herzschmerzen, Zungensteifigkeit

Tab. 9.28 Tonisierungspunkte für das Zang-Organ Perikard.

Zang-Organ Perikard	Tonisierungspunkt
Holz-Punkt der Perikardleitbahn	Pe 9
Holz-Punkt der Leberleitbahn	Le 1
Feuer-Punkt der Perikardleitbahn	Pe 8
Yuan-Punkt der Perikardleitbahn	Pe 7
Rücken-Shu-Punkt des Perikards	Bl 14

9.10 Zang-Organ Perikard

9.10.1 Zang-Organ Perikard und häufige Disharmoniemuster

Das Zang-Organ Perikard kann in Bezug auf den Verlauf der Perikardleitbahn unterschiedliche Disharmoniemuster aufweisen. Diese sind in **Tab. 9.27** dargestellt.

9.10.2 Taping des Zang-Organs Perikard

Tonisierende Applikation

Die tonisierende Applikation für das Zang-Organ Perikard erfolgt mithilfe der Ligamenttechnik in Richtung der Leitbahn (Kap. 8.10.2).

In **Tab. 9.28** sind wichtige Tonisierungspunkte für das Zang-Organ Perikard zusammengefasst.

Sedierende Applikation

Die sedierende Applikation für das Zang-Organ Perikard erfolgt mithilfe der Muskeltechnik entgegen der Leitbahn (Kap. 8.10.3).

In **Tab. 9.29** sind wichtige Sedierungspunkte für das Zang-Organ Perikard zusammengefasst.

Tab. 9.29 Sedierungspunkte für das Zang-Organ Perikard.

Zang-Organ Perikard	Sedierungspunkt
Wasser-Punkt der Perikardleitbahn	Pe 3
Wasser-Punkt der Nierenleitbahn	Ni 10
Erde-Punkt der Perikardleitbahn	Pe 7
Erde-Punkt der Milzleitbahn	Mi 3

9.11 Fu-Organ 3-Erwärmer

9.11.1 Fu-Organ 3-Erwärmer und häufige Disharmoniemuster

Das Fu-Organ 3-Erwärmer kann in Bezug auf den Verlauf der 3-Erwärmerleitbahn unterschiedliche Disharmoniemuster aufweisen. Diese sind in **Tab. 9.30** dargestellt.

Tab. 9.30 Disharmoniemuster des Fu-Organs 3-Erwärmer.

Akupunkturpunkt	mögliche Disharmoniemuster
3E 1 (Metall), 3E 2 (Wasser), 3E 3 (Holz)	Tinnitus, Taubheit, Ohrenschmerzen
3E 4 (Yuan-Punkt)	Schwellung des Halses, Fieber
3E 5 (Luo-Punkt)	Tinnitus, Ohrenschmerzen, Kopfschmerzen
3E 6 (Feuer), 3E 7 (Xi-Punkt)	Tinnitus, Taubheit
3E 8, 3E 9	Taubheit, Stimmverlust
3E 10 (Erde)	Taubheit, Schwellung des Halses
3E 11	Augenschmerzen
3E 12	Kopfschmerzen
3E 13	Struma, Augenerkrankungen
3E 14	Taubheit des Arms
3E 15	Völlegefühl im Thorax
3E 16	Taubheit, Augenschmerzen
3E 17, 3E 18, 3E 19, 3E 20, 3E 21	Taubheit, Tinnitus, Ohrenschmerzen
3E 22	Tinnitus, Kopfschmerzen
3E 23	Augenschmerzen, Ohrenschmerzen

9.11.2 Taping des Fu-Organs 3-Erwärmer

Tonisierende Applikation

Die tonisierende Applikation für das Fu-Organ 3-Erwärmer erfolgt mithilfe der Ligamenttechnik in Richtung der Leitbahn (Kap. 8.11.2).

In **Tab. 9.31** sind wichtige Tonisierungspunkte für das Fu-Organ 3-Erwärmer zusammengefasst.

Sedierende Applikation

Die sedierende Applikation für das Fu-Organ 3-Erwärmer erfolgt mithilfe der Muskeltechnik entgegen der Leitbahn (Kap. 8.11.3).

In **Tab. 9.32** sind wichtige Sedierungspunkte für das Fu-Organ 3-Erwärmer zusammengefasst.

9.12 Fu-Organ Gallenblase

9.12.1 Fu-Organ Gallenblase und häufige Disharmoniemuster

Das Fu-Organ Gallenblase kann in Bezug auf den Verlauf der Gallenblasenleitbahn unterschiedliche Disharmoniemuster aufweisen. Diese sind in **Tab. 9.33** dargestellt.

9

Tab. 9.31 Tonisierungspunkte für das Fu-Organ 3-Erwärmer.

Fu-Organ 3-Erwärmer	Tonisierungspunkt
Holz-Punkt der 3-Erwärmerleitbahn	3E 3
Holz-Punkt der Gallenblasenleitbahn	Gb 41
Feuer-Punkt der 3-Erwärmerleitbahn	3E 6
Mu-Alarmpunkt des 3-Erwärmers	Ren 5
Rücken-Shu-Punkt des 3-Erwärmers	Bl 22

Tab. 9.32 Sedierungspunkte für das Fu-Organ 3-Erwärmer.

Fu-Organ 3-Erwärmer	Sedierungspunkt
Wasser-Punkt der 3-Erwärmerleitbahn	3E 2
Wasser-Punkt der Blasenleitbahn	Bl 66
Erde-Punkt der 3-Erwärmerleitbahn	3E 10
Erde-Punkt der Magenleitbahn	Ma 36
Mu-Alarmpunkt des 3-Erwärmers	Ren 5
unterer He-Punkt des 3-Erwärmers	Bl 39

Tab. 9.33 Disharmoniemuster des Fu-Organs Gallenblase.

Akupunkturpunkt	mögliche Disharmoniemuster
Gb 1	Augenbeschwerden
Gb 2, Gb 3	Tinnitus, Taubheit
Gb 4	Tinnitus, Ohrenschmerzen
Gb 5	Nasenbluten, Rhinitis

▸ **Tab. 9.33** Fortsetzung.

Akupunkturpunkt	mögliche Disharmoniemuster
Gb 6	Kopfschmerzen, Tinnitus
Gb 7, Gb 8	Kopfschmerzen, Erbrechen
Gb 9	Kopfschmerzen, Tinnitus
Gb 10	Struma, Tinnitus
Gb 11	Kopfschmerzen, Tinnitus, Schwindel
Gb 12	Kopfschmerzen, Ohrenschmerzen
Gb 13	Schwindel, Epilepsie
Gb 14	Schwindel, Kurzsichtigkeit
Gb 15, Gb 16	Kopfschmerzen, Augenerkrankungen
Gb 17	Kopfschmerzen, Schwindel
Gb 18	Augenschmerzen, Rhinitis
Gb 19	schmerzende Nase, Augenschmerzen
Gb 20	Schwindel, Hypertonus, Rhinitis
Gb 21	Struma, Dyspnoe
Gb 22	Husten, Fieber
Gb 23	Dyspnoe, Asthma
Gb 24 (Mu-Alarmpunkt), Gb 25	Blähung, Erbrechen
Gb 26	abdominale Schmerzen, Infertilität
Gb 27, Gb 28	Uterussenkung, Leukorrhö
Gb 29	Ödeme, Erbrechen
Gb 30, Gb 31, Gb 32	Urtikaria
Gb 33	laterale Knieschmerzen
Gb 34 (Erde)	Gallenblasenerkrankungen, Erbrechen, Obstipation
Gb 35	Augen- und Gesichtsschwellungen
Gb 36 (Xi-Punkt)	abdominale Schmerzen, Hautschmerzen
Gb 37 (Luo-Punkt)	Nachtblindheit, Augenjuckreiz
Gb 38 (Feuer)	Taubheitsgefühle, Hemiplegie
Gb 39 (Meisterpunkt für das Knochenmark)	Hemiplegie, Schwindel, Völlegefühl im Abdomen
Gb 40 (Yuan-Punkt)	Erbrechen, Blähungen, Lähmung
Gb 41 (Holz)	Schwindel, Tinnitus, Brustschmerzen
Gb 42	Kopfschmerzen, Tinnitus, Augenschmerzen
Gb 43 (Wasser)	Schwindel, Taubheit, Tinnitus, Schmerzen im Hypogastrium
Gb 44 (Metall)	Kopfschmerzen, trockener Mund, Zungensteifigkeit

9.12.2 Taping des Fu-Organs Gallenblase

Tonisierende Applikation

Die tonisierende Applikation für das Fu-Organ Gallenblase erfolgt mithilfe der Ligamenttechnik in Richtung der Leitbahn (Kap. 8.12.2).

In **Tab. 9.34** sind wichtige Tonisierungspunkte für das Fu-Organ Gallenblase zusammengefasst.

Sedierende Applikation

Die sedierende Applikation für das Fu-Organ Gallenblase erfolgt mithilfe der Muskeltechnik entgegen der Leitbahn (Kap. 8.12.3).

In **Tab. 9.35** sind wichtige Sedierungspunkte für das Fu-Organ Gallenblase zusammengefasst.

9.13 Zang-Organ Leber

9.13.1 Zang-Organ Leber und häufige Disharmoniemuster

Das Zang-Organ Leber kann in Bezug auf den Verlauf der Leberleitbahn unterschiedliche Disharmoniemuster aufweisen. Diese sind in **Tab. 9.36** dargestellt.

9.13.2 Taping des Fu-Organs Leber

Tonisierende Applikation

Die tonisierende Applikation für das Zang-Organ Leber erfolgt mithilfe der Ligamenttechnik in Richtung der Leitbahn (Kap. 8.13.2).

In **Tab. 9.37** sind wichtige Tonisierungspunkte für das Zang-Organ Leber zusammengefasst.

Tab. 9.34 Tonisierungspunkte für das Fu-Organ Gallenblase.

Fu-Organ Gallenblase	Tonisierungspunkt
Wasser-Punkt der Gallenblasenleitbahn	Gb 43
Wasser-Punkt der Blasenleitbahn	Bl 66
Holz-Punkt der Gallenblasenleitbahn	Gb 41
Mu-Alarmpunkt der Gallenblase	Gb 24
Rücken-Shu-Punkt der Gallenblase	Bl 19

Tab. 9.35 Sedierungspunkte für das Fu-Organ Gallenblase.

Fu-Organ Gallenblase	Sedierungspunkt
Metall-Punkt der Gallenblasenleitbahn	Gb 44
Metall-Punkt der Dickdarmleitbahn	Di 1
Feuer-Punkt der Gallenblasenleitbahn	Gb 38
Feuer-Punkt der Dünndarmleitbahn	Dü 5
Mu-Alarmpunkt der Gallenblase	Gb 24
unterer He-Punkt der Gallenblase	Gb 34

Tab. 9.36 Disharmoniemuster des Zang-Organs Leber.

Akupunkturpunkt	mögliche Disharmoniemuster
Le 1 (Holz)	Harnverhalt, Obstipation, Schwellung der Genitalien
Le 2 (Feuer)	Augenerkrankungen, Nasenbluten, erschwerte Miktion, Menorrhagie
Le 3 (Erde, Yuan-Punkt)	epigastrische Schmerzen, Kopfschmerzen, Schwindel, unscharfes Sehen
Le 4 (Metall), Le 5 (Luo-Punkt)	erschwerte Miktion, Schmerzen der Genitalien
Le 6 (Xi-Punkt), Le 7	abdominale Beschwerden
Le 8 (Wasser)	erschwerte Miktion, Schmerzen der Genitalien, Enuresis, Diarrhö
Le 9	erschwerte Miktion, Menstruationsbeschwerden
Le 10	Enuresis, Völlegefühl
Le 11	Infertilität
Le 12	Schmerzen der Genitalien
Le 13	Erbrechen, Diarrhö, Obstipation
Le 14 (Mu-Alarmpunkt)	Erbrechen, Schluckauf, Schmerzen im Epigastrium

Tab. 9.37 Tonisierungspunkte für das Zang-Organ Leber.

Zang-Organ Leber	Tonisierungspunkt
Wasser-Punkt der Leberleitbahn	Le 8
Wasser-Punkt der Nierenleitbahn	Ni 10
Holz-Punkt der Leberleitbahn	Le 1
Yuan-Punkt der Leberleitbahn	Le 3
Rücken-Shu-Punkt der Leber	Bl 18

Tab. 9.38 Sedierungspunkte für das Zang-Organ Leber.

Zang-Organ Leber	Sedierungspunkt
Metall-Punkt der Leberleitbahn	Le 4
Metall-Punkt der Lungenleitbahn	Lu 8
Feuer-Punkt der Leberleitbahn	Le 2
Feuer-Punkt der Herzleitbahn	He 8

Sedierende Applikation

Die sedierende Applikation für das Zang-Organ Leber erfolgt mithilfe der Muskeltechnik entgegen der Leitbahn (Kap. 8.13.3).

In **Tab. 9.38** sind wichtige Sedierungspunkte für das Zang-Organ Leber zusammengefasst.

10 Taping in der Schmerztherapie

Das Taping ist eine effektive Methode, um Schmerzpatienten begleitend zu behandeln. Es kommt bei unterschiedlichsten Erkrankungen und Schmerzarten zum Einsatz.

In Kap. 10.1 werden die grundlegenden Zusammenhänge zur Anwendung in der Schmerztherapie, die Beurteilung von Schmerzen sowie der akute und chronische Schmerz beschrieben. Das Taping zur begleitenden Behandlung gängiger Erkrankungen in der Praxis, zu denen v. a. Schmerzen der Muskulatur, der Sehnen, der Bänder und der Nerven zählen, ist Inhalt von Kap. 10.2.

10.1 Einleitung

10.1.1 Grundlegendes zur Anwendung in der Schmerztherapie

Schmerzen sind subjektive Wahrnehmungsreize und werden von jedem Menschen unterschiedlich stark empfunden und verarbeitet. Ausgehend vom Schmerzort können der somatische (Oberflächen- und Tiefenschmerz), der viszerale (Organschmerz) und der neuropathische Schmerz (Nervenschmerz) unterschieden werden (Kap. 10.1.4).

Schmerzweiterleitung

In der Haut, der Muskulatur, den inneren Organen und den Gelenken befinden sich die **Nozizeptoren**. Diese werden auch als Schmerzrezeptoren bezeichnet und lassen sich aufgrund ihrer unterschiedlichen Fasereigenschaften in C-Fasern (dumpfer Schmerzcharakter) und Aδ-Fasern („heller", stechender Schmerz) einteilen. Sie leiten die Schmerzreize zum Rückenmark weiter, die von dort aus verschaltet werden. Vom Rückenmark aus gelangen die Reize zum Gehirn und passieren den Thalamus („Tor des Bewusstseins"). Dieser filtert die Reize und lässt nur einen Teil in das Großhirn. Dort werden die Reize dann „bewusst" wahrgenommen.

Nach der **Gate-Control-Theorie** von Melzack und Wall [50] wird das „Tor zum Bewusstsein" durch unterschiedliche Einflussfaktoren vergrößert oder auch verkleinert. Dies geschieht sowohl in die eine (vom Gehirn zum Reizort) wie auch in die andere Richtung (vom Reizort zum Gehirn). Zu den möglichen Faktoren, die die Schmerzreize von „innen" heraus beeinflussen, zählen z. B. individuelle psychische bzw. geistige und hirnorganische Erkrankungen. „Äußere" beeinflussende Faktoren sind beispielsweise das Umfeld, der Kontakt zum Behandler oder die angewendete Therapiemethode.

Wirkungsweise der Tapes

Die über Nozizeptoren wahrgenommenen Schmerzreize werden über spezielle Neurone im Rückenmarkhinterhorn an das Gehirn weitergeleitet. Auf der segmentalen Ebene sind die Hinterhornneurone über Interneurone mit α- und γ-Motoneuronen im Vorderhorn verbunden, sodass eine unmittelbare Reaktion auf den schmerzauslösenden Reiz erfolgen kann (z. B. das Wegbewegen der Hand von einer heißen Herdplatte). Studien von Jänig [38], Schmidt [62], Thews und Fritz [69] sowie Zimmermann [79] ergaben, dass die α-Motoneurone durch propriozeptive Afferenzen gehemmt werden, sodass man sich diesen grundlegenden Mechanismus beim Taping zunutze machen kann. Durch die Applikation von Tapes findet eine propriozeptive Reizsetzung auf das darunterliegende Gewebe statt, die durch die Bewegung des Patienten verstärkt wird. Die Nozizeption wird somit durch die Propriozeption gehemmt, was zu einer Verminderung der Schmerzwahrnehmung führt.

Außerdem trägt das Tape zur Muskelrelaxation, zur Verbesserung der Durchblutung und zur Verringerung muskulärer Dysbalancen bei. Dies könnte auch die Wirkung des Tapes in Bezug auf somatischen, viszeralen und neuropathischen Schmerz erklären.

Schmerzgedächtnis

Das Schmerzgedächtnis bezeichnet die Fähigkeit des Gehirns, erlebte Schmerzreize im Gehirn zu verankern. Bestehen diese dauerhaft, kann von chronischem Schmerz gesprochen werden. Dabei wird Schmerz empfunden, obwohl dieser am eigentlichen Schmerzort nicht mehr vorhanden ist (Kap. 10.1.4).

Aufgrund der **neuronalen Plastizität** des Gehirns verändern sich die Hirnstrukturen zeitlebens. Dies kann beispielsweise beobachtet werden, wenn Körperbereiche bzw. die Extremitäten nicht mehr oder nur noch teilweise ihre Funktion erfüllen, z. B. bei Lähmungen nach einem Schlaganfall oder nach Amputationen von Körperteilen. Andersherum kann sich durch den starken Gebrauch von Körperteilen wie Extremitäten, z. B. beim Erlernen eines Instruments das entsprechende Hirnareal der Finger und der Hand, vergrößern. Übernehmen Hirnstrukturen einen Teil der Aufgaben anderer (geschädigter) Hirnareale, kommt es zu einer Überlappung von Aufgabengebieten und zu einer Reorganisation im Gehirn. Hierbei wird vom **Remapping** bzw. von der **kortikalen Reorganisation** gesprochen [43].

Lernprozesse: klassische und operante Konditionierung

Auf die Chronifizierung von Schmerzen haben außerdem Lernprozesse wie die Konditionierung einen Einfluss.

Führt ein zuvor unkonditionierter bzw. neutraler Reiz durch eine entsprechende Reaktion (Wirkung) zu einem konditionierten Reiz, spricht man von **klassischer Konditionierung**. Anhand eines Beispiels aus der Praxis lässt sich dieser Effekt gut nachvollziehen: Immer wenn der Patient eine Beugung im Handgelenk durchführt, verspürt er an immer derselben Stelle einen stechenden Schmerz. Hält dieser ausreichend lange an, kann die Schmerzwahrnehmung durch das immer gleiche Reiz-Reaktions-Prinzip (Bewegung = Schmerz) aufrechterhalten werden, auch wenn die Verletzung bereits abgeheilt ist.

Bei der **operanten Konditionierung** handelt es sich um das Lernen durch Bestrafung und Belohnung. Auch hier soll ein kurzes Beispiel aus der Praxis gegeben werden: Ein Patient mit Hüftschmerzen wird immer häufiger von seinen Kollegen aufgrund des „komischen" Gangbilds belächelt und verspottet; dies entspricht einer Bestrafung, die dazu führen kann, dass der Schmerz chronifiziert. Umgekehrt ist es auch möglich, dass der Patient mit Hüftschmerzen weniger Schmerz wahrnimmt, wenn er von seinen Kollegen für seine Willenskraft und Einsatzbereitschaft gelobt wird.

10.1.2 Beurteilung der Schmerzen

Zur Beurteilung der Schmerzintensität können unterschiedliche **Schmerzfragebögen** sowie die sog. **visuelle analoge Schmerzskala (VAS)** herangezogen werden. Die VAS reicht von 1 (kein merklicher Schmerz) bis 10 (überaus starker Schmerz).

Wird eine Skala mit Symbolen verwendet, befindet sich links der Skala z. B. ein trauriger Smiley, rechts auf der Skala ein lachender Smiley o. Ä. Auf der Rückseite der Skala kann der Behandler einen genauen Wert zwischen 1 und 10 ablesen. Der Vorteil dieser Skala ist, dass der Patient subjektiv und ohne Einfluss von Zahlen die Schmerzintensität bestimmen kann.

Praxistipp

Bei einer hohen Schmerzintensität kann es passieren, dass Patienten empfindlicher auf den Einsatz von Tapes reagieren. Deshalb ist es sinnvoll, vorab die Intensität des Schmerzes über die VAS zu ermitteln.

10.1.3 Akuter Schmerz

Der akute Schmerz wird als ein plötzlich auftretendes Ereignis beschrieben und hält meist über einige Sekunden bis Stunden an. Hierbei sind die auslösenden Faktoren klar zu ermitteln. Der akute Schmerz ist lebensnotwendig und wird durch unterschiedliche Reize wie thermische (Kälte, Hitze), mechanische (Sturz, Operation) oder chemische bzw. toxische Reize (Chemotherapie) ausgelöst.

Das Schmerzempfinden ist subjektiv und von Person zu Person individuell unterschiedlich stark ausgeprägt. Der Schmerz ist eindeutig lokalisierbar. Beim akuten Schmerz handelt es sich aus Sicht der TCM um eine Fülle.

Oft zeigen sich akute Entzündungszeichen: Dolor (Schmerz), Calor (Überwärmung), Rubor (Rötung), Tumor (Schwellung) und Functio laesa (Funktionseinschränkung).

Taping bei akuten Schmerzen

Bei akuten Schmerzen, v. a. des Bewegungsapparats, kann das Taping ohne Probleme angewendet werden. Hierbei wird ein Tape mit der Farbe Blau ausgewählt, um einen „kühlenden“ bzw. sedierenden Effekt zu erzielen (Kap. 2.3.1). Beispiele für die Anwendung von Tapes bei akuten Schmerzen sind Rückenbeschwerden, Prellungen, Zerrungen, Überdehnungen des Seitenbands als Sofortmaßnahme u. a. Die Anwendung des Tapes bei akuten Schmerzen ist abzuwägen und stellt keinesfalls eine alleinige Behandlungsoption dar.

! Cave

Tapes dürfen bei akuten Schmerzen nur angewendet werden, wenn die Haut intakt ist, keine schwerwiegenden oder lebensbedrohlichen Situationen vorliegen und das Material auf der Haut toleriert wird. Bei akuten unklaren Beschwerden, z. B. im Rückenbereich, ist immer eine ärztliche Abklärung notwendig!

10.1.4 Chronischer Schmerz

Der chronische hat im Gegensatz zum akuten Schmerz seine eigentliche Warnfunktion verloren. Die Auslöser sind meist nicht mehr nachvollziehbar. Von chronischen Schmerzen wird gesprochen, wenn diese über mehrere Monate hinweg bestehen. Diese führen häufig zu einem hohen Leidensdruck und können psychische Veränderungen wie Depressionen und Ängste nach sich ziehen. Anders als akute Schmerzen sind chronische Schmerzen schwer lokalisierbar und werden als „wandernd“ oder „schwammig“ beschrieben.

Bei dieser Form der Schmerzen handelt es sich aus Sicht der TCM um eine Leere.

Inflammatorischer Reflex

Bei länger anhaltenden Schmerzen werden **Noradrenalin**, **Adrenalin** und **Kortisol** vom Körper ausgeschüttet. Die Hormone Noradrenalin und Adrenalin werden im Nebennierenmark gebildet und in Stresssituationen (z. B. Angst, Wut, Aggression) freigesetzt. Sie wirken auf das Herz-Kreislauf-System und verursachen eine Vasokonstriktion der Gefäße und einen Anstieg des Blutdrucks. Das Hormon Kortisol hat eine antiinflammatorische Wirkung. Bei einer länger andauernden Ausschüttung von Kortisol, z. B. durch Stress und/oder Krankheit, kommt es zu einer erhöhten Infektanfälligkeit, zu Wundheilungsstörungen, Muskelschwäche und Konzentrationsproblemen.

Der **inflammatorische Reflex** des vegetativen Nervensystems regelt immunologische und entzündliche Vorgänge im Körper [70]. Bei starken bzw. lang anhaltenden Reizen wie Stress, Entzündungen oder Störfeldern kommt es zu einer Fehlregulation dieses Reflexes. Das vegetative Nervensystem kann dann schwerer auf äußere Reize reagieren.

Zu den **Stressauslösern** gehören körperlicher und emotionaler Stress sowie körperliche Dauerbelastungen, Depressionen oder Burn-out.

Entzündungen können sich direkt oder indirekt äußern: Direkte Entzündungen zeigen die typischen Entzündungszeichen (Kap. 10.1.3). Indirekte bzw. niederschwellige Entzündungen liegen „versteckt" im Körper vor („silent inflammation").

Zu möglichen Auslösern einer niederschwelligen Entzündung zählen z. B. verbliebene Erregertoxine nach einer Borrelioseinfektion oder Entzündungsherde aufgrund von Darmerkrankungen wie Colitis ulcerosa. Störfelder können z. B. Narben jeglicher Art, Sinusitiden, Tonsillitiden, Gallenblasen- und Prostataerkrankungen oder Dysbiosen des Darms sein.

Eine Fehlregulation des vegetativen Nervensystems und das Vorhandensein niederschwelliger Entzündungen fördern die Entwicklung chronischer Schmerzen.

Dieser Mechanismus könnte auch ein Erklärungsmodell für die Entstehung von Autoimmunerkrankungen (z. B. Morbus Parkinson, multiple Sklerose) bieten.

Internistische Erkrankungen und chronische Schmerzen im Bewegungsapparat

Internistische Erkrankungen zeigen sich nicht nur in den Organen selbst, sondern können Störungen in anderen Bereichen, z. B. orthopädische Erkrankungen, nach sich ziehen. Es folgen 2 Modelle, die diese Zusammenhänge veranschaulichen.

Pathogenetische Kausalketten. Schimmel [59] beschreibt pathogenetische Kausalketten als eine „Kettenreaktion" zwischen Organen. Ist ein Organ erkrankt, wird folglich ein weiteres Organ in Mitleidenschaft gezogen usw. Anhand der primären Kausalketten lassen sich internistische Erkrankungen und chronische Schmerzen im Bereich unterschiedlicher Organe und dem Muskel- und Skelettsystem erklären (**Tab. 10.1**). Beispielsweise können sich über eine primäre Kausalkette des Organs „Galle" Erkrankungen des Auges, der HWS oder der Schulter entwickeln.

Diaphragma-Zervikal-Reflex nach Radloff. Eine andere Herangehensweise in Bezug auf die Verbindung zwischen inneren Organen und orthopädischen Erkrankungen stellt der Diaphragma-Zervikal-Reflex nach Radloff dar. Dieser besagt, dass Erkrankungen der Atem- und Bauchorgane zu Schulter-, Nacken- und HWS-Beschwerden führen können [55]. Dies resultiert aus der engen anatomischen Beziehung der Organe mit dem Zwerchfell.

Das Zwerchfell wird durch den **N. phrenicus** innerviert. Der Austritt des N. phrenicus befindet sich im Bereich von C 3 und C 4 der HWS. Motorisch innerviert er das Zwerchfell, sensibel das Perikard, das Herz, die Pleura parietalis (Partes mediastinalis und diaphragmatica) und das Peritoneum parietale (besonders der Leber, der Gallenblase und des Mageneingangs). Bei einer Reizung des Zwerchfells kommt es häufig zu Schulterschmerzen (Eiselsberg-Phänomen).

Der N. phrenicus entspringt dem **Plexus cervicalis** (C 1–C 4) und enthält außerdem Faseranteile des **Plexus brachialis** (C 5). Die motorischen

Tab. 10.1 Primäre Kausalketten.

primäre Kausalkette	mögliche betroffene Organe und Strukturen
Kopfschleimhäute	Lunge, Bronchien, Herz, Dünndarm, Dickdarm, Niere, Blase, Prostata, Ovar, Ureter, Zähne; Wirbelgelenke, Gelenke der Extremitäten
Lunge	Haut, Nieren, Herz-Kreislauf-System, Dünndarm, Dickdarm, Magen, Leber, Gallenblase, Zwerchfell, Kopfschleimhäute
Herz	Arterien, Kreislaufsystem
Leber	Nasennebenhöhlen, Tonsillen, Gallenblase, Pankreas, Milz, Dünndarm, Dickdarm, Auge
Gallenblase	Auge, Ohr, Leber, Milz, Dünndarm, Dickdarm, Pankreas, Niere, Ureter; HWS, Schulter
Milz/Pankreas	Tonsillen, Herz, Prostata, Ovar, Leber, Gallenblase, Dünndarm, Dickdarm; Gelenke
Magen	Tonsillen, N. trigeminus, Leber, Gallenblase, Dünndarm, Dickdarm, Niere, Nebenniere; Schulter
Dünndarm/Dickdarm	Tonsillen, Mundschleimhaut, N. trigeminus, Niere, Nebenniere, Leber, Gallenblase, Pankreas, Milz, Haut, Lunge; Hüfte, Knie, LWS
Niere	Lunge, Herz-Kreislauf-System, Haut, Blase, Prostata, Ureter, Magen, Pankreas; Knie- und Fußgelenke, Wirbelsäule
Blase	Niere, Prostata, Ovar, Auge, Retina, Kopfschleimhäute; Wirbelsäule
Prostata, Uterus, Ovar, Hoden	Auge, Retina, Niere, Nebenniere, Blase, Ureter, Kopfschleimhäute, Zähne; Wirbelsäule
Haut	Lunge, Niere, Dünndarm, Dickdarm, Leber, Gallenblase, Hoden, Ovar, Schilddrüse

Tab. 10.2 Organe und der Bezug zu Erkrankungen der HWS, des Nackens und der Schulter.

Lage der Organe	rechts	links	beidseitig
betroffene Organe	rechte Lunge, Leber, Gallenblase, Duodenum	Perikard, Herz, linke Lunge, Magen, Bauchspeicheldrüse, Duodenum	paarige Organe wie Lungen und Nieren; rechts und links gelegene Organe wie Leber und Magen
Schmerzen	im rechten Nackenbereich, in der rechten Schulter, rechtsseitig der HWS	im linken Nackenbereich, in der linken Schulter, linksseitig der HWS	im gesamten Nacken- und HWS-Bereich, in beiden Schultern

Äste des Plexus cervicalis versorgen die untere Zungenbein- und die vordere Halsmuskulatur, die sensiblen Äste den Hals, das Ohr, die Schulter und das Schlüsselbein. Der Austritt des Plexus brachialis befindet sich im Bereich von C5 bis Th1 der HWS und BWS. Dieser innerviert den Ober- und Unterarm, die Hände und Finger und den Schultergürtel.

Die Lokalisation der Schmerzen ist von der Lage der Organe abhängig [55] (**Tab. 10.2**). Dies lässt sich auf die rechts- und linksseitige Verzweigung des N. phrenicus zurückführen. Erkrankungen der Leber und Gallenblase führen beispielsweise zu Beschwerden der rechten Schulter. Begleitet werden die Schmerzen von Kälteempfinden, einer Vasokonstriktion der Gefäße, vermehrter Schweißsekretion und Verquellungen des Gewebes.

Segmentale Schmerzprojektion

Störungen innerer Organe können zu Schmerzempfindungen in weit entfernten Strukturen wie der Körperoberfläche führen. Man spricht vom **übertragenen Schmerz** („referred pain"), wenn die Schmerzen seiten- und segmentspezifisch auftreten, also auf die segmentale Innervation zurückzuführen sind.

Übertragungszonen. Bereits im Jahr 1962 konnten Hansen und Schliack die Wirkung segmentbezogener Bindegewebsmassagen belegen [26]. Zudem beschrieben sie hyperalgetische Übertragungszonen, d. h. Zonen mit einer gesteigerten Schmerzempfindlichkeit, die sich auf Erkrankungen innerer Organe zurückführen ließen. Erkrankungen des Magens haben beispielsweise einen Bezug zu den Segmenten Th 5–Th 9, Erkrankungen der Leber und der Gallenblase einen Bezug zu Th 5–Th 10 (**Tab. 11.5**; Kap. 11.3).

Liegt eine Erkrankung innerer Organe vor, weisen die entsprechenden segmental zugeordneten Zonen eine veränderte Hauttemperatur und Feuchtigkeit, einen veränderten Muskeltonus sowie Strukturveränderungen wie Ödeme, „Verquellungen" oder Verklebungen (verringerte Verschieblichkeit der Hautschichten) auf. Diese Veränderungen sind von Patient zu Patient unterschiedlich ausgeprägt.

Head-Zonen. Diese können sich über mehrere **Dermatome**, d. h. sensibel innervierte Hautgebiete, die jeweils von einem Rückenmarksegment versorgt werden, erstrecken. Ein Beispiel hierfür ist die Head-Zone „Herz" mit den Dermatomen bzw. Segmenten Th 3–Th 4 (**Tab. 11.2**). Treten in Head-Zonen hyperalgetische Reaktionen auf, kann es neben Schmerzen zu einem Kribbeln oder Taubheitsgefühl kommen. Zudem weist das Gewebe Veränderungen der Beschaffenheit auf. Head-Zonen haben oft einen (schmerzhaften) Maximalpunkt. Dies bedeutet, dass Erkrankungen innerer Organe über die Head-Zonen sichtbar werden können, womit sie ein sehr gutes diagnostisches Hilfsmittel darstellen (Kap. 11.2).

Mackenzie-Zonen. Werden viszeroafferente Reize auf die Muskulatur übertragen, spricht man von Mackenzie-Zonen. Hierbei handelt es sich – anders als bei den Head-Zonen – um **Myotome** (durch Spinalnerven innervierte Muskeln). In Mackenzie-Zonen liegen veränderte Reaktionen der Muskulatur, z. B. Tonusveränderungen, oder Bewegungs- und Druckschmerz vor. Ähnlich wie die Head-Zonen können sie Maximalpunkte aufweisen.

Praxistipp

Head- und Mackenzie-Zonen weisen Überschneidungen ihrer Projektionen auf und sind wichtige diagnostische Kriterien, um Erkrankungen bzw. „Schwächen" von Organen zu erkennen.

Hyperalgetische Zonen im Kopfbereich. Zusätzlich wurden hyperalgetische Zonen im Kopfbereich beschrieben ([14], [26], [74]). Beispielsweise zeigen sich diese Zonen bei Erkrankungen der Leber über der rechten Augenbraue und rechtsseitig des Dermatoms C 4, bei Erkrankungen des Herzes und des Magens am linken Dermatom C 4. Bei Herzerkrankungen liegen die hyperalgetischen Zonen im Stirn- und Scheitelbereich, bei abdominalen Erkrankungen im Oberkiefer und bei Erkrankungen der Beckenorgane am Hinterhaupt und im Unterkiefer.

Nach Head projizieren sich die inneren Organe Leber, Gallenblase und Magen im Stirn- und seitlichen Kopfbereich, das Herz und die Lunge im gesamten Kopfbereich und die Leber und die Beckenorgane im Hinterhaupt.

Leitbahnen und Akupunkturpunkte

In Bezug auf die Akupunktur werden Wechselbeziehungen zwischen Yin- und Yang-Organen beschrieben. Energetisch starke Organe sind demzufolge in der Lage, die Schwäche anderer Organe zu kompensieren. Auch hier lassen sich

Bezüge zwischen den Segmenten und den inneren Organen herstellen, die bei der Schmerzdiagnostik einbezogen werden können.

Blasenleitbahn und Rücken-Shu-Punkte. Die Blasenleitbahn hat 2 Blasenäste. Der innere Blasenast wird mit körperlichen und physischen, der äußere Blasenast mit emotionalen und psychischen Dysbalancen in Verbindung gebracht. Die **Tab. 7.2** zeigt die Rücken-Shu-Punkte und ihre segmentale Zuordnung.

In der **Tab. 10.3** sind die Zonen nach Hansen und Schliack sowie die Rücken-Shu-Punkte in der Akupunktur einander gegenübergestellt.

Oberer, mittlerer und unterer Erwärmer:

- Im oberen Drittel des Körpers gibt es einige Verbindungen zu den Segmenten und Rücken-Shu-Punkten. Dies entspricht dem **oberen Erwärmer**. Hierzu zählen das Herz, die Lunge, der Ösophagus und das Zwerchfell.

Tab. 10.3 Zonen und Segmente nach Hansen und Schliack und die Rücken-Shu-Punkte in der Gegenüberstellung.

Zonen und Segmente	Organ	Rücken-Shu-Punkte, innerer Ast	Organbezug	Rücken-Shu-Punkte, äußerer Ast	Lokalisation der Rücken-Shu-Punkte
–	–	Bl 11	Meisterpunkt der Knochen	–	Th 1
C 3–C 4 Th 3–Th 9	Lunge	Bl 13	Lunge	Bl 42	Th 3
C 3–C 4 C 8–Th 8	Herz	Bl 14 Bl 15	Perikard Herz	Bl 43 Bl 44	Th 4 Th 5
Th 5–Th 8	Ösophagus	Bl 17	Zwerchfell, Meisterpunkt des Blutes	Bl 46	Th 7
C 3–C 4 Th 5–Th 10	Leber und Gallenblase	Bl 18 Bl 19	Leber Gallenblase	Bl 47 Bl 48	Th 9 Th 10
C 3–C 5 Th 5–Th 9	Magen				
C 3–C 4 Th 7–Th 9	Bauchspeicheldrüse				
C 3–C 4 Th 6–Th 10	Duodenum				
C 3–C 4 Th 8–Th 11	Jejunum				
C 3–C 4 Th 4–L 1	Ileum				

▶ **Tab. 10.3** Fortsetzung.

Zonen und Segmente	Organ	Rücken-Shu-Punkte, innerer Ast	Organbezug	Rücken-Shu-Punkte, äußerer Ast	Lokalisation der Rücken-Shu-Punkte
C3–C4 Th9–L1	Dickdarm, aufsteigender Teil	Bl20 Bl21 Bl22	Milz Magen 3-Erwärmer	Bl49 Bl50 Bl51	Th11 Th12 L1
C3–C4 Th9–L1	Dickdarm, querverlaufender Teil				
Th9–L1	Dickdarm, absteigender Teil				
C3–C4 Th9–L1 S2–S4	Rektum				
Th10–Th12	Hoden, Nebenhoden				
Th10–L1	Ovarien				
Th10–Th12 S1–S3	Prostata				
Th10–L1 S1–S4	Uterus				
Th11–L1 S3–S4	Harnblase				
(C3–C4) Th9–L3	Niere, Harnleiter	Bl23	Niere	Bl52	L2
–	–	Bl25	Dickdarm	–	L4
–	–	Bl27	Dünndarm	–	Höhe des 1. Foramen sacrale posterior
–	–	Bl28	Blase	Bl53	Höhe des 2. Foramen sacrale posterior

- Nach Verständnis der TCM umfassen die Leber und Gallenblase in Bezug auf die segmentale Zuordnung mehrere innere „westliche" Organe. Hierzu zählen v. a. der Magen, die Bauchspeicheldrüse und der Dünndarm. Diese lassen sich im übertragenen Sinne zum **mittleren Erwärmer** zählen. Aus chinesischer Sicht beginnt dieser ebenfalls ab Th9.
- Aus westlicher Sicht gibt es durch die Segmenteinteilung einen fließenden Übergang in den **unteren Erwärmer**. Aus Sicht der TCM beginnt dieser ab L2 (Bl23, Niere). Das kleine

Becken mit den Hoden, Ovarien, der Prostata und dem Uterus wird häufig über die Punkte des Ren Mai behandelt. Bei Stagnationen kann der Chong Mai geöffnet werden.

Zusätzlich werden Bl 23 bei gynäkologischen und urogenitalen Erkrankungen sowie Bl 27 und Bl 28 bei chronischen und schmerzhaften urogenitalen Erkrankungen in die Behandlung einbezogen.

Disharmoniemuster. Aus Sicht der TCM können Disharmoniemuster im Leitbahnverlauf zu orthopädischen Erkrankungen führen bzw. diese begünstigen. In der **Tab. 10.4** werden einige Beispiele für chronische Erkrankungen des Bewegungsapparats dargestellt. Diese können unterstützend mithilfe z. B. des Meridian- bzw. des „klassisches“ Tapings behandelt werden.

Befunderhebung

Die segmentalen Zuordnungen sowie das Wissen über Head- und Mackenzie-Zonen geben Aufschlüsse über segmentale bzw. fasziale bindegewebige Veränderungen. Diese verhelfen wiederum zu Erkenntnissen über mögliche Erkrankungen bzw. „Schwächen“ innerer Organe und untermauern den persönlichen Befund.

Eventuelle Veränderungen können über die Palpation diagnostiziert werden. Beim Vorliegen eines übertragenen Schmerzes („referred pain“) treten neben Hyperalgesien weitere vegetativ-reflektorische Zeichen auf. Dies können Anzeichen für eine Schwäche bzw. „bevorstehende“ Erkrankung des entsprechenden Organs sein. Zu Beginn können eine veränderte Schweißsekretion, eine Vasokonstriktion bzw. Dilatation der Gefäße und somit eine veränderte Hauttemperatur festgestellt werden. Im weiteren Verlauf zeigen sich häufig algetische Krankheitszeichen in dem betreffenden Hautareal. Erst später im Krankheitsverlauf folgt der eigentliche Organschmerz.

Zu den **vegetativ-reflektorischen Zeichen** zählen die segmental veränderte Schweißsekretion und Vasomotorik, die Piloarrektion („Gänsehaut“), Veränderungen der Pupillen, der Gesichtsmuskulatur und der Körperhaltung und -bewegung.

Zu den **algetischen Zeichen** lassen sich eine Schonhaltung sowie eine Hyperalgesie der Haut (Head-Zonen) und der Muskulatur (Mackenzie-Zonen) zählen. Hierzu gehören auch Palpations- und Berührungsempfindlichkeiten. Häufig zeigen diese Zonen schmerzhafte Maximalpunkte, die sich individuell unterscheiden.

Taping bei chronischen Schmerzen

Bei chronischen Schmerzen hat sich das Taping als eine unterstützende und sehr hilfreiche Behandlungsmethode erwiesen.

Liegen chronische Schmerzen des Bewegungsapparats vor, sind immer die möglichen vorhandenen Bezüge zu Pathologien der inneren Organe bei der Behandlung einzubeziehen, die sich aus vorhandenen pathologischen Mustern (z. B. Head- und Mackenzie-Zonen) ableiten lassen ([55], [59], [74]).

Da es sich aus Sicht der TCM bei chronischen Schmerzen um eine Leere handelt, kann mit einem roten Tape gearbeitet werden. Auf Grundlage der Wandlungsphasen können zudem die Farben des jeweiligen Elements genutzt werden (z. B. ein gelbes Tape bei der Behandlung der Magenleitbahn, da diese dem Element Erde und damit der Farbe Gelb zugeordnet ist).

Tab. 10.4 Disharmoniemuster im Leitbahnverlauf.

Leitbahn (Meridian)	mögliche Disharmoniemuster
Lungenleitbahn	• ventrales Schulter-Arm-Syndrom • Epicondylitis humeri ulnaris • Schmerzen im Daumengrundgelenk
Dickdarmleitbahn	• Schmerzen im Grundgelenk des Zeigefingers • radiale Handgelenkschmerzen • Epicondylitis humeri radialis
Magenleitbahn	• Fazialisparese • laterale Knieschmerzen • laterale Schmerzen im Sprunggelenk
Milzleitbahn	• Beschwerden am Knöchel medial • mediale Knieschmerzen • Interkostalneuralgie
Herzleitbahn	• ulnare Ellenbogenschmerzen • ulnare Handgelenkbeschwerden • Fingerschmerzen (kleiner Finger)
Dünndarmleitbahn	• ulnare Fingerschmerzen (kleiner Finger) • Schulter-Arm-Syndrom • Fazialisparese
Blasenleitbahn	• okzipitale Kopfschmerzen • Lumboischialgie • laterale Schmerzen im Sprunggelenk
Nierenleitbahn	• mediale Schmerzen im Sprunggelenk • Achillodynie • mediale Knieschmerzen
Perikardleitbahn	• Interkostalneuralgie • Karpaltunnelsyndrom • Dupuytren-Kontraktur
3-Erwärmerleitbahn	• dorsale Handgelenkschmerzen • Schulter-Nacken-Beschwerden • HWS-Beschwerden
Gallenblasenleitbahn	• Kieferschmerzen • Interkostalneuralgie • Koxalgie
Leberleitbahn	• mediale Beschwerden der Großzehe • Fußschmerzen (Fußrücken) • mediale Kniebeschwerden
außerordentliches Gefäß	**mögliche Disharmoniemuster**
Ren Mai	Erkrankungen der Harn- und Geschlechtsorgane (kleines Becken)
Du Mai	Erkrankungen des Gehirns und des Rückenmarks

10.2 Behandlung verschiedener Schmerzerkrankungen

Im Folgenden werden Behandlungsbeispiele vorgestellt, die häufig in der Praxis des Heilpraktikers anzutreffen sind.

Die Erkrankungen und ihre Ursachen werden aus westlicher und chinesischer Sicht unter verschiedenen Aspekten erläutert. Aufgeführt sind zudem mögliche Disharmoniemuster und korrespondierende Akupunkturpunkte. Ergänzend werden weitere naturheilkundliche Verfahren (u. a. Schüßler-Salze, westliche Kräuter/Phytotherapie, ausleitende Verfahren, manuelle Therapien) genannt, die begleitend zur Anwendung kommen können. Dem schließt sich eine Kurzbeschreibung des „klassischen" und des Meridian-Tapings an.

10.2.1 Spannungskopfschmerz

Spannungskopfschmerzen aufgrund von muskulären Verspannungen und Stress können mit einer Tapeanlage gut behandelt werden.

Definition. Der Spannungskopfschmerz äußert sich als drückend dumpfer Schmerz, der zumeist im hinteren oder vorderen Bereich des Kopfes lokalisiert ist. Anders als bei der Migräne verschlimmert sich der Schmerz bei körperlicher Anstrengung nicht.

> **! Cave**
> Die Ursachen von chronischen und unklaren Spannungskopfschmerzen sollten durch einen Arzt mithilfe von bildgebenden Verfahren u. a. untersucht werden, um andere Erkrankungen sicher auszuschließen.

Ursachen aus Sicht der Schulmedizin:
- Verspannungen der Schulter-Nacken-Region
- Triggerpunkte im Schulter-Nacken-Bereich
- muskuläre Dysbalancen
- Abflussstörungen der Venen
- psychische Erkrankungen
- Stress
- betroffene Muskeln:
  - autochthone Rückenmuskulatur (M. erector spinae und kurze Nackenmuskeln) (Extension, Lateralflexion, Rotation, Stabilisierung der HWS)
  - M. trapezius, Pars descendens (Lateralflexion, Rotation)
  - M. levator scapulae (Lateralflexion)

Ursachen aus Sicht der TCM:
- Leber-Qi-Stagnation
- aufsteigendes Leber-Yang
- Leber-Feuer
- Leber-Wind
- Leber-Blut-Mangel
- Nieren-Yang-Mangel
- Nieren-Yin-Mangel
- Blockade in der Blasenleitbahn
- Nässe-Hitze in der Blase
- Wind-Kälte/Wind-Hitze in der Blase
- Milz-Qi-Mangel
- Nässe und Schleim
- Blut-Stase
- äußere pathogene Faktoren
- Leere-Kopfschmerz (dumpf, langsamer Verlauf, Leeregefühl)
- Fülle-Kopfschmerz (stechend, fixiert, wandernd, plötzlicher Verlauf)

Korrespondierende Akupunkturpunkte:
- autochthone Rückenmuskulatur: Bl 10–Bl 13, Gb 20, Dü 15, Du 14, Du 15, Du 16
- M. trapezius, Pars descendens: Gb 20, Gb 21, Dü 15, Bl 10
- M. levator scapulae: Dü 14, Dü 15

Segment-, Dermatom- und Leitbahnzuordnung:
- Segmentzuordnung:
  - Rr. dorsales der Spinalnerven (autochthone Rückenmuskulatur)
  - C 2, C 3, C 4 (M. trapezius, Pars descendens)
  - C 4, C 5 (M. levator scapulae)
- Zonen und Segmente: Lunge, Herz, Magen, Bauchspeicheldrüse, Duodenum, Jejunum, Ileum, Leber, Gallenblase, Dickdarm (aufstei-

gender und querverlaufender Teil), Rektum, (Niere, Harnleiter)

- Head-Zone (Dermatom): Zwerchfell
- Leitbahnen:
  - frontal: Magen, Blase, Dickdarm
  - dorsal: Dünndarm, Blase
  - lateral: 3-Erwärmer, Gallenblase
  - Scheitel: Leber
- Rücken-Shu-Punkte:
  - frontal: Bl 21 (Magen), Bl 28 (Blase), Bl 25 (Dickdarm)
  - dorsal: Bl 27 (Dünndarm), Bl 28 (Blase)
  - lateral: Bl 22 (3-Erwärmer), Bl 19 (Gallenblase)
  - Scheitel: Bl 18 (Leber)

Behandlungsziele:

- Entspannung der Hals-Nacken-Region
- Förderung der Blutzirkulation

Steckbrief. **Tab. 10.5**

Weitere unterstützende naturheilkundliche Verfahren:

- Schüßler-Salze:
  - halbseitige Kopfschmerzen (Nr. 2)
  - starke Kopfschmerzen mit Gefühl der Hitze bzw. einem heißen Kopf (Nr. 3)
  - krampfartige und pochende Kopfschmerzen (Nr. 7)
  - halbseitige starke Kopfschmerzen (Nr. 8)
- westliche Kräuter/Phytotherapie: Gänsefingerkraut, Kamille, Lavendel, Steinklee, Ziest/Betonie, Mutterkraut, Weidenrinde, Mädesüß
- Schröpfen (v. a. im Bereich von C 2 bis C 5), blutiges Schröpfen bei Fülle-Zuständen (v. a. im Bereich von C 2 bis C 5)
- Pflaumenblütenhämmerchen, Baunscheidtieren bzw. Gua Sha bei Fülle-Zuständen (v. a. im Bereich von C 2 bis C 5)
- kraniosakrale Therapie

Tab. 10.5 Steckbrief Spannungskopfschmerz.

Pathologie	mögliche Akupunkturpunkte
Leber-Qi-Stagnation	Di 4, Le 3, Gb 34, Ma 36, Mi 6, Le 13, Le 14, Pe 6
aufsteigendes Leber-Yang	Le 2, Le 3, Gb 20, Gb 34, Du 14
Leber-Feuer	Le 1, Le 2, Le 8, Gb 20, Di 11
Leber-Wind	Le 3, Gb 20, Du 20
Leber-Blut-Mangel	Le 8, Ma 36, Mi 3, He 6, He 7, Ren 4
Nieren-Yang-Mangel	Ni 3, Ni 7, Ma 36, Mi 6, Bl 60, Bl 23, Ren 6
Nieren-Yin-Mangel	Ni 3, Ni 6, Ma 36, Mi 6, Ren 4, Bl 23
Blockade in der Blasenleitbahn	Bl 63, Du Mai öffnen
Nässe-Hitze in der Blase	Di 4, Di 11, Ma 40, Mi 9, Bl 2, Bl 60, Ni 3, Bl 67
Wind-Kälte in der Blase	Moxibustion, Bl 60, Ni 3, Dü 3, Ren 6
Milz-Qi-Mangel	Mi 3, Mi 6, Ma 36, Bl 20, Bl 21, Ren 12
Nässe und Schleim	Mi 6, Ma 8, Ma 36, Ma 40, Mi 9, Bl 20, Ren 9, Ren 12
Blut-Stase	Mi 6, Ma 36, Mi 10, Bl 17
äußere pathogene Faktoren	Di 4, Di 11, 3E 6, Du 14

Taping

Muskeltechnik (detonisierend)

Beschrieben werden die Anlagen von Tapes im Bereich der betroffenen Muskeln zur Behandlung von Spannungskopfschmerz.

Tapeapplikation:

Autochthone Rückenmuskulatur:

- Es wird ein blaues Y-Tape (gemessen von Th 3 bis zum Haaransatz) zugeschnitten.
- Die Basis des Tapes wird auf Th 3 appliziert.
- Der Kopf des Patienten wird in eine schmerzfreie Flexion gebracht.
- Dann wird das Tape ohne Zug über dem M. erector spinae und den kurzen Nackenmuskeln appliziert: Zunächst wird der 1. Zügel des Tapes ohne Zug paravertebral in Richtung des Os occipitale auf die Haut geklebt, danach wird der 2. Zügel des Tapes in derselben Weise über die Haut geführt.

M. trapezius, Pars descendens:

- Es werden 2 gleich lange, blaue I-Tapes (jeweils gemessen vom lateralen Drittel der Klavikula bis zum Haaransatz unterhalb des Os occipitale) zugeschnitten.
- Die Basis des 1. Tapes wird auf das laterale Drittel der rechten Klavikula appliziert.
- Der Kopf des Patienten wird in Flexion, Lateralflexion und Rotation gebracht.
- Dann wird das 1. Tape ohne Zug über dem M. trapezius, Pars descendens, appliziert.
- Das Tape lässt man weiter ohne Zug in Richtung des Os occipitale auslaufen.
- Das 2. Tape wird in derselben Weise auf der gegenüberliegenden Körperseite appliziert.

M. levator scapulae:

- Es werden 2 gleich lange, blaue I-Tapes zugeschnitten.
- Die Basis wird ohne Zug auf dem Angulus superior scapulae appliziert.
- Der Kopf des Patienten wird in die Seitneigung gebracht.
- Dann wird das Tape ohne Zug über dem M. levator scapulae appliziert.
- Das Tape lässt man weiter ohne Zug in Richtung der Processus transversi des 3. und 4. Halswirbelkörpers (HWK) auslaufen.
- Das 2. Tape wird in derselben Weise auf der gegenüberliegenden Körperseite appliziert.

Ligamenttechnik

Beschrieben wird die Anlage eines Segment-Tapes über C 2 bis C 5 zur Behandlung von Spannungskopfschmerz.

Das Tape hat einen direkten Bezug zu den Zonen und Segmenten nach Hansen und Schliack. Durch die Applikation im Verlauf des M. trapezius, Pars descendens, wird gleichzeitig die Head-Zone des Zwerchfells angesprochen.

Tapeapplikation:

- Es werden 2 rote, etwa 5 cm lange I-Tapes zugeschnitten.
- Die Folie des 1. Tapes wird in der Mitte aufgerissen.
- Der Kopf des Patienten befindet sich hierbei in einer leichten Flexion.
- Das Tape wird mit maximalem Zug über die Segmente C 2–C 5 appliziert.
- Mit dem 2. Tape wird in derselben Weise verfahren.

Meridian-Taping

Muskeltechnik (detonisierend) mit Druckapplikation

Beschrieben wird die Anlage eines Tapes der Blasen- (Bl 13–Bl 10) und Gallenblasenleitbahn (Gb 21–Gb 20) zur Behandlung von Spannungskopfschmerz. Die ausgewählten Abschnitte der Leitbahnen entsprechen zugleich den korrespondierenden Akupunkturpunkten.

Die Blasenleitbahn ist über die Oben-Unten-Kopplung mit der Dünndarmleitbahn, die Gallenblasenleitbahn mit der 3-Erwärmerleitbahn verbunden. Zudem besteht mit der Gallenblasenleitbahn über die Yin-Yang-Kopplung eine Verbindung zur Leber. Durch die Applikation des Blasen- und Gallenblasen-Tapes wird somit gleichzeitig eine Wirkung auf den 3-Erwärmer und die Leber erzielt.

Bei diesem Beispiel handelt es sich um einen Fülle-Spannungskopfschmerz. Deshalb werden Silberkügelchen zur Sedierung genutzt.

Druck- und Tapeapplikation:

Blasenleitbahn:

- Die Silberkügelchen werden beidseitig auf Bl 13 appliziert. Bl 13 befindet sich 1,5 cun neben der Untergrenze des Processus spinosus von Th 3.
- Es werden 2 gleich lange, blaue I-Tapes (gemessen unterhalb von Bl 13 bis zum Haaransatz) zugeschnitten. Die Farbe Blau ist dem Element Wasser zugeordnet.
- Die Basis des 1. Tapes wird ohne Zug unterhalb von Bl 13 auf der rechten Körperseite appliziert.
- Der Kopf des Patienten wird in eine schmerzfreie Flexion gebracht.
- Das Tape wird ohne Zug in Richtung Bl 10 appliziert. Bl 10 befindet sich zwischen C 1 und C 2 (1,5 cun daneben). Das Ende lässt man ohne Spannung auslaufen.
- Das Silberkügelchen sowie das 2. Tape werden in derselben Weise auf der linken Körperseite angelegt.

Gallenblasenleitbahn:

- Die Silberkügelchen werden beidseitig auf Gb 21 appliziert. Gb 21 befindet sich in der Mitte der Verbindungslinie zwischen dem Dornfortsatz des 7. HWK und dem Akromion.
- Es werden 2 gleich lange, grüne I-Tapes zugeschnitten. Die Farbe Grün ist dem Element Holz zugeordnet.
- Die Basis des 1. Tapes wird ohne Zug unterhalb von Gb 21 auf der rechten Körperseite appliziert.
- Der Kopf des Patienten wird in eine schmerzfreie Flexion, Lateralflexion und Rotation gebracht.
- Das Tape wird ohne Zug in Richtung Gb 20 appliziert. Gb 20 befindet sich zwischen dem Os occipitale und C 1 in einer Vertiefung zwischen dem M. trapezius und M. sternocleidomastoideus. Das Ende des Tapes lässt man ohne Zug auslaufen.
- Das Silberkügelchen sowie das 2. Tape werden in derselben Weise auf der linken Körperseite angelegt.

Zusätzlich zum Meridian-Tape kann die Blasenleitbahn im Verlauf von Bl 28 bis Bl 19 sedierend getapt werden. Diese Rücken-Shu-Punkte spiegeln die Punkte der betroffenen Leitbahnen wider.

ⓘ Zusammenfassung aus ganzheitlicher Sicht

Dem Spannungskopfschmerz können unterschiedliche Ursachen zugrunde liegen. Hierbei hat sich in der Praxis gezeigt, dass häufig die Blasen- und Gallenblasenleitbahn betroffen sind. Somit können Erkrankungen im Verlauf der Blasenleitbahn, z. B. Bandscheibenvorfälle im LWS-Bereich, Steißbeinprellungen oder Gleitwirbel im Bereich der BWS, zu Spannungskopfschmerz führen. Daneben können sich Erkrankungen im Funktionskreis Blase und Niere, z. B. eine Nierenschwäche oder Blasenentzündung, ebenfalls durch Spannungskopfschmerzen äußern.

10.2.2 Trigeminusneuralgie

Definition. Die Trigeminusneuralgie ist häufig idiopathischer Natur und kann durch unterschiedliche Trigger wie Kälte- oder Hitzereize hervorgerufen werden. Zudem tritt sie als Symptom bei neurologischen Erkrankungen wie der multiplen Sklerose und bei Hirntumoren auf. Hierbei ist häufig der N. trigeminus betroffen. Die Schmerzen werden als plötzlich einschießend und überaus heftig beschrieben, treten meist einseitig auf und betreffen häufig den Kiefer, die Wange, die Augen und die Zähne.

! Cave

Die Ursachen von unklaren Trigeminusschmerzen sollten durch einen Arzt mithilfe von bildgebenden Verfahren u. a. untersucht werden, um andere Erkrankungen sicher auszuschließen.

Ursachen aus Sicht der Schulmedizin:

- idiopathisch
- Trigger wie Kälte- und Hitzereize
- entzündliche Prozesse und Frakturen des Gesichts- und Kieferknochens
- chronische Rhinitis und Sinusitis
- neurologische Erkrankungen wie multiple Sklerose und Hirntumoren
- wichtige betroffene Strukturen:
  - N. trigeminus (N. ophthalmicus, N. maxillaris, N. mandibularis)
  - M. temporalis
  - M. masseter
  - Mm. pterygoidei medialis und lateralis
  - M. occipitofrontalis, Venter frontalis
  - M. temporoparietalis
  - M. orbicularis oculi

Ursachen aus Sicht der TCM:

- innerer Wind
- äußere pathogene Faktoren (Wind-Kälte bzw. Wind-Hitze)
- Leber-Qi-Stagnation
- aufsteigendes Leber-Yang
- Leber-Feuer
- Leber-Wind
- Leber-Blut-Mangel
- Milz-Qi-Mangel
- Magen-Qi-Schwäche
- Blut-Stase
- Leere-Schmerz (dumpf, langsamer Verlauf, Leeregefühl)
- Fülle-Schmerz (stechend, fixiert, wandernd, plötzlicher Verlauf)

Korrespondierende Akupunkturpunkte:

- Trigeminusdruckpunkte:
  - Incisura supraorbitalis (N. supraorbitalis): Extrapunkt M-HN 6 (Yuyao)
  - Foramen infraorbitale (N. infraorbitalis): Ma 2
  - Foramen mentale (N. mentalis): Extrapunkt M-HN 18 (Jiachengjiang)
- M. temporalis und M. temporoparietalis: Ma 8, Gb 4–Gb 9, 3E 20
- M. masseter: Ma 5, Ma 6
- Mm. pterygoidei medialis und lateralis: Ma 7
- M. occipitofrontalis, Venter frontalis: Bl 3–Bl 5, Gb 13, Gb 16
- M. orbicularis oculi: 3E 23, Bl 1, Bl 2

Segment-, Dermatom- und Leitbahnzuordnung:

- Segmentzuordnung: – (Hirnnerv V, N. trigeminus)
- Zonen und Segmente: –
- Head-Zone (Dermatom): –
- Leitbahnen (Lokalpunkte in Klammern):
  - Dickdarm (Di 20)
  - Magen (Ma 2, Ma 6, Ma 7)
  - Dünndarm (Dü 18, Dü 19)
  - Blase (Bl 2)
  - 3-Erwärmer (3E 17, 3E 21)
  - Gallenblase (Gb 2, Gb 14)
  - Ren 24

Praxistipp

Einige der Akupunkturpunkte haben einen starken Bezug zum anatomischen Verlauf des N. trigeminus.

- Rücken-Shu-Punkte: Bl 21 (Magen), Bl 27 (Dünndarm), Bl 28 (Blase), Bl 22 (3-Erwärmer), Bl 19 (Gallenblase)

Behandlungsziele:

- Entspannung der Wangen- und Kieferregion
- Schmerzreduktion

Steckbrief. **Tab. 10.6**

Weitere unterstützende naturheilkundliche Verfahren:

- Schüßler-Salze:
  - Schmerzen mit Taubheit, Kribbeln und Kältegefühl (Nr. 2)
  - starke Nervenschmerzen und heißes rotes Gesicht (Nr. 3)
  - Schmerzen mit nachfolgender großer Schwäche und Erschöpfung (Nr. 5)
  - stechende, reißende und anfallsartig auftretende Nervenschmerzen (Nr. 7 und Nr. 15)
  - als Salbe: Nr. 2, Nr. 3 und Nr. 7 (je nach Indikation)

Tab. 10.6 Steckbrief Trigeminusneuralgie.

Pathologie	mögliche Akupunkturpunkte
innerer Wind	Di 20, Ma 2, Ma 6, Ma 7, Ma 8, Bl 10, Gb 14, Gb 20, Ren 24
Wind-Kälte	Di 4, Di 11, 3E 6, Moxibustion
Wind-Hitze	Di 4, Di 11, 3E 6, Dü 18, Dü 19, Bl 2, 3E 17, 3E 21, Gb 2
Leber-Qi-Stagnation	Di 4, Le 3, Gb 34, Ma 36, Mi 6, Le 13, Le 14, Pe 6
aufsteigendes Leber-Yang	Le 2, Le 3, Gb 20, Gb 34, Du 14
Leber-Feuer	Le 1, Le 2, Le 8, Gb 20, Di 11
Leber-Wind	Le 3, Gb 20, Du 20
Leber-Blut-Mangel	Le 8, Ma 36, Mi 3, He 6, He 7, Ren 4
Milz-Qi-Mangel	Mi 3, Mi 6, Ma 36, Bl 20, Bl 21, Ren 12
Magen-Qi-Schwäche	Ma 36, Ma 44
Blut-Stase	Mi 6, Ma 36, Mi 10, Bl 17

- westliche Kräuter/Phytotherapie: Holunder, Raute, Beifuß, Mutterkraut, Salbei, Lavendel, Ziest, Eisenkraut, Kamille
- Schröpfen, blutiges Schröpfen bei Fülle-Zuständen
- Pflaumenblütenhämmerchen, Baunscheidtieren bzw. Gua Sha bei Fülle-Zuständen, bei akuten Schmerzen segmental bzw. auf Fernpunkte
- kraniosakrale Therapie

Praxistipp

In schmerzfreien Intervallen werden immer tonisierende und stärkende Verfahren angewendet, jedoch keine ableitenden Maßnahmen wie blutiges Schröpfen. Zu den stärkenden Punkten zählen z. B. Ma 36, Mi 3, Ni 3 oder auch Gb 34.

Taping

Der N. trigeminus hat 3 Äste:

1. Der obere Ast ist der N. ophthalmicus (Augennerv, V_1), der durch die Fissura orbitalis superior austritt.
2. Der mittlere Ast ist der N. maxillaris (Oberkiefernerv, V_2). Er tritt über das Foramen rotundum durch die Fossa pterygopalatina aus.
3. Der untere Ast ist der N. mandibularis (Unterkiefernerv, V_3), der seinen Austrittspunkt im Foramen ovale hat.

Muskeltechnik (detonisierend)

Beschrieben wird die Anlage eines Tapes im Verlauf der 3 Äste des N. trigeminus zur Behandlung einer Trigeminusneuralgie.

Tapeapplikation:

- Es wird ein blaues Fächertape mit 3 Zügeln (gemessen vom Tragus des Ohres bis zum Nasenflügel) zugeschnitten.
- Die Basis des Fächertapes wird vor dem Tragus des Ohres appliziert.
- Der oberste Zügel des Tapes wird ohne Zug im Verlauf des N. ophthalmicus appliziert.
- Dann wird der mittlere Zügel des Tapes ohne Zug im Verlauf des N. maxillaris und der untere Zügel im Verlauf des N. mandibularis auf die Haut geklebt.

Praxistipp

Tapes im Gesicht werden nur appliziert, wenn sie vom Patienten toleriert werden. Statt des Tapes können auch Gittertapes auf die jeweiligen Nervenaustrittspunkte geklebt werden.

Meridian-Taping

Häufig handelt es sich bei einer Trigeminusneuralgie um einen Fülle-Zustand. Darauf aufbauend kommt ein sedierendes Meridian-Tape, das entgegen der Leitbahn appliziert wird, zum Einsatz.

Je nach Schmerzgeschehen und empfundener Schmerzintensität werden Silberkügelchen auf der gegenüberliegenden Seite bzw. der anderen Leitbahnseite appliziert. Werden elastische Tapes vom Patienten auf der betroffenen Seite nicht toleriert, kann auf Gittertapes zurückgegriffen werden.

Muskeltechnik (detonisierend)

Beschrieben wird die Anlage eines Tapes über der Magen- (Ma 7–Ma 2) und Dünndarmleitbahn (Dü 19–Dü 18) zur Behandlung einer Trigeminusneuralgie.

Tapeapplikation:

Magenleitbahn:

- Es wird ein gelbes I-Tape mit einer Breite von 2,5 cm (gemessen von M7 bis M2) zugeschnitten.
- Die Basis des Tapes wird ohne Zug auf Ma 7, der in der Incisura mandibulae liegt, appliziert. Die Farbe Gelb ist dem Element Erde zugeordnet.
- Das Tape wird ohne Zug in Richtung Ma 2 geklebt. Ma 2 befindet sich unterhalb des Randes des Foramen infraorbitale.

Dünndarmleitbahn:

- Es wird ein rotes I-Tape mit einer Breite von 2,5 cm (gemessen von Dü 19 bis Dü 18) zugeschnitten.
- Die Basis des Tapes wird ohne Zug auf Dü 19, der in der Vertiefung vor dem Tragus liegt, appliziert. Die Farbe Rot ist dem Element Feuer zugeordnet.
- Das Tape wird weiter ohne Zug in Richtung Dü 18 geklebt. Dü 18 befindet sich am Vorderrand des M. masseter.

Gittertapes

Die Akupunkturpunkte, an denen die Gittertapes appliziert werden sollen, werden auf Grundlage der vorherrschenden Schmerzlokalisation ausgesucht:

- Bl 2, Gb 14, 3E 23 (Verlauf des N. ophthalmicus)
- Di 20, Ma 2, Dü 18, Du 26 (Verlauf des N. maxillaris)
- Ma 6, Ma 7, Dü 19, 3E 21, Gb 2, Ren 24 (Verlauf des N. mandibularis)

Strahlt der Schmerz gleichmäßig stark aus, werden entsprechend alle 3 Nervenäste behandelt. In diesem Fall werden z. B. Gittertapes auf Gb 14, Ma 2, Ma 6, Dü 19 und Ren 24 appliziert.

Zusätzlich zum Meridian-Tape kann die Blasenleitbahn im Verlauf von Bl 28 bis Bl 19 sediert werden. Diese Rücken-Shu-Punkte spiegeln die Punkte der betroffenen Leitbahnen wider.

(i) Zusammenfassung aus ganzheitlicher Sicht

Einschießend wechselnde Nervenschmerzen werden aus Sicht der TCM als Wind-Erkrankung bezeichnet. Hierbei können sowohl innere wie auch äußere pathogene Faktoren eine Rolle spielen.

Aus naturheilkundlicher Sicht kann es sich um einen Mangel an Mineralstoffen handeln. Hierbei ist ein besonderes Augenmerk auf Magnesium zu legen. Magnesiummangel kann durch eine einseitige Ernährung, während einer Schwangerschaft, durch die Einnahme von Medikamenten, z. B. oraler Kontrazeptiva und Diuretika, oder durch chronische Darm- und Nierenerkrankungen entstehen.

10.2.3 Tendovaginitis stenosans de Quervain

Definition. Bei der Tendovaginitis stenosans de Quervain handelt es sich um eine Entzündung der Sehnenscheide im 1. Strecksehnenfach. Durch diese Sehnenscheide laufen der M. abductor pollicis longus und der M. extensor pollicis brevis. Die Erkrankung tritt häufig idiopathisch auf. Einflussfaktoren und mögliche Auslöser sind z. B. rheumatisch-entzündliche Erkrankungen, Überlastungen der Hand oder chronische Erkrankungen wie Arthrose. Die Patienten schildern häufig Bewegungs- und Belastungsschmerzen. Die Schmerzen werden als ziehend entlang der Strecksehne beschrieben. Bei der Durchführung des sog. Finkelstein-Tests wird die Sehne provoziert (Kap. 5.5.1). Es entsteht ein plötzlich einschießender Schmerz.

Ursachen aus Sicht der Schulmedizin:
- idiopathisch
- Überlastung
- entzündliche Prozesse und Frakturen des Handgelenks
- entzündliche Erkrankungen wie rheumatoide Arthritis
- chronische Erkrankungen wie Arthrose
- betroffene Strukturen:
  - 1. Strecksehnenfach
  - M. abductor pollicis longus
  - M. extensor pollicis brevis

Ursachen aus Sicht der TCM:
- äußere pathogene Faktoren (Wind-Kälte bzw. Wind-Hitze)
- Leber-Qi-Stagnation
- Leber-Feuer
- Leber-Blut-Mangel
- Milz-Qi-Mangel
- Nässe-Schleim
- Blut-Stase
- feuchte Hitze im Dickdarm
- Leere-Schmerz (dumpf, langsamer Verlauf, Leeregefühl)
- Fülle-Schmerz (stechend, fixiert, wandernd, plötzlicher Verlauf)

Korrespondierende Akupunkturpunkte:
- 1. Strecksehnenfach: Lu 9, Di 5
- M. abductor pollicis longus: Lu 7, Lu 8, Lu 9, Di 5, Di 6
- M. extensor pollicis brevis: Di 5, Di 6

Segment-, Dermatom- und Leitbahnzuordnung:
- Segmentzuordnung: C 6–C 8 (M. abductor pollicis longus und M. extensor pollicis brevis)
- Zonen und Segmente: Herz, Kehlkopf
- Head-Zone (Dermatom): –
- Leitbahnen: Lunge, Dickdarm
- Rücken-Shu-Punkte: Bl 13 (Lunge), Bl 25 (Dickdarm)

Behandlungsziele:
- Schmerzreduktion
- Förderung der Blutzirkulation

Steckbrief. **Tab. 10.7**
- zusätzliche Lokalpunkte: Lu 7, Lu 8, Lu 9, (Lu 10 zur Entspannung der Thenarmuskulatur), Di 5, Di 6
- Meisterpunkt der Sehnen: Gb 34

Tab. 10.7 Steckbrief Tendovaginitis stenosans de Quervain.

Pathologie	mögliche Akupunkturpunkte
Wind-Kälte	Di 4, Di 11, 3E 6, Moxibustion
Wind-Hitze	Di 4, Di 11, 3E 6, Dü 18, Dü 19, Bl 2, 3E 17, Gb 2
Leber-Qi-Stagnation	Di 4, Le 3, Gb 34, Ma 36, Mi 6, Le 13, Le 14, Pe 6
Leber-Feuer	Le 1, Le 2, Le 8, Gb 20, Di 11, Du 14
Leber-Blut-Mangel	Le 8, Ma 36, Mi 3, He 6, He 7, Ren 4
Milz-Qi-Mangel	Mi 3, Mi 6, Ma 36, Bl 20, Bl 21, Ren 12
Nässe-Schleim	Ma 36, Mi 6, Ma 40, Mi 9
Blut-Stase	Mi 6, Ma 36, Mi 10, Bl 17
feuchte Hitze im Dickdarm	Di 4, Di 11, Lu 7, 3E 5, Ma 25, Ma 37, Bl 25

Weitere unterstützende naturheilkundliche Verfahren:

- Schüßler-Salze:
  - Schmerzen, Schwellung (Nr. 4, Nr. 6, Nr. 8, Nr. 11)
  - chronische Sehnenscheidenentzündung (Nr. 6, Nr. 7, Nr. 12 als 12-Wochen-Kur)
  - Schmerzen nach Belastung (Nr. 1, Nr. 2, Nr. 11 als 4-Wochen-Kur)
  - Schmerzen aufgrund einer Verletzung (Nr. 3, Nr. 4)
  - als Salbe: Nr. 3 bei Schmerzen, Nr. 8 bei Schwellungen
- westliche Kräuter/Phytotherapie: Beinwell, Gänsefingerkraut, Beifuß, Brennnessel, Löwenzahn, Vogelmiere, Frauenmantel, Schafgarbe, Königskerze, Süßholz, Ziest, Engelwurz, Lavendel, Mädesüß, Teufelskralle
- Schröpfen (Thenarmuskulatur und oberhalb des Sehnenfachs sowie über die Segmente C 6–C 8), blutiges Schröpfen bei Fülle-Zuständen
- Pflaumenblütenhämmerchen, Baunscheidtieren bei Fülle-Zuständen (im Bereich der Sehnenscheide sowie über den Segmenten C 6–C 8)
- manuelle Therapie und Handtherapie

Taping

Muskeltechnik (detonisierend)

Beschrieben wird die Anlage eines Tapes im Verlauf des M. abductor pollicis longus und des M. extensor pollicis brevis (1. Sehnenfach) zur Behandlung einer Tendovaginitis stenosans de Quervain.

Tapeapplikation:

- Es wird ein blaues, etwa 10 cm langes I-Tape zugeschnitten.
- Die Basis des Tapes wird ohne Zug auf der Basis der Grundphalanx des Daumens appliziert.
- Der Daumen des Patienten wird in eine schmerzfreie Flexion, das Handgelenk in die Ulnarabduktion gebracht.
- Dann wird das Tape ohne Zug in Richtung der Membrana interossea auf die Haut geklebt.

Ligamenttechnik

Beschrieben wird die Anlage eines Segment-Tapes über C 6 bis C 8 zur Behandlung einer Tendovaginitis stenosans de Quervain. Das Tape hat einen direkten Bezug zur nervalen und venösen Versorgung der Hand.

Tapeapplikation:

- Es wird ein rotes, etwa 5 cm langes I-Tape zugeschnitten.
- Die Folie des Tapes wird in der Mitte aufgerissen.
- Der Kopf des Patienten befindet sich hierbei in einer leichten Flexion.
- Das Tape wird mit maximalem Zug über die Segmente C 6–C 8 appliziert.

Meridian-Taping

Muskeltechnik (detonisierend) mit Druckapplikation

Beschrieben wird die Anlage eines Tapes über der Lungen- (Lu 9–Lu 7) und Dickdarmleitbahn (Di 6–Di 5) zur Behandlung einer Tendovaginitis stenosans de Quervain. Die Lungenleitbahn ist über die Yin-Yang-Kopplung mit der Dickdarmleitbahn verbunden.

Bei diesem Beispiel handelt es sich um einen Fülle-Zustand. Deshalb werden Silberkügelchen zur Sedierung genutzt.

Druck- und Tapeapplikation:

Lungenleitbahn:

- Ein Silberkügelchen wird auf Lu 9 appliziert. Lu 9 befindet sich lateral der A. radialis.
- Es wird ein schwarzes, etwa 5 cm langes I-Tape mit einer Breite von 2,5 cm zugeschnitten. Die Farbe Schwarz ist dem Element Metall zugeordnet.
- Die Basis des Tapes wird ohne Zug vor Lu 9 appliziert.
- Der Daumen des Patienten wird in eine schmerzfreie Flexion, das Handgelenk in die Ulnarabduktion gebracht.
- Dann wird das Tape ohne Zug in Richtung Lu 7 auf die Haut geklebt. Lu 7 liegt in der Vertiefung proximal des Processus styloideus.

Dickdarmleitbahn:

- Ein Silberkügelchen wird auf Di 5 (Foveola radialis, anatomische Tabatière) appliziert.
- Es wird ein schwarzes, etwa 5 cm langes I-Tape mit einer Breite von 2,5 cm zugeschnitten. Die Farbe Schwarz ist dem Element Metall zugeordnet.
- Die Basis des Tapes wird ohne Zug auf Di 6 appliziert. Di 6 liegt 3 cun bzw. 3 Finger breit proximal von Di 5.
- Der Daumen des Patienten wird in eine schmerzfreie Flexion gebracht, das Handgelenk wird in Ulnarabduktion belassen.
- Das Tape wird ohne Zug in Richtung Di 5 auf die Haut geklebt.

Zusätzlich zum Meridian-Tape kann die Blasenleitbahn im Verlauf von Bl 13 bis Bl 25 tonisiert werden. Diese Rücken-Shu-Punkte spiegeln die Punkte der betroffenen Leitbahnen wider.

Ebenso können auf die Rücken-Shu-Punkte Bl 13 und Bl 25 bilateral jeweils Gittertapes appliziert werden.

ⓘ Zusammenfassung aus ganzheitlicher Sicht

Aus Sicht der TCM sind hauptsächlich die Lungen- und die Dickdarmleitbahn betroffen. Hierbei können sich Sehnenscheidenentzündungen des 1. Sehnenfachs aufgrund chronischer Lungen- und Dickdarmerkrankungen wie COPD, Nahrungsmittelunverträglichkeiten oder Morbus Crohn manifestieren.
Die „Geschmeidigkeit" der Sehnen wird über das Leber-Blut reguliert. Somit können chronische Lebererkrankungen wie Hepatitiden, Fettleber oder Leberzirrhose sowie die Einnahme von Medikamenten, z. B. oraler Kontrazeptiva, Antibiotika oder Schmerzmittel, Sehnenscheidenentzündungen begünstigen.

10.2.4 Karpaltunnelsyndrom

Definition. Das Karpaltunnelsyndrom wird auch als **Kompressionssyndrom des N. medianus** bezeichnet. Hierbei handelt es sich um eine Einengung des N. medianus, der unterschiedliche akute oder chronische Ursachen zugrunde liegen können. Der Nerv innerviert sensibel und motorisch unterschiedliche Anteile des Daumens, des Zeige- und des Mittelfingers. Bei Schädigungen des Nervs kommt es zu Parästhesien, Taubheitsgefühlen und Problemen beim Greifen. Häufig werden hierbei blitzartige sowie nächtliche Schmerzen vom Patienten beschrieben.

Ursachen aus Sicht der Schulmedizin:

- idiopathisch
- Überlastung
- entzündliche Prozesse und Frakturen des Handgelenks
- entzündliche Erkrankungen wie rheumatoide Arthritis
- chronische Erkrankungen wie Arthrose
- Schilddrüsenunterfunktion
- Schwangerschaftsödeme
- Diabetes mellitus
- betroffene Strukturen:
  - N. medianus
  - M. pronator teres
  - M. flexor carpi radialis
  - M. palmaris longus
  - M. flexor digitorum superficialis
  - M. pronator quadratus
  - M. flexor pollicis longus
  - M. flexor digitorum profundus
  - M. abductor pollicis brevis
  - M. flexor pollicis brevis
  - M. opponens pollicis
  - Mm. lumbricales I und II

Ursachen aus Sicht der TCM:

- Leber-Qi-Stagnation
- Leber-Wind
- Leber-Blut-Mangel
- Herz-Blut-Mangel
- Nieren-Yang-Mangel
- Nieren-Yin-Mangel
- Blockade in der Perikardleitbahn
- Milz-Qi-Mangel
- Nässe und Schleim
- Blut-Stase
- Leere-Schmerz (dumpf, langsamer Verlauf, Leeregefühl)
- Fülle-Schmerz (stechend, fixiert, wandernd, plötzlicher Verlauf)

Korrespondierende Akupunkturpunkte:
- N. medianus: Pe 3–Pe 7
- M. pronator teres: –
- M. flexor carpi radialis: Pe 4, (Pe 5–Pe 7), He 3, Extrapunkt M-UE29 (Erbai)
- M. palmaris longus: Pe 4, (Pe 5–Pe 7), He 3
- M. flexor digitorum superficialis: Pe 4–Pe 6, He 3, Extrapunkt M-UE9 (Sifeng)
- M. pronator quadratus: Lu 8, Lu 9, He 4–He 6
- M. flexor pollicis longus: Lu 6
- M. flexor digitorum profundus: Pe 4, Extrapunkt M-UE9 (Sifeng)
- M. abductor pollicis brevis: Lu 10
- M. flexor pollicis brevis: Pe 8
- M. opponens pollicis: –
- Mm. lumbricales I und II: Pe 8, Extrapunkt M-UE22 (Baxie), Extrapunkt M-UE19 (Yaotongxue), Extrapunkt M-UE24 (Luozhen)

Segment-, Dermatom- und Leitbahnzuordnung:
- Segmentzuordnung: C 6–Th 1 (N. medianus)
- Zonen und Segmente: Herz, Kehlkopf
- Head-Zone (Dermatom): –
- Leitbahnen: Perikard
- Rücken-Shu-Punkte: Bl 11 (Meisterpunkt der Knochen), Bl 14 (Perikard)

Behandlungsziele:
- Schmerzreduktion
- Förderung der Blutzirkulation

Steckbrief. **Tab. 10.8**
- zusätzliche Lokalpunkte: Lu 9, Pe 6, Pe 7, He 7
- Meisterpunkt der Sehnen: Gb 34
- Meisterpunkt der Blutgefäße: Lu 9

Weitere unterstützende naturheilkundliche Verfahren:
- Schüßler-Salze:
  - Karpaltunnelsyndrom (Nr. 1, Nr. 7)
  - nächtliche Schmerzen mit Kribbeln (Nr. 3)
  - blitzartige Schmerzen (Nr. 7)
  - als Salbe: Nr. 3 bei Schmerzen und Kribbeln, Nr. 7 bei blitzartigen Schmerzen, Nr. 8 bei Schwellungen im Bereich des N. medianus
- westliche Kräuter/Phytotherapie: Baldrian, Melisse, Rosmarin, Taubnessel, Weißdorn, Brennnessel, Löwenzahn, Vogelmiere, Frauenmantel, Schafgarbe, Königskerze, Süßholz, Ziest, Engelwurz, Lavendel, Mädesüß
- Schröpfen (v. a. entlang des Nervenverlaufs sowie über die Segmente C 6–Th 1), blutiges Schröpfen bei Fülle-Zuständen (v. a. entlang des Nervenverlaufs sowie über die Segmente C 6–Th 1)
- Pflaumenblütenhämmerchen, Baunscheidtieren bei Fülle-Zuständen (v. a. im Bereich von C 6 bis Th 1)
- manuelle Therapie und Handtherapie

Tab. 10.8 Steckbrief Karpaltunnelsyndrom.

Pathologie	mögliche Akupunkturpunkte
Leber-Qi-Stagnation	Di 4, Le 3, Gb 34, Ma 36, Mi 6, Le 13, Le 14, Pe 6
Leber-Wind	Le 3, Gb 20, Du 20
Leber-Blut-Mangel	Le 8, Ma 36, Mi 3, He 6, He 7, Ren 4
Herz-Blut-Mangel	He 3, He 7, Pe 6, Ren 14, Ren 15, Bl 17, Bl 20
Nieren-Yang-Mangel	Ni 3, Ni 7, Ma 36, Mi 6, Bl 60, Bl 23, Ren 6
Nieren-Yin-Mangel	Ni 3, Ni 6, Ma 36, Mi 6, Ren 4, Bl 23
Blockade in der Perikardleitbahn	Pe 4, Pe 6, Chong Mai öffnen
Milz-Qi-Mangel	Mi 3, Mi 6, Ma 36, Bl 20, Bl 21, Ren 12
Nässe und Schleim	Mi 6, Ma 36, Ma 40, Mi 9, Bl 20, Ren 9, Ren 12
Blut-Stase	Mi 6, Ma 36, Mi 10, Bl 17

Taping

Muskeltechnik (detonisierend)

Beschrieben wird die Anlage eines Tapes im Verlauf des N. medianus zur Behandlung eines Karpaltunnelsyndroms.

Tapeapplikation:

- Es wird ein blaues, etwa 20 cm langes I-Tape zugeschnitten.
- Die Basis des Tapes wird ohne Zug auf der Basis der Handgelenkfalte appliziert.
- Das Hand- und Ellenbogengelenk des Patienten wird in eine schmerzfreie Extension gebracht.
- Dann wird das Tape ohne Zug in Richtung der Ellenbeuge geklebt.

Ligamenttechnik

Beschrieben wird die Anlage eines Segment-Tapes über C 6 bis Th 1 zur Behandlung eines Karpaltunnelsyndroms. Das Tape hat einen direkten Bezug zur nervalen und venösen Versorgung der Hand.

Tapeapplikation:

- Es werden 2 rote, etwa 5 cm lange I-Tapes zugeschnitten.
- Die Folie des 1. Tapes wird in der Mitte aufgerissen.
- Der Kopf des Patienten befindet sich hierbei in einer leichten Flexion.
- Das Tape wird mit maximalem Zug über die Segmente C 6–C 7 appliziert.
- Mit dem 2. Tape wird in derselben Weise verfahren, jedoch wird es über das Segment Th 1 appliziert.

Meridian-Taping

Muskeltechnik (detonisierend) mit Druckapplikation

Beschrieben wird die Anlage eines Tapes über der Perikardleitbahn (P7–P3) zur Behandlung eines Karpaltunnelsyndroms.

Druck- und Tapeapplikation:

- Ein Silberkügelchen wird auf Pe 7 appliziert. Pe 7 befindet sich in der Mitte der Handgelenkbeugefalte.
- Es wird ein rotes I-Tape (gemessen von Pe 7 bis Pe 3) zugeschnitten. Die Farbe Rot ist dem Element Feuer zugeordnet.
- Die Basis des Tapes wird ohne Zug auf Pe 7 appliziert.
- Das Hand- und Ellenbogengelenk des Patienten wird in eine schmerzfreie Extension gebracht.
- Dann wird das Tape ohne Zug in Richtung Pe 3 auf die Haut geklebt. Pe 3 liegt in der Ellenbeugefalte, ulnar der Bizepssehne.

Bei einem Herz-Blut-Mangel kann der Xi-Punkt der Perikardleitbahn (Pe 4) mit einem Goldkügelchen tonisiert werden.

Ligamenttechnik

Beschrieben wird die Anlage jeweils eines Tapes über den Rücken-Shu-Punkten Bl 11 und Bl 14 zur Behandlung eines chronischen Karpaltunnelsyndroms. Das Tape auf dem Rücken-Shu-Punkt Bl 11 hat einen direkten Bezug zu den Knochen („Meisterpunkt der Knochen"), der Punkt Bl 14 einen direkten Bezug zum Perikard.

Tapeapplikation:

- Es werden 2 rote I-Tapes (jeweils gemessen von Bl 11 bis Bl 14) zugeschnitten.
- Die Folie des 1. Tapes wird am Ende aufgerissen und entfernt.
- Die Basis des 1. Tapes wird oberhalb von Bl 11 auf die Haut appliziert.
- Im Anschluss soll sich der Patient nach vorn beugen.
- Nun wird das Tape mit maximalem Zug in Richtung der Leitbahn, d. h. in Richtung Bl 14, geklebt.
- Das Ende des Tapes wird ohne Zug appliziert.
- Mit dem 2. Tape wird in derselben Weise auf der gegenüberliegenden Körperseite verfahren.

Zusätzlich zum Meridian-Tape können auf den Punkten Bl 11 und Bl 14 bilateral jeweils Gittertapes appliziert werden.

Zusammenfassung aus ganzheitlicher Sicht

Aus Sicht der TCM zeigt der Verlauf des N. medianus sichtbare Übereinstimmungen mit der Perikardleitbahn. Zudem zeigt nächtliches Kribbeln einen Blut-Mangel an. Da sich das Kribbeln häufig in der Nacht äußert, handelt es sich meist um einen Herz-Blut-Mangel. Das Herz und das Perikard haben auch aus schulmedizinischer Sicht eine enge Verbindung. Aus Sicht der TCM ist das Perikard der Beschützer des Herzes.

Aufgrund der physischen und psychischen Kopplung von Organen und Emotionen können auch depressive Erkrankungen oder Ängste ein Karpaltunnelsyndrom begünstigen.

Patienten mit Narben nach einer Karpaltunneloperation sollten unbedingt angehalten werden, regelmäßig eine Narbenmassage durchzuführen. Verhärtungen führen häufig zu Schmerzen im Operationsbereich, im Bereich der Handinnenfläche und auch der Unterarmflexoren. Aus Sicht der TCM könnte dies wiederum Schwächen und Erkrankungen im Verlauf der Lungen-, Perikard- und Herzleitbahn und den entsprechenden Funktionskreisen bzw. Organen nach sich ziehen. Beispiele für sich entwickelnde Schwächen und Erkrankungen der Leitbahnen sind der Golferellenbogen, Probleme der Bizepssehne oder ventrale Schulterschmerzen. Beispiele für die Funktionskreise und Organe sind länger andauernde Atemwegsinfekte, verstärkte allergische Reaktionen gegen Pollen, Schlafstörungen bzw. nächtliches Aufwachen, Palpitationen oder auch Angststörungen.

10.2.5 Epicondylitis humeri radialis

Definition. Das Krankheitsbild Epicondylitis humeri radialis wird umgangssprachlich auch als „Tennisellenbogen" bezeichnet und ist häufig auf eine Überlastung der Unterarm- und Handextensoren zurückzuführen. Meist befindet sich der Hauptschmerzpunkt im Bereich des Sehnenursprungs des M. extensor carpi radialis brevis. Der Schmerz kann über einen forcierten Druckreiz des Behandlers an dieser Stelle ausgelöst werden. Der Patient schildert Druck-, Bewegungs- und Belastungsschmerzen, teilweise Kraftminderung und seltener eine Schwellung.

Ursachen aus Sicht der Schulmedizin:

- idiopathisch
- Überlastung
- Fehlhaltungen, z. B. am Arbeitsplatz
- Frakturen des Ellenbogengelenks
- entzündliche Erkrankungen wie rheumatoide Arthritis
- chronische Erkrankungen wie Fibromyalgie
- betroffene Muskeln:
  - M. extensor carpi radialis longus
  - M. extensor carpi radialis brevis

Ursachen aus Sicht der TCM:

- Leber-Qi-Stagnation
- Leber-Blut-Mangel
- Nieren-Yang-Mangel
- Nieren-Yin-Mangel
- Blockade in der Dickdarmleitbahn
- feuchte Hitze im Dickdarm
- Milz-Qi-Mangel
- Nässe und Schleim
- Blut-Stase
- Leere-Schmerz (dumpf, langsamer Verlauf, Leeregefühl)
- Fülle-Schmerz (stechend, fixiert, wandernd, plötzlicher Verlauf)

Korrespondierende Akupunkturpunkte:

- Mm. extensor carpi radialis longus und brevis: Di 6–Di 11

Segment-, Dermatom- und Leitbahnzuordnung:

- Segmentzuordnung: C 5–C 7 (M. extensor carpi radialis longus und brevis)
- Zonen und Segmente: Magen
- Head-Zone (Dermatom): –
- Leitbahnen: Dickdarm
- Rücken-Shu-Punkt: Bl 25 (Dickdarm)

Tab. 10.9 Steckbrief Epicondylitis humeri radialis.

Pathologie	mögliche Akupunkturpunkte
Leber-Qi-Stagnation	Di 4, Le 3, Gb 34, Ma 36, Mi 6, Le 13, Le 14, Pe 6
Leber-Blut-Mangel	Le 8, Ma 36, Mi 3, He 6, He 7, Ren 4
Nieren-Yang-Mangel	Ni 3, Ni 7, Ma 36, Mi 6, Bl 60, Bl 23, Ren 6
Nieren-Yin-Mangel	Ni 3, Ni 6, Ma 36, Mi 6, Ren 4, Bl 23
Blockade in der Dickdarmleitbahn	Di 4, Di 5, Di 7, 3E 4
feuchte Hitze im Dickdarm	Di 4, Di 11, Lu 7, 3E 5, Ma 25, Ma 37, Bl 25
Milz-Qi-Mangel	Mi 3, Mi 6, Ma 36, Bl 20, Bl 21, Ren 12
Nässe und Schleim	Mi 6, Ma 36, Ma 40, Mi 9, Bl 20, Ren 9, Ren 12
Blut-Stase	Mi 6, Ma 36, Mi 10, Bl 17

Behandlungsziele:
- Schmerzreduktion
- Förderung der Blutzirkulation

Steckbrief. **Tab. 10.9**
- zusätzliche Lokalpunkte: Di 10, Di 11, Di 12
- Meisterpunkt der Sehnen: Gb 34

Weitere unterstützende naturheilkundliche Verfahren:
- Schüßler-Salze:
  - Epicondylitis humeri radialis (Nr. 3, Nr. 4, Nr. 11)
  - chronische Schmerzen der Sehnen und Muskeln (Nr. 1, Nr. 2, Nr. 3, Nr. 7, Nr. 13)
  - als Salbe: Nr. 3 bei starken Schmerzen, Nr. 4 bei chronischen Zuständen, Nr. 7 bei reißenden Schmerzen entlang des Muskelverlaufs, Nr. 8 bei Schwellungen
- westliche Kräuter/Phytotherapie: Beinwell, Gänsefingerkraut, Engelwurz, Melisse, Rosmarin, Taubnessel, Brennnessel, Löwenzahn, Vogelmiere, Frauenmantel, Schafgarbe, Königskerze, Süßholz, Ziest, Lavendel, Mädesüß, Teufelskralle, Weidenrinde
- Schröpfen (v. a. im Schmerzbereich sowie über den Segmenten C 5–C 7), blutiges Schröpfen bei Fülle-Zuständen (v. a. im Schmerzbereich sowie über den Segmenten C 5–C 7)
- Pflaumenblütenhämmerchen, Baunscheidtieren bei Fülle-Zuständen (v. a. im Schmerzbereich sowie über den Segmenten C 5–C 7)
- manuelle Therapie und Handtherapie

Taping

Muskeltechnik (detonisierend)

Beschrieben wird die Anlage eines Tapes im Verlauf des M. extensor carpi radialis longus und M. extensor carpi radialis brevis zur Behandlung einer Epicondylitis humeri radialis.

Tapeapplikation:
- Es wird ein blaues I-Tape (gemessen von der Basis bis zum Ursprung) zugeschnitten.
- Die Basis des Tapes wird ohne Zug auf der Basis der Ossa metacarpalia II und III appliziert.
- Das Handgelenk des Patienten wird in eine schmerzfreie Flexion und Ulnarabduktion gebracht.
- Dann wird das Tape ohne Zug in Richtung des Sehnenursprungs (Epicondylus lateralis humeri) auf die Haut geklebt.

Ligamenttechnik

Beschrieben wird die Anlage eines Segment-Tapes über C 5 bis C 7 zur Behandlung einer Epicondylitis humeri radialis. Das Tape hat einen direkten Bezug zur nervalen und venösen Versorgung der Hand.

Tapeapplikation:

- Es wird ein rotes, etwa 5 cm langes I-Tape zugeschnitten.
- Die Folie des Tapes wird in der Mitte aufgerissen.
- Der Kopf des Patienten befindet sich hierbei in einer leichten Flexion.
- Das Tape wird mit maximalem Zug über die Segmente C 5–C 7 appliziert.

Meridian-Taping

Muskeltechnik (detonisierend) mit Druckapplikation

Beschrieben wird die Anlage eines Tapes über der Dickdarmleitbahn (Di 11–Di 5) zur Behandlung einer Epicondylitis humeri radialis.

Druck- und Tapeapplikation:

- Ein Silberkügelchen wird auf Di 11 appliziert. Di 11 liegt in der Mitte zwischen dem Epicondylus lateralis humeri und Lu 5.
- Es wird ein schwarzes I-Tape (gemessen von Di 11 bis D 5) zugeschnitten. Die Farbe Schwarz ist dem Element Metall zugeordnet.
- Die Basis des Tapes wird ohne Zug auf Di 11 appliziert.
- Das Handgelenk des Patienten wird in eine schmerzfreie Flexion und Ulnarabduktion gebracht.
- Das Tape wird ohne Zug in Richtung Di 5 (Foveola radialis, anatomische Tabatière) auf die Haut geklebt.

Bei einem Blut-Mangel kann der Xi-Punkt der Dickdarmleitbahn (Di 7) mit einem Goldkügelchen tonisiert werden.

Zusätzlich zum Meridian-Tape kann auf den Rücken-Shu-Punkt Bl 25 bilateral jeweils ein Gittertape appliziert werden.

(i) Zusammenfassung aus ganzheitlicher Sicht

Aus Sicht der TCM handelt es sich bei der Epicondylitis humeri radialis um eine Energieflussstörung innerhalb der Dickdarmleitbahn. Da zudem die Sehnenursprünge am Epicondylus lateralis humeri betroffen sind, ist auch immer an eine Beteiligung der Leber zu denken. Diese kann sich aus Sicht der TCM als Leber-Blut-Mangel oder Leber-Qi-Stagnation, aus Sicht der Schulmedizin als Fettleber, Leberhepatitis oder Leberbelastung durch Medikamente zeigen.

Chronische bzw. immer wiederkehrende Schmerzen bei einer Epicondylitis humeri radialis können somit auf chronische Erkrankungen, Schwächen und Dysbalancen der Leber und v. a. des Dickdarms zurückgeführt werden. Hierzu zählen beispielsweise Hepatitiden, eine Fettleber, Nahrungsmittelunverträglichkeiten, Morbus Crohn, Colitis ulcerosa, Zöliakie oder Darmdysbiosen aufgrund häufiger Antibiotikaeinnahme. Folglich sollte das Augenmerk auf der Behandlung der Leber und des Darms liegen.

10.2.6 Impingement-Syndrom

Definition. Das Impingement-Syndrom wird auch als **subakromiales Engpasssyndrom** bezeichnet. Hierbei können die Bursa subacromialis und die Sehnen der Rotatorenmanschette komprimiert werden. Bei einer Abduktion des Arms treten Schmerzen zwischen etwa 60 und 120° auf. Zur Rotatorenmanschette zählen der M. supraspinatus, M. infraspinatus, M. teres minor und der M. subscapularis.

Ursachen aus Sicht der Schulmedizin:

- Schulterverletzungen
- Überlastung
- Fehlhaltungen, z. B. am Arbeitsplatz
- Ruptur der Rotatorenmanschette
- entzündliche Erkrankungen wie rheumatoide Arthritis
- betroffene Muskeln:
  - M. supraspinatus
  - M. infraspinatus
  - M. teres minor
  - M. subscapularis

10

Ursachen aus Sicht der TCM:
- Leber-Qi-Stagnation
- Leber-Blut-Mangel
- Nieren-Yang-Mangel
- Nieren-Yin-Mangel
- Blockade in der Dickdarm-, Dünndarm- und 3-Erwärmerleitbahn
- Milz-Qi-Mangel
- Nässe und Schleim
- Blut-Stase
- Leere-Schmerz (dumpf, langsamer Verlauf, Leeregefühl)
- Fülle-Schmerz (stechend, fixiert, wandernd, plötzlicher Verlauf)

Korrespondierende Akupunkturpunkte:
- M. supraspinatus: Dü 12, Dü 13, Di 16, (3E 15)
- M. infraspinatus: Dü 10, Dü 11
- M. teres minor: –
- M. subscapularis: –

Segment-, Dermatom- und Leitbahnzuordnung:
- Segmentzuordnung:
  - C4–C6 (M. supraspinatus und M. infraspinatus)
  - C5–C6 (M. teres minor)
  - C5–C8 (M. subscapularis)
- Zonen und Segmente: Lunge, Herz, Kehlkopf, Magen, Bauchspeicheldrüse, Duodenum, Jejunum, Ileum, Leber, Gallenblase, Dickdarm (aufsteigender, querverlaufender Teil), Rektum, (Niere und Harnleiter)
- Head-Zone (Dermatom): Zwerchfell
- Leitbahnen: Dickdarm, Dünndarm, 3-Erwärmer
- Rücken-Shu-Punkte: Bl 25 (Dickdarm), Bl 27 (Dünndarm), Bl 22 (3-Erwärmer)

Behandlungsziele:
- Schmerzreduktion
- Verbesserung der Beweglichkeit

Steckbrief. Tab. 10.10
- zusätzliche Lokalpunkte:
  - Di 14, Di 15, Di 16
  - Dü 9, Dü 10, Dü 11, Dü 12, Dü 13, Dü 14
  - 3E 13, 3E 14, 3E 15
- Meisterpunkt der Sehnen: Gb 34

Weitere unterstützende naturheilkundliche Verfahren:
- Schüßler-Salze:
  - chronische Schmerzen der Sehnen und Muskeln (Nr. 1, Nr. 2, Nr. 3, Nr. 7, Nr. 13)
  - Sehnenentzündung (Nr. 3, Nr. 6, Nr. 7)
  - Sehnenzerrung (Nr. 3, Nr. 4, Nr. 11)
  - akute Gelenkentzündung (Nr. 3, Nr. 11, Nr. 17)
  - Gelenkschmerzen (Nr. 2, Nr. 22)
  - als Salbe: Nr. 3 bei starken Schmerzen und Sehnenentzündungen, Nr. 7 bei stechenden Schmerzen, Nr. 8 bei Schwellungen
- westliche Kräuter/Phytotherapie: Beinwell, Gänsefingerkraut, Engelwurz, Melisse, Rosma-

Tab. 10.10 Steckbrief Impingement-Syndrom.

Pathologie	mögliche Akupunkturpunkte
Leber-Qi-Stagnation	Di 4, Le 3, Gb 34, Ma 36, Mi 6, Le 13, Le 14, Pe 6
Leber-Blut-Mangel	Le 8, Ma 36, Mi 3, He 6, He 7, Ren 4
Nieren-Yang-Mangel	Ni 3, Ni 7, Ma 36, Mi 6, Bl 60, Bl 23, Ren 6
Nieren-Yin-Mangel	Ni 3, Ni 6, Ma 36, Mi 6, Ren 4, Bl 23
Blockade in der Dickdarm-, Dünndarm- und 3-Erwärmerleitbahn	Di 4, Di 5, Di 7, Di 11; Dü 3, Dü 6; 3E 4, 3E 5
Milz-Qi-Mangel	Mi 3, Mi 6, Ma 36, Bl 20, Bl 21, Ren 12
Nässe und Schleim	Mi 6, Ma 36, Ma 40, Mi 9, Bl 20, Ren 9, Ren 12
Blut-Stase	Mi 6, Ma 36, Mi 10, Bl 17

rin, Taubnessel, Brennnessel, Löwenzahn, Vogelmiere, Frauenmantel, Schafgarbe, Königskerze, Süßholz, Ziest, Lavendel, Mädesüß, Teufelskralle, Weidenrinde
- Schröpfen (v. a. im Schmerzbereich und über den Rücken-Shu-Punkten Bl 27–Bl 22), blutiges Schröpfen bei Fülle-Zuständen
- Pflaumenblütenhämmerchen, Baunscheidtieren bei Fülle-Zuständen (v. a. im Schmerzbereich)
- Neuraltherapie
- manuelle Therapie

Taping

Muskeltechnik (detonisierend)

Beschrieben wird die Anlage eines Tapes im Verlauf des M. supraspinatus, des M. infraspinatus und M. teres minor sowie des M. subscapularis zur Behandlung eines Impingement-Syndroms.

Tapeapplikation:

M. supraspinatus:
- Es wird ein blaues I-Tape (gemessen vom Tuberculum majus humeri bis zur Fossa supraspinata der Skapula) zugeschnitten.
- Die Basis des Tapes wird ohne Zug auf dem Tuberculum majus humeri appliziert.
- Der Patient wird gebeten, die Hand auf die gegenüberliegende Schulter zu legen.
- Dann wird das Tape ohne Zug in Richtung der Fossa supraspinata der Skapula auf die Haut geklebt.

M. infraspinatus und M. teres minor:
- Es wird ein blaues Y-Tape (gemessen vom Tuberculum majus humeri bis zur Fossa infraspinata der Skapula) zugeschnitten.
- Die Basis des Y-Tapes wird ohne Zug auf dem Tuberculum majus humeri appliziert.
- Der Patient wird gebeten, den Arm in die Innenrotation zu bringen.
- Dann werden der 1. Zügel des Tapes ohne Zug in Richtung der Fossa infraspinata der Skapula (M. infraspinatus) und der 2. Zügel des Tapes ohne Zug in Richtung der Margo lateralis der Skapula (M. teres minor) auf die Haut geklebt.

M. subscapularis:
- Es wird ein blaues I-Tape (gemessen vom Tuberculum minus humeri bis zur Fossa subscapularis der Skapula) zugeschnitten.
- Die Basis des Tapes wird ohne Zug auf dem Tuberculum minus humeri appliziert.
- Der Patient wird gebeten, den Arm in die Außenrotation zu bringen.
- Dann wird das Tape ohne Zug in Richtung der Fossa subscapularis (Höhe 3. bzw. 4. Rippe) auf die Haut geklebt.

Ligamenttechnik

Beschrieben wird die Anlage eines Segment-Tapes über C 4 bis C 8 zur Behandlung eines Impingement-Syndroms.

Tapeapplikation:

- Es werden 2 rote, etwa 5 cm lange I-Tapes zugeschnitten.
- Die Folie des 1. Tapes wird in der Mitte aufgerissen.
- Der Kopf des Patienten befindet sich hierbei in einer leichten Flexion.
- Das 1. Tape wird mit maximalem Zug über die Segmente C 4–C 5 appliziert.
- Dann wird das 2. Tape in derselben Weise über die Segmente C 7–C 8 aufgebracht.

Meridian-Taping

Muskeltechnik (detonisierend) mit Druckapplikation

Beschrieben wird die Anlage eines Tapes über der Dickdarm- (Di 16–Di 14), Dünndarm- (Dü 14–Dü 9) und 3-Erwärmerleitbahn (3E 15–3E 13) zur Behandlung eines Impingement-Syndroms.

Die korrespondierenden Akupunkturpunkte haben einen direkten Bezug zur Dickdarm-, Dünndarm- und 3-Erwärmerleitbahn. Um das Krankheitsbild des Impingement-Syndroms ganzheitlich zu behandeln, wird zusätzlich die Dickdarmleitbahn mithilfe eines sedierenden Meridian-Tapes versorgt.

Druck- und Tapeapplikation:

Dickdarmleitbahn:

- Ein Silberkügelchen wird auf Di 15 appliziert.
- Es wird ein schwarzes I-Tape (gemessen von Di 16 bis Di 14) zugeschnitten. Die Farbe Schwarz ist dem Element Metall zugeordnet.
- Die Basis des Tapes wird ohne Zug auf Di 16 appliziert. Di 16 befindet sich zwischen dem Akromion und der Klavikula.
- Die Schulter des Patienten wird in eine schmerzfreie Depression, der Arm in eine schmerzfreie Flexion und Adduktion gebracht.
- Dann wird das Tape ohne Zug in Richtung Di 14 (Ansatz des M. deltoideus) geklebt.

Dünndarmleitbahn:

- Silberkügelchen werden auf Dü 10, Dü 11, Dü 12 und Dü 13 appliziert.
- Es wird ein rotes I-Tape (gemessen von Dü 14 bis Dü 9) zugeschnitten. Die Farbe Rot ist dem Element Feuer zugeordnet.
- Die Basis des Tapes wird ohne Zug auf Dü 14 appliziert. Dü 14 liegt 3 cun bzw. 3 Finger breit lateral der Unterkante des 1. BWK.
- Die Hand des Patienten wird auf die gegenüberliegende Schulter gelegt.
- Dann wird das Tape ohne Zug in Richtung Dü 9 auf die Haut geklebt. Dü 9 befindet sich 1 cun bzw. 1 Daumen breit oberhalb der Achselfalte.

3-Erwärmerleitbahn:

- Ein Silberkügelchen wird auf 3E 15 appliziert. 3E 15 liegt 1 cun bzw. 1 Daumen breit unterhalb von Gb 21.
- Es wird ein rotes I-Tape (gemessen von 3E 15 bis 3E 13) zugeschnitten. Die Farbe Rot ist dem Element Feuer zugeordnet.
- Die Basis des Tapes wird ohne Zug vor 3E 15 appliziert.
- Die Hand des Patienten wird auf die gegenüberliegende Schulter gelegt.
- Dann wird das Tape ohne Zug in Richtung 3E 13 auf die Haut geklebt. 3E 13 befindet sich 3 cun bzw. 3 Finger breit unterhalb von 3E 14 am seitlichen Rand des M. deltoideus.

Bei einer Blut-Stase können zusätzlich die Xi-Punkte der 3-Erwärmer- (3E 7) oder der Dünndarmleitbahn (Dü 6) mit einem Silberkügelchen sediert werden.

ⓘ Zusammenfassung aus ganzheitlicher Sicht

Aus Sicht der TCM handelt es sich beim Impingement-Syndrom um eine Energieflussstörung innerhalb der Dickdarm-, Dünndarm- und 3-Erwärmerleitbahn. Somit kann ein chronisches Impingement-Syndrom auf chronische Erkrankungen, Schwächen und Dysbalancen des Dickdarms, des Dünndarms und des 3-Erwärmers zurückgeführt werden. Zu den chronischen Dünn- und Dickdarmerkrankungen zählen beispielsweise Nahrungsmittelunverträglichkeiten, Morbus Crohn oder ein Ulcus duodeni.

Der 3-Erwärmer kann alle Ebenen des Körpers betreffen. Bei Störungen des oberen Erwärmers kommt es z. B. zu Lungenerkrankungen, bei Störungen des mittleren Erwärmers z. B. zu Verdauungsstörungen sowie bei Störungen des unteren Erwärmers z. B. zu Ödemen in den unteren Extremitäten.

10.2.7 Schmerzen im Bereich der Halswirbelsäule

Definition. Schmerzen im Bereich der HWS mit Ausstrahlung in den Nackenbereich und die oberen Extremitäten werden auch als **HWS-Syndrom** bezeichnet. Hierbei werden das akute und das chronische HWS-Syndrom unterschieden. Das akute HWS-Syndrom tritt zumeist nach Überlastung, einem Trauma oder einem Unfall auf. Chronische HWS-Syndrome zählen zu den degenerativen Erkrankungen und entstehen im Laufe des Lebens durch länger andauernde Überlastungen und Fehlhaltungen oder auch durch vorangegangene Traumata der HWS. Bandscheibenvorfälle im Bereich von C 6 und C 7 machen einen sehr geringen Anteil der akuten und chronischen Syndrome aus und sind äußerst selten. Der Patient schildert beim Vorliegen eines HWS-Syndroms häufig in die Arme ausstrahlende Schmerzen, Kribbeln oder Taubheitsgefühle sowie Kopfschmerzen bis hin zu Schwindel und Tinnitus. Die Beschwerden haben ihren Ursprung im Nacken. Meist findet der Behandler dort schmerzhafte Triggerpunkte.

Ursachen aus Sicht der Schulmedizin:

- Überlastung
- Fehlhaltungen, z. B. am Arbeitsplatz
- Bandscheibenvorfälle
- Traumata der HWS, z. B. Schleudertraumata
- Frakturen der HWS
- Skoliose
- entzündliche Erkrankungen wie rheumatoide Arthritis
- Bewegungseinschränkungen:
  - gesamt: Flexion und Extension, Lateralflexion, Rotation
  - oberes Kopfgelenk: Flexion, Extension, Lateralflexion
  - unteres Kopfgelenk: Rotation
- betroffene Muskeln:
  - M. trapezius:
    - Pars descendens (Lateralflexion, Rotation, Bewegung der Skapula nach schräg oben, Außenrotation der Skapula)
    - Pars transversa (Bewegung der Skapula nach medial)
    - Pars ascendens (Bewegung der Skapula nach kaudal-medial)
  - Mm. rhomboidei (Fixierung der Skapula, Bewegung der Skapula nach kranial-medial)
  - M. levator scapulae (Lateralflexion, Bewegung der Skapula nach kranial-medial)
  - M. sternocleidomastoideus (Lateralflexion, Rotation, Extension des Kopfes durch beidseitige Kontraktion der Muskeln, Atemhilfsmuskel)
  - Mm. scaleni (Lateralflexion, Flexion des Kopfes durch beidseitige Kontraktion der Muskeln, Atemhilfsmuskel)

Ursachen aus Sicht der TCM:

- Leber-Qi-Stagnation
- Leber-Blut-Mangel
- Nieren-Yang-Mangel
- Nieren-Yin-Mangel
- Blockade in der Blasen-, Dünndarm-, Magen-, Dickdarm-, 3-Erwärmer- und Gallenblasenleitbahn
- Blockade im Du Mai
- Milz-Qi-Mangel
- Nässe und Schleim
- Blut-Stase
- Leere-Schmerz (dumpf, langsamer Verlauf, Leeregefühl)
- Fülle-Schmerz (stechend, fixiert, wandernd, plötzlicher Verlauf)

Korrespondierende Akupunkturpunkte:

- M. trapezius:
  - Pars descendens: Gb 20, Gb 21, Dü 15, Bl 10, M-HN 30 (Bailao)
  - Pars transversa: 3E 15, Dü 12, Dü 13, Dü 14, Bl 11, Bl 12, Bl 13, Bl 14
  - Pars ascendens: Bl 15 und Bl 44, Bl 16 und Bl 45, Bl 17 und Bl 46, Bl 18 und Bl 47, Bl 19 und Bl 48, Bl 20, Bl 21, (Dü 11)
- Mm. rhomboidei: Bl 11, Bl 12, Bl 13 und Bl 42, Bl 14 und Bl 43
- M. levator scapulae: Dü 14, Dü 15
- M. sternocleidomastoideus: Ma 9, Ma 10, Ma 11, Gb 12, Gb 20, 3E 16, Dü 16, Dü 17, Di 17, Di 18
- Mm. scaleni (Ma 14, Ni 27)

Behandlung anhand der Bewegungseinschränkungen:

- Bewegungseinschränkungen des Kopfes in die Extension (dorsal):
  - Blasen- und Dünndarmleitbahn, Du Mai
  - Behandlung mit Nah- und Fernpunkten
  - Ashi-Punkte
  - Bl 10, Bl 11, Bl 60, Bl 58, Bl 62, Dü 3, Dü 6, Du Mai öffnen
- Bewegungseinschränkungen des Kopfes in die Flexion (ventral):
  - Magen- und Dickdarmleitbahn, Ren Mai
  - Behandlung mit Nah- und Fernpunkten
  - Ashi-Punkte
  - Ma 40, Ma 34, Ma 36, Di 4, Di 6, Lu 7, Di 7, Ren Mai öffnen
- Bewegungseinschränkungen beim Drehen (Rotation) und Neigen (Lateralflexion) des Kopfes (lateral):

- 3-Erwärmer- und Gallenblasenleitbahn, Dai Mai
- Behandlung mit Nah- und Fernpunkten
- Ashi-Punkte
- Gb 20, Gb 21, Gb 34, Gb 39, Dü 11, Dü 14, 3E 5, Di 4, Dai Mai öffnen

Segment-, Dermatom- und Leitbahnzuordnung:

- Segmentzuordnung:
  - C 1–C 2 (M. sternocleidomastoideus)
  - C 2–C 4 (M. trapezius)
  - C 4–C 5 (Mm. rhomboidei, M. levator scapulae)
  - C 3–C 6 (Mm. scaleni)
- Zonen und Segmente: Lunge, Herz, Magen, Bauchspeicheldrüse, Duodenum, Jejunum, Ileum, Leber, Gallenblase, Dickdarm (aufsteigender, querverlaufender Teil), Rektum, (Niere und Harnleiter)
- Head-Zone (Dermatom): Zwerchfell
- Leitbahnen: Blase, Dünndarm, Magen, Dickdarm, 3-Erwärmer, Gallenblase
- Rücken-Shu-Punkte: Bl 28 (Blase), Bl 27 (Dünndarm), Bl 21 (Magen), Bl 25 (Dickdarm), Bl 22 (3-Erwärmer), Bl 19 (Gallenblase)

Behandlungsziele:

- Schmerzreduktion
- Verbesserung der Beweglichkeit

Steckbrief. Tab. 10.11

Weitere unterstützende naturheilkundliche Verfahren:

- Schüßler-Salze:
  - chronische Schmerzen der Sehnen und Muskeln (Nr. 1, Nr. 2, Nr. 3, Nr. 7, Nr. 13)
  - akute Gelenkentzündung (Nr. 3, Nr. 11, Nr. 17)
  - Gelenkschmerzen (Nr. 2, Nr. 22)
  - Gefühl von Steifheit (Nr. 21)
  - Muskelschmerzen (Nr. 1, Nr. 2, Nr. 5, Nr. 7, Nr. 13, Nr. 20)
  - Myogelose (Nr. 1, Nr. 7, Nr. 15)
  - nächtliche Armschmerzen mit Kribbeln (Nr. 3, Nr. 7)
  - Osteochondrose (Nr. 1, Nr. 7, Nr. 11)
  - Wirbelsäulenschmerzen (Nr. 3, Nr. 7)
  - als Salbe: Nr. 3 bei starken Schmerzen und Überwärmung, Nr. 4 bei chronischen Schmerzen, Nr. 8 bei Schwellungen
- westliche Kräuter/Phytotherapie: Beinwell, Gänsefingerkraut, Engelwurz, Melisse, Rosmarin, Taubnessel, Brennnessel, Löwenzahn, Vogelmiere, Frauenmantel, Schafgarbe, Königskerze, Süßholz, Ziest, Lavendel, Mädesüß, Teufelskralle, Weidenrinde
- Schröpfen, blutiges Schröpfen bei Fülle-Zuständen
- Pflaumenblütenhämmerchen, Baunscheidtieren bei Fülle-Zuständen
- Neuraltherapie
- manuelle Therapie

Tab. 10.11 Steckbrief zu Schmerzen im Bereich der HWS.

Pathologie	mögliche Akupunkturpunkte
Leber-Qi-Stagnation	Di 4, Le 3, Gb 34, Ma 36, Mi 6, Le 13, Le 14, Pe 6
Leber-Blut-Mangel	Le 8, Ma 36, Mi 3, He 6, He 7, Ren 4
Nieren-Yang-Mangel	Ni 3, Ni 7, Ma 36, Mi 6, Bl 60, Bl 23, Ren 6
Nieren-Yin-Mangel	Ni 3, Ni 6, Ma 36, Mi 6, Ren 4, Bl 23
Blockade in der Blasen-, Dünndarm-, Magen-, Dickdarm-, 3-Erwärmer- und Gallenblasenleitbahn	Bl 10, Bl 11, Bl 60, Bl 58, Bl 62; Dü 3, Dü 6; Ma 40, Ma 34, Ma 36; Di 4, Di 5, Di 7, Di 11; 3E 4, 3E 5; Gb 20, Gb 21, Gb 34, Gb 39
Milz-Qi-Mangel	Mi 3, Mi 6, Ma 36, Bl 20, Bl 21, Ren 12
Nässe und Schleim	Mi 6, Ma 36, Ma 40, Mi 9, Bl 20, Ren 9, Ren 12
Blut-Stase	Mi 6, Ma 36, Mi 10, Bl 17

Taping

Muskeltechnik (detonisierend)

Beschrieben wird die Anlage eines Tapes im Verlauf des M. trapezius (Partes descendens, transversa, ascendens), der Mm. rhomboidei, des M. levator scapulae, des M. sternocleidomastoideus bzw. der Mm. scaleni zur Behandlung von Schmerzen im HWS-Bereich.

Praxistipp

Die Tapes werden anhand des Befunds und der Bewegungseinschränkungen des Patienten appliziert. Nicht alle aufgeführten Tapes müssen dabei gleichzeitig zur Anwendung kommen.

Tapeapplikation:

M. trapezius, Pars descendens:

- Es werden 2 gleich lange, blaue I-Tapes (gemessen vom lateralen Drittel der Klavikula bis zum Haaransatz) zugeschnitten.
- Die Basis des 1. Tapes wird ohne Zug auf das laterale Drittel der rechten Klavikula appliziert.
- Der Kopf des Patienten wird in Flexion, Lateralflexion und Rotation gebracht, um den M. trapezius in Vordehnung zu bringen.
- Das Tape wird ohne Zug in Richtung des Os occipitale auf die Haut geklebt. Das Ende lässt man ohne Spannung auslaufen.
- Das 2. Tape wird in derselben Weise auf der gegenüberliegenden Körperseite appliziert.

M. trapezius, Pars transversa:

- Es werden 2 gleich lange, blaue Y-Tapes (gemessen vom Akromion bis zu den Dornfortsätzen des 1. und 2. bzw. 3. und 4. BWK) zugeschnitten.
- Die Basis des 1. Tapes wird ohne Zug auf dem Akromion appliziert.
- Man lässt die Skapula des Patienten nach außen bzw. lateral gleiten.
- Der 1. Zügel des Tapes wird ohne Zug in Richtung des Dornfortsatzes des 1. und 2. BWK, der 2. Zügel ohne Zug in Richtung des Dornfortsatzes des 3. und 4. BWK auf die Haut geklebt. Die Enden der Zügel lässt man ohne Zug auslaufen.
- Das 2. Tape wird in derselben Weise auf der gegenüberliegenden Körperseite appliziert.

M. trapezius, Pars ascendens:

- Es werden 2 gleich große, blaue Fächertapes (gemessen von der Spina scapulae bis zur Höhe des 5.–12. BWK) mit jeweils 4 Zügeln zugeschnitten.
- Die Basis des 1. Tapes wird ohne Zug auf die Spina scapulae appliziert.
- Man lässt die Skapula des Patienten nach kranial-lateral gleiten.
- Der 1. und 2. Zügel des Tapes werden ohne Zug in Richtung des Dornfortsatzes des 5. und 6. bzw. 7. und 8. BWK, der 3. und 4. Zügel ohne Zug in Richtung des Dornfortsatzes des 9. und 10. bzw. 11. und 12. BWK auf die Haut geklebt. Die Enden der Zügel lässt man ohne Zug auslaufen.
- Das 2. Tape wird in derselben Weise auf der gegenüberliegenden Körperseite appliziert.

Mm. rhomboidei:

- Es werden 2 gleich lange, blaue I-Tapes (gemessen von der Margo medialis der Skapula unterhalb der Spina scapulae bis zum 1. und 2. bzw. 3. und 4. BWK für den M. rhomboideus major sowie von der Margo medialis der Skapula oberhalb der Spina scapulae bis zum 6. bzw. 7. HWK für den M. rhomboideus minor) zugeschnitten.
- Die Basis des 1. Tapes wird ohne Zug auf der Margo medialis (oberhalb der Spina scapulae) der Skapula appliziert.
- Die Skapula des Patienten lässt man nach kaudal-lateral gleiten.
- Das 1. Tape wird ohne Zug in Richtung des Dornfortsatzes des 6. und 7. HWK auf die Haut geklebt. Das Ende lässt man ohne Spannung auslaufen.
- Dann wird die Basis des 2. Tapes ohne Zug auf die Margo medialis (unterhalb der Spina scapulae) der Skapula appliziert.
- Das 2. Tape wird ohne Zug in Richtung des Dornfortsatzes des 1.–4. BWK auf die Haut ge-

klebt. Das Ende lässt man ohne Spannung auslaufen.
- Das 2. Tape wird in derselben Weise auf der gegenüberliegenden Körperseite appliziert.

M. levator scapulae:
- Es werden 2 gleich lange, blaue I-Tapes (gemessen vom Angulus superior scapulae bis zum 3. und 4. HWK) zugeschnitten.
- Die Basis des 1. Tapes wird ohne Zug auf dem Angulus superior scapulae appliziert.
- Der Kopf des Patienten wird in Lateralflexion gebracht.
- Das 1. Tape wird ohne Zug in Richtung der Processus transversi des 3. und 4. HWK auf die Haut geklebt. Das Ende lässt man ohne Spannung auslaufen.
- Das 2. Tape wird in derselben Weise auf der gegenüberliegenden Körperseite appliziert.

M. sternocleidomastoideus:
- Es werden 2 blaue Y-Tapes (gemessen vom Haaransatz unterhalb des Processus mastoideus bis zum Manubrium sterni) zugeschnitten.
- Die Basis des Tapes wird ohne Zug im Bereich des Processus mastoideus appliziert. Der Bereich wird je nach Kopfbehaarung ausgewählt.
- Der Kopf des Patienten wird in Lateralflexion, Ventralflexion und Rotation gebracht.
- Der 1. Zügel des Tapes wird ohne Zug in Richtung Caput sternale (Manubrium sterni), der 2. Zügel in Richtung Caput claviculare (mediales Drittel der Klavikula) auf die Haut geklebt.
- Das 2. Tape wird in derselben Weise auf der gegenüberliegenden Körperseite appliziert.

Mm. scaleni:
- Es werden 2 blaue Y-Tapes (gemessen von der 1. Rippe bis zur Höhe des 3.–5. bzw. 5.–7. HWK) zugeschnitten.
- Die Basis des 1. Tapes wird ohne Zug im Bereich der 1. und 2. Rippe (medial) appliziert.
- Der Kopf des Patienten wird in Dorsalextension bzw. Reklination und Lateralflexion gebracht.
- Der 1. Zügel des Tapes wird ohne Zug in Richtung der Querfortsätze des 3.–5. HWK, der 2. Zügel ohne Zug in Richtung der Querfortsätze des 5.–7. HWK auf die Haut geklebt.
- Das 2. Tape wird in derselben Weise auf der gegenüberliegenden Körperseite appliziert.

Ligamenttechnik

Beschrieben wird die Anlage eines Segment-Tapes über C1 bis C6 zur Behandlung von Schmerzen im HWS-Bereich.

Tapeapplikation:
- Es werden 2 etwa 5 cm lange, rote I-Tapes zugeschnitten.
- Die Folie des 1. Tapes wird in der Mitte aufgerissen.
- Der Kopf des Patienten befindet sich hierbei in einer leichten Flexion.
- Das 1. Tape wird mit maximalem Zug über die Segmente C3–C4 appliziert. C1 und C2 werden aufgrund der Kopfbehaarung nicht getapt.
- Dann wird das 2. Tape in derselben Weise über die Segmente C5–C6 aufgebracht.

Meridian-Taping

Muskeltechnik (detonisierend) mit Druckapplikation

Zur Behandlung von Schmerzen im HWS-Bereich ist die Anlage eines Tapes über der Blasen-, Dünndarm-, Magen-, Dickdarm-, 3-Erwärmer- und Gallenblasenleitbahn erforderlich. Die Durchführung der Tape- und Druckapplikation ist den angegebenen Kapiteln zum Meridian-Taping zu entnehmen.

Tapeapplikation:
- Blasenleitbahn (Kap. 8.8.3):
  - Bl 21 (1,5 cun neben dem Processus spinosus des 12. BWK) bis Bl 10 (1,3 cun lateral von Du 15)
  - Bl 48 (3 cun neben der Unterkante des Dornfortsatzes des 11. BWK) bis Bl 43 (3 cun neben der Unterkante des Dornfortsatzes des 4. BWK)
  - Tapefarbe Blau (Element Wasser)
- Dünndarmleitbahn (Kap. 8.7.3):
  - Dü 17 (Mulde zwischen dem Mandibulawinkel und dem vorderen Rand des M. ster-

nocleidomastoideus) bis Dü 12 (Mittelpunkt der Fossa suprascapularis)
  - Tapefarbe Rot (Element Feuer)
- Magenleitbahn (Kap. 8.4.3):
  - Ma 14 (1. Zwischenrippenraum, 4 cun lateral der Mittellinie) bis Ma 9 (1,5 cun lateral des Kehlkopfes am vorderen Rand des M. sternocleidomastoideus)
  - Tapefarbe Gelb (Element Erde)
- Dickdarmleitbahn (Kap. 8.3.3):
  - Di 18 (3 cun lateral des Schildknorpels) bis Di 17 (1 cun unterhalb von Di 18)
  - Tapefarbe Schwarz (Element Metall)
- 3-Erwärmerleitbahn (Kap. 8.11.3):
  - 3E 16 (am Hinterrand des M. sternocleidomastoideus) bis 3E 15 (1 cun unterhalb von Gb 21)
  - Tapefarbe Rot (Element Feuer)
- Gallenblasenleitbahn (Kap. 8.12.3):
  - Gb 21 (Mitte zwischen Du 14 und der Spitze des Akromions) bis Gb 20 (unterhalb des Os occipitale)
  - Tapefarbe Grün (Element Holz)

Druckapplikation:
- Silberkügelchen:
  - Ashi-Punkte
  - druckdolente Punkte
  - Ni 27

Die Tapes werden aufgrund der vorangegangenen Anamnese und Palpation ausgewählt. Es kommen nicht alle hier genannten Meridian-Tapes zeitgleich zur Anwendung, sondern sie werden individuell appliziert.

Die Tapeapplikation auf die betroffenen Leitbahnen erfolgt mithilfe der Muskeltechnik. Die Silberkügelchen werden auf druckdolente Punkte bzw. Ashi-Punkte aufgebracht.

Bei einer Blut-Stase können zusätzlich die Xi-Punkte der Blasen- (Bl 63), der Dünndarm- (Dü 6), der Magen- (Ma 34), der Dickdarm- (Di 7), der 3-Erwärmer- (3E 7) oder der Gallenblasenleitbahn (Gb 35) mit einem Silberkügelchen sediert werden.

Statt des Silberkügelchens kann auf Ni 27 auch ein Gittertape appliziert werden.

(i) Zusammenfassung aus ganzheitlicher Sicht

Aus Sicht der TCM sind bei Beschwerden im HWS-Bereich hauptsächlich die Blasen-, Dünndarm-, Magen-, Dickdarm-, 3-Erwärmer- und Gallenblasenleitbahn betroffen.

Vergleicht man die betroffenen Leitbahnen mit den zugehörigen Zonen und Segmenten, so zeigen sich deutliche Übereinstimmungen. Dies trifft für den Dünndarm, den Magen, den Dickdarm und die Gallenblase zu. Die Blasenleitbahn zählt zu dem Funktionskreis Niere und Blase und kann zur Zone Niere gezählt werden.

Die 3-Erwärmerleitbahn umfasst den oberen, mittleren und unteren Erwärmer. Hierzu zählen z. B. die Lunge, der Magen, die Milz und die Nieren. Für die Behandlung bedeutet dies, dass vermehrt Augenmerk auf die inneren Organe im mittleren Erwärmer bzw. unterhalb des Zwerchfells gelegt werden sollte.

10.2.8 Schmerzen im Bereich der Brustwirbelsäule

Definition. Schmerzen im Bereich der BWS mit Ausstrahlung in den Rippenbereich werden auch als **BWS-Syndrom** bezeichnet. Hierbei werden das akute und das chronische BWS-Syndrom unterschieden. Das akute BWS-Syndrom tritt zumeist nach Überlastung, einem Trauma, nach Unfällen oder Blockierungen der Wirbelgelenke auf. Chronische BWS-Syndrome zählen zu den degenerativen Erkrankungen und entstehen im Laufe des Lebens durch länger andauernde Überlastungen und Fehlhaltungen oder auch durch vorangegangene Traumata der BWS. Bandscheibenvorfälle in diesem Bereich machen einen sehr geringen Anteil der akuten und chronischen Syndrome aus und sind äußerst selten. Der Patient schildert beim Vorliegen eines BWS-Syndroms häufig Atembeschwerden, die sich unter körperlicher Belastung verschlimmern. Die Schmerzen sind zumeist direkt an der Wirbelsäule oder an den Rippen lokalisiert.

Ursachen aus Sicht der Schulmedizin:
- Überlastung
- Fehlhaltungen, z. B. am Arbeitsplatz
- Bandscheibenvorfälle
- Traumata und Frakturen der BWS
- Skoliose
- entzündliche Erkrankungen wie rheumatoide Arthritis
- Bewegungseinschränkungen:
  - Flexion und Extension
  - Lateralflexion
  - Rotation
- direkt betroffene Muskeln:
  - M. iliocostalis thoracis (Extension, Lateralflexion)
  - M. longissimus thoracis (Extension, Lateralflexion)
  - Mm. levatores costarum (Extension, Lateralflexion, Rotation)
  - M. spinalis thoracis (Extension und Lateralflexion)
  - Mm. rotatores breves und longi (Extension und Rotation)
  - M. multifidus (Extension, Lateralflexion, Rotation)
  - M. semispinalis thoracis (Extension, Lateralflexion, Rotation)
- indirekt betroffene Muskeln:
  - Mm. obliquus internus und externus abdominis (Ventralflexion, Lateralflexion, Rotation)
  - M. transversus abdominis (Rotation zur ipsilateralen Seite)
  - M. rectus abdominis (Ventralflexion)

Ursachen aus Sicht der TCM:
- Leber-Qi-Stagnation
- Leber-Blut-Mangel
- Nieren-Yang-Mangel
- Nieren-Yin-Mangel
- Blockade in der Blasenleitbahn
- Blockade im Du Mai
- Milz-Qi-Mangel
- Nässe und Schleim
- Blut-Stase
- Leere-Schmerz (dumpf, langsamer Verlauf, Leeregefühl)
- Fülle-Schmerz (stechend, fixiert, wandernd, plötzlicher Verlauf)

Korrespondierende Akupunkturpunkte:
- direkt betroffene Muskeln:
  - M. iliocostalis thoracis: Bl 41–Bl 50
  - M. longissimus thoracis: Bl 12–Bl 26, Bl 41–Bl 52
  - Mm. levatores costarum: Bl 42–Bl 49
  - M. spinalis thoracis: Bl 12–Bl 24
  - Mm. rotatores breves und longi: Bl 11–Bl 21, Du Mai
  - M. multifidus: Bl 11–Bl 29, Du Mai
  - M. semispinalis thoracis: Bl 11–Bl 21, Du Mai
- indirekt betroffene Muskeln:
  - Mm. obliquus internus und externus abdominis: Ma 18–Ma 30, Ni 11–Ni 22, Le 13, Le 14, Gb 22–Gb 28, Mi 13–Mi 17, Ren Mai
  - M. transversus abdominis: Ma 19–Ma 30, Ni 11–Ni 21, Le 13, Gb 25–Gb 28, Mi 13–Mi 15, Ren Mai
  - M. rectus abdominis: Ma 18–Ma 30, Ni 11–Ni 22, Ren Mai

Behandlung anhand der Bewegungseinschränkungen:
- Bewegungseinschränkungen der BWS bei der Extension (dorsal):
  - Blasenleitbahn, Du Mai
  - Behandlung mit Nah- und Fernpunkten
  - Ashi-Punkte
  - Bl 10, Bl 11, Bl 60, Bl 58, Bl 62, Du Mai öffnen
- Bewegungseinschränkungen der BWS bei der Flexion (ventral):
  - Magenleitbahn, Ren Mai
  - Behandlung mit Nah- und Fernpunkten
  - Ashi-Punkte
  - Ma 40, Ma 34, Ma 36, Ren Mai öffnen
- Bewegungseinschränkungen beim Drehen (Rotation) und Neigen (Lateralflexion) der BWS (lateral):
  - Gallenblasenleitbahn, Dai Mai
  - Behandlung mit Nah- und Fernpunkten
  - Ashi-Punkte
  - Gb 20, Gb 21, Gb 34, Gb 39, Dai Mai öffnen

Segment-, Dermatom- und Leitbahnzuordnung:
- Segmentzuordnung:
  - C 1–L 5 (M. longissimus thoracis)
  - C 8–L 1 (M. iliocostalis thoracis)

- Th 5–Th 12 (Mm. obliquus internus und externus abdominis, M. transversus abdominis, M. rectus abdominis)
- Rr. dorsales der Spinalnerven (M. spinalis thoracis, Mm. rotatores breves und longi, M. multifidus, M. semispinalis thoracis)
- Rr. dorsales und ventrales der Spinalnerven (M. levatores costarum)

- Zonen und Segmente: Lunge, Herz, Kehlkopf, Ösophagus, Magen, Bauchspeicheldrüse, Duodenum, Jejunum, Ileum, Leber, Gallenblase, Dickdarm (aufsteigender, querverlaufender, absteigender Teil), Rektum, Niere und Harnleiter, Harnblase, Hoden, Nebenhoden, Prostata, Ovarien, Uterus
- Head-Zone (Dermatom): Herz, Speiseröhre, Zwerchfell, Magen, Leber, Gallenblase, Dünndarm, Dickdarm, Harnblase, Niere, Hoden
- Leitbahnen:
  - direkt betroffene Leitbahnen: Blase, Du Mai
  - indirekt betroffene Leitbahnen: Magen, Milz, Niere, Leber, Gallenblase, Dai Mai, Ren Mai
- Rücken-Shu-Punkte: Bl 11–Bl 29, Bl 41–Bl 52

Behandlungsziele:

- Schmerzreduktion
- Verbesserung der Beweglichkeit

Steckbrief. **Tab. 10.12**

Weitere unterstützende naturheilkundliche Verfahren:

- Schüßler-Salze:
  - chronische Schmerzen der Sehnen und Muskeln (Nr. 1, Nr. 2, Nr. 3, Nr. 7, Nr. 13)
  - akute Gelenkentzündung (Nr. 3, Nr. 11, Nr. 17)
  - Gelenkschmerzen (Nr. 2, Nr. 3, Nr. 22)
  - Gefühl von Steifheit (Nr. 21)
  - Muskelschmerzen (Nr. 1, Nr. 2, Nr. 5, Nr. 7, Nr. 13, Nr. 20)
  - Myogelose (Nr. 1, Nr. 7, Nr. 15)
  - Osteochondrose (Nr. 1, Nr. 7, Nr. 11)
  - Wirbelsäulenschmerzen (Nr. 3, Nr. 7, Nr. 11)
  - als Salbe: Nr. 3 bei akuten Schmerzen
- westliche Kräuter/Phytotherapie: Beinwell, Gänsefingerkraut, Engelwurz, Melisse, Rosmarin, Taubnessel, Brennnessel, Löwenzahn, Vogelmiere, Frauenmantel, Schafgarbe, Königskerze, Süßholz, Ziest, Lavendel, Mädesüß, Teufelskralle, Weidenrinde
- Schröpfen, blutiges Schröpfen bei Fülle-Zuständen
- Pflaumenblütenhämmerchen, Baunscheidtieren bei Fülle-Zuständen
- Neuraltherapie
- manuelle Therapie

Tab. 10.12 Steckbrief zu Schmerzen im Bereich der BWS.

Pathologie	mögliche Akupunkturpunkte
Leber-Qi-Stagnation	Di 4, Le 3, Gb 34, Ma 36, Mi 6, Le 13, Le 14, Pe 6
Leber-Blut-Mangel	Le 8, Ma 36, Mi 3, He 6, He 7, Ren 4
Nieren-Yang-Mangel	Ni 3, Ni 7, Ma 36, Mi 6, Bl 60, Bl 23, Ren 6
Nieren-Yin-Mangel	Ni 3, Ni 6, Ma 36, Mi 6, Ren 4, Bl 23
Blockade in der Blasen-, Magen- und Gallenblasenleitbahn	Bl 10, Bl 11, Bl 60, Bl 58, Bl 62, Du Mai öffnen; Ma 40, Ma 34, Ma 36, Ren Mai öffnen; Gb 20, Gb 21, Gb 34, Gb 39, Dai Mai öffnen
Milz-Qi-Mangel	Mi 3, Mi 6, Ma 36, Bl 20, Bl 21, Ren 12
Nässe und Schleim	Mi 6, Ma 36, Ma 40, Mi 9, Bl 20, Ren 9, Ren 12
Blut-Stase	Mi 6, Ma 36, Mi 10, Bl 17

Taping

Muskeltechnik (detonisierend)

Beschrieben wird die Anlage eines Tapes im Verlauf des M. erector spinae (medialer und lateraler Trakt) zur Behandlung von Schmerzen im BWS-Bereich.

> *Praxistipp*
>
> In der Praxis hat es sich bewährt, das Tape von kaudal nach kranial zu applizieren, um eine Detonisierung zu erreichen. Durch den langen Verlauf des M. erector spinae ist es bei globalen Beschwerden der BWS sinnvoll, die gesamte Wirbelsäule paravertebral mit einem Tape zu versorgen.

Tapeapplikation:

- Es werden 2 gleich lange, blaue I-Tapes (gemessen von der Crista iliaca bis zum 1. BWK) zugeschnitten.
- Die Basis des 1. Tapes wird ohne Zug neben der Wirbelsäule in Höhe der Crista iliaca appliziert.
- Die gesamte Wirbelsäule des Patienten wird in eine schmerzfreie Flexion gebracht.
- Dann wird das Tape ohne Zug in Richtung des Os occipitale geklebt.
- Das 2. Tape wird in derselben Weise auf der gegenüberliegenden Körperseite appliziert.

Muskelanlage (tonisierend)

Beschrieben wird die Anlage eines Tapes im Verlauf des M. obliquus internus abdominis, des M. obliquus externus abdominis, des M. transversus abdominis bzw. des M. rectus abdominis zur Behandlung von Schmerzen im BWS-Bereich. Diese Muskeln sind indirekt betroffen und werden tonisierend behandelt.

Da der M. obliquus externus abdominis und M. rectus abdominis in ihrem Verlauf abwärts gerichtet sind, erfolgt keine Applikation vom Ursprung zum Ansatz, obwohl es sich um eine tonisierende Applikation handelt. In der Praxis hat es sich bewährt, die Tapes vom Ansatz zum Ursprung zu kleben, um eine zusätzliche Stimulation des Muskels nach kranial zu erreichen.

> *Praxistipp*
>
> Die Tapes werden anhand des Befunds und der Bewegungseinschränkungen des Patienten appliziert. Nicht alle aufgeführten Tapes müssen dabei gleichzeitig zur Anwendung kommen.

Tapeapplikation:

M. obliquus internus abdominis:

- Es werden 2 gleich lange, rote I-Tapes (gemessen von der Crista iliaca bis zum Xiphoid) zugeschnitten.
- Die Basis des 1. Tapes wird ohne Zug auf der Crista iliaca appliziert.
- Der Thorax des Patienten wird in Lateralflexion und Außenrotation gebracht.
- Dann wird das 1. Tape mit halbem Zug (etwa 50 %) in Richtung der oberen Linea alba auf Höhe des Xiphoids auf die Haut geklebt.
- Das 2. Tape wird in derselben Weise auf der gegenüberliegenden Körperseite appliziert.

M. obliquus externus abdominis:

- Es werden 2 gleich lange, rote I-Tapes (gemessen von der Rektusscheide bis zur 11. bzw. 12. Rippe) zugeschnitten.
- Die Basis des 1. Tapes wird ohne Zug auf Höhe des vorderen Blattes der Rektusscheide appliziert.
- Der Thorax des Patienten wird in eine Lateralflexion und Außenrotation gebracht, die Hüfte bewegt sich in die entgegengesetzte Richtung.
- Dann wird das 1. Tape mit halbem Zug (etwa 50 %) in Richtung der 11. bzw. 12. Rippe auf die Haut geklebt.
- Das 2. Tape wird in derselben Weise auf der gegenüberliegenden Körperseite appliziert.

> *Praxistipp*
>
> Statt des I-Tapes kann auch ein Fächertape mit insgesamt 4 Zügeln zugeschnitten werden. Hierbei wird der 1. Zügel in Richtung der 5. und 6. Rippe, der 2. Zügel in Richtung der 7. und 8. Rippe, der 3. Zügel in Richtung 9. und 10. Rippe und der letzte Zügel in Richtung 11. und 12. Rippe appliziert.

M. transversus abdominis:

- Es werden 2 gleich lange, rote I-Tapes (gemessen von der 11. bzw. 12. Rippe bis zur Linea alba) zugeschnitten.
- Die Basis des 1. Tapes wird ohne Zug auf Höhe der 11. bzw. 12. Rippe appliziert.
- Der Thorax des Patienten wird in eine Außenrotation gebracht, die Hüfte bewegt sich in die entgegengesetzte Richtung.
- Dann wird das 1. Tape mit halbem Zug (etwa 50 %) in Richtung der Linea alba auf die Haut geklebt.
- Das 2. Tape wird in derselben Weise auf der gegenüberliegenden Körperseite appliziert.

M. rectus abdominis:

- Es werden 2 gleich lange, rote I-Tapes (gemessen von der 5. bzw. 7. Rippe bis kurz vor das Schambein bzw. die Schambehaarung) zugeschnitten.
- Die Basis des 1. Tapes wird ohne Zug auf Höhe des Schambeins appliziert.
- Die Wirbelsäule des Patienten wird in eine Hyperextension gebracht. Der Patient wird aufgefordert, tief in den Bauch einzuatmen.
- Dann wird das 1. Tape mit halbem Zug (etwa 50 %) in Richtung der 5.–7. Rippe auf die Haut geklebt.
- Das 2. Tape wird in derselben Weise auf der gegenüberliegenden Körperseite appliziert.

Ligamenttechnik

Ein Segment-Tape kann je nach Schmerzsymptomatik über Th 1 bis Th 12 appliziert werden. Hierbei sind die druckdolenten Punkte entscheidend.

Meridian-Taping

Muskeltechnik (detonisierend) mit Druckapplikation

Zur Behandlung von Schmerzen im BWS-Bereich ist die Anlage eines Tapes über der Blasen- (Extension), Magen- (Ventralflexion) und Gallenblasenleitbahn (Rotation) erforderlich. Die Durchführung der Tape- und Druckapplikation ist den angegebenen Kapiteln zum Meridian-Taping zu entnehmen.

Tapeapplikation:

- Blasenleitbahn (Kap. 8.8.3):
  - Bl 29 (1,5 cun von der Mittellinie, 3. Foramen sacrale posterior) bis Bl 11 (1,5 cun lateral der Mittellinie, unterhalb des Processus spinosus des 1. BWK)
  - Bl 52 (1,5 cun neben Bl 23) bis Bl 41 (1,5 cun neben Bl 12)
  - Tapefarbe Blau (Element Wasser)
- Magenleitbahn (Kap. 8.4.3):
  - Ma 30 (2 cun lateral der Mittellinie, Oberkante der Symphyse) bis Ma 18 (5. Interkostalraum)
  - Tapefarbe Gelb (Element Erde)
- Gallenblasenleitbahn (Kap. 8.12.3):
  - Gb 28 (0,5 cun inferior und anterior von Gb 27) bis Gb 22 (5. Interkostalraum, Höhe der Brustwarze)
  - Tapefarbe Grün (Element Holz)

Praxistipp

Zusätzlich können Druckapplikationen und Meridian-Tapes auf dem Ren Mai und Du Mai appliziert werden.

Bei der Applikation könnte eventuell auch eine Tonisierung der gekoppelten Leitbahnen (Milz- und Leberleitbahn) erfolgen. Dabei kämen parallel zur sedierenden Technik auf der Blasen-, Magen- und Gallenblasenleitbahn tonisierende Meridian-Tapes für die Milz-, Leber- und Nierenleitbahn sowie für den Ren Mai zum Einsatz. Entsprechend würden die Punkte Mi 13–Mi 17, die Punkte Le 13–Le 14 und die Punkte Ni 11–Ni 22 sowie der Ren Mai (Ren 3–Ren 15) tonisiert.

Hinweis

Hintergrund: Beim klassischen Taping werden die Muskeln des Abdomens tonisiert, um eine Balance zwischen der Rücken- und Bauchmuskulatur herzustellen. Da die Bauchmuskulatur tendenziell eher zu einer Absenkung neigt, kann es sich anbieten, dieses Vorgehen auch auf das Meridian-Taping zu übertragen.

Bei Schmerzen auf der Wirbelsäule wird der Du Mai mithilfe eines Du-Mai-Tapes versorgt.

Druckapplikation:

- Silberkügelchen:
  - Ashi-Punkte
  - druckdolente Punkte auf dem Du Mai
- Goldkügelchen:
  - druckdolente Punkte zwischen Ni 11 und Ni 22, Mi 13 und Mi 17
  - auf Le 13 bzw. Le 14
  - druckdolente Punkte zwischen Ren 3 und Ren 15

Die Tapeapplikation auf die betroffenen Leitbahnen erfolgt mithilfe der Muskeltechnik. Die Silberkügelchen werden auf druckdolente Punkte bzw. Ashi-Punkte aufgebracht.

Bei einer Blut-Stase können zusätzlich die Xi-Punkte der Blasen- (Bl 63), der Magen- (Ma 34) oder der Gallenblasenleitbahn (Gb 36) mit einem Silberkügelchen sediert werden.

(i) Zusammenfassung aus ganzheitlicher Sicht

Bei Erkrankungen der BWS können unterschiedliche Symptome auftreten. Je nach Segment sind diese breit gefächert und betreffen unter Umständen die Lunge, das Herz, die inneren Organe unterhalb des Zwerchfells oder auch die Nieren und die Harnblase. Um Erkrankungen genauer zu diagnostizieren, hat sich die Durchführung des Kibler-Falten-Tests parallel zur Wirbelsäule bewährt (Kap. 7.2.5). Hierbei wird auf Ödeme und Verquellungen, Verhärtungen, druckdolente Punkte und auf die Hauttemperatur geachtet.

Aus Sicht der TCM sind primär die Blasenleitbahn und der Du Mai betroffen. Auf Grundlage der Funktionskreise handelt es sich um eine Dysbalance im Funktionskreis Niere und Blase. Der Du Mai wird mit dem Mark und dem Gehirn assoziiert.

Entsprechend könnte eine Behandlung der BWS mit Beschwerden im Bereich von Th 9 und Th 10 mithilfe eines Leber-Organ-Tapes sowie eines Leber-Segment-Tapes erfolgen. Zusätzlich kann der Behandler den Du Mai öffnen sowie ein Goldkügelchen auf Le 3 und Gb 34 applizieren.

10.2.9 Schmerzen im Bereich der Lendenwirbelsäule

Definition. Schmerzen im Bereich der LWS werden auch als **LWS-Syndrom** bezeichnet. Hierbei werden das lokale, das pseudoradikuläre und das radikuläre LWS-Syndrom unterschieden:

- Beim lokalen LWS-Syndrom werden die Schmerzen als dumpf und lokal bis hin zu gürtelförmig in die Flanken ausstrahlend beschrieben. Es besteht ein tastbarer Hartspann der Rückenmuskulatur.
- Das pseudoradikuläre Syndrom äußert sich in diffusen Schmerzen im Bereich der LWS, der Leiste, dem Gesäß und den unteren Extremitäten. Lähmungen, Nervenschmerzen oder Parästhesien sind nicht festzustellen.
- Beim radikulären Syndrom handelt es sich um eine **Protrusion** (Vorwölbung der Bandscheibe) oder einen **Prolaps** (Bandscheibenvorfall) der Bandscheibe. Hierdurch kommt es zu einem massiven Reiz auf die Nervenwurzel. Die Symptome sind starke Ruhe-, Bewegungs- und Belastungsschmerzen, Parästhesien im LWS-Bereich und in den Beinen, Nervenschmerzen, Reflexausfälle und Lähmungen.

! Cave

Bei unklaren akuten LWS-Beschwerden mit Parästhesien im Bereich des Schambereichs und einer Stuhl- und Harninkontinenz (Reithosenanästhesie, Cauda-equina-Syndrom) ist der Patient unverzüglich in ein Krankenhaus zu überweisen.

Ursachen aus Sicht der Schulmedizin:

- Überlastung
- Fehlhaltungen, z. B. am Arbeitsplatz
- Bandscheibenvorfälle
- Traumata und Frakturen der LWS
- Skoliose
- entzündliche Erkrankungen wie rheumatoide Arthritis
- Bewegungseinschränkungen:
  - Flexion und Extension
  - Lateralflexion
  - Rotation

- direkt betroffene Muskeln:
  - M. iliocostalis lumborum (Extension, Lateralflexion)
  - M. longissimus thoracis (Extension, Lateralflexion)
  - Mm. intertransversarii mediales und laterales lumborum (Stabilisierung der LWS, Extension, Lateralflexion)
  - M. interspinales lumborum (Extension)
  - M. multifidus (Extension, Lateralflexion, Rotation)
- indirekt betroffene Muskeln:
  - M. quadratus lumborum (Lateralflexion)
  - M. iliopsoas (Lateralflexion, Aufrichten des Rumpfes)
  - Mm. obliquus internus und externus abdominis (Flexion, Lateralflexion, Rotation)
  - M. transversus abdominis (Rotation)
  - M. rectus abdominis (Flexion)

Ursachen aus Sicht der TCM:

- Leber-Qi-Stagnation
- Leber-Blut-Mangel
- Nieren-Yang-Mangel
- Nieren-Yin-Mangel
- Blockade in der Blasenleitbahn
- Blockade im Du Mai
- Milz-Qi-Mangel
- Nässe und Schleim
- Blut-Stase
- Leere-Schmerz (dumpf, langsamer Verlauf, Leeregefühl)
- Fülle-Schmerz (stechend, fixiert, wandernd, plötzlicher Verlauf)

Korrespondierende Akupunkturpunkte:

- direkt betroffene Muskeln:
  - M. iliocostalis lumborum: Bl 45–Bl 50
  - M. longissimus thoracis: Bl 12–Bl 26, Bl 41–Bl 52
  - Mm. intertransversarii mediales und laterales lumborum: Bl 22–Bl 26
  - M. interspinales lumborum: Du 3, Du 4, Du 5
  - M. multifidus: Bl 11–Bl 29, Du Mai
- indirekt betroffene Muskeln:
  - M. quadratus lumborum: Bl 22–Bl 26, Bl 51–Bl 52
  - M. iliopsoas: Bl 22–Bl 26, Ma 30, Mi 13, Gb 28, Gb 29
  - Mm. obliquus internus und externus abdominis: Ma 18–Ma 30, Ni 11–Ni 22, Le 13, Le 14, Gb 22–Gb 28, Mi 13–Mi 17, Ren Mai
  - M. transversus abdominis: Ma 19–Ma 30, Ni 11–Ni 21, Le 13, Gb 25–Gb 28, Mi 13–Mi 15, Ren Mai
  - M. rectus abdominis: Ma 18–Ma 30, Ni 11–Ni 22, Ren Mai

Behandlung anhand der Bewegungseinschränkungen:

- Bewegungseinschränkungen der LWS bei der Extension (dorsal):
  - Blasenleitbahn, Du Mai
  - Behandlung mit Nah- und Fernpunkten
  - Ashi-Punkte
  - Bl 10, Bl 11, Bl 60, Bl 58, Bl 62, Du Mai öffnen
- Bewegungseinschränkungen der LWS bei der Flexion (ventral):
  - Magenleitbahn, Ren Mai
  - Behandlung mit Nah- und Fernpunkten
  - Ashi-Punkte
  - Ma 40, Ma 34, Ma 36, Ren Mai öffnen
- Bewegungseinschränkungen beim Drehen (Rotation) und Neigen (Lateralflexion) der LWS (lateral):
  - Gallenblasenleitbahn, Dai Mai
  - Behandlung mit Nah- und Fernpunkten
  - Ashi-Punkte
  - Gb 20, Gb 21, Gb 34, Gb 39, Dai Mai öffnen

Segment-, Dermatom- und Leitbahnzuordnung:

- Segmentzuordnung:
  - C 1–L 5 (M. longissimus thoracis)
  - C 8–L 1 (M. iliocostalis lumborum)
  - Th 5–Th 12 (Mm. obliquus internus und externus abdominis, M. transversus abdominis, M. rectus abdominis)
  - Th 12–L 4 (M. iliopsoas)
  - Rr. dorsales der Spinalnerven (M. multifidus, Mm. intertransversarii mediales lumborum, M. interspinales lumborum)
  - Rr. ventrales der Spinalnerven (Mm. intertransversarii laterales lumborum)
  - N. subcostalis (M. quadratus lumborum)

- Zonen und Segmente: Lunge, Herz, Kehlkopf, Ösophagus, Magen, Bauchspeicheldrüse, Duodenum, Jejunum, Ileum, Leber, Gallenblase, Dickdarm (aufsteigender, querverlaufender, absteigender Teil), Rektum, Niere und Harnleiter, Harnblase, Hoden, Nebenhoden, Prostata, Ovarien, Uterus
- Head-Zone (Dermatom): Herz, Speiseröhre, Zwerchfell, Magen, Leber, Gallenblase, Dünndarm, Dickdarm, Harnblase, Niere, Hoden
- Leitbahnen:
  - direkt betroffene Leitbahnen: Blase, Du Mai
  - indirekt betroffene Leitbahnen: Magen, Milz, Niere, Leber, Gallenblase, Dai Mai, Ren Mai
- Rücken-Shu-Punkte: Bl 22–Bl 26, Bl 51–Bl 52

Behandlungsziele:
- Schmerzreduktion
- Verbesserung der Beweglichkeit

Steckbrief. **Tab. 10.13**

Weitere unterstützende naturheilkundliche Verfahren:
- Schüßler-Salze:
  - chronische Schmerzen der Sehnen und Muskeln (Nr. 1, Nr. 2, Nr. 3, Nr. 7, Nr. 13)
  - akute Gelenkentzündung (Nr. 3, Nr. 11, Nr. 17)
  - Gelenkschmerzen (Nr. 2, Nr. 3, Nr. 22)
  - Gefühl von Steifheit (Nr. 21)
  - Muskelschmerzen (Nr. 1, Nr. 2, Nr. 5, Nr. 7, Nr. 13, Nr. 20)
  - Myogelose (Nr. 1, Nr. 7, Nr. 15)
  - Osteochondrose (Nr. 1, Nr. 7, Nr. 11)
  - Wirbelsäulenschmerzen (Nr. 3, Nr. 7, Nr. 11)
  - als Salbe: Nr. 3 bei akuten Schmerzen
- westliche Kräuter/Phytotherapie: Beinwell, Gänsefingerkraut, Engelwurz, Melisse, Rosmarin, Taubnessel, Brennnessel, Löwenzahn, Vogelmiere, Frauenmantel, Schafgarbe, Königskerze, Süßholz, Ziest, Lavendel, Mädesüß, Teufelskralle, Weidenrinde
- Schröpfen, blutiges Schröpfen bei Fülle-Zuständen
- Pflaumenblütenhämmerchen, Baunscheidtieren bei Fülle-Zuständen
- Neuraltherapie
- manuelle Therapie

Taping

Muskeltechnik (detonisierend)

Beschrieben wird die Anlage eines Tapes im Verlauf des M. erector spinae (medialer und lateraler Trakt), des M. quadratus lumborum bzw. des M. iliopsoas zur Behandlung von Schmerzen im LWS-Bereich.

Tab. 10.13 Steckbrief zu Schmerzen im Bereich der LWS.

Pathologie	mögliche Akupunkturpunkte
Leber-Qi-Stagnation	Di 4, Le 3, Gb 34, Ma 36, Mi 6, Le 13, Le 14, Pe 6
Leber-Blut-Mangel	Le 8, Ma 36, Mi 3, He 6, He 7, Ren 4
Nieren-Yang-Mangel	Ni 3, Ni 7, Ma 36, Mi 6, Bl 60, Bl 23, Ren 6
Nieren-Yin-Mangel	Ni 3, Ni 6, Ma 36, Mi 6, Ren 4, Bl 23
Blockade in der Blasen-, Magen- und Gallenblasenleitbahn	Bl 10, Bl 11, Bl 60, Bl 58, Bl 62, Du Mai öffnen; Ma 40, Ma 34, Ma 36, Ren Mai öffnen; Gb 20, Gb 21, Gb 34, Gb 39, Dai Mai öffnen
Milz-Qi-Mangel	Mi 3, Mi 6, Ma 36, Bl 20, Bl 21, Ren 12
Nässe und Schleim	Mi 6, Ma 36, Ma 40, Mi 9, Bl 20, Ren 9, Ren 12
Blut-Stase	Mi 6, Ma 36, Mi 10, Bl 17

Im Vergleich zu den anderen Bauchmuskeln tendiert der M. iliopsoas zu Verkürzung. Deshalb erfolgt hier eine detonisierende Anlage.

Praxistipp

Die Tapes werden anhand des Befunds und der Bewegungseinschränkungen des Patienten appliziert. Nicht alle aufgeführten Tapes müssen dabei gleichzeitig zur Anwendung kommen.

Tapeapplikation:

M. erector spinae (medialer und lateraler Trakt):

- Es werden 2 gleich lange, blaue I-Tapes (gemessen von der Crista iliaca bis zum 1. LWK) zugeschnitten.
- Die Basis des 1. Tapes wird ohne Zug neben der Wirbelsäule in Höhe der Crista iliaca appliziert.
- Die gesamte Wirbelsäule des Patienten wird in eine schmerzfreie Flexion gebracht.
- Dann wird das Tape ohne Zug bis auf Höhe des 1. LWK auf die Haut geklebt.
- Das 2. Tape wird in derselben Weise auf der gegenüberliegenden Körperseite appliziert.

Praxistipp

In der Praxis hat es sich bewährt, das Tape von kaudal nach kranial zu applizieren, um eine Detonisierung zu erreichen. Durch den langen Verlauf des M. erector spinae ist es bei globalen Beschwerden der LWS sinnvoll, das Tape über den 1. LWK hinaus bis zum 10.–12. BWK zu applizieren.
Zudem kann das Tape auch als Y-Tape angelegt werden. In diesem Falle werden der linke Zügel links entlang der Wirbelsäule und der rechte Zügel rechts entlang der Wirbelsäule geführt. Die Basis befindet sich dann unterhalb des 5. LWK.

M. quadratus lumborum:

- Es werden 2 gleich lange, blaue I-Tapes (gemessen von der 12. Rippe bis zur Crista iliaca) zugeschnitten.
- Die Basis des 1. Tapes wird ohne Zug auf Höhe der 12. Rippe appliziert.
- Der Thorax des Patienten wird in die Lateralflexion gebracht.
- Dann wird das Tape ohne Zug in Richtung der Crista iliaca auf die Haut geklebt.
- Das 2. Tape wird in derselben Weise auf der gegenüberliegenden Körperseite appliziert.

M. iliopsoas:

- Es werden 2 gleich lange, blaue Y-Tapes (gemessen vom Trochanter minor bis zum 1. bzw. 2. LWK) zugeschnitten.
- Die Basis des Tapes wird ohne Zug auf dem Trochanter minor appliziert.
- Das Hüftgelenk des Patienten wird in eine Extension und Innenrotation gebracht.
- Der 1. Zügel des Tapes wird ohne Zug über die Leiste auf Höhe der Querfortsätze des 1. und 2. LWK (ventral), der 2. Zügel des Tapes auf Höhe der Querfortsätze des 3. und 4. LWK (ventral) auf die Haut geklebt.
- Das 2. Tape wird in derselben Weise auf der gegenüberliegenden Körperseite appliziert.

Muskelanlage (tonisierend)

Die Anlage der Tapes für den M. obliquus internus abdominis, den M. obliquus externus abdominis, den M. transversus abdominis sowie den M. rectus abdominis erfolgt in derselben Weise wie beim BWS-Syndrom beschrieben (Kap. 10.2.8).

Ligamenttechnik

Ein Segment-Tape kann je nach Schmerzsymptomatik über L 1 bis L 5 appliziert werden. Hierbei sind die druckdolenten Punkte entscheidend.

Meridian-Taping

Muskeltechnik (detonisierend) mit Druckapplikation

Zur Behandlung von Schmerzen im LWS-Bereich ist die Anlage eines Tapes über der Blasen-(Extension), Magen- (Ventralflexion) und Gallenblasenleitbahn (Rotation) erforderlich. Die Durchführung der Tape- und Druckapplikation ist den angegebenen Kapiteln zum Meridian-Taping zu entnehmen.

Tapeapplikation:

- Blasenleitbahn (Kap. 8.8.3):
  - Bl 29 (1,5 cun von der Mittellinie, unterhalb des Processus spinosus von L5) bis Bl 12 (1,5 cun lateral der Mittellinie, unterhalb des Processus spinosus von Th 2)
  - Bl 52 (1,5 cun neben Bl 23) bis Bl 45 (1,5 cun neben Bl 16)
  - Tapefarbe Blau (Element Wasser)
- Magenleitbahn (Kap. 8.4.3):
  - Ma 30 (2 cun von der Mittellinie auf Höhe der Symphyse) bis Ma 18 (im 5. Interkostalraum, unterhalb der Brustwarze)
  - Tapefarbe Gelb (Element Erde)
- Gallenblasenleitbahn (Kap. 8.12.3):
  - Gb 29 (Mittelpunkt zwischen Spina iliaca anterior posterior und dem Trochanter major) bis Gb 22 (4. Interkostalraum, mittlere Axillarlinie)
  - Tapefarbe Grün (Element Holz)

Druckapplikation:

- Silberkügelchen:
  - Ashi-Punkte
  - druckdolente Punkte auf dem Du Mai
- Goldkügelchen:
  - druckdolente Punkte zwischen Ni 11 und Ni 22, Mi 13 und Mi 17
  - auf Le 13 bzw. Le 14
  - druckdolente Punkte zwischen Ren 3 und Ren 15

Die Tapeapplikation auf die betroffenen Leitbahnen erfolgt mithilfe der Muskeltechnik. Die Silberkügelchen werden auf druckdolente Punkte bzw. Ashi-Punkte aufgebracht.

Bei Schmerzen entlang der Wirbelsäule wird der Du Mai mithilfe eines Du-Mai-Tapes versorgt.

Bei einer Blut-Stase können zusätzlich die Xi-Punkte der Blasen- (Bl 63), der Magen- (Ma 34) oder der Gallenblasenleitbahn (Gb 36) mit einem Silberkügelchen sediert werden.

ⓘ Zusammenfassung aus ganzheitlicher Sicht

Die LWS stellte eine ähnliche Herausforderung wie die BWS dar. Behandlungsbedürftige Bereiche können mithilfe der Palpation und dem Kibler-Falten-Test (Kap. 7.2.5) ausfindig gemacht werden.

Die weitreichenden Wirkungen muskulärer Störungen können auf den Verlauf des M. iliocostalis lumborum und des M. longissimus thoracis zurückgeführt werden. Der Muskelansatz des M. iliocostalis lumborum befindet sich u. a. an der 6.–12. Rippe, der Muskelansatz des M. longissimus thoracis u. a. an der 2.–12. Rippe. Für Behandlungen der LWS ist es somit sinnvoll, dass Tape parallel zur Wirbelsäule über den 1. LWK hinaus zu applizieren.

Zudem kann zusätzlich ein Segment-Tape sinnvoll sein, um Erkrankungen und Schmerzen in diesem Bereich optimal zu behandeln.

10.2.10 Knieschmerzen

Definition. Knieschmerzen können grundsätzlich in akute und chronische Beschwerden unterteilt werden. Die akuten Schmerzen treten nach plötzlichen Traumata oder Unfällen auf. Chronische Schmerzen entstehen häufig durch Fehlhaltungen oder sog. „Abnutzungen" der Gelenkflächen. Diese äußern sich durch arthrotische Veränderungen. Knieschmerzen können außerdem durch Erkrankungen der Muskulatur (Zerrungen, Prellungen), des Sehnen- (Patellasehnenruptur) und des Bandapparats (Innenband- und Kreuzbandruptur), der Weichteile (Baker-Zyste, Bursitis) sowie des Knorpel- (Meniskusschaden) und Knochengewebes (Frakturen, Osteoporose, Arthrose) entstehen. Die Schmerzen äußern sich in Form von dumpfen oder einschießenden und stechenden Beschwerden. Je nach Zustand ist das Gewebe des Knies überwärmt oder kalt bzw. schlecht durchblutet. Zudem können sich Ödeme um das Kniegelenk zeigen.

Praxistipp

Durch die Komplexität der Knieanatomie ist eine genaue Differenzialdiagnostik sinnvoll, um den Schmerzpunkt und die mögliche Ursache zu befunden. Des Öfteren strahlen Beschwerden der Hüfte oder der LWS in das Knie aus.

Ursachen aus Sicht der Schulmedizin:
- Überlastung
- Fehlbelastung
- Traumata und Frakturen
- Osteoporose
- entzündliche Erkrankungen wie rheumatoide Arthritis
- Bewegungseinschränkungen:
  - Flexion und Extension
  - Innen- und Außenrotation
- häufig betroffene Strukturen (vorn):
  - Patella
  - Lig. patellae
  - Lig. cruciatum anterius
  - M. quadriceps femoris (Extension)
- häufig betroffene Strukturen (hinten):
  - Lig. popliteum obliquum
  - Lig. cruciatum posterius
  - M. triceps surae (Flexion)
  - M. semimembranosus (Flexion, Innenrotation)
  - M. semitendinosus (Flexion, Innenrotation)
  - M. biceps femoris (Flexion, Außenrotation)
  - M. popliteus (Flexion, Innenrotation)
  - Bursa gastrocnemio-semimembranosa (bekannt als Baker-Zyste)
- häufig betroffene Strukturen (innen):
  - Meniscus medialis
  - Lig. collaterale tibiale (Innenband)
  - M. sartorius (Flexion, Innenrotation)
  - M. gracilis (Flexion, Innenrotation)
- häufig betroffene Strukturen (außen):
  - Meniscus lateralis
  - Lig. collaterale fibulare (Außenband)
  - M. biceps femoris (Flexion, Außenrotation)
  - M. popliteus (Flexion, Innenrotation)

Ursachen aus Sicht der TCM:
- Leber-Qi-Stagnation
- Leber-Blut-Mangel
- Nieren-Yang-Mangel
- Nieren-Yin-Mangel
- Blockade in der Milz-, Magen-, Leber-, Gallenblasen-, Nieren- und Blasenleitbahn
- Milz-Qi-Mangel
- Nässe und Schleim
- Blut-Stase
- Leere-Schmerz (dumpf, langsamer Verlauf, Leeregefühl)
- Fülle-Schmerz (stechend, fixiert, wandernd, plötzlicher Verlauf)

Korrespondierende Akupunkturpunkte:
- Strukturen vorn:
  - Lig. patellae: Extrapunkt M-LE 27 (Heding)
  - M. quadriceps femoris: Ma 32–Ma 34, Mi 10, Le 9, Extrapunkt M-LE 27 (Heding)
- Strukturen hinten:
  - Lig. popliteum obliquum: Bl 39, Bl 40
  - M. triceps surae: Bl 39, Bl 40, Bl 55–Bl 58, Ni 7, Ni 9, Le 7
  - M. semimembranosus: Ni 10
  - M. semitendinosus: Ni 10
  - M. biceps femoris: Bl 36–Bl 39
  - M. popliteus: Bl 39
  - Bursa gastrocnemio-semimembranosa (Baker-Zyste): Bl 40
- Strukturen innen:
  - M. sartorius: Le 9
  - M. gracilis: –
- Strukturen außen:
  - M. biceps femoris: Bl 36–Bl 39
  - M. popliteus: Bl 39

Behandlung anhand des Schmerzortes:
- Knieschmerzen vorn:
  - Milz- und Magenleitbahn
  - Behandlung mit Nah- und Fernpunkten
  - Ashi-Punkte
  - Mi 3, Mi 6, Mi 9, Mi 10, Ma 34, Ma 35, Ma 36
- Knieschmerzen hinten:
  - Blasenleitbahn
  - Behandlung mit Nah- und Fernpunkten
  - Ashi-Punkte
  - Bl 40, Bl 60, Bl 62, Dü 3, Dü 6
- Knieschmerzen innen:
  - Nieren- und Leberleitbahn
  - Behandlung mit Nah- und Fernpunkten

- Ashi-Punkte
- Ni 3, Ni 6, Ni 7, Ni 10, Le 3, Le 4, Le 5, Le 8, Le 9
- Knieschmerzen außen:
  - Gallenblasenleitbahn
  - Behandlung mit Nah- und Fernpunkten
  - Ashi-Punkte
  - Gb 33, Gb 34, Gb 39, Gb 41

Segment-, Dermatom- und Leitbahnzuordnung:

- Segmentzuordnung:
  - L2–L4 (M. quadriceps femoris, M. sartorius, M. gracilis)
  - L5–S2 (M. semimembranosus, M. semitendinosus, M. biceps femoris, M. popliteus)
  - S1–S2 (M. triceps surae)
- Zonen und Segmente: Rektum, Niere und Harnleiter, Prostata, Uterus
- Head-Zone (Dermatom): –
- Leitbahnen: Milz, Magen, Blase, Niere, Leber, Gallenblase
- Rücken-Shu-Punkte: Bl 20 (Milz), Bl 21 (Magen), Bl 28 (Blase), Bl 23 (Niere), Bl 18 (Leber), Bl 19 (Gallenblase)

Behandlungsziele:

- Schmerzreduktion
- Verbesserung der Beweglichkeit
- Verringerung von Ödemen

Weitere unterstützende naturheilkundliche Verfahren:

- Schüßler-Salze:
  - chronische Schmerzen der Sehnen und Muskeln (Nr. 1, Nr. 2, Nr. 3, Nr. 7, Nr. 13)
  - akute Gelenkentzündung (Nr. 3, Nr. 11, Nr. 17)
  - Gelenkschmerzen (Nr. 2, Nr. 3, Nr. 22)
  - Gefühl von Steifheit (Nr. 21)
  - Muskelschmerzen (Nr. 1, Nr. 2, Nr. 5, Nr. 7, Nr. 13, Nr. 20)
  - Myogelose (Nr. 1, Nr. 7, Nr. 15)
  - Osteochondrose (Nr. 1, Nr. 7, Nr. 11)
  - als Salbe: Nr. 3 bei akuten Schmerzen, Nr. 8 bei Schwellungen (v. a. bei einer Baker-Zyste)
- westliche Kräuter/Phytotherapie: Beinwell, Gänsefingerkraut, Engelwurz, Melisse, Rosmarin, Taubnessel, Brennnessel, Löwenzahn, Vogelmiere, Frauenmantel, Schafgarbe, Königskerze, Süßholz, Ziest, Lavendel, Mädesüß, Teufelskralle, Weidenrinde
- Schröpfen, blutiges Schröpfen bei Fülle-Zuständen
- Pflaumenblütenhämmerchen, Baunscheidtieren bei Fülle-Zuständen
- Neuraltherapie
- manuelle Therapie

Steckbrief. **Tab. 10.14**

Tab. 10.14 Steckbrief Knieschmerzen.

Pathologie	mögliche Akupunkturpunkte
Leber-Qi-Stagnation	Di 4, Le 3, Gb 34, Ma 36, Mi 6, Le 13, Le 14, Pe 6
Leber-Blut-Mangel	Le 8, Ma 36, Mi 3, He 6, He 7, Ren 4
Nieren-Yang-Mangel	Ni 3, Ni 7, Ma 36, Mi 6, Bl 60, Bl 23, Ren 6
Nieren-Yin-Mangel	Ni 3, Ni 6, Ma 36, Mi 6, Ren 4, Bl 23
Blockade in der Milz-, Magen-, Nieren-, Blasen-, Leber- und Gallenblasenleitbahn	Mi 6, Mi 8, Mi 9, Mi 10; Ma 40, Ma 34, Ma 36; Ni 3, Ni 5, Ni 6, Ni 7, Ni 9; Bl 10, Bl 11, Bl 60, Bl 58, Bl 59, Bl 62; Le 3, Le 6, Le 8; Gb 20, Gb 21, Gb 34, Gb 36, Gb 39
Milz-Qi-Mangel	Mi 3, Mi 6, Ma 36, Bl 20, Bl 21, Ren 12
Nässe und Schleim	Mi 6, Ma 36, Ma 40, Mi 9, Bl 20, Ren 9, Ren 12
Blut-Stase	Mi 6, Ma 36, Mi 10, Bl 17

Taping

Muskeltechnik (detonisierend)

Beschrieben wird die Anlage eines Tapes zur Behandlung von Knieschmerzen. Die Applikation orientiert sich an der Lokalisation der Schmerzen:

- vorn:
  - M. quadriceps femoris
- hinten:
  - M. triceps surae
  - M. semimembranosus
  - M. semitendinosus
  - M. biceps femoris
  - M. popliteus
- innen:
  - M. sartorius
  - M. gracilis
- außen:
  - M. biceps femoris
  - M. popliteus

Praxistipp

Die Tapes werden anhand des Befunds und der Bewegungseinschränkungen des Patienten appliziert. Nicht alle aufgeführten Tapes müssen dabei gleichzeitig zur Anwendung kommen.

Die hier dargestellten detonisierenden Tapes können je nach Befund mithilfe der Muskeltechnik auch tonisierend appliziert werden.

Tapeapplikation:

M. quadriceps femoris (Mm. vasti, M. rectus femoris):

- Es werden 2 blaue Tapes, ein Y-Tape (gemessen vom Lig. patellae bis zum Trochanter major) und ein I-Tape (gemessen von der Patella bis zur Spina iliaca anterior inferior), zugeschnitten.
- Die Basis des Y-Tapes wird ohne Zug über dem Lig. patellae appliziert.
- Das Hüftgelenk des Patienten wird in eine schmerzfreie Extension, das Knie des Patienten wird in eine schmerzfreie Flexion gebracht.
- Der 1. Zügel des Y-Tapes wird ohne Zug in Richtung des Trochanter major über dem M. vastus lateralis auf die Haut geklebt. Der 2. Zügel des Tapes wird ebenfalls ohne Zug über dem M. vastus medialis appliziert.
- Die Basis des I-Tapes wird oberhalb der Patella platziert. Im Anschluss wird das I-Tape ohne Zug über dem M. rectus femoris in Richtung der Spina iliaca anterior inferior auf die Haut geklebt.

M. triceps surae (M. gastrocnemius):

- Es wird ein blaues Y-Tape (gemessen von der Achillessehne bis unterhalb der Kniekehle) zugeschnitten.
- Die Basis des Tapes wird ohne Zug über der Achillessehne appliziert.
- Der Fuß und das Kniegelenk des Patienten werden in die Extension gebracht.
- Der 1. Zügel des Tapes wird ohne Zug über dem M. gastrocnemius (Caput mediale) in Richtung des Epicondylus medialis femoris appliziert.
- Der 2. Zügel des Tapes wird ebenfalls ohne Zug über dem M. gastrocnemius (Caput laterale) in Richtung des Epicondylus lateralis femoris auf die Haut geklebt.

M. semimembranosus und M. semitendinosus:

- Es wird ein blaues I-Tape (gemessen medial der Tuberositas tibiae bis zum Tuber ischiadicum) zugeschnitten.
- Die Basis des Tapes wird ohne Zug medial der Tuberositas tibiae appliziert.
- Der Patient wird aufgefordert, sich nach vorn zu beugen. Das Knie des Patienten wird in eine schmerzfreie Extension und Außenrotation gebracht.
- Dann wird das Tape ohne Zug in Richtung des Tuber ischiadicum auf die Haut geklebt.

M. biceps femoris:

- Es wird ein blaues I-Tape (gemessen vom Caput fibulae bis zum Tuber ischiadicum) zugeschnitten.
- Die Basis des Tapes wird ohne Zug auf dem Caput fibulae appliziert.
- Der Patient wird aufgefordert, sich nach vorn zu beugen. Das Knie des Patienten wird in eine schmerzfreie Extension und Innenrotation gebracht.
- Dann wird das Tape ohne Zug in Richtung des Tuber ischiadicum auf die Haut geklebt.

M. popliteus:

- Es wird ein blaues I-Tape (gemessen von der Facies posterior des Caput tibiae bis zum Hinterhorn des Außenmeniskus) zugeschnitten.
- Die Basis des Tapes wird ohne Zug auf der Facies posterior des Caput tibiae appliziert.
- Das Knie des Patienten wird in eine schmerzfreie Extension und Außenrotation gebracht.
- Dann wird das Tape in Richtung des Hinterhorns des Außenmeniskus auf die Haut geklebt.

M. sartorius und M. gracilis:

- Es wird ein blaues Y-Tape (gemessen von der Tuberositas tibiae bis zur Spina iliaca anterior superior) zugeschnitten.
- Die Basis des Tapes wird ohne Zug medial der Tuberositas tibiae appliziert.
- Das Knie des Patienten wird in eine schmerzfreie Extension und Außenrotation gebracht.
- Dann werden der 1. Zügel des Tapes in Richtung Spina iliaca anterior superior (M. sartorius) und der 2. Zügel in Richtung des Os pubis (M. gracilis) auf die Haut geklebt.

Ligamenttechnik

Beschrieben wird die Anlage eines Tapes mit der Ligamenttechnik zur Behandlung von Knieschmerzen. Die Applikation orientiert sich an der Lokalisation der Schmerzen:

- vorn:
  - Patella
  - Lig. patellae
- hinten:
  - Lig. popliteum obliquum
  - Lig. cruciatum posterius
- innen:
  - Meniscus medialis
  - Lig. collaterale tibiale (Innenband)
- lateral:
  - Meniscus lateralis
  - Lig. collaterale fibulare (Außenband)

Tapeapplikation:

Patella und Lig. patellae:

- Es wird ein rotes, etwa 20 cm langes I-Tape zugeschnitten.
- Die Basis des Tapes wird ohne Zug auf der Tuberositas tibiae appliziert.
- Das Knie des Patienten wird in eine schmerzfreie Flexion gebracht.
- Dann wird das Tape mit maximalem Zug über die Patella geklebt.

Lig. popliteum obliquum und Lig. cruciatum posterius:

- Es wird ein rotes, etwa 5 cm langes I-Tape zugeschnitten.
- Die Basis des Tapes wird ohne Zug über dem lateralen Gelenkspalt appliziert.
- Das Knie des Patienten wird in eine schmerzfreie Extension gebracht.
- Dann wird das Tape mit maximalem Zug schräg über den Gelenkspalt in Richtung Condylus medialis tibialis geklebt.

Meniscus medialis und Lig. collaterale tibiale (Innenband):

- Es wird ein rotes, etwa 10 cm langes I-Tape zugeschnitten.
- Das Tape wird in der Mitte aufgerissen.
- Das Knie des Patienten wird um etwa 90° flektiert.
- Dann wird das Tape en bloc mit maximalem Zug schräg über das Lig. collaterale tibiale geklebt.

Meniscus lateralis und Lig. collaterale fibulare (Außenband):

- Es wird ein rotes, etwa 10 cm langes I-Tape zugeschnitten.
- Das Tape wird in der Mitte aufgerissen.
- Das Knie des Patienten wird um etwa 90° flektiert.
- Dann wird das Tape en bloc mit maximalem Zug schräg über das Lig. collaterale fibulare geklebt.

Praxistipp

Zudem kann je nach Schmerzsymptomatik ein Segment-Tape über L 2 bis S 2 appliziert werden. Hierbei sind die druckdolenten Punkte entscheidend.

Meridian-Taping

Muskeltechnik (detonisierend) mit Druckapplikation

Die Tapeapplikation bei Knieschmerzen ist abhängig von der Lokalisation der Beschwerden. Die Anlage des Tapes erfolgt über den jeweils betroffenen Leitbahnen. Die Durchführung der Tape- und Druckapplikation ist den angegebenen Kapiteln zum Meridian-Taping zu entnehmen.

Tapeapplikation:

Knieschmerzen vorn:

- Milzleitbahn (Kap. 8.5.3):
  - Mi 11 (6 cun proximal von Mi 10) bis Mi 8 (3 cun unterhalb von Mi 9)
  - Tapefarbe Gelb (Element Erde)
- Magenleitbahn (Kap. 8.4.3):
  - Ma 36 (3 cun unterhalb von Ma 35) bis Ma 32 (6 cun proximal zum Patellaoberrand)
  - Tapefarbe Gelb (Element Erde)

Knieschmerzen hinten:

- Blasenleitbahn (Kap. 8.8.3):
  - Bl 58 (etwa 1 cun seitlich und unterhalb von Bl 57) bis Bl 36 (14 cun oberhalb von Bl 40)
  - Tapefarbe Blau (Element Wasser)

Knieschmerzen innen:

- Nierenleitbahn (Kap. 8.9.3):
  - Ni 10 (Applikation eines Gittertapes bzw. eines etwa 20 cm langen Tapezügels über Ni 7 bis Ni 10)
  - Tapefarbe Blau (Element Wasser)
- Leberleitbahn (Kap. 8.13.3):
  - Le 9 (4 cun oberhalb von Le 8) bis Le 6 (7 cun oberhalb der Spitze des Malleolus medialis)
  - Tapefarbe Grün (Element Holz)

Knieschmerzen außen:

- Gallenblasenleitbahn (Kap. 8.12.3):
  - Gb 35 (7 cun superior vom höchsten Punkt des lateralen Malleolus) bis Gb 32 (2 cun inferior von Gb 31)
  - Tapefarbe Grün (Element Holz)

Druckapplikation:

- Silberkügelchen:
  - Ashi-Punkte
  - druckdolente Punkte
  - Mi 10, Ma 34
- Goldkügelchen:
  - Ma 36, Mi 6, Gb 39

Die Tapeapplikation auf die betroffenen Leitbahnen erfolgt mithilfe der Muskeltechnik. Die Silberkügelchen werden auf druckdolente Punkte bzw. Ashi-Punkte aufgebracht.

Bei einer Blut-Stase können zusätzlich die Xi-Punkte der Milz- (Mi 8), der Magen- (Ma 34), der Blasen- (Bl 63), der Nieren- (Ni 5), der Leber- (Le 6) oder der Gallenblasenleitbahn (Gb 36) mit einem Silberkügelchen sediert werden.

ⓘ Zusammenfassung aus ganzheitlicher Sicht

Knieschmerzen werden aus orthopädischer Sicht zumeist lokal betrachtet. Aus Sicht der Segmentzuordnung liegt hier der Ursprung im Bereich der LWS und des Steißbeins. Werden die Zonen und Segmente auf innere Organe projiziert, so finden sich direkte Zusammenhänge zum Rektum, zu den Nieren, zum Harnleiter, zur Prostata und zum Uterus.

Aus Sicht der TCM sind Knieschmerzen im vorderen Bereich mit der Milz- und Magenleitbahn, im hinteren Bereich mit der Blasenleitbahn, innen mit der Nieren- und Leberleitbahn und außen mit der Gallenblasenleitbahn assoziiert.

Häufig ist in der Praxis zu beobachten, dass Patienten mit einer Baker-Zyste und Schmerzen in der Kniekehle zugleich Probleme im Urogenitalbereich aufweisen. Hierzu zählen beispielsweise rezidivierende Blasenentzündungen oder eine Prostatahyperplasie.

In solchen Fällen ist es sinnvoll, als Behandler geeignete Maßnahmen zu ergreifen, um die „schwachen" Organe zusätzlich zu unterstützen. Dies kann z. B. durch spezielle Tees oder Kombinationen von Schüßler-Salzen geschehen.

10.2.11 Fersensporn

Definition. Beim Fersen- oder **Kalkaneussporn** werden der obere und untere Fersensporn unterschieden. Der obere Fersensporn zeigt ein spornartiges Knochenwachstum im Bereich des Ansatzes der Achillessehne. Der untere Fersensporn wächst dornartig an der Unterseite des Tuber calcanei. Beide Formen entstehen aufgrund von Fehlhaltungen des Fußes wie Platt- und Knick-Senkfuß oder durch langes Stehen. Die Schmerzen werden vom Patienten als starker stechender Druckschmerz beim Belasten des Fußes beschrieben.

Praxistipp

Die Symptomatik des oberen und unteren Fersensporns wird durch eine verkürzte und verhärtete Wadenmuskulatur bzw. hypertone Plantaraponeurose verstärkt. Deshalb ist es sinnvoll, die Wadenmuskulatur und auch die Plantaraponeurose mithilfe eines Tapes zu entspannen bzw. zu entlasten.

Ursachen aus Sicht der Schulmedizin:
- Überlastung
- Fehlbelastung
- Traumata und Frakturen
- Osteomyelitis
- entzündliche Erkrankungen wie rheumatoide Arthritis
- häufig betroffene Strukturen:
  - Achillessehne
  - M. triceps surae (M. gastrocnemius)
  - (M. plantaris)
  - M. tibialis posterior
  - M. flexor digitorum longus
  - M. flexor hallucis longus
  - Plantaraponeurose

Ursachen aus Sicht der TCM:
- Leber-Qi-Stagnation
- Leber-Blut-Mangel
- Nieren-Yang-Mangel
- Nieren-Yin-Mangel
- Blockade in der Nieren- und Blasenleitbahn
- Milz-Qi-Mangel
- Nässe und Schleim
- Blut-Stase
- Leere-Schmerz (dumpf, langsamer Verlauf, Leeregefühl)
- Fülle-Schmerz (stechend, fixiert, wandernd, plötzlicher Verlauf)

Korrespondierende Akupunkturpunkte:
- Achillessehne: B60, Ni 3
- M. triceps surae: Bl 39, Bl 40, Bl 55–Bl 58, Ni 7, Ni 9, Le 7
- M. tibialis posterior: Bl 56, Bl 57, Ni 3
- M. flexor digitorum longus: Bl 56, Ni 3
- M. flexor hallucis longus: Bl 58, Bl 59, Ni 3
- Plantaraponeurose: Ni 1

Behandlung:
- Blasenleitbahn:
  - Behandlung mit Nah- und Fernpunkten
  - Ashi-Punkte
  - Bl 40, Bl 55, Bl 56, Bl 57, Bl 58, Bl 60
- Nierenleitbahn:
  - Behandlung mit Nah- und Fernpunkten
  - Ashi-Punkte
  - Ni 1, Ni 3

Segment-, Dermatom- und Leitbahnzuordnung:
- Segmentzuordnung:
  - L 4–S 1 (M. tibialis posterior)
  - L 5–S 2 (M. flexor digitorum longus, M. flexor hallucis longus)
  - S 1–S 2 (M. triceps surae, M. plantaris)
- Zonen und Segmente: Rektum, Prostata, Uterus
- Head-Zone (Dermatom): –
- Leitbahnen: Niere, Blase
- Rücken-Shu-Punkte: Bl 23 (Niere), Bl 28 (Blase)

Behandlungsziele:
- Schmerzreduktion
- Verbesserung der Beweglichkeit

Steckbrief. **Tab. 10.15**

Tab. 10.15 Steckbrief Fersensporn.

Pathologie	mögliche Akupunkturpunkte
Leber-Qi-Stagnation	Di 4, Le 3, Gb 34, Ma 36, Mi 6, Le 13, Le 14, Pe 6
Leber-Blut-Mangel	Le 8, Ma 36, Mi 3, He 6, He 7, Ren 4
Nieren-Yang-Mangel	Ni 3, Ni 7, Ma 36, Mi 6, Bl 60, Bl 23, Ren 6
Nieren-Yin-Mangel	Ni 3, Ni 6, Ma 36, Mi 6, Ren 4, Bl 23
Blockade in der Nieren- und Blasenleitbahn	Ni 3, Ni 5, Ni 6, Ni 7, Ni 9; Bl 10, Bl 11, Bl 60, Bl 58, Bl 59, Bl 62
Milz-Qi-Mangel	Mi 3, Mi 6, Ma 36, Bl 20, Bl 21, Ren 12
Nässe und Schleim	Mi 6, Ma 36, Ma 40, Mi 9, Bl 20, Ren 9, Ren 12
Blut-Stase	Mi 6, Ma 36, Mi 10, Bl 17

Weitere unterstützende naturheilkundliche Verfahren:

- Schüßler-Salze:
  - Fersensporn (Nr. 1, Nr. 2, Nr. 11)
  - chronische Schmerzen der Sehnen und Muskeln (Nr. 1, Nr. 2, Nr. 3, Nr. 7, Nr. 13)
  - Gefühl von Steifheit (Nr. 21)
  - Muskelschmerzen (Nr. 1, Nr. 2, Nr. 5, Nr. 7, Nr. 13, Nr. 20)
  - Myogelose (Nr. 1, Nr. 7, Nr. 15)
  - als Salbe: Nr. 3 bei akuten und starken Schmerzen
- westliche Kräuter/Phytotherapie: Arnika, Beinwell, Brennnessel, Vogelmiere, Schafgarbe, Süßholz, Kampfer, Kiefer, Teufelskralle
- Schröpfen, blutiges Schröpfen bei Fülle-Zuständen
- Pflaumenblütenhämmerchen, Baunscheidtieren bei Fülle-Zuständen
- Neuraltherapie
- manuelle Therapie

Taping

Muskeltechnik (detonisierend)

Beschrieben wird die Anlage eines Tapes im Verlauf der Unterschenkelmuskulatur (M. triceps surae), Achillessehne und Plantaraponeurose zur Behandlung eines Fersensporns.

Zur Unterschenkelmuskulatur gehören der M. triceps surae, M. tibialis posterior, M. flexor digitorum longus und M. flexor hallucis longus. Die Anlage eines Tapes im Verlauf des M. triceps surae wurde bereits zur Behandlung von Knieschmerzen vorgestellt (Kap. 10.2.10).

Tapeapplikation:

- Es wird ein blaues Y-Tape (gemessen von der Tuberositas ossis navicularis bis zum Caput tibiae) zugeschnitten.
- Die Basis des Tapes wird ohne Zug über der Tuberositas ossis navicularis appliziert.
- Der Fuß des Patienten wird in eine schmerzfreie Extension gebracht.
- Dann werden der 1. Zügel des Tapes ohne Zug in Richtung des mittleren Drittels der Facies posterior des Caput tibiae und der 2. Zügel ohne Zug in Richtung der Membrana interossea cruris auf die Haut geklebt.

Ligamenttechnik

Ein Segment-Tape kann je nach Schmerzsymptomatik über L 4 bis S 2 appliziert werden. Hierbei sind die druckdolenten Punkte entscheidend.

Meridian-Taping

Muskeltechnik (detonisierend) mit Druckapplikation

Zur Behandlung eines Fersensporns ist die Anlage eines Tapes über der Nieren- und Blasenleitbahn erforderlich. Die Durchführung der Tape- und Druckapplikation ist den angegebenen Kapiteln zum Meridian-Taping zu entnehmen.

Tapeapplikation:

- Blasenleitbahn (Kap. 8.8.3):
  - Bl 60 (Mulde zwischen dem höchsten Punkt des Malleolus und dem Rand der Achillessehne) bis Bl 40 (Kniekehle, Mulde zwischen den Sehnen des M. biceps femoris und M. semitendinosus)
  - Tapefarbe Blau (Element Wasser)
- Nierenleitbahn (Kap. 8.9.3):
  - Ni 10 (zwischen den Sehnen des M. semitendinosus und M. semimembranosus) bis Ni 1 (zwischen dem 2. und 3. Metatarsalknochen)
  - Tapefarbe Blau (Element Wasser)

Druckapplikation:

- Silberkügelchen:
  - Ashi-Punkte
  - druckdolente Punkte
  - Bl 60, Ni 1
- Goldkügelchen:
  - Bl 23, Bl 28

Die Tapeapplikation auf die betroffenen Leitbahnen erfolgt mithilfe der Muskeltechnik. Die Silberkügelchen werden auf druckdolente Punkte bzw. Ashi-Punkte aufgebracht.

Bei einer Blut-Stase können zusätzlich die Xi-Punkte der Blasen- (Bl 63) und der Nierenleitbahn (Ni 5) mit einem Silberkügelchen sediert werden.

Beim Punkt Ni 1 wird immer auf Klebekügelchen bzw. Gittertapes oder elastische Tapes, jedoch nicht auf Dauernadeln zurückgegriffen.

(i) Zusammenfassung aus ganzheitlicher Sicht

Aus orthopädischer Sicht wird auch der Fersensporn zumeist lokal betrachtet und mit konservativen Behandlungen wie der Stoßwellentherapie oder Röntgenstrahlen behandelt. Da der Fersensporn jedoch lediglich ein „Symptom" des Körpers darstellt, sind Rezidive bei lokalen Behandlungen wahrscheinlich.

Ähnlich wie Knieschmerzen weist der Fersensporn übereinstimmende Merkmale mit der LWS und dem Steißbein sowie dem Urogenitalsystem auf. Verbindungen zeigen sich hierbei zu den inneren Organen Prostata und Uterus sowie zum Rektum.

Aus Sicht der TCM sind die Leitbahnen bzw. der Funktionskreis Niere und Blase betroffen. Die Behandlung des Fersensporns erfolgt mithilfe der detonisierenden Applikation (Muskeltechnik) auf der Plantaraponeurose, der Achillessehne und der Wadenmuskulatur. Zusätzlich wird ein Segment-Tape auf L 4 bis S 2 bzw. ein Rektum- oder Prostata-Uterus-Segment-Tape appliziert. Ergänzend hierzu können Goldkügelchen auf Bl 23 (Niere) und Bl 28 (Blase) geklebt werden.

11 Sonderformen des Tapings

11.1 Organ-Taping

In Kap. 8 und Kap. 9 zum Meridian- und Zang-Fu-Taping wurde das Taping aus chinesischer Sicht beschrieben und dabei das Augenmerk auf die Leitbahnen und die jeweiligen Zang- und Fu-Organe und deren mögliche Pathologien gelegt. In diesem Kapitel wird das Taping aus westlicher Sicht betrachtet. Auch in diesem Zusammenhang ist es möglich, einzelne Organe gezielt zu tapen, um die Funktion des jeweiligen Organs zu unterstützen. Ähnlich der Anwendung von Tapes bei strukturellen Veränderungen werden auch hier die Muskel- und Ligamenttechnik genutzt, um das Gewebe zu tonisieren bzw. zu sedieren (Kap. 5).

Beschrieben wird zu den Organ-Tapes zunächst das Organ selbst (Lage, Anatomie und Physiologie, Innervation, Pathologie), dann das Organ-Taping mit den Behandlungszielen und Kontraindikationen sowie die tonisierenden und sedierenden Applikationen mit den entsprechenden (westlichen) Indikationen.

Es werden folgende Organe vorgestellt: Herz, Lunge, Magen, Leber und Gallenblase, Bauchspeicheldrüse, Dünndarm, Dickdarm (aufsteigender, querverlaufender, absteigender Teil), Niere, Harnblase, Uterus und Prostata.

11.1.1 Einleitung

Innervation der inneren Organe

Die Innervation der inneren Organe erfolgt über das vegetative unwillkürliche Nervensystem (autonomes Nervensystem), das sich in 3 Bereiche unterteilen lässt: den Sympathikus, den Parasympathikus und das enterische Nervensystem.

Signale werden mithilfe prä- und postganglionärer Neurone übertragen. Je nach Projektion der Neurone wird von einer Konvergenz bzw. einer Divergenz gesprochen. Die Hauptareale des vegetativen Nervensystems befinden sich im Rückenmark, im Hirnstamm und im Hypothalamus.

In **Abb. 11.1** werden der Sympathikus und Parasympathikus schematisch dargestellt.

Sympathikus. Der Sympathikus führt efferente und afferente Fasern und wird durch die Ausschüttung des Neurotransmitters Acetylcholin und der Katecholamine Noradrenalin und Adrenalin gesteuert. Der Sympathikus ist verantwortlich für eine gesteigerte körperliche Aktivität („Kampf oder Flucht"; **Tab. 11.1**). Die Neurone befinden sich im Seitenhorn des untersten zervikalen und thorakalen Marks sowie im obersten lumbalen Mark (**Abb. 11.1**). Nervenfasern, die Reize an das ZNS weiterleiten, werden als Afferenzen (sensorisch) und Nervenfasern,

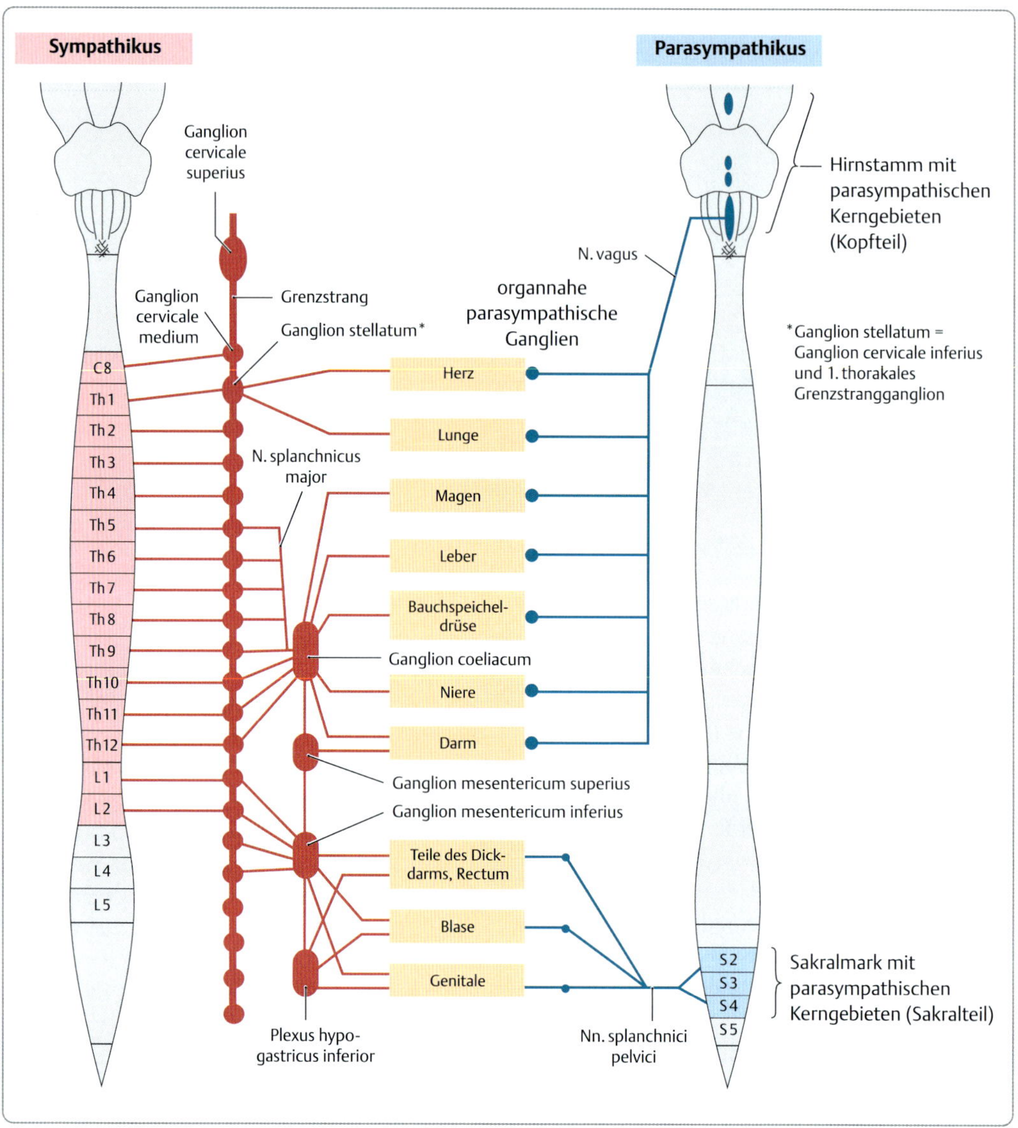

Abb. 11.1 Sympathikus und Parasympathikus. (Schünke M, Schulte E, Schumacher U. Prometheus LernAtlas der Anatomie. Innere Organe. Illustrationen von M. Voll und K. Wesker. 4. Aufl. Stuttgart: Thieme; 2015)

die Reize vom ZNS an die Organe weiterleiten, als Efferenzen (motorisch) bezeichnet. Afferenzen aus Organen heißen Viszeroafferenzen, Afferenzen des Skelettsystems, der Gelenke, der Sinnesorgane und der Haut Somatoafferenzen. Somatoefferenzen innervieren die Skelettmuskulatur, Viszeroefferenzen die Herzmuskulatur, die glatte Muskulatur und die Drüsen. Sympathische Fasern der Rumpfwand und der Extremitäten gelangen über den R. communicans griseus in das Rückenmark, sympathische Fasern der inneren Organe über die Nn. splanchnici in die Organe. Zuvor werden diese in den organnahen oder prävertebralen Ganglien verschaltet.

Tab. 11.1 Wirkungen des Sympathikus und des Parasympathikus auf verschiedene Organe.

Organ	Sympathikus	Parasympathikus
Herz	Erhöhung der Herzfrequenz	Verlangsamung der Herzfrequenz
Lunge und Bronchien	Dilatation	Konstriktion
Blutgefäße	Vasokonstriktion	Vasodilatation
Gastrointestinaltrakt	Verminderung der Peristaltik	Erhöhung der Peristaltik
Bauchspeicheldrüse	verminderte Sekretion	vermehrte Sekretion
Harnblase	Kontraktion des Sphinkters, Erschlaffung der Harnblase	Konstriktion der Harnblase, Erschlaffung des Sphinkters
Schweißdrüsen	vermehrte Sekretion	verminderte Sekretion
Speicheldrüsen	verminderte Sekretion	vermehrte Sekretion

Parasympathikus. Der Parasympathikus führt ebenfalls efferente und afferente Fasern und wird durch die Ausschüttung von Acetylcholin gesteuert. Die Neurone befinden sich im sakralen Mark sowie in den Kernen der Hirnnerven (**Abb. 11.1**). Bei der Innervation spielt der **N. vagus** eine wichtige Rolle. Der Parasympathikus gilt als Antagonist des Sympathikus und bringt den Körper zur Ruhe und Entspannung (**Tab. 11.1**).

Enterisches Nervensystem. Das enterische Nervensystem ist das Nervensystem des Darmtrakts, das auch als „Bauchgehirn" bezeichnet wird. Dieses gliedert sich in den Plexus myentericus (Auerbach-Plexus), den Plexus submucosus internus (Meissner-Plexus) und Plexus submucosus externus (Schabadasch-Plexus). Das enterische Nervensystem wird hauptsächlich über den Parasympathikus und Sympathikus gesteuert.

Tab. 11.1 beinhaltet eine Gegenüberstellung der Wirkungen des Sympathikus und des Parasympathikus auf verschiedene Organe.

Grundlegendes zur Applikation von Organ-Tapes

Bevor das Organ-Taping zur Anwendung kommt, sind vorab einige Fragen zu klären:

- Welches Organ soll getapt werden?
- Liegt bei dem ausgewählten Organ eine Schwäche bzw. Leere oder eine Fülle vor?
- Sind angrenzende Organe mit betroffen? Wenn ja, wie können diese in die Therapie eingebunden werden?
- Kommen weitere Tapekombinationen (z. B. Dermatom-Tape, Segment-Tape, Meridian-Tape) infrage, um das jeweilige Organ-Tape zu ergänzen?
- Gibt es allgemeine oder organspezifische Kontraindikationen?

Die allgemeinen Indikationen und Kontraindikationen in Kap. 1.4 gelten auch für das Organ-Taping. Sollte es organspezifische Kontraindikationen geben, werden diese explizit zu dem jeweiligen Organ genannt.

Wahl der Applikation

Die **Organ-Tapes** werden zum einen auf Grundlage der anatomischen Lage des jeweiligen Organs, zum anderen auf Grundlage der Head-Zonen des Organs (**Dermatom-Tape**) und der Segment-Anatomie (**Segment-Tape**) appliziert. Die Wahl der Applikation ist von der Schmerzausstrahlung und den Schilderungen des Patienten abhängig.

Bei Leere-Zuständen bzw. Schwächen des Organs wird ein tonisierendes Tape mithilfe der Ligamenttechnik geklebt. Bei Fülle-Zuständen bzw. Überaktivitäten des Organs wird ein sedierendes Tape mithilfe der Muskeltechnik appliziert.

Praxistipp

Mit dem Organ-Taping können sowohl organische als auch orthopädische Erkrankungen beeinflusst werden. Dies geschieht u. a. auf Grundlage der pathogenetischen Kausalketten nach Schimmel oder dem Diaphragma-Zervikal-Reflex nach Radloff (Kap. 10.1.4).

11.1.2 Herz-Organ-Tape

Herz

Lage. Das Herz befindet sich im Mediastinum. Dieses wird ventral vom Sternum, dorsal von der Wirbelsäule, lateral von der Pleura, kranial von der Thoraxapertur und kaudal vom Diaphragma begrenzt. Etwa ⅔ des Herzes befinden sich links, ⅓ rechts der Mittellinie.

Anatomie und Physiologie. Das Herz besteht aus dem linken und rechten Herzvorhof (Atrium cordis sinistrum und dextrum) und der linken und rechten Herzkammer (Ventriculus cordis sinister und dexter). Die beiden Herzkammern werden durch das Septum interventriculare getrennt. Das Blut gelangt über die rechte Herzkammer in die Lungenarterie und wird in der Lunge mit Sauerstoff angereichert. Im Anschluss gelangt das Blut über die linke Herzkammer in die Aorta, um von dort im gesamten Körper verteilt zu werden.

Innervation. Parasympathisch wird das Herz über den rechten und linken N. vagus (Rr. cardiaci cervicales superior und inferior, Rr. cardiaci thoracici), sympathisch über die Nn. cardiaci cervicales superior, medius und inferior aus den 3 Halsganglien und über die Rr. cardiaci thoracici aus 5 Brustganglien (Th 2–Th 6) versorgt. Alle Rr. und Nn. cardiaci ziehen in den Plexus cardiacus.

Pathologie. Die Pathologien sind vielfältig und können durch den Lebenswandel, durch Medikamente, Mineralstoffmangel, individuelle Konstitutionen oder Infektionskrankheiten entstehen. Beispiele für Pathologien sind die **koronare Herzkrankheit (KHK)**, **Herzinsuffizienzen** und **Herzrhythmusstörungen**.

Herzerkrankungen können primärer oder sekundärer Natur sein. Zu einer primären Erkrankung zählt z. B. die **Endokarditis** aufgrund einer bakteriellen Infektion. Zu den sekundären Erkrankungen gehören beispielsweise Herzerkrankungen aufgrund eines **Roemheld-Syndroms**, einer **Hiatushernie** oder aufgrund des dauerhaften Einsatzes von Protonenpumpenhemmern oder Schmerzmedikamenten.

Organ-Taping

Behandlungsziele:

- reflektorische Tonisierung des Herzes (bei einer Leere)
- reflektorische Sedierung des Herzes (bei einer Fülle)

Mögliche Kontraindikationen:

- akutes Koronarsyndrom
- Herzinfarkt
- Endokarditis
- Myokarditis
- Perikarditis
- Herzrhythmusstörungen (außer Bradykardie und Tachykardie)
- mittelschwere bis schwere Hypertonie
- unklare Beschwerden

Tonisierendes Herz-Tape

Video 11.1

Die tonisierende Applikation wird bei funktionellen Herzbeschwerden oder Hypotonie bzw. Schwächezuständen des Herzes angewendet.

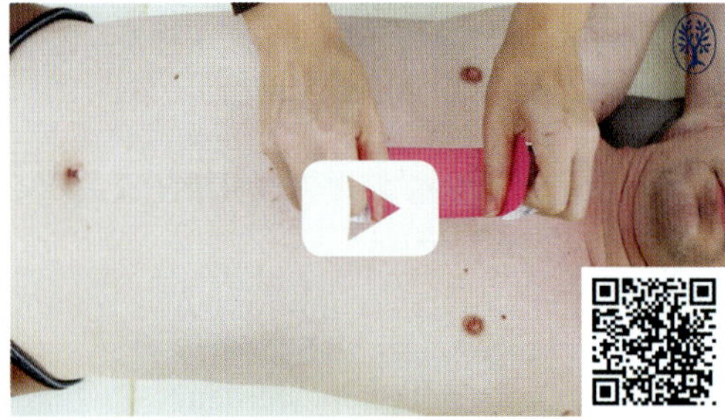

Video 11.1 Anlage eines tonisierenden Herz-Tapes.

Mögliche Indikationen (westliche Diagnosen):
- Belastungsdyspnoe
- spontane Schweißausbrüche bei geringer Anstrengung
- chronische Rechts- und Linksherzinsuffizienzen bis Stadium IV
- Bradykardie

Für die Tonisierung kommt ein rotes Tape zur Anwendung.

Tapeapplikation:
- Es wird ein 5 cm breites, rotes Tape entlang des Sternums abgemessen und als I-Tape zugeschnitten. Beim Zuschneiden ist darauf zu achten, dass das Tape ein wenig kürzer zugeschnitten wird, da es mithilfe der Ligamenttechnik auf die Haut geklebt wird. Die Ecken werden abgerundet.
- Die Haut wird dort gereinigt, wo das Tape aufgeklebt werden soll.
- Die Folie wird mittig eingerissen und vom Tape gelöst.
- Das Tape wird mit den Daumen maximal gedehnt.
- Der Patient wird aufgefordert, tief in den Brustkorb einzuatmen, um diesen zu erweitern.
- Das Tape wird en bloc auf die Haut über dem Sternum geklebt. Die Enden klebt man ohne Zug auf.
- Mit den Fingern wird über das Tape gestrichen, um es zu fixieren.
- Das Tape ist nun fertig und kann erfahrungsgemäß etwa 7 Tage auf der Haut verbleiben.

Sedierendes Herz-Tape

Die sedierende Applikation wird bei Überaktivität des Herzens, z. B. bei Bluthochdruck, angewendet.

Mögliche Indikationen (westliche Diagnosen):
- Bluthochdruck (primäre milde Hypertonie)
- Tachykardie (stress- und sportabhängig)

Für die Sedierung kommt ein blaues Tape zur Anwendung.

Tapeapplikation:
- Es wird ein 5 cm breites, blaues Tape zugeschnitten.
- Man fordert den Patienten auf, tief einzuatmen, um den Brustkorb zu erweitern.
- Das Tape wird ohne Zug auf die Haut über dem Sternum geklebt.

11.1.3 Lungen-Organ-Tape

Lungen

Lage. Die Lunge befindet sich seitlich des Mediastinums in der Pleurahöhle. Die Lungen grenzen ventral an den Herzbeutel und dorsal an die Wirbelsäule. Die Pleurahöhle wird durch die Nn. intercostales, den N. phrenicus und durch das autonome Nervensystem innerviert.

Anatomie und Physiologie. Bei der Inspiration senkt sich das Zwerchfell (Diaphragma) ab, die Rippen heben sich und der Thoraxraum wird größer. In diesem Zusammenhang wird auch von der Vergrößerung des epigastrischen Winkels gesprochen. Die Inspiration erfolgt v. a. durch die Mm. intercostales externi und Mm. scaleni. Bei der Exspiration hebt sich das Zwerchfell, die Rippen senken sich und der Thoraxraum wird kleiner. Hierbei reduziert sich der epigastrische Winkel. Die aktive Exspiration erfolgt hauptsächlich durch die Mm. intercostales interni.

Innervation. Parasympathisch werden die Lungen und Bronchien über den rechten und linken N. vagus, sympathisch über die Rr. pulmonales thoracici versorgt.

Pathologie. Die Pathologien sind vielfältig und können durch den Lebenswandel, durch Medikamente, Mineralstoffmangel, individuelle Konstitutionen oder Infektionskrankheiten entstehen. Beispiele für Pathologien sind **Asthma bronchiale**, **COPD**, **Mukoviszidose**, **Lungenfibrose**, **Lungenemphysem**, **Erkältungen** und **Keuchhusten**.

Organ-Taping

Behandlungsziele:

- Verbesserung der Lungenaktivität
- Unterstützung der Zwerchfellhebung bzw. -senkung
- Unterstützung der Rippenhebung bzw. -senkung
- Vergrößerung des epigastrischen Winkels bei der Einatmung

Mögliche Kontraindikationen:

- akute Atemnot
- akuter Asthmaanfall
- Lungentumoren
- Lungenembolie
- Pleuritis
- unklare Beschwerden

Tonisierendes Lungen-Tape

Video 11.2

Die tonisierende Applikation wird bei Insuffizienzen bzw. Schwächezuständen der Lungen und des Zwerchfells angewendet.

Mögliche Indikationen (westliche Diagnosen):

- trockener Husten
- chronischer Husten
- Dyspnoe
- allergische und chronische Rhinitis
- chronische Sinusitis
- chronische Bronchitis
- Asthma bronchiale (ausgenommen akuter Asthmaanfall)

Für die Tonisierung werden rote Tapes verwendet.

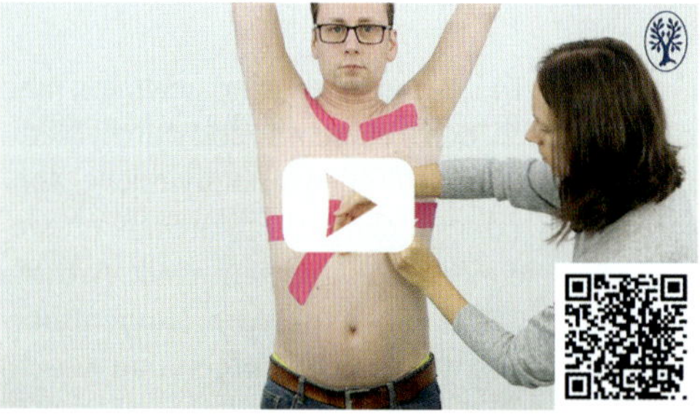

Video 11.2 Anlage eines tonisierenden Lungen-Tapes.

Tapeapplikation:

- Insgesamt werden 5 rote I-Tapes mit einer Breite von 5 cm benötigt: Abgemessen werden 4 I-Tapes vom Sternum ausgehend entlang der Rippen sowie ein 5. Tape entlang des Verlaufs des Diaphragmas. Alle Tapes werden ein wenig kürzer zugeschnitten, da sie mithilfe der Ligamenttechnik appliziert werden. Die Ecken werden abgerundet.
- Die Haut wird dort gereinigt, wo das Tape aufgeklebt werden soll.
- Die Folie des 1. Tapes wird an der Basis eingerissen und vollständig gelöst. Die Basis wird auf der rechten Körperseite lateral und distal des Manubrium sterni auf die Haut geklebt. Der Patient wird aufgefordert, tief einzuatmen. Das Tape wird mit maximalem Zug entlang der Rippen in Richtung Wirbelsäule auf die Haut geklebt. Das Ende lässt man ohne Spannung auslaufen. Man streicht über das Tape, um es zu fixieren.
- Die Folie des 2. Tapes wird an der Basis eingerissen und vollständig gelöst. Die Basis wird auf der rechten Körperseite lateral des Processus xiphoideus auf die Haut aufgeklebt. Der Patient wird aufgefordert, tief einzuatmen. Auch dieses Tape wird mit maximalem Zug entlang der Rippen in Richtung Wirbelsäule auf die Haut geklebt. Das Ende lässt man ohne Spannung auslaufen. Man streicht über das Tape, um es zu fixieren.
- Das 3. und 4. Tape werden in derselben Weise auf der linken Körperseite auf die Haut geklebt.

Praxistipp

Die Tapes (1–4) sollten sich möglichst zwischen 2 Rippen befinden, um die Mm. intercostales interni und externi zu unterstützen.

- Das 5. Tape ist das sog. **Diaphragma-Tape**, das die Ein- und Ausatmung unterstützen soll. Das Tape wird mittig eingerissen. Dann wird die Basis spannungsfrei auf Höhe des Processus xiphoideus auf die Haut geklebt. Der Patient wird aufgefordert, tief einzuatmen und die Arme in die Anteversion zu bringen. Mit

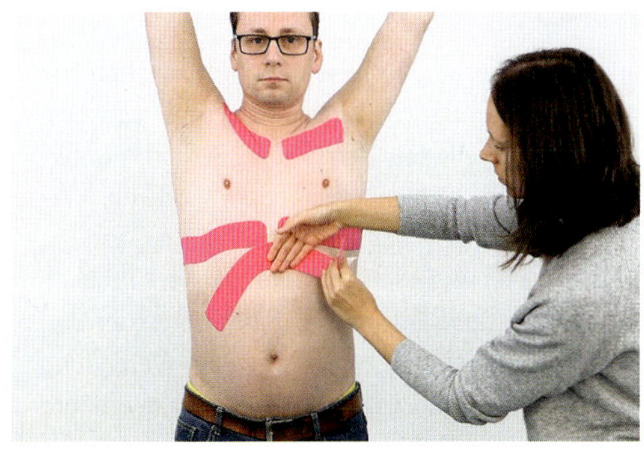

Abb. 11.2 Anlage des I-Tapes im Leitbahnverlauf.

maximalem Zug werden nacheinander beide Enden des Tapes im Verlauf der Rippenbögen auf die Haut geklebt (**Abb. 11.2**). Die Enden lässt man ohne Spannung auslaufen.
- Man streicht mehrmals über das Tape, um es zu fixieren.
- Das Tape ist nun fertig und kann erfahrungsgemäß etwa 7 Tage auf der Haut verbleiben.

Sedierendes Lungen-Tape

Die sedierende Applikation wird bei „Überaktivität" der Lungen, z. B. bei verkrampfter Atemmuskulatur, angewendet. Das Tape zur Unterstützung des Diaphragmas wird tonisierend appliziert, um das Absenken und Heben des Diaphragmas zu erleichtern (s. o.).

Mögliche Indikationen (westliche Diagnosen):
- schleimiger Husten
- akute Rhinitis
- akute Sinusitis
- akute Bronchitis
- Laryngitis
- Pharyngitis

Für die Sedierung werden blaue Tapes verwendet.

Tapeapplikation:
- Insgesamt werden 5 blaue I-Tapes mit einer Breite von 5 cm benötigt, die mit der Muskeltechnik appliziert werden. Hierzu werden 4 I-Tapes vom Sternum ausgehend entlang der Rippen, das 5. Tape entlang des Verlaufs des Diaphragmas ausgemessen.
- Der Patient wird aufgefordert, tief einzuatmen, um den Brustkorb zu erweitern.
- Das 1. Tape wird lateral des Sternums (in der Mitte zwischen Manubrium sterni und Processus xiphoideus) ohne Zug im Verlauf der Rippen nach dorsal appliziert.
- Das 2. Tape wird oberhalb des 1. Tapes aufgebracht.
- Das 3. und 4. Tape werden in derselben Weise appliziert wie das 1. und 2. Tape, jedoch auf der anderen Körperseite.
- Anschließend wird das **Diaphragma-Tape** aufgebracht. Die Tapeapplikation wurde zur Anlage des tonisierenden Lungen-Tapes beschrieben (s. o.).

11.1.4 Magen-Organ-Tape

Magen

Lage. Der Magen befindet sich im linken Oberbauch (Epigastrium). Lateral grenzt die Curvatura gastrica major an die Milz und dorsal an die Bauchspeicheldrüse. Ventral wird der Magen von der Leber überdeckt. Oberhalb des Fundus gastricus befindet sich das Diaphragma. Wird der Magen auf die Wirbelsäule projiziert (**Abb. 11.3**), so befindet sich das Antrum pyloricum in etwa auf Höhe des 2. LWK, der M. sphincter pylori in etwa auf Höhe des 1. LWK und der Fundus gastricus in etwa auf Höhe des 11. BWK.

Anatomie und Physiologie. Der Magen besteht aus dem Corpus gastricum, dem Fundus gastricus und dem Antrum pyloricum. Zwischen dem Antrum pyloricum und dem Duodenum befindet sich der M. sphincter pylori, der eine Breite von etwa 3 mm aufweist. Innerhalb des Magens befinden sich Falten, die die Oberfläche vergrößern. Diese sind zum Magenausgang hin ausgerichtet, um die Nahrung und Flüssigkeiten leichter transportieren zu können. Der Magen hat 3 Muskelschichten, die ringförmig, längs und quer angeordnet sind. Diese erleichtern die Ver-

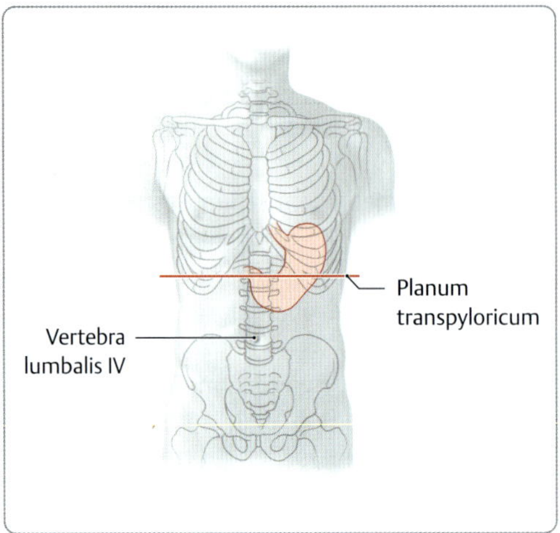

Abb. 11.3 Projektion des Magens auf den Rumpf. (Schünke M, Schulte E, Schumacher U. Prometheus LernAtlas der Anatomie. Innere Organe. Illustrationen von M. Voll und K. Wesker. 4. Aufl. Stuttgart: Thieme; 2015)

dauung und ermöglichen dem Magen eine mehrdimensionale Bewegungsrichtung.

Praxistipp

Der Magen vollzieht durch den Einfluss des Diaphragmas eine horizontale Ausrichtung bei der Einatmung, bei der Ausatmung gelangt der Magen in seine ursprüngliche vertikale Lage.

Innervation. Parasympathisch wird der Magen über den rechten und linken N. vagus, sympathisch über die Nn. splanchnici majores versorgt.

Pathologie. Die Pathologien sind vielfältig und können durch den Lebenswandel, durch Medikamente, Mineralstoffmangel, individuelle Konstitutionen oder Infektionskrankheiten entstehen. Beispiele für Pathologien sind die **Gastritis**, der **Reflux**, der **Reizmagen** und die **Dyspepsie**.

Hinweis

Da sich der Magen in enger Nachbarschaft zur Milz, Leber, Bauchspeicheldrüse und zum Diaphragma befindet, lassen sich hierdurch unterschiedliche Folgeerkrankungen erklären. Bei einer erhöhten Magen- und Pylorusspannung kann es zu veränderten Spannungsverhältnissen (Gewebe- und Faszienspannung) der Leber und Bauchspeicheldrüse kommen, die Verdauung verändert sich. Zeigt der Magen eine erhöhte Spannung in Richtung Diaphragma, so kann dies wiederum Einfluss auf die Einatmung haben. Zudem kann der Magen über das Diaphragma reflektorisch auf das Herz wirken. Reflektorische Herzbeschwerden, die durch Gasansammlungen im Darm und im Magen entstehen, werden als **Roemheld-Syndrom** bezeichnet.

Organ-Taping

Behandlungsziele:

- Verbesserung der Magenaktivität
- Entspannung und Absenkung der Magenmuskulatur
- Entspannung des Pylorus

Mögliche Kontraindikationen:

- Magenblutungen
- Magenkarzinom
- Metastasen
- unklare Schmerzen

Tonisierendes Magen-Tape

Video 11.3

Die tonisierende Applikation wird bei Insuffizienzen bzw. Schwächezuständen des Magens,

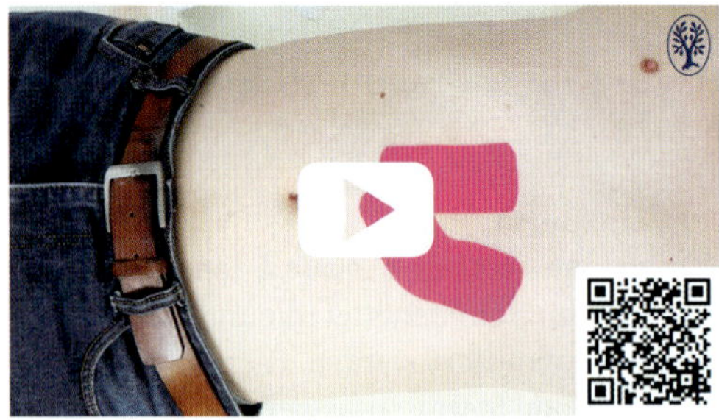

Video 11.3 Anlage eines tonisierenden Magen-Tapes.

beispielsweise einem hypoaziden Magen, angewendet.

Praxistipp

Trotz eines Schwächezustands des Magens kann sich der Pylorus in einem Hypertonus befinden. Ist dies der Fall, werden ein tonisierendes Magen- und ein sedierendes Pylorus-Tape gewählt. Bei einem Hypertonus des Magens und einer Schwäche des Pylorus werden ein sedierendes Magen- und ein tonisierendes Pylorus-Tape appliziert. Diese Unterscheidungen werden anhand der Anamnese und der Palpation des Patienten ersichtlich.

Mögliche Indikationen (westliche Diagnosen):

- chronische Übelkeit
- Erbrechen
- chronische Schmerzen im Epigastrium
- chronisches Reizmagensyndrom
- chronische Gastritis
- Pylorushypotonus

Für die Tonisierung kommen in diesem Beispiel 2 rote Tapes mit einer Breite von 5 cm zur Anwendung. Das Ziel ist es, den Magen in seiner Vertikalisierung zu unterstützen (1. Tape) und gleichzeitig den Pylorus zu tonisieren (2. Tape).

Tapeapplikation:

- Das 1. Tape wird entlang des Corpus gastricum abgemessen und als I-Tape zugeschnitten. Das Tape wird ein wenig kürzer zugeschnitten, da es mithilfe der Ligamenttechnik appliziert wird. Die Ecken werden abgerundet.
- Die Haut wird dort gereinigt, wo das Tape aufgeklebt werden soll.
- Die Folie des 1. Tapes wird an der Basis eingerissen und vollständig gelöst.
- Die Basis des Tapes wird auf Höhe des Pylorus mittig und leicht schräg auf die Haut geklebt. Der Pylorus befindet sich auf der halben Strecke zwischen dem Processus xiphoideus und dem Bauchnabel.
- Das Tape wird mit maximalem Zug c-förmig entlang des Corpus gastricum nach oben in Richtung des linken Rippenbogens geklebt.
- Man streicht einige Male über das Tape, um es zu fixieren.
- Das 2. I-Tape wird vom Pylorus bis zum Xiphoid abgemessen und zugeschnitten. Auch dieses Tape wird ein wenig kürzer zugeschnitten. Die Ecken werden abgerundet.
- Die Haut wird dort gereinigt, wo das Tape aufgeklebt werden soll.
- Die Basis des 2. Tapes wird auf Höhe des Pylorus auf die Haut geklebt.
- Dann wird die Basis mit einer Hand fixiert, und das Tape wird mit der anderen Hand mit maximalem Zug in Richtung Xiphoid gezogen. Das Tape wird auf die Haut geklebt.
- Man streicht einige Male über das Tape, um es zu fixieren.
- Das Tape ist nun fertig und kann erfahrungsgemäß 7 Tage auf der Haut verbleiben.

Sedierendes Magen-Tape

Die sedierende Applikation wird bei einer „Überaktivität" des Magens und des Pylorus angewendet.

Mögliche Indikationen (westliche Diagnosen):

- akute Gastritis
- akutes Reizmagensyndrom
- Pylorushypertonus
- schwallartiges und schleimiges Erbrechen
- akute Übelkeit

Für die Sedierung kommen 2 blaue Tapes mit einer Breite von 5 cm zur Anwendung. Das 1. Tape soll den Magen, das 2. Tape den Pylorus sedieren.

Tapeapplikation:

- Es wird zunächst das 1. Tape mit einer Breite von 5 cm zugeschnitten, das dann in Höhe des Corpus gastricum auf die Haut geklebt und ohne Zug in Richtung des Pylorus appliziert wird.
- Nach Zuschnitt des 2. Tapes wird die Basis des 2. Tapes oberhalb der Pylorusebene appliziert. Anschließend wird das Tape ohne Zug in Richtung Bauchnabel auf die Haut geklebt.

11.1.5 Leber- und Gallenblasen-Organ-Tape

Leber und Gallenblase

Lage. Die Leber und die Gallenblase befinden sich im rechten Oberbauch. Die Leber legt sich über einen Teil des Magens. Zudem besteht ein enger anatomischer Zusammenhang zum Dickdarm und zur rechten Niere. Nach oben hin wird die Leber durch das Diaphragma begrenzt. Werden die Leber und die Gallenblase auf die Wirbelsäule projiziert, so befinden sich der untere Teil der Leber und die Gallenblase in etwa auf Höhe des 12. BWK bzw. 1. LWK.

Anatomie und Physiologie. Die Leber besteht aus einem linken und einem rechten Leberlappen (Lobus hepatis dexter und sinister). Die Blutversorgung findet über die A. hepatica propria und die V. portae hepatis statt. Das Lig. hepatoduodenale und Lig. hepatogastricum bilden zusammen das Omentum minus. Die Leber produziert täglich etwa 1 l Gallenflüssigkeit und gibt diese an die Gallenblase ab. Von der Gallenblase aus führt der Ductus choledochus in das Duodenum, um dort den Gallensaft abzugeben.

Innervation. Parasympathisch werden die Leber und die Gallenblase über den rechten N. vagus, sympathisch über die Nn. splanchnici majores und minores versorgt.

Pathologie. Die Pathologien sind vielfältig und können durch den Lebenswandel, durch Medikamente, Mineralstoffmangel, individuelle Konstitutionen oder Infektionskrankheiten entstehen. Beispiele für Pathologien der Leber sind die **Hepatitis**, die **Leberzirrhose** und die **Fettleber**, Beispiele für Pathologien der Gallenblase sind **Gallensteine**, eine **Gallenkolik** oder der **Ikterus**.

Hepatitiden können unterschiedliche Ursachen haben. Hierzu zählen bakterielle Erkrankungen, z. B. aufgrund von Borrelien, virale Erkrankungen, z. B. aufgrund von Epstein-Barr-Viren und Mumpsviren (meldepflichtig laut Infektionsschutzgesetz), oder auch toxische Erkrankungen, z. B. aufgrund von Medikamenteneinnahme und Alkoholabusus.

Praxistipp

„Müdigkeit ist der Schmerz der Leber." Schildert der Patient starke und häufige Müdigkeit, kann hierfür eine Lebererkrankung verantwortlich sein.

Organ-Taping

Behandlungsziele:

- Verbesserung der Leberaktivität
- Unterstützung der Gallensaftproduktion
- Unterstützung des Leberstoffwechsels

Mögliche Kontraindikationen:

- Leberzellkarzinom
- Lebermetastasen
- Leberversagen
- Ikterus
- Cholezystitis
- Cholelithiasis
- Koliken

Tonisierendes Leber- und Gallenblasen-Tape

Die tonisierende Applikation wird bei Insuffizienzen bzw. Schwächezuständen der Leber und der Gallenblase angewendet.

Mögliche Indikationen (westliche Diagnosen):

- Fettleber
- chronische Leberhepatitis
- „Medikamentenleber"

Für die Tonisierung kommen 2 rote Tapes mit einer Breite von 5 cm zur Anwendung. Das 1. Tape wird über der Leber-, das 2. Tape über der Gallenblasenregion appliziert.

Tapeapplikation:

- Es wird das 1. Tape zugeschnitten. Das Tape wird ein wenig kürzer zugeschnitten, da es mithilfe der Ligamenttechnik appliziert wird. Die Ecken werden abgerundet.

- Die Haut wird dort gereinigt, wo das Tape aufgeklebt werden soll.
- Das 1. Tape wird in der Mitte aufgerissen und mit maximalem Zug en bloc über die 11. und 12. Rippe appliziert. Man streicht einige Male über das Tape, um es zu fixieren.
- Das 2. I-Tape wird abgemessen und zugeschnitten. Auch dieses Tape wird ein wenig kürzer zugeschnitten. Die Ecken werden abgerundet.
- Die Haut wird dort gereinigt, wo das Tape aufgeklebt werden soll.
- Das 2. Tape wird ebenfalls in der Mitte aufgerissen und mit maximalem Zug unterhalb des 1. Tapes appliziert. Man streicht einige Male über das Tape, um es zu fixieren.
- Das Tape ist nun fertig und kann erfahrungsgemäß 7 Tage auf der Haut verbleiben.

Sedierendes Leber- und Gallenblasen-Tape

Die sedierende Applikation wird bei „Überaktivität“ der Leber und der Gallenblase angewendet.

Mögliche Indikationen (westliche Diagnosen):

- Tinnitus (pfeifend)
- Migräne
- PMS
- Dysmenorrhö
- Übelkeit
- Fluor vaginalis

Die Anlage des sedierenden Leber- und Gallenblasen-Tapes erfolgt in derselben Weise wie die des tonisierenden, jedoch haben beide I-Tapes eine Länge von etwa 10 cm und werden mithilfe der Muskeltechnik, d. h. ohne Zug, auf die Haut geklebt.

(i) Hinweis

Westliche Medizin versus chinesische Medizin

Aus chinesischer Sicht wird die Leber bei einer „Überaktivität“, z. B. aufgrund von Wut und unterdrücktem Zorn, besänftigt. In diesem Fall wird die Leber-Qi-Stagnation behandelt. Mithilfe der chinesischen Sichtweise lässt sich die Hypothese aufstellen, dass eine überaktive Leber aufgrund von emotionalem Stress oder einer hohen Stressbelastung besänftigt werden sollte.

Von einem Leere-Muster der Leber wird gesprochen, wenn z. B. ein Leber-Blut-Mangel vorliegt. Dieser wird wiederum durch die Tonisierung der Leber behandelt und zeigt Symptome wie Schlaflosigkeit, viele Träume, Schwindel oder pfeifenden Tinnitus.

Aus westlicher Sicht steht die Verbesserung der allgemeinen Leberaktivität im Vordergrund. Auf Basis dieser Hypothese würde allein das tonisierende Tape infrage kommen. Aus chinesischer Sicht wird bei einer Leber-Qi-Stagnation das sedierende Leber-Tape, bei einem Leber-Blut-Mangel das tonisierende Leber-Tape appliziert.

Für die Sedierung kommen 2 blaue Tapes mit einer Breite von 5 cm zur Anwendung. Das 1. Tape wird über der Leberregion, das 2. Tape über der Gallenblasenregion appliziert.

Tapeapplikation:

- Es wird das 1. Tape für die Leberregion vorbereitet. Das Tape wird etwa 10 cm lang zugeschnitten, da es mithilfe der Muskeltechnik appliziert wird. Die Ecken werden abgerundet.
- Die Haut wird dort gereinigt, wo das Tape aufgeklebt werden soll.
- Das Tape wird in der Mitte aufgerissen und ohne Zug en bloc über die 11. und 12. Rippe appliziert. Man streicht einige Male über das Tape, um es zu fixieren.
- Das 2. I-Tape wird abgemessen und vorbereitet. Auch dieses Tape wird etwa 10 cm lang zugeschnitten. Die Ecken werden abgerundet.

- Die Haut wird dort gereinigt, wo das Tape aufgeklebt werden soll.
- Das 2. Tape wird ebenfalls in der Mitte aufgerissen und ohne Zug unterhalb des 1. Tapes appliziert. Man streicht einige Male über das Tape, um es zu fixieren.
- Das Tape ist nun fertig und kann erfahrungsgemäß 7 Tage auf der Haut verbleiben.

11.1.6 Pankreas-Organ-Tape

Pankreas

Lage. Die Bauchspeicheldrüse (Pankreas) befindet sich v. a. im linken Oberbauch. Nach ventral grenzen der Magen, nach lateral die Milz, nach medial der Dünndarm und die Leber und nach dorsal die Aorta abdominalis an die Bauchspeicheldrüse an. Wird diese auf die Wirbelsäule projiziert (**Abb. 11.4**), so befindet sich die Bauchspeicheldrüse in etwa auf Höhe des 12. BWK bzw. 2. LWK.

Anatomie und Physiologie. Die Bauchspeicheldrüse besteht aus einem Schwanz (Cauda pancreatis) und einem Kopf (Caput pancreatis). Der Kopf der Bauchspeicheldrüse wird vom Duodenum c-förmig umschlungen. Der Hauptgang innerhalb der Drüse (Ductus pancreaticus) teilt sich auf Höhe des Kopfes in 2 Gänge. Der obere Gang (Ductus pancreaticus minor) dringt über die Papilla duodeni minor in den Dünndarm ein. Der untere Gang (Ductus pancreaticus major) vereint sich mit dem Ductus choledochus (Gallengang) und mündet gemeinsam in den Dünndarm (Pars descendens). Hierbei sind Variatio-

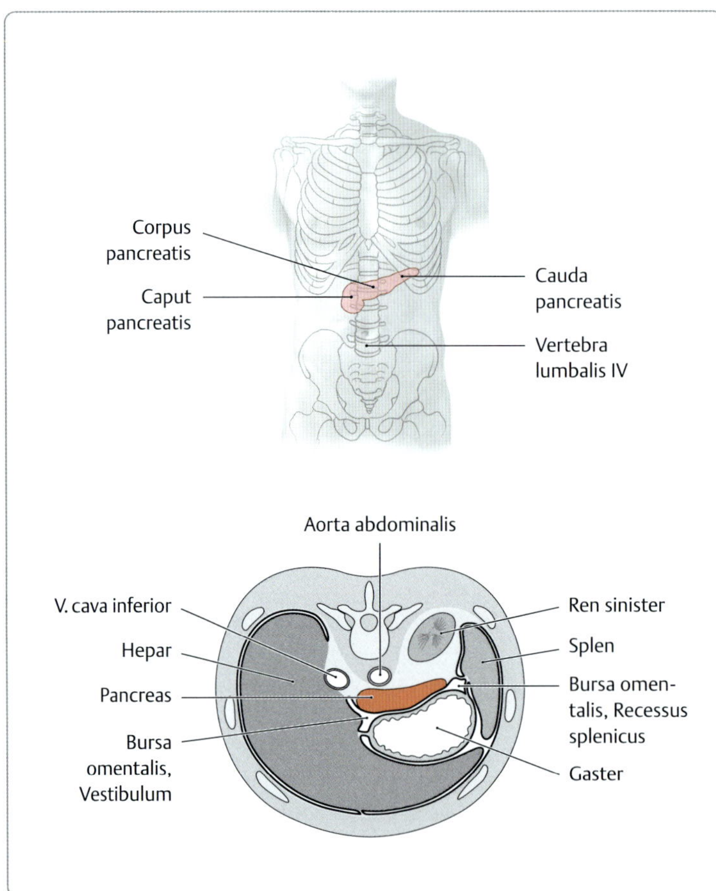

Abb. 11.4 Projektion der Bauchspeicheldrüse auf den Rumpf. (Schünke M, Schulte E, Schumacher U. Prometheus LernAtlas der Anatomie. Innere Organe. Illustrationen von M. Voll und K. Wesker. 4. Aufl. Stuttgart: Thieme; 2015)

nen möglich. Im exokrinen Teil des Pankreas wird enzymatisches bzw. verdauungsförderndes Sekret, im endokrinen Teil das Insulin produziert.

Innervation. Parasympathisch wird die Bauchspeicheldrüse hauptsächlich über den rechten N. vagus, sympathisch über die Nn. splanchnici majores und teilweise über die Nn. splanchnici minores versorgt.

Pathologie. Die Pathologien sind vielfältig und können durch den Lebenswandel, durch Medikamente, Mineralstoffmangel, individuelle Konstitutionen oder Infektionskrankheiten entstehen. Beispiele für Pathologien der Bauchspeicheldrüse sind die **Pankreatitis**, das **Pankreaskopfkarzinom** oder der **Diabetes mellitus**.

Hinweis

Aus chinesischer Sicht entspricht die Bauchspeicheldrüse der sog. „Mitte“. Diese ist dem Element Erde und somit dem Funktionskreis Milz und Magen zugeordnet. Um die Mitte zu stärken, kann ein tonisierendes Tape appliziert werden. Da sich die Bauchspeicheldrüse anatomisch gesehen hinter dem Magen befindet, wirkt die Applikation reflektorisch auf das Organ.

Organ-Taping

Behandlungsziele:

- Verbesserung der Bauchspeicheldrüsenaktivität
- Unterstützung der Produktion des enzymatischen Saftes

Mögliche Kontraindikationen:

- Pankreaskopfkarzinom
- Metastasen
- akute Pankreatitis
- unklare Schmerzen

Tonisierendes Pankreas-Tape

Die tonisierende Applikation wird bei Insuffizienzen bzw. Schwächezuständen der Bauchspeicheldrüse angewendet.

Mögliche Indikationen (westliche Diagnosen):

- chronische Pankreatitis
- Pankreasinsuffizienz
- leichter Diabetes mellitus

Für die Tonisierung kommt ein rotes Tape zur Anwendung.

Tapeapplikation:

- Es wird ein 5 cm breites, rotes Tape zugeschnitten. Das Tape wird ein wenig kürzer zugeschnitten, da es mithilfe der Ligamenttechnik appliziert wird. Die Ecken werden abgerundet.
- Die Haut wird dort gereinigt, wo das Tape aufgeklebt werden soll.
- Das Tape wird in der Mitte eingerissen und mit maximalem Zug en bloc und leicht diagonal über den Verlauf der Bauchspeicheldrüse (12. BWK bis unterer Rippenbogen) appliziert.
- Man streicht einige Male über das Tape, um es zu fixieren.
- Das Tape ist nun fertig und kann erfahrungsgemäß 7 Tage auf der Haut verbleiben.

Sedierendes Pankreas-Tape

Die sedierende Applikation wird bei „Überaktivität“ der Bauchspeicheldrüse angewendet. Hierbei wird das Tape in derselben Weise wie das tonisierende Pankreas-Tape, jedoch ohne Zug, auf die Haut aufgebracht.

Hinweis

Westliche Medizin versus chinesische Medizin

Aus chinesischer Sicht wird die Bauchspeicheldrüse der Mitte zugeordnet und neigt grundsätzlich zu Leere-Zuständen. Hierzu zählen der Milz-Qi- und der Milz-Yang-Mangel. Eine Milz-Qi-Stagnation bzw. ein Milz-Yin-Mangel kommt quasi nicht vor. In diesem Zusammenhang wird immer von einer Tonisierung der Milz gesprochen.

Aus westlicher Sicht neigt die Bauchspeicheldrüse eher zu einer Unterfunktion. Diese entsteht, wenn sie nicht mehr genügend Insulin (endogen) bzw. enzymatisches Sekret (exogen) produziert. Auch hierbei steht wieder die Tonisierung im Vordergrund.

„Überaktivitäten" der Bauchspeicheldrüse entstehen zumeist aufgrund eines verlegten Gallenblasengangs. Da dieser und der untere Ausgang der Bauchspeicheldrüse in den meisten Fällen einen gemeinsamen Eintrittspunkt in den Dünndarm haben, kommt es gleichzeitig zu einer Verlegung des Gallen- und Bauchspeicheldrüsengangs. Dies führt häufig zu einer Pankreatitis, bei der der Patient starke gürtelförmige Schmerzen beschreibt. Hierbei handelt es sich um eine absolute Kontraindikation!

11.1.7 Dünndarm-Organ-Tape

Dünndarm

Lage. Der Dünndarm setzt sich aus dem **Duodenum** (Zwölffingerdarm), dem **Jejunum** und dem **Ileum** zusammen. Das Duodenum befindet sich im Oberbauch vorwiegend auf der rechten Körperseite. Das Duodenum hat eine C-Form, in der der Pankreaskopf seinen Platz findet. Wird das Duodenum auf die Wirbelsäule projiziert (**Abb. 11.5**), so befindet er sich in etwa auf Höhe des 2. LWK. Die Jejunum- und Ileumabschnitte werden von den Dickdarmschlingen umschlossen und füllen den Großteil der Peritonealhöhle aus.

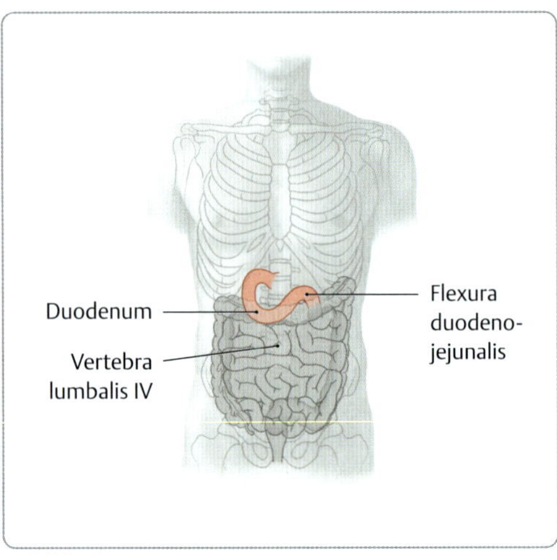

Abb. 11.5 Projektion des Dünndarms auf den Rumpf. (Schünke M, Schulte E, Schumacher U. Prometheus Lern-Atlas der Anatomie. Innere Organe. Illustrationen von M. Voll und K. Wesker. 4. Aufl. Stuttgart: Thieme; 2015)

Anatomie und Physiologie. Das Duodenum untergliedert sich in Pars superior, Pars descendens, Pars inferior und Pars ascendens. Im Anschluss folgen das Jejunum und Ileum. Diese werden durch die Dickdarmschlingen begrenzt. In das Duodenum führt ein gemeinsamer Gallen- und Bauchspeicheldrüsengang. Innerhalb des Ileums befindet sich eine Vielzahl von **Peyer-Plaques** (Lymphfollikel). Diese sind wichtig für die Immunabwehr des Körpers und können durch eine ungünstige Ernährung (z. B. häufiger Verzehr von Milchprodukten und Schweinefleisch), entzündliche Darmerkrankungen (niederschwellige Entzündung), z. B. Morbus Crohn, oder Medikamente wie Antibiotika empfindlich gestört sein.

Innervation. Parasympathisch wird das Duodenum über den rechten N. vagus, sympathisch über die Nn. splanchnici majores versorgt. Parasympathisch werden das Jejunum und Ileum hauptsächlich über den rechten N. vagus, sympathisch über die Nn. splanchnici majores und minores versorgt.

Pathologie. Die Pathologien sind vielfältig und können durch den Lebenswandel, durch Medikamente, Mineralstoffmangel, individuelle Konstitutionen oder Infektionskrankheiten entstehen. Beispiele für Pathologien des Dünndarms sind der **Morbus Crohn**, der **Ulcus duodeni** oder die **Invagination**.

Hinweis

Bei Infektionskrankheiten mit Erregern wie Yersinia enterocolitica können sich Symptome in der Verdauung manifestieren. Infektionen mit Yersinia enterocolitica sind nach dem Infektionsschutzgesetz meldepflichtig! Da Yersinien auch den Dünndarm besiedeln, können Symptome im Leitbahnverlauf des Dünndarms vorliegen. Hierbei treten Parästhesien, Taubheit und Schmerzen am lateralen kleinen Finger auf. Da die Oben-Unten-Kopplung zur Blasenleitbahn besteht, können sich zusätzlich Schmerzen und eine Hypersensibilität lateral des kleinen Zehs zeigen.
Das Taping bewirkt reflektorisch eine erhöhte Durchblutung im Dünndarmverlauf. Da sich viele Lymphfollikel (Immunabwehr) in diesem Trakt befinden, können diese durch das Tapen günstig beeinflusst und in ihrer Funktion unterstützt werden.

Organ-Taping

Behandlungsziele:

- Verbesserung der Dünndarmaktivität
- Unterstützung der Immunabwehr

Mögliche Kontraindikationen:

- akute entzündliche Erkrankungen
- Ileus
- Tumorerkrankungen
- Metastasen
- unklare Schmerzen

Tonisierendes Dünndarm-Tape

Video 11.4

Die tonisierende Applikation wird bei Insuffizienzen bzw. Schwächezuständen des Dünndarms, beispielsweise bei einer mikrobiellen Fehlbesiedelung oder bei bekannten Verdauungsstörungen, angewendet.

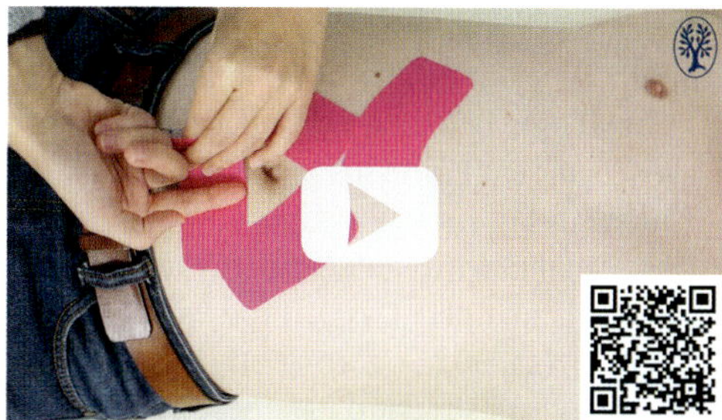

Video 11.4 Anlage eines tonisierenden Dünndarm-Tapes.

Mögliche Indikationen (westliche Diagnosen):

- Maldigestionsprobleme
- Malabsorptionsprobleme
- Nahrungsmittelunverträglichkeiten

Für die Tonisierung kommen 4 rote Tapes zur Anwendung. Das 1. Tape wird über dem Duodenum, das 2.–4. Tape über dem Jejunum und dem Ileum appliziert.

Tapeapplikation:

- Insgesamt werden 4 I-Tapes benötigt:
  - Das 1. Tape wird auf Höhe der LWK entlang des Verlaufs des c-förmigen Duodenums abgemessen und zugeschnitten.
  - Die verbleibenden 3 Tapes werden entlang des Verlaufs des Jejunums und des Ileums abgemessen und zugeschnitten. Aufgeklebt bilden die Tapes zusammen ein Dreieck.
- Alle Tapes werden ein wenig kürzer zugeschnitten, da sie mithilfe der Ligamenttechnik appliziert werden. Die Ecken werden abgerundet.
- Die Haut wird dort gereinigt, wo die Tapes aufgeklebt werden sollen.

Praxistipp

Die Tapes werden nacheinander „dreiecksförmig“ auf die Haut appliziert. Hierdurch wird die Peristaltik des Dünndarms vom Jejunum ausgehend in Richtung Dickdarm aktiviert.

- Die Folie des 1. Tapes wird an der Basis eingerissen und vollständig gelöst. Die Basis des

Tapes wird auf Höhe des Pylorus bzw. des Sphincter pylori in der Mitte auf die Haut geklebt. Dieser befindet sich auf halber Strecke zwischen dem Processus xiphoideus und dem Bauchnabel.

- Der Patient wird aufgefordert, tief in den Bauch einzuatmen. Das 1. Tape wird mit halbem Zug (ca. 50 %) c-förmig entlang des Duodenums (Pars superior, Pars descendens, Pars inferior und Pars ascendens) in Richtung des rechten Oberbauchs gezogen und auf die Haut geklebt.
- Die Basis des 2. Tapes wird einige Zentimeter lateral und distal des Bauchnabels auf die Haut geklebt. Der Patient wird nochmals gebeten, tief in den Bauch einzuatmen. Das Tape wird mit halbem Zug diagonal in Richtung der Mitte des Colon transversum gezogen.
- Die Basis des 3. Tapes wird links neben das Ende des 2. Tapes auf die Haut geklebt. Der Patient wird wieder aufgefordert, tief in den Bauch einzuatmen. Das Tape wird weiter mit halbem Zug diagonal in Richtung Colon sigmoideum geklebt.
- Die Basis des 4. Tapes wird links neben das Ende des 3. Tapes auf die Haut geklebt. Der Patient wird erneut gebeten, tief einzuatmen. Das Tape wird nun mit halbem Zug unterhalb des Bauchnabels parallel des Verlaufs des Colon transversum auf die Haut geklebt (**Abb. 11.6**).
- Man streicht einige Male über das gesamte Tape, um es zu fixieren.

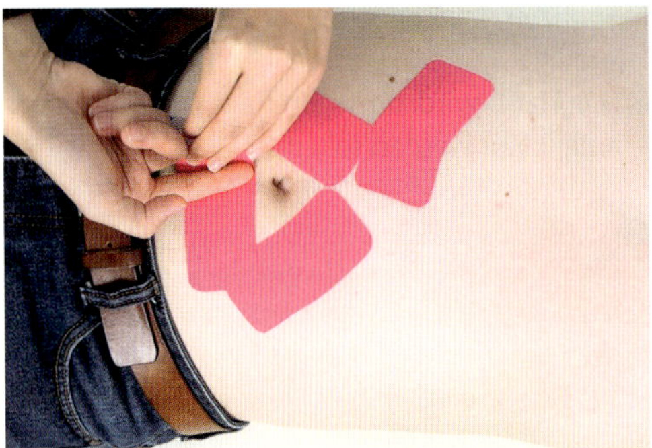

Abb. 11.6 Anlage des I-Tapes im Leitbahnverlauf.

- Das fertige Tape hat eine C-Form bzw. gleicht einem Dreieck. Es kann erfahrungsgemäß etwa 7 Tage auf der Haut verbleiben.

Sedierendes Dünndarm-Tape

Die sedierende Applikation wird bei „Überaktivität“ des Dünndarms angewendet. Hierbei wird das Tape in derselben Weise, jedoch ohne Zug, auf die Haut aufgebracht.

Mögliche Indikationen (westliche Diagnosen):

- chronische entzündliche Darmerkrankungen wie Morbus Crohn oder Colitis ulcerosa
- Reizdarmsyndrom

Hinweis

Westliche Medizin versus chinesische Medizin

Aus chinesischer Sicht wird der Dünndarm dem Element Feuer zugeordnet und kann zu Leere- und Fülle-Zuständen neigen. Bei einem Leere-Zustand ist der Darm träge und schwach. Er ist kaum in der Lage, die Verdauungsreste nach außen zu bringen. Bei einem Fülle-Zustand handelt es sich um Hitze bzw. Feuchte-Hitze im Dünndarm. Hierzu zählen z. B. Entzündungen und Schleim.

Aus westlicher Sicht neigt der Dünndarm ebenfalls zu einem schwachen oder überregten Zustand. Da die Ausscheidung äußerst wichtig ist, um Nahrungsreste und unverdaute Bestandteile aus dem Körper zu bringen, werden grundsätzlich keine sedierenden Techniken angewendet.

Liegt bei einem Patienten ein **Reizdarm** vor, treten aus chinesischer Sicht andere zu behandelnde Organe in den Fokus. Hierzu zählen z. B. das Herz und das Perikard sowie der Magen und die Milz. Aus westlicher Sicht können ebenfalls die Organe Herz und Magen in Betracht gezogen werden. Zudem ist hier die Stuhluntersuchung zu nennen, um Nahrungsmittelunverträglichkeiten auszuschließen und ein breites Bild vom aktuellen Stand der Darmflora des Patienten zu erhalten. Durch den Gebrauch von Antibiotika kann es zu einer **Dysbiose** kommen, die einen Reizdarm begünstigt.

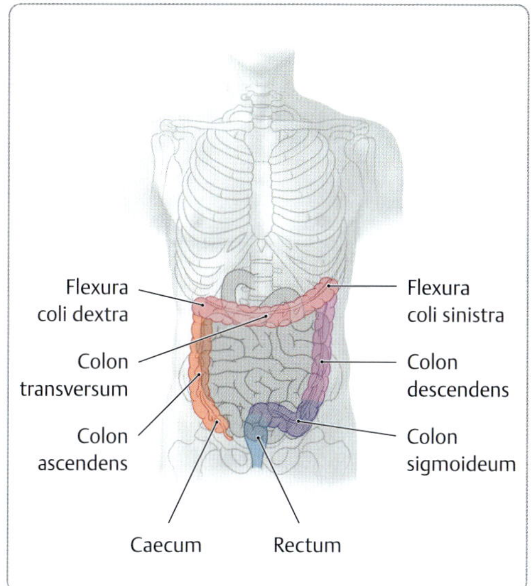

Abb. 11.7 Projektion des Dickdarms auf den Rumpf. (Schünke M, Schulte E, Schumacher U. Prometheus Lern-Atlas der Anatomie. Innere Organe. Illustrationen von M. Voll und K. Wesker. 4. Aufl. Stuttgart: Thieme; 2015)

11.1.8 Dickdarm-Organ-Tape

Dickdarm

Lage. Der Dickdarm unterteilt sich in den Blinddarm (Zäkum), den aufsteigenden Dickdarm (Colon ascendens), den querverlaufenden Dickdarm (Colon transversum), den absteigenden Dickdarm (Colon descendens), das Sigmoid (Colon sigmoideum) und den Mastdarm (Rektum). Aufgrund der Leberanatomie liegt der linke Darmabschnitt weiter kranial als der rechte. Der aufsteigende Teil des Dickdarms befindet sich in etwa zwischen dem rechten Os ilium und dem unteren Rippenbogen, der querverlaufende Teil etwa auf Höhe des 2. LWK und der absteigende Teil etwa auf Höhe des 12. BWK bzw. 1. LWK zwischen dem Rippenbogen und dem linken Os ilium (**Abb. 11.7**).

Anatomie und Physiologie. Die Oberfläche des Dickdarms weist im Gegensatz zum Dünndarm Tänien und Haustren auf. Tänien sind strangförmige Verstärkungen, Haustren hingegen Ausbuchtungen der Dickdarmwand. Neben den Taenia coli befinden sich querverlaufende Falten (Plica semilunaris coli). Zudem gibt es eine Vielzahl von Lymphfollikeln, die für die Immunabwehr wichtig sind.

Hinweis

Karzinome verteilen sich prozentual unterschiedlich auf den Dickdarm. Im aufsteigenden Teil des Dickdarms entstehen ca. 13 %, im transversalen Teil und dessen Flexuren ca. 9 % und im absteigenden Teil einschließlich Rektum ca. 88 %. Als Hauptverursacher gelten derzeit eine fleisch- und milchlastige Ernährung, ein hoher Alkoholkonsum, Bewegungsmangel und das Rauchen. Zudem führt eine ballaststoffarme Kost v. a. im Dickdarm zu vermehrten Fäulnisprozessen.

Innervation. Parasympathisch wird der Dickdarm über die Nn. splanchnici pelvici, sympathisch über die Nn. splanchnici lumbales, teilweise auch über die Nn. splanchnici majores und minores versorgt.

Pathologie. Die Pathologien sind vielfältig und können durch den Lebenswandel, durch Medikamente, Mineralstoffmangel, individuelle Konstitutionen oder Infektionskrankheiten entstehen. Beispiele für Pathologien des Dünndarms sind der **Morbus Crohn**, das **Reizdarmsyndrom**, die **Divertikulose** oder die **Colitis ulcerosa**.

Praxistipp

Das Taping bewirkt reflektorisch eine erhöhte Durchblutung im Dickdarmverlauf. Da sich viele Lymphfollikel (Immunabwehr) in diesem Trakt befinden, können diese durch das Tapen günstig beeinflusst werden.

Organ-Taping

Behandlungsziele:

- Verbesserung der Dickdarmaktivität
- Unterstützung der Immunabwehr

Mögliche Kontraindikationen:

- akute entzündliche Erkrankungen
- Ileus
- Tumorerkrankungen
- Metastasen
- unklare Schmerzen

Tonisierendes Dickdarm-Tape

Video 11.5

Die tonisierende Applikation wird bei Insuffizienzen bzw. Schwächezuständen des Dickdarms, beispielsweise bei einer Dysbiose oder Obstipation, angewendet.

Mögliche Indikationen (westliche Diagnosen):

- Maldigestionsprobleme
- Malabsorptionsprobleme
- Nahrungsmittelunverträglichkeiten
- Darmträgheit aufgrund neurologischer Erkrankungen, z. B. multipler Sklerose
- Divertikulose
- Hämorrhoiden
- Anal- und Rektumsenkung
- Stuhlinkontinenz

Für die Tonisierung kommt ein rotes Tape zur Anwendung.

Tapeapplikation:

- Es wird ein rotes I-Tape entlang des gesamten Dickdarmverlaufs abgemessen. Das Tape wird ein wenig kürzer zugeschnitten, da es mithilfe der Ligamenttechnik appliziert wird. Die Ecken werden abgerundet.
- Die Haut wird dort gereinigt, wo das Tape aufgeklebt werden soll.

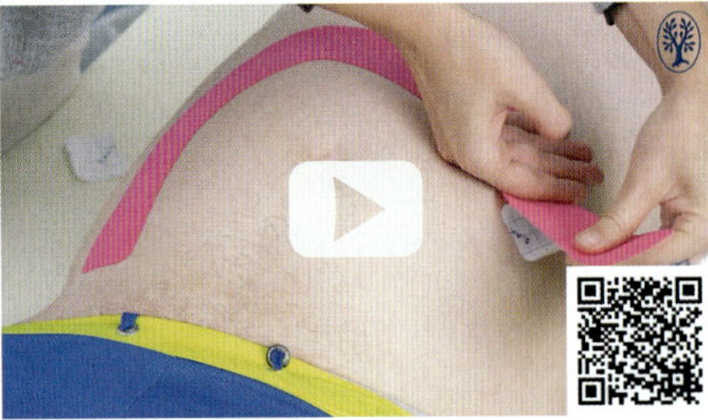

Video 11.5 Anlage eines tonisierenden Dickdarm-Tapes.

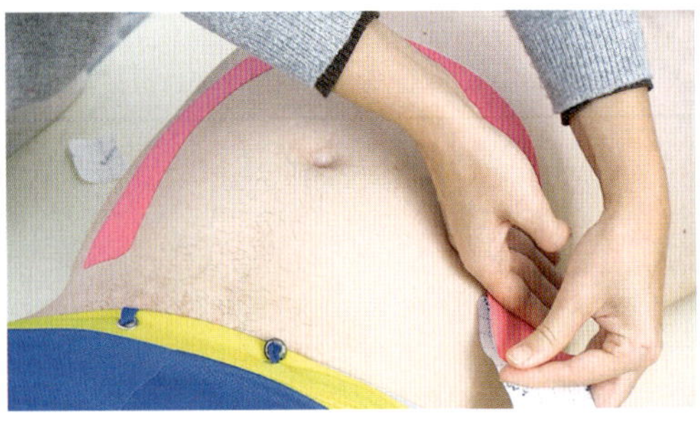

Abb. 11.8 Anlage des I-Tapes im Leitbahnverlauf.

- Die Folie des Tapes wird an der Basis eingerissen und vollständig gelöst.
- Die Basis des Tapes wird auf Höhe des Zäkums auf die Haut geklebt. Das Zäkum befindet sich im lateralen Drittel des Abdomens auf einer gedachten Verbindungslinie zwischen der Spina iliaca anterior superior und dem Bauchnabel.
- Nun wird der Patient aufgefordert, tief in den Bauch einzuatmen.
- Das Tape wird entlang des Dickdarmverlaufs mit halbem Zug (ca. 50 %) auf die Haut geklebt (**Abb. 11.8**). Das Ende lässt man ohne Spannung auslaufen.
- Man streicht einige Male über das gesamte Tape, um es zu fixieren.
- Das Tape ist nun fertig und kann erfahrungsgemäß etwa 7 Tage auf der Haut verbleiben.

Sedierendes Dickdarm-Tape

Die sedierende Applikation wird bei „Überaktivität" des Dickdarms angewendet. Hierbei wird das Tape in derselben Weise, jedoch ohne Zug, auf die Haut aufgebracht.

Die sedierende Applikation für den Dickdarm wird äußerst selten bis nie angewendet. Stattdessen wird der Schwerpunkt je nach Erkrankung des Patienten auf die Tonisierung der Leber, des Dünndarms und der Bauchspeicheldrüse gelegt, um die Verdauung zu unterstützen.

Ergänzend kann jedoch die Applikation eines sedierenden Meridian-Tapes erfolgen, um z. B. feuchte Hitze im Dickdarm zu beseitigen.

Mögliche Indikationen (westliche Diagnosen):

- chronische entzündliche Darmerkrankungen wie Morbus Crohn oder Colitis ulcerosa
- Reizdarmsyndrom
- chronische Divertikulitis
- Analabszess
- Analfistel

Hinweis

Westliche Medizin versus chinesische Medizin

Aus chinesischer Sicht wird der Dickdarm dem Element Metall zugeordnet. Er kann zu Leere- und Fülle-Zuständen neigen. Bei einem Leere-Zustand ist der Dickdarm träge und schwach. Er ist kaum in der Lage, die Verdauungsreste nach außen zu bringen. Bei einem Fülle-Zustand handelt es sich um Hitze bzw. Feuchte-Hitze im Dickdarm. Hierzu zählen z. B. Entzündungen und Schleim wie bei Morbus Crohn und Colitis ulcerosa. Da der Dickdarm über die Yin-Yang-Kopplung mit der Lunge korrespondiert, ist diese immer mitzubehandeln.

Aus westlicher Sicht neigt der Dickdarm ebenfalls zu einem schwachen oder überregten Zustand. Da die Ausscheidung äußerst wichtig ist, um Nahrungsreste und unverdaute Bestandteile aus dem Körper zu bringen, werden grundsätzlich keine sedierenden Techniken angewendet. Handelt es sich beispielsweise um Morbus Crohn, treten aus chinesischer Sicht andere zu behandelnde Organe in den Fokus. Hierzu zählen z. B. das Herz und das Perikard sowie der Magen und die Milz.

Zudem ist bei Verdauungsbeschwerden eine Stuhluntersuchung unerlässlich, um Nahrungsmittelunverträglichkeiten auszuschließen und ein Bild von der individuellen Darmflora des Patienten zu erhalten. Durch den Gebrauch von Antibiotika kann es zu einer **Dysbiose** kommen.

11.1.9 Nieren-Organ-Tape

Nieren

Lage. Die Nieren befinden sich seitlich der Wirbelsäule und unterhalb des Zwerchfells (**Abb. 11.9**). Bei der Einatmung senken sich die Nieren nach unten ab. Die rechte Niere liegt aufgrund der Leberanatomie etwas tiefer als die linke Niere. Das Hilum renale der rechten Niere befindet sich in etwa auf Höhe des 2. LWK, das der linken Niere in etwa auf Höhe des 1. LWK.

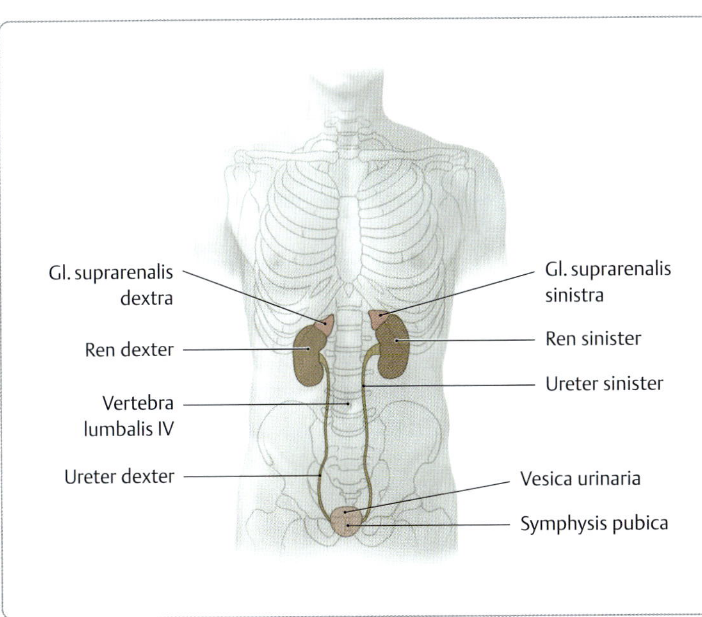

Abb. 11.9 Projektion der Nieren auf den Rumpf. (Schünke M, Schulte E, Schumacher U. Prometheus LernAtlas der Anatomie. Innere Organe. Illustrationen von M. Voll und K. Wesker. 4. Aufl. Stuttgart: Thieme; 2015)

Anatomie und Physiologie. Die Nieren haben eine Länge von ca. 10 cm und eine Breite von ca. 6 cm. Das Nierengewebe gliedert sich in das Nierenmark und die Nierenrinde. Innerhalb der Nierenrinde (Cortex renalis) befinden sich die Nierenkörperchen, die wiederum die Glomeruli beherbergen. Die Nierenpyramiden liegen innerhalb des Nierenmarks (Medulla renalis) und führen in Richtung der Nierenkelche, die in das Nierenbecken (Pelvis renalis) übergehen. Zu den Aufgaben der Nieren zählen die Harnproduktion, die Regulation des Elektrolyt- und Wasser- sowie des Säure-Basen-Haushalts.

Oberhalb der Nieren befinden sich die Nebennieren (Glandulae suprarenales). Diese sind in der Lage, zum einen Hormone wie Noradrenalin und Adrenalin freizusetzen, zum anderen Steroidhormone wie Glukokortikoide zu synthetisieren.

Innervation. Parasympathisch werden die Nieren teilweise über den N. vagus und über die Nn. splanchnici pelvici, sympathisch über die Nn. splanchnici minores und imus versorgt.

Parasympathisch ist die Innervation der Nebennieren noch ungeklärt, sympathisch wird das Nebennierenmark über präganglionäre Fasern der Nn. splanchnici majores versorgt.

Pathologie. Die Pathologien sind vielfältig und können durch den Lebenswandel, durch Medikamente, Mineralstoffmangel, individuelle Konstitutionen oder Infektionskrankheiten entstehen. Beispiele für Pathologien der Nieren sind **Nierensteine**, **Nierenzysten** oder **Glomerulonephritiden**. Beispiele für Pathologien der Nebennieren sind das **Phäochromozytom**, der **Morbus Addison** oder der **Morbus Cushing**.

Hinweis

Nebennieren können neben einer nachweislichen Insuffizienz (Morbus Addison) auch eine Nebennierenschwäche oder -erschöpfung (Adrenal Fatigue) aufweisen. Hierbei wird nicht mehr ausreichend Kortisol produziert, jedoch noch so viel, dass es nicht zu Symptomen eines typischen Morbus Addison kommt. Diese zeigen sich z. B. durch das Gefühl, „morgendlich wie gerädert zu sein", starke Müdigkeit, mangelnde Stressresistenz, chronische Infekte oder leichte Überforderung beim Erledigen von Aufgaben.

Organ-Taping

Behandlungsziele:

- Unterstützung der Nierendurchblutung
- Unterstützung der Harnproduktion, des Elektrolyt-, Wasser- und Säure-Basen-Haushalts

Mögliche Kontraindikationen:

- akute entzündliche Erkrankungen
- akutes Nierenversagen
- Nierenkoliken
- Tumorerkrankungen
- Metastasen
- unklare Schmerzen

Tonisierendes Nieren-Tape

Die tonisierende Applikation wird bei Insuffizienzen bzw. Schwächezuständen der Nieren und Nebennieren (Adrenal Fatigue) angewendet.

Mögliche Indikationen (westliche Diagnosen):

- chronische Nierenschwäche
- nephrotisches Syndrom
- diabetische Glomerulopathie

Für die Tonisierung kommen 2 rote, 5 cm breite Tapes zur Anwendung, die auf die Haut über der rechten (1. Tape) und der linken Niere (2. Tape) geklebt werden.

Tapeapplikation:

- Das 1. Tape wird für die rechte Niere zugeschnitten. Das Tape wird kürzer zugeschnitten, da es mithilfe der Ligamenttechnik appliziert wird. Die Ecken werden abgerundet.
- Die Haut wird dort gereinigt, wo das Tape aufgeklebt werden soll.
- Das Tape wird mittig eingerissen und en bloc mit maximalem Zug parallel zur Wirbelsäule auf Höhe des 2. LWK appliziert. Man streicht einige Male über das Tape, um es zu fixieren.
- Dann wird das 2. Tape für die linke Niere zugeschnitten. Es wird mittig eingerissen und en bloc mit maximalem Zug parallel zur Wirbelsäule auf Höhe des 1. LWK appliziert.
- Das Tape ist nun fertig und kann erfahrungsgemäß 7 Tage auf der Haut verbleiben.

Sedierendes Nieren-Tape

Die Nieren und Nebennieren befinden sich sowohl aus Sicht der Schulmedizin als auch aus Sicht der TCM grundsätzlich in einem Mangelzustand bzw. einer Leere. Deshalb kommt die Anwendung eines sedierenden Nieren-Tapes praktisch nicht vor.

Beim Morbus Cushing handelt es sich um ein übergeordnetes Problem der Hypophyse, das zu einer vermehrten Freisetzung von Kortisol führt. Somit ist die Nebenniere scheinbar überaktiv. Jedoch wird dies zumeist durch Gehirntumoren mit Wirkung auf die Ausschüttung des adrenokortikotropen Hormons (ACTH) verursacht.

Hinweis

Westliche Medizin versus chinesische Medizin

Aus chinesischer Sicht wird die Niere dem Element Wasser zugeordnet und neigt zu Leere-Zuständen. Hierzu zählen der Nieren-Qi-, Nieren-Yang-, Nieren-Yin- und der Nieren-Jing-Mangel. Diese zeigen sich z. B. in Form von Harninkontinenz, Harnverhalt, Infertilität oder Knie- und LWS-Schmerzen.

Da die Niere über die Yin-Yang-Kopplung mit der Blase korrespondiert, ist diese immer mitzubehandeln. Aus Sicht der chinesischen Medizin sollte die Niere bei Mangelerkrankungen immer tonisierend behandelt werden.

Aus westlicher Sicht kann die Niere ebenfalls eine Schwäche ausbilden. In diesem Fall ist die Harnproduktion aufgrund unterschiedlicher Erkrankungen und Einflüsse verringert. Bei entzündlichen Erkrankungen ist eine Tapeapplikation kontraindiziert.

11.1.10 Harnblasen-Organ-Tape

Harnblase

Lage. Die Harnblase befindet sich im kleinen Becken hinter der Symphyse. Bei der Frau liegt sie zudem unterhalb des Uterus und wird häufig bei einer Schwangerschaft komprimiert.

Anatomie und Physiologie. Die Harnblase kann ein Volumen von etwa 600 ml Flüssigkeit aufnehmen. Der Harndrang setzt jedoch schon bei einer Füllmenge von etwa 150 ml ein. Die Blase besteht hauptsächlich aus dem M. detrusor vesicae (verantwortlich für die Blasenentleerung) und dem M. sphincter vesicae (schließt den Blasenmuskel). Im entleerten Zustand zeigt die Innenwand der Blase eine ausgeprägte Faltenbildung. Hierdurch kann sich die Oberfläche der Blase bei Ansammlung von Harn vergrößern.

Innervation. Parasympathisch wird die Harnblase über die Nn. splanchnici pelvici (S 2–S 4), sympathisch über die Nn. splanchnici lumbales und sacrales versorgt.

Pathologie. Die Pathologien sind vielfältig und können durch den Lebenswandel, durch Medikamente, Mineralstoffmangel, individuelle Konstitutionen oder Infektionskrankheiten entstehen. Beispiele für Pathologien der Blase sind **Blasensteine**, **Harninkontinenz**, die **Reizblase**, **Blasenentzündungen** oder ein **Urothelkarzinom**.

Organ-Taping

Behandlungsziele:

- Unterstützung der Blasenentleerung (M. detrusor vesicae)
- Unterstützung der Kontinenz (M. sphincter vesicae)

Mögliche Kontraindikationen:

- akute entzündliche Erkrankungen
- Koliken
- Pyelonephritis
- Steinleiden
- Tumorerkrankungen
- Metastasen
- unklare Schmerzen

! *Cave*

Bei unklaren Beschwerden während des Wasserlassens oder einem Harnverhalt sollte bei Männern immer an eine Erkrankung der Prostata gedacht werden.

Tonisierendes Harnblasen-Tape

Die tonisierende Applikation wird bei Insuffizienzen bzw. Schwächezuständen der Harnblase angewendet.

Mögliche Indikationen (westliche Diagnosen):

- (abakterielle) chronische Harnwegsinfekte
- chronische Zystitis
- Harninkontinenz
- Pollakisurie
- Dysurie

Für die Tonisierung kommt ein rotes Tape zur Anwendung.

Tapeapplikation:

- Es wird ein 5 cm breites, rotes Tape (gemessen von der Symphyse bzw. Schambehaarung bis unterhalb des Bauchnabels) zugeschnitten. Das Tape wird ein wenig kürzer zugeschnitten, da es mithilfe der Ligamenttechnik appliziert wird. Die Ecken werden abgerundet.
- Die Haut wird dort gereinigt, wo das Tape aufgeklebt werden soll.
- Die Basis des Tapes wird oberhalb der Symphyse fixiert. Die Schambehaarung des Patienten wird dabei ausgespart.
- Das Tape wird mit maximalem Zug in Richtung Bauchnabel appliziert.
- Man streicht einige Male über das Tape, um es zu fixieren.
- Das Tape ist nun fertig und kann erfahrungsgemäß 7 Tage auf der Haut verbleiben.

Sedierendes Harnblasen-Tape

Die sedierende Applikation wird bei Reiz- und Fülle-Zuständen der Harnblase angewendet.

Mögliche Indikationen (westliche Diagnosen):

- (abakterielle) akute Harnwegsinfekte
- (abakterielle) akute Urethritis
- akute Zystitis

Für die Sedierung kommt ein blaues Tape zur Anwendung.

Tapeapplikation:

- Es wird ein 5 cm breites, blaues Tape (gemessen vom Bauchnabel bis zur Symphyse bzw. Schambehaarung) zugeschnitten. Das Tape wird nicht kürzer zugeschnitten, da es mithilfe der Muskeltechnik appliziert wird. Die Ecken werden abgerundet.
- Die Haut wird dort gereinigt, wo das Tape aufgeklebt werden soll.
- Die Basis des Tapes wird unterhalb des Bauchnabels fixiert, und das Tape wird ohne Zug in Richtung der Symphyse appliziert. Die Schambehaarung des Patienten wird ausgespart.
- Man streicht einige Male über das Tape, um es zu fixieren.
- Das Tape ist nun fertig und kann erfahrungsgemäß 7 Tage auf der Haut verbleiben.

> ⓘ *Hinweis*
>
> **Westliche Medizin versus chinesische Medizin**
>
> Aus chinesischer Sicht ist die Blase dem Element Wasser zugeordnet und neigt zu Leere- und Fülle-Zuständen. Diese zeigen sich z. B. in Form von Harninkontinenz, Harnverhalt, einer Reizblase oder Blasenentzündungen.
>
> Da die Blase über die Yin-Yang-Kopplung mit der Niere korrespondiert, ist diese immer mitzubehandeln. Aus Sicht der chinesischen Medizin sollte die Blase je nach Zustand tonisierend oder sedierend behandelt werden.
>
> Aus westlicher Sicht kann die Blase ebenfalls eine Schwäche oder eine Überaktivität ausbilden. Im Fall der Schwäche sind die Harnentleerung, z. B. aufgrund eines schwachen M. detrusor vesicae, und die Kontinenz, z. B. aufgrund eines schwachen M. sphincter vesicae, gestört. Zu den Überaktivitäten lassen sich u. a. die Reizblase oder auch Blasenentzündungen zählen.

11.1.11 Uterus-Organ-Tape

Uterus

Lage. Der Uterus befindet sich im kleinen Becken oberhalb der Harnblase.

Anatomie und Physiologie. Der Uterus hat eine birnenförmige Struktur und ist je nach vorangegangenen Schwangerschaften etwa 7 cm lang und 5 cm breit. Der Uterus setzt sich aus dem Fundus uteri (Kuppe des Uterus), dem Corpus uteri (Uteruskörper), dem Isthmus uteri (Übergang zwischen Cervix uteri und Corpus uteri), dem Cervix uteri (Gebärmutterhals) und der Portio (Muttermund) zusammen. Die Wandschichten des Uterus bilden die Tunica mucosa (Endometrium), die Tunica muscularis (Myometrium) und die Tunica serosa (Perimetrium). Das Endometrium ist die Gebärmutterschleimhaut, die den Uterus von innen bedeckt. Das Myometrium bildet die Muskelschicht des Uterus. Das Perimetrium ist die äußerste Schicht des Uterus, an die sich das Myometrium anschließt.

Innervation. Parasympathisch wird der Uterus über die Nn. splanchnici pelvici (S 2–S 4), sympathisch über die Nn. splanchnici lumbales und teilweise die Nn. splanchnici sacrales versorgt.

Pathologie. Die Pathologien sind vielfältig und können durch den Lebenswandel, durch Medikamente, Mineralstoffmangel, individuelle Konstitutionen oder Infektionskrankheiten entstehen. Beispiele für Pathologien des Uterus sind die **Uterussenkung**, die **Endometriose**, **Myome** oder die **Perimetritis**.

Organ-Taping

Behandlungsziele:

- Unterstützung der Uterusfunktion
- Unterstützung der Uterushebung

Mögliche Kontraindikationen:

- akute entzündliche Erkrankungen
- Tumorerkrankungen
- Metastasen
- unklare Schmerzen

Tonisierendes Uterus-Tape

Video 11.6

Die tonisierende Applikation wird bei Insuffizienzen bzw. Schwächezuständen des Uterus, z. B. Uterussenkung, angewendet.

Mögliche Indikationen (westliche Diagnosen):

- Uterussenkung
- Dysmenorrhö
- Amenorrhö
- Infertilität

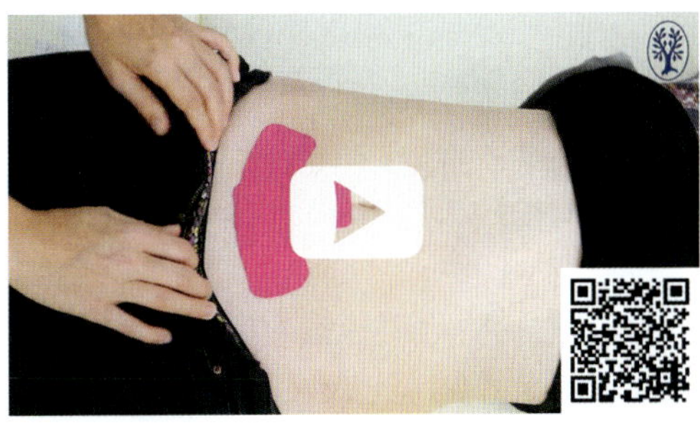

Video 11.6 Anlage eines tonisierenden Uterus-Tapes.

Für die Tonisierung kommen rote Tapes zur Anwendung.

Tapeapplikation:

- Zunächst werden 2 rote, 5 cm breite I-Tapes abgemessen:
  - 1. Tape: von oberhalb der Schambehaarung auf Höhe der Symphyse bis kurz unterhalb des Bauchnabels
  - 2. Tape: in einer waagerechten Linie zwischen beiden Beckenschaufeln
- Beide Tapes werden ein wenig kürzer zugeschnitten, da sie mithilfe der Ligamenttechnik appliziert werden. Die Ecken werden abgerundet.
- Die Haut wird dort gereinigt, wo die Tapes aufgeklebt werden sollen.
- Die Folie des 1. Tapes wird an der Basis eingerissen und vollständig gelöst. Die Basis des Tapes wird oberhalb der Symphyse bzw. der Schambehaarung auf die Haut geklebt.
- Die Patientin wird aufgefordert, tief in den Bauch einzuatmen.
- Das 1. Tape wird dann entlang des Unterbauchs in Richtung Bauchnabel mit maximalem Zug auf die Haut geklebt. Das Ende des Tapes lässt man ohne Spannung auslaufen.
- Nun wird die Folie des 2. Tapes in der Mitte eingerissen. Das Tape wird oberhalb der Symphyse auf die Haut geklebt.
- Die Folie des Tapes wird an einer Seite langsam abgelöst, und das Tape wird c-förmig mit maximalem Zug in Richtung Beckenschaufel geklebt.
- Die andere Seite des Tapes wird dann in derselben Weise auf die Haut appliziert.

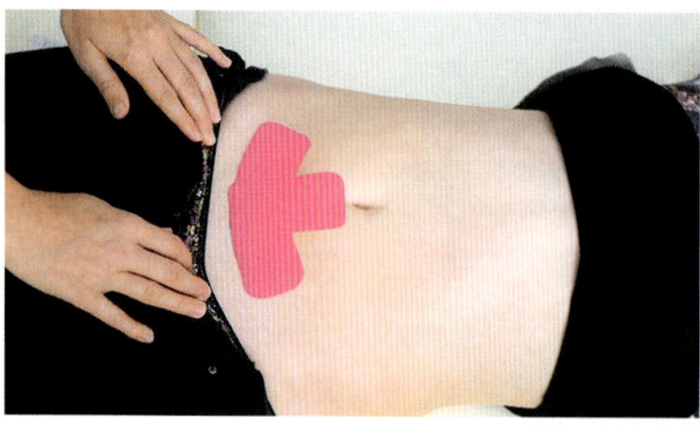

Abb. 11.10 Endanlage.

- Man streicht einige Male über das Tape, um es zu fixieren.
- Das Tape ist nun fertig (**Abb. 11.10**) und kann erfahrungsgemäß etwa 7 Tage auf der Haut verbleiben.

Sedierendes Uterus-Tape

Die sedierende Applikation wird bei Fülle-Zuständen des Uterus, z. B. Myomen, angewendet.

Mögliche Indikationen (westliche Diagnosen):

- Myom
- Endometriose
- Infertilität, z. B. aufgrund von Myomen oder Endometriose

Für die Sedierung kommen blaue Tapes zur Anwendung.

Tapeapplikation:

- Man schneidet 2 blaue Tapes mit einer Breite von 10 cm zu. Das Tape wird ein wenig länger zugeschnitten, da es mithilfe der Muskeltechnik appliziert wird. Die Ecken werden abgerundet.
- Die Haut wird dort gereinigt, wo das Tape aufgeklebt werden soll.
- Die Basis des 1. Tapes wird unterhalb des Bauchnabels fixiert. Dann wird das Tape ohne Zug in Richtung der Symphyse appliziert. Die Schambehaarung wird ausgespart.
- Ein 2. Tape wird mittig aufgerissen und am unteren Ende des 1. Tapes ohne Zug en bloc appliziert.
- Man streicht einige Male über das Tape, um es zu fixieren.
- Das Tape ist nun fertig und kann erfahrungsgemäß etwa 7 Tage auf der Haut verbleiben.

Hinweis

Westliche Medizin versus chinesische Medizin

Aus chinesischer Sicht wird der Uterus dem unteren Erwärmer zugeordnet. Dieser steht mit dem Herz in enger Verbindung. Bei „fehlenden" Emotionen bzw. kopflastigen Menschen kann diese Verbindung gestört sein und eine Infertilität begünstigen. Zudem führen Unterleibsoperationen bzw. Kaiserschnitte zu einer Kälte im Uterus. Dies ist durch das Operationsbesteck begründet, das in der TCM dem Element Metall zugeordnet ist. Das außerordentliche Gefäß für den Uterus ist der Chong Mai. Dieser kann geöffnet werden, um Fülle-Zustände im Uterus zu beseitigen. Der Ren Mai wird genutzt, um Leere-Zustände zu behandeln.

Aus westlicher Sicht kann der Uterus ebenfalls eine Schwäche oder eine Überaktivität ausbilden. Im Fall der Schwäche handelt es sich z. B. um eine Absenkung des Uterus. Zu Überaktivitäten lassen sich u. a. die Myome zählen. Die Absenkung des Uterus ist meist auf eine Schwäche des Bindegewebes oder auch einen Mangel an Hormonen zurückzuführen. Myome und Endometriose sind häufig Folge einer sog. „Östrogendominanz" bzw. eines Progesteronmangels. Ein Progesteronmangel kann durch sog. „Xenoöstrogene" verstärkt werden. Dies sind synthetische Stoffe, die östrogenartige Wirkungen auf den Körper haben und somit einen Progesteronmangel hervorrufen oder einen bestehenden Progesteronmangel verstärken können. Xenoöstrogene sind u. a. in Mineral-/Leitungswasser, in oralen Kontrazeptiva, in Milchprodukten, in Kosmetika, Duschgelen und Körpercremes sowie in Gegenständen aus Plastik (z. B. Bisphenol A) enthalten. Bei Kosmetika sind diese anhand des Begriffs „Parabene" zu identifizieren.

11.1.12 Prostata-Organ-Tape

Prostata

Lage. Die Prostata befindet sich im kleinen Becken unterhalb der Harnblase.

Anatomie und Physiologie. Die Prostata ist etwa 4 cm breit, 1–2 cm dick und insgesamt etwa kastaniengroß. Die Prostata zählt zu den akzessorischen Drüsen. Hierzu zählen auch die Glandulae vesiculosae (Samenbläschen) und die Glandulae bulbourethrales (Cowper-Drüsen).

Innervation. Parasympathisch wird die Prostata über die Nn. splanchnici pelvici (S 2–S 4), sympathisch über die Nn. splanchnici lumbales und teilweise die Nn. splanchnici sacrales versorgt.

Pathologie. Die Pathologien sind vielfältig und können durch den Lebenswandel, durch Medikamente, Mineralstoffmangel, individuelle Konstitutionen oder Infektionskrankheiten entstehen. Beispiele für Pathologien der Prostata sind die **Prostatahyperplasie** oder das **Prostatakarzinom**.

Hinweis

Aus chinesischer Sicht werden eine Hyperplasie oder ein Prostatakarzinom den Schleimerkrankungen zugeordnet. Medikamente oder auch Milchprodukte bringen Kälte in den Körper und fördern die Schleimbildung. Somit liegt der Fokus der Behandlung auf der Schleimpathologie und der Diätetik bzw. Ernährungsberatung des Patienten.

Aus komplementärmedizinischer Sicht liegt bei der Vergrößerung der Prostata häufig ein Progesteronmangel oder auch ein Mangel an Mikronährstoffen (z. B. Zink) vor. Progesteronmangel kann zudem durch sog. „Xenoöstrogene" verstärkt werden; ihre östrogenartigen Wirkungen auf den Körper können einen Progesteronmangel hervorrufen oder einen bestehenden Progesteronmangel verstärken (Kap. 11.1.11).

Organ-Taping

Behandlungsziele:

- Unterstützung der Prostatafunktion

Mögliche Kontraindikationen:

- akute entzündliche Erkrankungen
- Tumorerkrankungen
- Metastasen
- unklare Schmerzen

Tonisierendes Prostata-Tape

Die tonisierende Applikation wird bei Insuffizienzen bzw. Schwächezuständen der Prostata angewendet. Hierbei kommen rote Tapes zur Anwendung. Die Applikation erfolgt in derselben Weise wie beim tonisierenden Harnblasen-Tape (Kap. 11.1.10).

Mögliche Indikationen (westliche Diagnosen):

- Infertilität

Sedierendes Prostata-Tape

Die sedierende Applikation wird bei Fülle-Zuständen der Prostata angewendet. Hierbei kommen blaue Tapes zur Anwendung. Dies erfolgt in derselben Weise wie beim sedierenden Harnblasen-Tape (Kap. 11.1.10).

Mögliche Indikationen (westliche Diagnosen):

- Infertilität
- benigne Prostatahyperplasie
- chronische Prostatitis

Hinweis

Westliche Medizin versus chinesische Medizin

Aus chinesischer Sicht wird die Prostata dem Element Wasser zugeordnet und neigt zu Leere- und Fülle-Zuständen. Diese zeigen sich z. B. in Form von Infertilität, einer Hyperplasie oder einer Prostatitis. Da die Niere über die Yin-Yang-Kopplung mit der Blase korrespondiert, ist diese immer mitzubehandeln.

Aus westlicher Sicht kann die Prostata ebenfalls eine Schwäche oder eine Überaktivität ausbilden. Im Fall der Schwäche kommt es zu einer unzureichenden Samenzellbildung. Zu einer Überaktivität lässt sich z. B. die Hyperplasie zählen.

11.1.13 Zusammenfassung und Aussichten

Mit der Applikation von Organ-Tapes eröffnen sich – global betrachtet – neue Möglichkeiten zur Behandlung internistischer Erkrankungen. Hierbei stellt das Tape neben anderen therapeutischen und medikamentösen Behandlungsoptionen eine hilfreiche und unterstützende Maßnahme dar.

Auf Grundlage von unterschiedlichen Denkmodellen und Untersuchungen lässt sich ableiten, dass es einen Zusammenhang zwischen organischen Dysbalancen und orthopädischen Erkrankungen gibt (Kap. 10.1.4). Dies wird beispielsweise an dem Zusammenhang von Gallenblasenerkrankungen oder Zwerchfellhernien/-operationen und dem Auftreten von Schulterschmerzen, an Nierenerkrankungen und dem Auftreten von LWS-Beschwerden sowie an Magenbeschwerden, z. B. aufgrund von Medikamenteneinnahme, und dem Auftreten von HWS-Beschwerden deutlich.

Entsprechend kann das Taping auf Muskeln und Gelenken nur wirksam sein, wenn die Dysbalance innerer Organe durch das Tape aktiv moduliert wird. Besteht jedoch eine tief greifende Erkrankung innerer Organe, könnte dies zu einer verminderten Wirkung führen. Dies würde wiederum erklären, warum einige Patienten das korrekt und fachgerecht applizierte Tape als heilsam empfinden, andere jedoch nicht. Letzteres ist z. B. häufiger bei chronischen Erkrankungen der Fall.

Aus heutiger Sicht ist davon auszugehen, dass chronische Erkrankungen aufgrund eines vorliegenden Störfelds, z. B. einer niederschwelligen Entzündung, Narben, Hormondysbalancen oder einer Dysbiose des Darms, chronifizieren bzw. eine Chronifizierung begünstigen.

Es ist immer zu bedenken, welche Ziele der Patient und der Behandler verfolgen. Darauf aufbauend sind die Behandlungen und Applikationen der Tapes auszuwählen. Hierfür stehen z. B. das „klassische" Taping, das Meridian-Taping, das Zang-Fu-Taping, das Organ-Taping sowie tonisierende und sedierende Druckapplikationen zur Auswahl.

Fallbeispiel: CRPS

In meiner Praxis stellt sich eine 35-jährige Patientin mit einem CRPS der rechten Hand vor. Sie beschreibt einige „typische“ Symptome wie kalte Finger, vermehrten Haarwuchs und diffuse Schmerzen in der Hand, die nach einer vor Kurzem erfolgten Operation am Os metacarpale IV aufgrund eines Enchondroms erstmalig aufgetreten sind.

Des Weiteren schildert die Patientin das Bestehen einer Endometriose seit etwa 15 Jahren und mehrere Unterleibsoperationen. Aktuell nehme sie ohne Pause die „Pille“, um die Endometriose „in Schach“ zu halten. Bei weiteren Fragen erzählt die Patientin, dass sie aufgrund einer Bauchfellentzündung nach der Operation über mehrere Wochen Antibiotika erhalten habe. Seitdem mache der Darm starke Probleme. Darauf aufbauend wurden ein Stuhl- und Hormontest angeraten. Hierbei zeigten sich starke Dysbalancen im Bereich der Darmflora (beeinträchtigte protektive Flora) und der Hormone (Progesteronmangel).

Neben der Regulation des Darms und der Hormone wurde eine Ernährungsberatung durchgeführt. Ergänzend kamen das Uterus-, Leber- und Dickdarm-Organ-Tape, Meridian-Tapes (Niere, Ren Mai, Magen, Milz, Dickdarm) und Segment-Tapes (Bereich Dickdarm, Uterus) zum Einsatz.

Zusammenfassung: Beim CRPS liegen eine Fehlsteuerung der Schmerzreize und eine Dysregulation des Schmerzgedächtnisses vor. Häufig weisen solche Patienten zudem Störfelder im Bereich von z. B. Operationsnarben und im Verdauungstrakt auf. Durch oral verabreichte Schmerzmedikamente entsteht ein Circulus vitiosus. Bei diesem Prozess werden v. a. die Leber, die Nieren und der Darm in Mitleidenschaft gezogen. Zudem kommt es bei regelmäßiger Einnahme von Schmerzmitteln häufiger zu einem Mineralstoffmangel.

Um den betroffenen Patienten global zu betreuen, sollten neben der Schmerztherapie komplementäre Behandlungen wie die Akupunktur und die Phytotherapie zur Regeneration und Entlastung der Leber, der Nieren und des Darms sowie eine Ernährungsberatung in Betracht gezogen werden. Daneben ist eine genaue Blut-, Hormon- und Stuhluntersuchung unerlässlich, um den Mineralstoffhaushalt zu überprüfen und eine Dysbiose des Darms und des Hormonhaushalts auszuschließen. In solchen Fällen ist es möglich, dass die Applikation eines Tapes am Handgelenk (z. B. aufgrund einer Radiusfraktur, die operativ versorgt wurde und durch die sich im Anschluss ein CRPS beim Patienten entwickelt hat) kaum bzw. keine Wirkung zeigt. Dann wäre es beispielsweise sinnvoll, tonisierende Leber-, Nieren- und Dickdarm-Organ-Tapes sowie Segment-Tapes für diese Organe zu applizieren.

11.2 Dermatom-Taping

Das Dermatom-Taping bezieht sich ausschließlich auf die in der **Tab. 11.2** beschriebenen Head-Zonen. Dermatom-Tapes können ohne Probleme mit anderen Taping-Formen kombiniert werden.

11.2.1 Einleitung

Head-Zonen beschreiben Hautzonen, die Erkrankungen, Schwächen oder Überaktivitäten innerer Organe repräsentieren (**Abb. 11.11**). Sie können mehrere Dermatome umfassen (Kap. 10.1.4). Störungen der Organe äußern sich als **übertragener Schmerz** („referred pain“).

Ziel des Dermatom-Tapings ist es, ergänzend zu anderen Tapeanlagen betroffene Organe über den somatosensorischen Reiz auf viszerosensibler Ebene zu beeinflussen. Hierbei kann eine Kombination von Dermatom-Tapes sowie Segment-, Meridian- und Organ-Tapes zielführend in der Behandlung sein.

Tab. 11.2 Head-Zonen und ihre Zuordnung zu den Dermatomen bzw. Segmenten.

Organ	Dermatom/ Segment	rechts	links	beidseitig
Herz	Th 3–Th 4		X	
Speiseröhre	Th 4–Th 5			X
Zwerchfell	C 4		X	
Magen	Th 8		X	
Leber und Gallenblase	Th 8–Th 11	X		
Dünndarm	Th 11–L 1			X
Dickdarm	Th 12–L 1			X
Harnblase	Th 11–L 1			X
Niere	Th 10–L 1		X	
Hoden	Th 10–L 1		X	

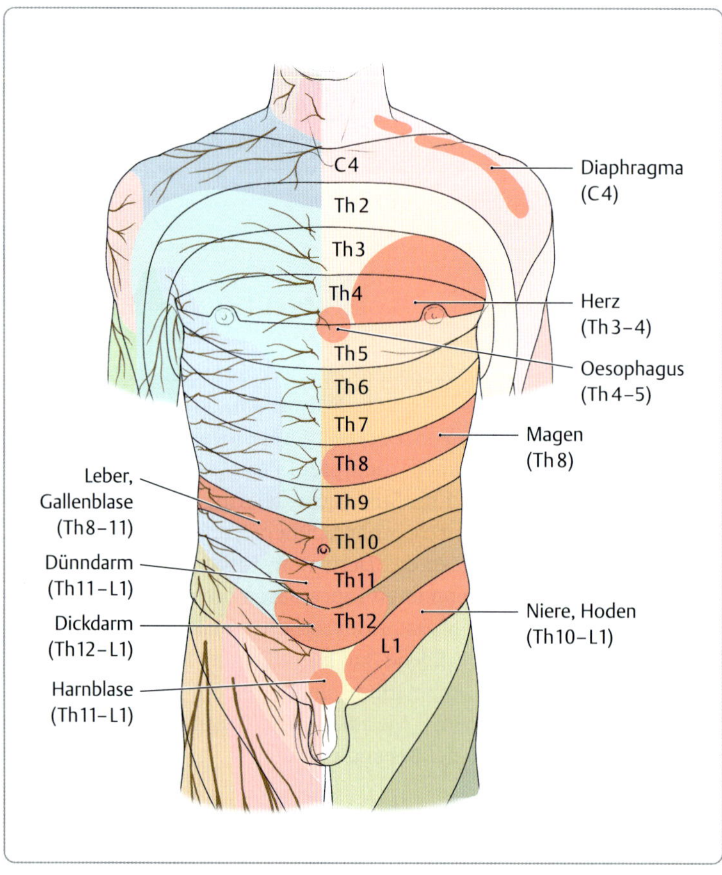

Abb. 11.11 Head-Zonen. (Schünke M, Schulte E, Schumacher U. Prometheus LernAtlas der Anatomie. Innere Organe. Illustrationen von M. Voll und K. Wesker. 4. Aufl. Stuttgart: Thieme; 2015)

Praxistipp

Die Inspektion und Palpation von Dermatomen wird zur Segmentdiagnose gezählt. Hierunter fällt auch die Begutachtung von Zonen und Segmenten nach Hansen und Schliack (Kap. 10.1.4). Um eine eindeutige Unterscheidung zwischen dem Dermatom- und Segment-Taping (Kap. 11.3) zu ermöglichen, werden die beiden Themen in separaten Kapiteln erläutert.

Dermatome und ihre Inspektion und Palpation

Dermatome weisen bei der Inspektion und Palpation bestimmte Merkmale auf. Diese erleichtern es dem Behandler, den Bereich auffälliger Head-Zonen von anderen Hautarealen abzugrenzen.

Bei der **Inspektion** wird die Haut des Patienten begutachtet. Hierzu zählen die Hautbeschaffenheit, Hautfarbe, mögliche Ödembildungen und die Schweißsekretion.

Zur **Palpation** zählen die Hautverschieblichkeit, die Konsistenz des Gewebes, der Gewebetonus, die Hautbeschaffenheit, die Hauttemperatur, die Sensibilität und die Schmerzwahrnehmung.

Praxistipp

Dermatome zeigen häufig einen Maximalpunkt. Dies bedeutet, dass Merkmale der Inspektion und Palpation nicht im gesamten Dermatom gleichmäßig stark auftreten müssen, sondern sich vermehrt auf einen bestimmten Punkt innerhalb des Dermatoms konzentrieren.

In **Tab. 11.3** und **Tab. 11.4** sind die wichtigsten Parameter für die Inspektion und Palpation von Dermatomen zusammengefasst.

Grundlegendes zur Anwendung von Dermatom-Tapes

Auf Basis der Inspektions- und Palpationsbefunde werden die Tapes direkt auf die betroffenen Dermatome appliziert. Hierbei wird die Muskeltechnik verwendet. Zeigt der Patient eine gering

Tab. 11.3 Wichtige Parameter für die Inspektion von Dermatomen.

Parameter für die Inspektion	mögliche Auffälligkeiten	diagnostische Relevanz
Hautbeschaffenheit	deutliche Hautfältelung	Flüssigkeitsmangel
	auffällige Gewebespannung	Flüssigkeitseinlagerungen
	Ödeme	Flüssigkeitseinlagerungen
	Hauterkrankungen, z. B. Ekzeme	hitzige Prozesse/Pathogene
	Leberflecke	Leberbelastungen
Hautfarbe	blass	Sauerstoffmangel
	rötlich	starke Durchblutung/Entzündungen
	bläulich livide	Sauerstoffmangel/deutliche Unterversorgung des Gewebes
	gelblich	Leberbelastungen
	bräunlich	Lebererkrankungen
Schweißsekretion	vermehrt	nervale Überaktivität
	vermindert	z. B. bei Hypothyreose oder Blutmangel

Tab. 11.4 Wichtige Parameter für die Palpation von Dermatomen.

Parameter für die Palpation	mögliche Auffälligkeiten	diagnostische Relevanz
Hautverschieblichkeit	Die Haut ist deutlich verschieblich im Vergleich zum umliegenden Gewebe.	mögliches Zeichen für eine Schwäche des Organs
	Die Haut ist schwer verschieblich im Vergleich zum umliegenden Gewebe	mögliches Zeichen für eine Überfunktion bzw. Belastung des Organs
Konsistenz	Die Haut lässt sich überaus leicht abheben.	mögliches Zeichen für eine Schwäche des Organs
	Die Haut lässt sich schwer abheben.	mögliches Zeichen für eine Überfunktion bzw. Belastung des Organs
Gewebetonus	erniedrigt	mögliches Zeichen für eine Schwäche des Organs
	erhöht	mögliches Zeichen für eine Überfunktion bzw. Belastung des Organs
Hautbeschaffenheit	uneben, knotig, rau, schmierig	mögliches Zeichen für eine Schwäche oder eine Überfunktion bzw. Belastung des Organs
Hauttemperatur	erniedrigt	mögliches Zeichen für eine Schwäche des Organs
	erhöht	mögliches Zeichen für eine Überfunktion bzw. Belastung des Organs
Sensibilität	vermindert	mögliches Zeichen für eine Schwäche des Organs
	erhöht	mögliches Zeichen für eine Überfunktion bzw. Belastung des Organs
Schmerzwahrnehmung	Hyperalgesie, Schmerzen bei Berührung, Druckschmerz	mögliche Zeichen für eine Schwäche oder eine Überfunktion bzw. Belastung des Organs

ausgeprägte Hyperalgesie, kann über den Einsatz der Ligamenttechnik nachgedacht werden. Diese hat den Vorteil, dass „schwache“ Organe tonisiert werden.

Werden Maximalpunkte durch den Behandler ausfindig gemacht, werden diese zusätzlich mit Gittertapes und Druckapplikationen (Stahlkügelchen) versorgt.

Praxistipp

Aufgrund vorliegender Hyperalgesien und möglicher Überempfindlichkeiten der Head-Zonen wird zu Beginn der Behandlung auf die tonisierende Applikation mithilfe der Ligamenttechnik verzichtet. Stattdessen wird die Muskeltechnik genutzt. Bei der Behandlung von Maximalpunkten werden Druckapplikationen (Stahlkügelchen) oder Gittertapes bzw. Druckapplikationen in Kombination mit Gittertapes verwendet, sofern der Patient diese toleriert.

Applikationsformen

Muskeltechnik. Alle Dermatom-Tapes werden mit der Muskeltechnik appliziert. Hierzu wird entweder die Folie des zugeschnittenen Tapes in der Mitte aufgerissen und das Tape en bloc ohne Zug appliziert oder es wird zuerst die Basis ohne Zug auf die Haut geklebt und im Anschluss das Tape bzw. die Zügel des Tapes ohne Zug appliziert.

Gittertape. Durch die Inspektion und Palpation wird der Maximalpunkt des Dermatoms ausfindig gemacht. Auf diesem wird das Gittertape appliziert. Der Vorteil dieser Variante ist, dass der taktile Reiz auf das Dermatom gering gehalten wird, sodass es bei Hyperalgesien besser vom Patienten toleriert wird.

Druckapplikation. Die Druckapplikation wird auf den Maximalpunkt des Dermatoms aufgebracht und verbleibt dort je nach Empfinden des Patienten für einige Stunden bis Tage. Hierbei ist die Hautreaktion durch den Patienten genau zu beobachten.

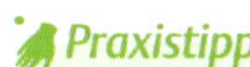

Stahlkügelchen haben den Vorteil, dass sie als neutral gelten und je nach Zustand ausgleichend auf das Organ wirken.

Applikationskombinationen. Zusätzlich können die verschiedenen Applikationsvarianten miteinander kombiniert werden:

- Gittertape (Maximalpunkt) und Dermatom-Tape
- Druckapplikation (Maximalpunkt) und Dermatom-Tape
- Druckapplikation (Maximalpunkt) und Gittertape (Maximalpunkt)

Praxistipp

Bei der Beschreibung der Tapeapplikationen werden ausschließlich die Dermatom-Tapes berücksichtigt. Druckapplikationen und Gittertapes können individuell durch den Behandler appliziert werden. Durch Palpation wird der Maximalpunkt der Head-Zone ausfindig gemacht. Im Anschluss erfolgt die Applikation.

Kontraindikationen von Dermatom-Tapes

Wie bei allen anderen beschriebenen Tapes gelten auch bei der Anwendung von Dermatom-Tapes die in Kap. 1.4.2 aufgeführten relativen und absoluten Kontraindikationen.

11.2.2 Herz-Dermatom-Tape

Die Head-Zone des Herzes befindet sich auf Höhe der Segmente Th 3 und Th 4 und ist oberhalb der linken Brust lokalisiert.

Das Herz-Dermatom-Tape kann beispielsweise bei **Herzrhythmusstörungen**, **funktionellen Herzbeschwerden** oder **Palpitationen** angewendet werden.

Für die Applikation werden 2 unterschiedliche Varianten beschrieben.

Sedierendes Herz-Dermatom-Tape

Video 11.7

Tapeapplikation:

Variante 1:

- Es werden 2 etwa 15 cm lange und 5 cm breite, blaue **I-Tapes** zugeschnitten. Die Ecken werden abgerundet.
- Die Haut wird dort gereinigt, wo die Tapes aufgeklebt werden sollen.

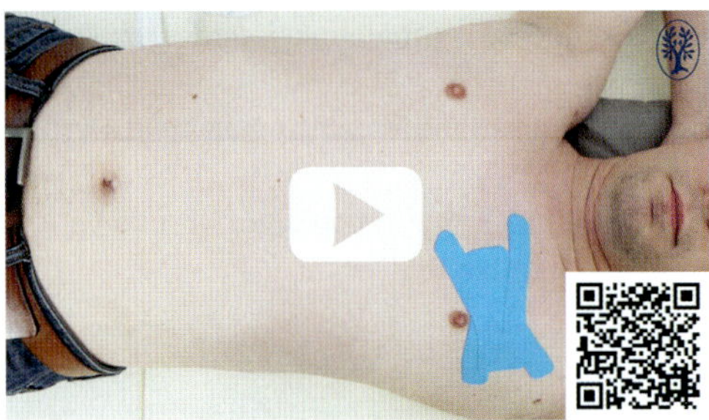

Video 11.7 Anlage eines sedierenden Herz-Dermatom-Tapes, Variante 1 und 2.

- Der Patient wird gebeten, tief in den Brustkorb einzuatmen.
- Die Folie des 1. Tapes wird in der Mitte eingerissen und vollständig gelöst. Das Tape wird oberhalb der linken Brustwarze auf die Haut geklebt. Danach wird die eine Hälfte des Tapes ohne Zug auf die Haut geklebt, anschließend die andere.
- Die Folie des 2. Tapes wird gelöst. Das Tape wird in derselben Weise oberhalb des 1. Tapes ohne Zug auf die Haut geklebt. Die Tapes überlagern sich leicht.
- Man streicht einige Male über die Tapes, um sie zu fixieren.
- Das Tape ist nun fertig (**Abb. 11.12**) und kann erfahrungsgemäß etwa 7 Tage auf der Haut verbleiben.

Variante 2:

- Es werden 2 etwa 15 cm lange, blaue **Y-Tapes** zugeschnitten. Die Ecken werden abgerundet.
- Die Haut wird dort gereinigt, wo die Tapes aufgeklebt werden sollen.
- Die Folie des 1. Tapes wird gelöst. Die Basis des Tapes wird rechts oberhalb der linken Brustwarze auf die Haut geklebt. Der Patient wird aufgefordert, tief in den Brustkorb einzuatmen. Nacheinander werden beide Zügel ohne Zug in Richtung der gegenüberliegenden Brust auf die Haut geklebt.
- Die Folie des 2. Tapes wird gelöst. Dann wird die Basis zwischen den Zügeln des 1. Tapes fixiert. Die Zügel des 2. Tapes werden ohne Zug zur gegenüberliegenden Brust in Richtung Sternum geführt. Die beiden Y-Tapes überlagern sich in ihrem Verlauf.
- Man streicht einige Male über die Tapes, um sie zu fixieren.
- Das Tape ist nun fertig und kann erfahrungsgemäß etwa 7 Tage auf der Haut verbleiben.

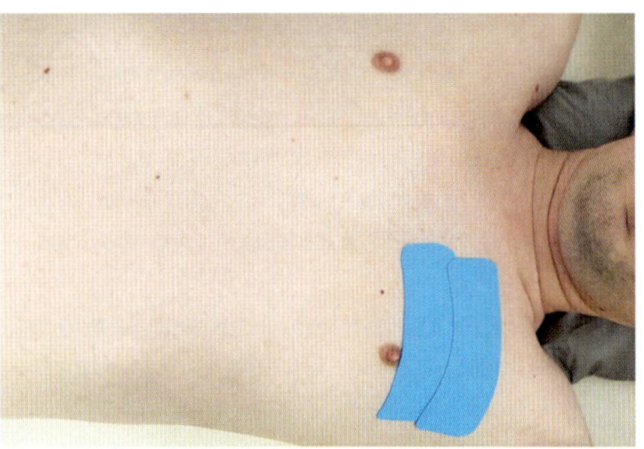

Abb. 11.12 Anlage eines sedierenden Herz-Dermatom-Tapes, Variante 1.

11.2.3 Ösophagus-Dermatom-Tape

Die Head-Zone des Ösophagus (Speiseröhre) befindet sich auf Höhe der Segmente Th 4 und Th 5 und ist in etwa zwischen den beiden Brustwarzen auf dem Sternum lokalisiert.

Das Ösophagus-Dermatom-Tape kann beispielsweise bei **funktioneller Dyspepsie**, bei **Reflux** oder dem damit einhergehenden **Sodbrennen** angewendet werden.

Sedierendes Ösophagus-Dermatom-Tape

Video 11.8

Abhängig von der Ausprägung der Hyperalgesie und der Schmerztoleranz des Patienten kann ein weiteres Tape ergänzt werden.

Tapeapplikation:

- Es wird ein etwa 15 cm langes, blaues I-Tape zugeschnitten. Die Ecken werden abgerundet.
- Die Haut wird dort gereinigt, wo die Tapes aufgeklebt werden sollen.

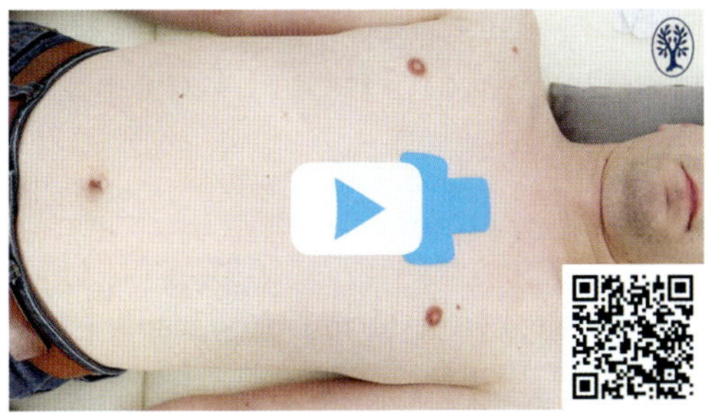

Video 11.8 Anlage eines sedierenden Ösophagus-Dermatom-Tapes.

- Die Folie des Tapes wird in der Mitte eingerissen und vollständig gelöst.
- Der Patient wird aufgefordert, tief in den Brustkorb einzuatmen.
- Das Tape wird in der Mitte des Sternums auf die Haut geklebt. Zuerst wird die eine Hälfte und anschließend die andere Hälfte des Tapes im Verlauf des Sternums ohne Zug auf die Haut geklebt.
- Man streicht einige Male über das Tape, um es zu fixieren.
- Dieses I-Tape kann durch ein 2. I-Tape ergänzt werden. Dafür wird ein 7 cm langes I-Tape zugeschnitten. Die Folie wird in der Mitte eingerissen.
- Der Patient wird noch einmal aufgefordert, tief in den Brustkorb einzuatmen.
- Zuerst wird die eine und anschließend die andere Hälfte des 2. Tapes waagerecht ohne Zug zwischen den Brustwarzen auf die Haut geklebt. Man streicht einige Male über das Tape, um es zu fixieren.
- Das Tape ist nun fertig und kann erfahrungsgemäß etwa 7 Tage auf der Haut verbleiben.

11.2.4 Zwerchfell-Dermatom-Tape

Die Head-Zone des Zwerchfells befindet sich auf Höhe des Segments C4 und ist im ventralen linken Klavikula- und Schulterbereich lokalisiert.

Das Zwerchfell-Dermatom-Tape kann beispielsweise bei einer **Hiatushernie** oder einer fehlenden Absenkung des Zwerchfells, z. B. aufgrund einer **chronischen Bronchitis**, einer **Mukoviszidose** oder einer **COPD**, angewendet werden.

Sedierendes Zwerchfell-Dermatom-Tape

Tapeapplikation:

- Es wird ein 5 cm breites und ca. 20 cm langes, blaues Tape zugeschnitten.
- Die Haut wird dort gereinigt, wo die Tapes aufgeklebt werden sollen.
- Die Folie des Tapes wird am Ende des Tapes eingerissen und vollständig gelöst.
- Die Basis des Tapes wird oberhalb des letzten Drittels der linken Klavikula appliziert.
- Im Anschluss wird das Tape ohne Zug in Richtung der ventralen Schulter (Tuberculum majus) geklebt.
- Man streicht einige Male über das Tape, um es zu fixieren.
- Das Tape ist nun fertig und kann erfahrungsgemäß etwa 7 Tage auf der Haut verbleiben.

11.2.5 Magen-Dermatom-Tape

Die Head-Zone des Magens befindet sich auf Höhe des Segments Th 8 und ist auf der Ebene der 12. Rippe im Verlauf des Rippenbogens lokalisiert. Die Zone weist einen streifenförmigen Verlauf nach lateral auf der linken Körperseite auf.

Das Magen-Dermatom-Tape kann beispielsweise bei **Gastritis**, **Sodbrennen** oder **Dyspepsie** angewendet werden.

Für die Applikation werden 2 unterschiedliche Varianten beschrieben.

Sedierendes Magen-Dermatom-Tape

Tapeapplikation:

Variante 1:

- Ein blaues **I-Tape** mit einer Breite von 5 cm und einer Länge von ca. 20 cm wird zugeschnitten.
- Die Basis des Tapes wird auf Höhe der 12. Rippe links der Mittellinie appliziert.
- Der Patient wird aufgefordert, tief in den Bauch einzuatmen.
- Im Anschluss wird das Tape ohne Zug im Verlauf des Rippenbogens nach lateral geklebt.

Variante 2:

- Es werden 2 blaue **Y-Tapes** mit einer Breite von 5 cm und einer Länge von ca. 20 cm zugeschnitten.
- Die Basis des 1. Y-Tapes wird auf Höhe der 12. Rippe links der Mittellinie ohne Zug appliziert. Der Patient wird aufgefordert, tief in den Bauch einzuatmen. Im Anschluss werden beide Zügel ohne Zug im Verlauf des Rippenbogens nach lateral geklebt.
- Die Basis des 2. Y-Tapes wird im letzten Drittel des Rippenbogens aufgebracht. Im Anschluss werden beide Zügel ohne Zug in Richtung der Mittellinie geklebt, bis sich die Zügel des 1. und 2. Tapes überlagern.

11.2.6 Leber- und Gallenblasen-Dermatom-Tape

Die Head-Zone der Leber und Gallenblase befindet sich auf Höhe der Segmente Th 8–Th 11 und ventral rechts neben und etwas oberhalb des Bauchnabels. Von dort aus verläuft sie streifenförmig entlang des unteren Rippenbogens in Richtung Wirbelsäule.

Das Leber- und Gallenblasen-Dermatom-Tape wird z. B. bei einer **Fettleber** oder zur Unterstützung der **Entgiftung der Leber** angewendet.

Für die Applikation werden 2 unterschiedliche Varianten beschrieben.

Sedierendes Leber- und Gallenblasen-Dermatom-Tape, I-Tape

Video 11.9

Tapeapplikation:

Variante 1:

- Es wird ein etwa 20 cm langes, blaues **I-Tape** zugeschnitten. Die Ecken werden abgerundet.
- Die Haut wird dort gereinigt, wo das Tape aufgeklebt werden soll.
- Die Folie des Tapes wird an der Basis gelöst. Die Basis des Tapes wird auf der rechten Körperseite neben dem Bauchnabel aufgeklebt.
- Der Patient wird aufgefordert, tief in den Bauch einzuatmen.
- Das Tape wird ohne Zug entlang des Rippenbogens in Richtung Wirbelsäule auf die Haut geklebt.
- Man streicht einige Male über das Tape.
- Das Tape ist nun fertig und kann erfahrungsgemäß etwa 7 Tage auf der Haut verbleiben.

Variante 2:

- Es werden 2 etwa 20 cm lange, blaue **Y-Tapes** zugeschnitten. Die Ecken werden abgerundet.
- Die Haut wird dort gereinigt, wo das Tape aufgeklebt werden soll.
- Die Folie des 1. Tapes wird an der Basis gelöst. Die Basis des 1. Tapes wird auf der rechten Körperseite neben dem Bauchnabel auf die Haut geklebt.
- Der Patient wird aufgefordert, tief in den Bauch einzuatmen.
- Die Zügel werden nacheinander in Richtung der Wirbelsäule auf die Haut geklebt.

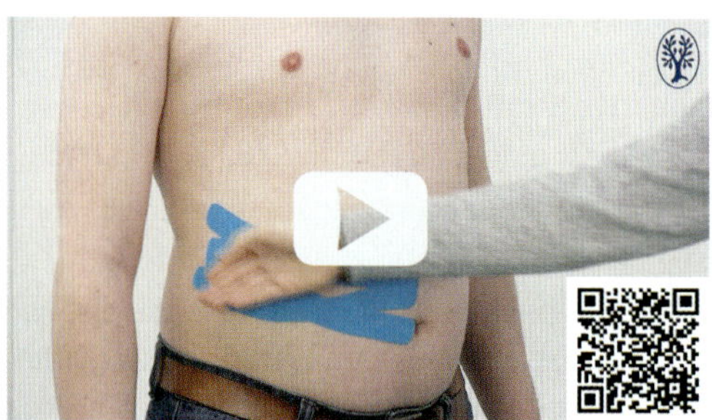

Video 11.9 Anlage eines sedierenden Leber- und Gallenblasen-Dermatom-Tapes.

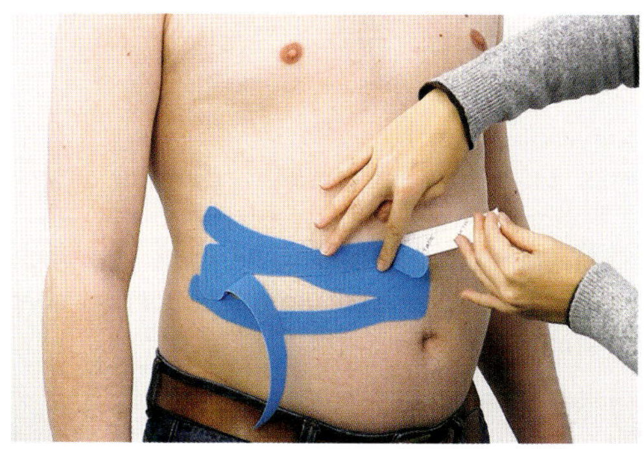

Abb. 11.13 Applikation mithilfe eines Y-Tapes.

- Dann wird die Folie des 2. Tapes gelöst. Die Basis des 2. Tapes wird zwischen den Zügeln des 1. Tapes auf die Haut geklebt.
- Der Patient wird noch einmal gebeten, tief in den Bauch einzuatmen.
- Die Zügel werden nacheinander ohne Zug zur gegenüberliegenden Körperseite in Richtung Bauchnabel auf die Haut geklebt (**Abb. 11.13**). Die beiden Y- Tapes überlagern sich in ihrem Verlauf.
- Man streicht einige Male über die Tapes.
- Das Tape ist nun fertig und kann erfahrungsgemäß etwa 7 Tage auf der Haut verbleiben.

11.2.7 Dünndarm-Dermatom-Tape

Die Head-Zone des Dünndarms befindet sich auf Höhe der Segmente Th 11–L 1 und ist unterhalb des Bauchnabels lokalisiert. Die Zone zeigt einen c-förmig begrenzten Verlauf und erstreckt sich auf beide Körperseiten.

Das Tape kann beispielsweise bei **Dysbiose** oder einer **Dünndarmfehlbesiedelung** angewendet werden.

Sedierendes Dünndarm-Dermatom-Tape

Video 11.10

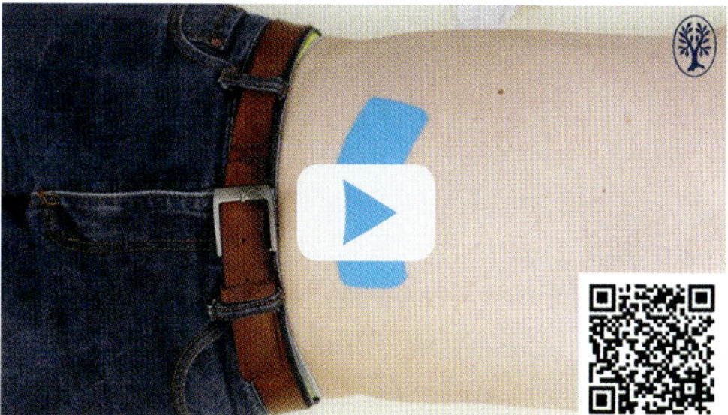

Video 11.10 Anlage eines sedierenden Dünndarm-Dermatom-Tapes.

Tapeapplikation:

- Es wird ein etwa 15 cm langes, blaues I-Tape zugeschnitten. Die Ecken werden abgerundet.
- Die Haut um den Bauchnabel wird gereinigt.
- Die Folie des Tapes wird in der Mitte eingerissen. Das Tape wird etwa 2–3 cm mittig unterhalb des Bauchnabels auf die Haut geklebt.
- Der Patient wird gebeten, tief in den Bauch einzuatmen.
- Die eine Hälfte des Tapes wird ohne Zug kreisförmig entlang des rechten Unterbauchs in Richtung Oberbauch auf die Haut geklebt. Das Ende lässt man ohne Spannung auslaufen.
- Dann wird die andere Hälfte des Tapes ohne Zug kreisförmig entlang des linken Unterbauchs in Richtung Oberbauch geklebt. Auch dessen Ende lässt man ohne Spannung auslaufen.
- Man streicht einige Male über das Tape, um es zu fixieren.
- Das Tape ist nun fertig (**Abb. 11.14**) und kann erfahrungsgemäß etwa 7 Tage auf der Haut verbleiben.

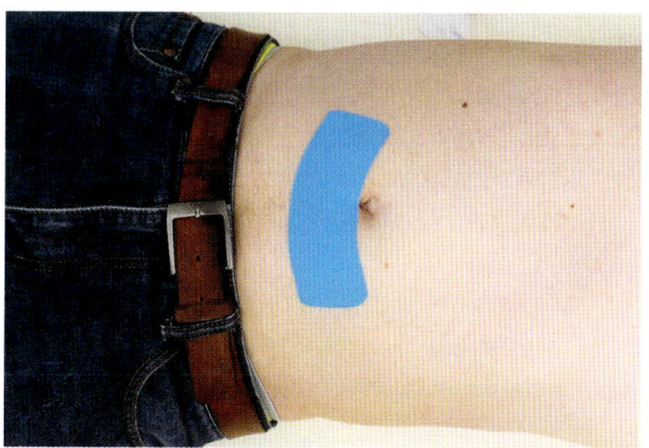

Abb. 11.14 Endanlage.

11.2.8 Dickdarm-Dermatom-Tape

Die Head-Zone des Dickdarms befindet sich auf Höhe der Segmente Th 12–L 1 und wird unterhalb der Dünndarm-Zone lokalisiert. Die Zone zeigt ebenfalls einen c-förmig begrenzten Verlauf und erstreckt sich auf beide Körperseiten.

Das Dickdarm-Dermatom-Tape kann beispielsweise bei **Darmdysbiosen**, **Obstipation** oder **Divertikulose** angewendet werden.

Sedierendes Dickdarm-Dermatom-Tape

Tapeapplikation:

- Es wird ein etwa 15 cm langes, blaues Tape zugeschnitten.
- Die Haut wird dort gereinigt, wo die Tapes aufgeklebt werden sollen.
- Das Tape wird mittig aufgerissen und ohne Zug auf das untere Abdomen unterhalb des Dünndarm-Dermatoms appliziert.
- Der Patient wird aufgefordert, tief in den Bauch einzuatmen.
- Im Anschluss wird das Tape ohne Zug c-förmig rechts und links der Mittellinie auf die Haut geklebt.
- Man streicht einige Male über das Tape, um es zu fixieren.
- Das Tape ist nun fertig und kann erfahrungsgemäß etwa 7 Tage auf der Haut verbleiben.

11.2.9 Harnblasen-Dermatom-Tape

Die Head-Zone der Harnblase befindet sich auf Höhe der Segmente Th 11–L 1 und ist oberhalb der Genitalien lokalisiert. Die Zone weist einen kreisförmigen Verlauf auf und erstreckt sich auf beide Körperseiten.

Das Harnblasen-Dermatom-Tape kann beispielsweise bei **Harnwegsinfekten** oder bei einer **Reizblase** angewendet werden.

Sedierendes Harnblasen-Dermatom-Tape

Tapeapplikation:

- Es wird ein 5 cm breites und 10 cm langes, blaues Tape zugeschnitten.
- Das Tape wird mittig aufgerissen und waagerecht en bloc und ohne Zug oberhalb der Genitalien appliziert.

Praxistipp

Das Harnblasen-Tape kann nur angelegt werden, wenn dies aufgrund der Schambehaarung möglich ist. In diesem Bereich sollte zudem immer auf mögliche Hautreizungen durch das Tape hingewiesen werden.

11.2.10 Nieren- und Hoden-Dermatom-Tape

Die Head-Zone der Nieren und der Hoden befindet sich links neben der Harnblasen-Zone und oberhalb der Leistenregion auf Höhe der Segmente Th 10–L 1. Die Zone weist einen streifenförmigen Verlauf nach lateral auf der linken Körperseite auf.

Das Nieren- und Hoden-Dermatom-Tape kann beispielsweise bei einer **„Medikamentenniere“** oder einer **benignen Prostatahyperplasie** angewendet werden.

Für die Applikation werden 2 unterschiedliche Varianten beschrieben.

Sedierendes Nieren- und Hoden-Dermatom-Tape, I-Tape

Tapeapplikation:

Variante 1:

- Ein blaues **I-Tape** mit einer Breite von 5 cm und einer Länge von ca. 20 cm wird zugeschnitten.
- Die Haut wird dort gereinigt, wo die Tapes aufgeklebt werden sollen.
- Die Basis des Tapes wird links neben dem Harnblasen-Dermatom ohne Zug appliziert.

- Der Patient wird aufgefordert, tief in den Bauch einzuatmen.
- Im Anschluss wird das Tape ohne Zug oberhalb und im Verlauf des Leistenbands nach lateral auf die Haut geklebt.
- Man streicht einige Male über das Tape, um es zu fixieren.
- Das Tape ist nun fertig und kann erfahrungsgemäß etwa 7 Tage auf der Haut verbleiben.

Variante 2:

- Es werden 2 blaue **Y-Tapes** mit einer Breite von 5 cm und einer Länge von ca. 20 cm zugeschnitten.
- Die Haut wird dort gereinigt, wo die Tapes aufgeklebt werden sollen.
- Die Basis des 1. Y-Tapes wird links neben dem Harnblasen-Dermatom ohne Zug appliziert. Der Patient wird gebeten, tief in den Bauch einzuatmen. Im Anschluss werden beide Zügel ohne Zug oberhalb und im Verlauf des Leistenbands nach lateral auf die Haut geklebt.
- Die Basis des 2. Y-Tapes wird oberhalb der Crista iliaca aufgebracht. Im Anschluss werden beide Zügel ohne Zug in Richtung der Mittellinie auf die Haut geklebt, bis sich die Tapezügel überlagern.
- Man streicht einige Male über das Tape, um es zu fixieren.
- Das Tape ist nun fertig und kann erfahrungsgemäß etwa 7 Tage auf der Haut verbleiben.

ⓘ Hinweis

Beim Nieren-Dermatom-Tape handelt es sich um eine „sedierende" Anlage, da es mithilfe der Muskeltechnik geklebt wird. Diese Vorgehensweise ist bei allen Dermatom-Tapes zunächst erforderlich, um die Reaktion des Patienten abzuwarten. Dies ist auf die Reizempfindlichkeit der jeweiligen Dermatome zurückzuführen. Wird dieser Reiz auf dem jeweiligen Dermatom vertragen, so kann das Tape auch z. B. mit halbem Zug (50 %) appliziert werden. Somit ist hier nicht die „Sedierung" der Niere und anderer Organe im eigentlichen Sinne gemeint, sondern die geringe Reizsetzung aufgrund der Reaktionsmuster der Dermatome. Hier muss gedanklich eine deutliche Unterscheidung zwischen dem sedierenden Meridian- oder Organ-Tape und dem Dermatom-Tape getroffen werden.

11.2.11 Zusammenfassung und Aussichten

Die Palpation der Head-Zonen bzw. Dermatome stellt ein wichtiges diagnostisches Hilfsmittel dar und erweitert die Möglichkeiten der Differenzialdiagnose. Durch die Mechanisierung, Digitalisierung und Instrumentalisierung der Gesellschaft und auch der medizinischen Untersuchung und Versorgung stehen diese fundamentalen Untersuchungsmethoden immer weniger im Fokus der Behandlung. Oft wird auf standardisierte Messungen und Werte, Röntgenbilder, magnetresonanz- und computertomografische Aufnahmen, Ultraschalluntersuchungen und andere Maßnahmen zurückgegriffen, um den Patienten zu untersuchen.

Hierbei ist jedoch zu bedenken, dass die Inspektion und Palpation des Patienten in seinem gesamten Wesen, angefangen von der Körperhaltung, dem Gesichtsausdruck, dem Händedruck, der Anamnese, dem emotionalen Zustand usw., wichtige Bestandteile der Gesamtbeurteilung des Patienten darstellen. Nur hierdurch ist es möglich, eine differenzierte Diagnose zu stellen.

Eine Inspektion und anschließende Palpation lassen sich in kurzer Zeit durchführen, um einen umfassenden und aussagekräftigen Eindruck von dem Patienten und seiner Erkrankung zu erhalten. Trotz des heutigen Zeitmangels sollten die Inspektion und Palpation Mittel der Wahl sein, bevor auf instrumentalisierte Untersuchungen zurückgegriffen wird.

Zu den wichtigen Bereichen der Inspektion in der Komplementärmedizin zählt z. B. die Zungendiagnostik aus dem Bereich der TCM, die Gesichtsdiagnostik nach Natale Ferronato, nach Schüßler oder auch in der TCM.

Zu den wichtigen Bereichen der Palpation zählen z. B. die Puls- und Bauchdeckendiagnostik in der TCM oder auch die Befundung innerhalb der Osteopathie, v. a. der viszeralen Osteopathie.

Fallbeispiel: fortbestehender Schmerz nach Handgelenkoperation

Ein Patient kommt mit einer operierten Handgelenkfraktur in die Praxis. Die Operation war notwendig, da der Patient auf die Hand gestürzt war. Während des Sturzes befand sich das Handgelenk in einer Flexion. Direkt nach dem Trauma wies die Hand laut des Patienten eine starke Schwellung auf. Zudem bestanden überaus starke Schmerzen. Die eingesetzten Schmerzmittel wirkten nur mäßig.

Nach etwa 1 Woche wurde die Hand operiert, da sich der Patient aufgrund der Arbeitssituation erst später bei einem Arzt vorgestellt hatte. Nach der Operation erfolgte eine Reihe von Therapieanwendungen, darunter Ergo- und Physiotherapie sowie eine Ultraschalltherapie. Einige Monate nach der Operation zeigte sich keinerlei Besserung der Symptome. Parallel hierzu wurden erneut Untersuchungen (Magnetresonanztomografie) durchgeführt, die keine pathologischen Veränderungen erkennen ließen. Auch die Schmerzmedikamente wurden höher dosiert und zusätzlich neue Medikamente verschrieben. Im Anschluss vergingen weitere Monate, ohne dass eine Besserung zu verzeichnen war.

Der Patient begibt sich in die Behandlung eines Heilpraktikers. Dieser erfragt die derzeitige emotionale und körperliche Situation und führt eine umfangreiche Anamnese durch. Bei der Befragung zeigen sich Dysbalancen im Bereich der Verdauung sowie existenzielle Ängste, Sorgen und Traurigkeit aufgrund der derzeitigen Arbeitsunfähigkeit.

Nach der Anamnese inspiziert und palpiert der Heilpraktiker das gesamte Abdomen des Patienten. Hierbei fällt auf, dass eine Abwehrspannung und ein erhöhter Gewebetonus sowie eine deutliche Hyperalgesie, v. a. im Bereich des Herz-, des Leber-, des Dünndarm- und des Dickdarm-Dermatoms, bestehen. Dies wiederum bestätigt die vorherigen Schilderungen des Patienten.

Da Darmdysbiosen und Leberbelastungen aufgrund einer länger andauernden Medikamenteneinnahme entstehen können und folglich auch chronische Schmerzzustände begünstigen, sollte bei der Behandlung die Entlastung der Leber und des Darms im Vordergrund stehen. Zudem belasten Medikamente und emotionaler Stress das Herz.

11.3 Segment-Taping

Die Inspektion und Palpation von Dermatomen (Head-Zonen) lässt sich unter dem Begriff der Segmentdiagnose zusammenfassen. Somit stellt das Dermatom-Taping eine Segmenttherapie dar und beeinflusst über periphere Applikationen die inneren Organe (Kap. 11.2). Das Segment-Taping wiederum beeinflusst die Segmente (nach Hansen und Schliack), jedoch auf segmentaler Ebene.

Im Folgenden sind Beispiele wichtiger Segment-Tapes beschrieben. Hierzu gehören das Lungen-, Herz-Perikard-, Dickdarm-Rektum- und Hoden-Nebenhoden-Segment-Tape. Die grundsätzliche Vorgehensweise kann auf die Applikation anderer Segment-Tapes übertragen werden.

11.3.1 Einleitung

Der Begriff „Segment" kann sich sowohl auf Bewegungssegmente wie auch auf Rückenmark- bzw. Spinalsegmente beziehen.

Bewegungssegment. Das Bewegungssegment bezeichnet die funktionell gegliederte Einheit zwischen 2 Wirbelkörpern. Zu diesem Abschnitt können folgende Strukturen gezählt werden:

- Wirbelbogengelenke mit dem Lig. flavum und der Gelenkkapsel
- Spinalkanal und Foramen intervertebrale mit dem Spinalnerv und den Gefäßen

- Raum zwischen den Bandscheiben mit der Knorpelplatte, dem Nucleus pulposus, dem Anulus fibrosus und dem Lig. longitudinale anterius und posterius

Zum Bewegungssegment lässt sich der innervierte Bereich des Hautgewebes hinzuzählen. Zudem ist ein Bewegungssegment nicht isoliert zu betrachten, sondern bildet mit anderen Segmenten eine Einheit.

Segment. Die Rückenmark- bzw. Spinalsegmente lassen sich in die einzelnen Abschnitte der Wirbelsäule unterteilen:
- Der zervikale Bereich der Wirbelsäule entspricht den Zervikalsegmenten C 1–C 8. Der Plexus cervicalis entspringt aus den Segmenten C 1–C 4, der Plexus brachialis den Segmenten C 5–Th 1.
- Der thorakale Bereich der Wirbelsäule umfasst die Thorakalsegmente Th 1–Th 12. In diesem Bereich entspringen die Nn. intercostales.
- Der lumbale Bereich entspricht den Lumbalsegmenten L 1–L 5. Im Bereich von Th 12 bis L 4 entspringt der Plexus lumbalis.
- Der sakrale Bereich beinhaltet die Sakralsegmente S 1–S 5. Im Bereich von L 5 bis S 4 entspringt der Plexus sacralis.
- Der kokzygeale Bereich umfasst die Kokzygealsegmente Co1 und Co2. Im Bereich von S 5 bis Co2 entspringt der Plexus coccygeus.

Ein Segment bezieht sich, anders als das Bewegungssegment, unmittelbar auf den Spinalnerv und seine Versorgung.

Ein Segment ermöglicht die Verbindung bzw. nervale Vernetzung zu Hautarealen, Muskeln, Skelettanteilen, Eingeweiden und nervalen Abschnitten. Diese werden als **Dermatome**, **Myotome**, **Sklerotome**, **Enterotome** und **Neurotome** bezeichnet.

Segmentale, periphere und radikuläre Innervation

Die **segmentale Innervation** erfolgt über die Spinalnerven (Rückenmarknerven), die aus dem Foramen intervertebrale austreten. Nach dem Austritt aus dem spinalen Kanal teilen sich die Nerven in die ventralen (Rr. anteriores) und dorsalen Äste (Rr. posteriores). Der R. anterior geht in die Plexus über. Diese versorgen wiederum den Hals, die Extremitäten und die seitliche und vordere Rumpfwand. Der R. posterior verzweigt sich in einen medialen und lateralen Ast. Beide versorgen motorisch den M. erector spinae und sensibel die mediale Nacken-, Rücken- und Hinterhaupthaut.

Bei Schädigungen der segmentalen Innervation kommt es zu klar abgrenzbaren Ausfällen im jeweils zugehörigen Segment. Ist beispielsweise die spinale Wurzel im Bereich von L 4 geschädigt, kommt es zu motorischen und sensiblen Ausfällen im Bereich des vorderen Oberschenkels.

Die Innervation im zervikalen, thorakalen, lumbalen, sakralen und kokzygealen Bereich erfolgt durch die Bildung von Nervengeflechten (Plexus). In diesen verflechten und durchmischen sich die Nervenfasern nach dem Austritt aus dem Spinalkanal. Diese **gemischten peripheren Nerven** enthalten motorische, sensible und vegetative Anteile.

Bei Schädigungen peripherer Nerven (peripher der spinalen Wurzel) kommt es aufgrund der Durchflechtung der Nervenfasern zu großflächigeren sensiblen Ausfällen als bei segmentalen Schädigungen. Störungen treten u. a. im Autonomgebiet (dem zugehörigen Hautareal) des Nervs auf. Die klare Abgrenzung zu einzelnen Dermatomen entfällt.

Die **radikuläre Innervation** beschreibt – vereinfacht ausgedrückt – die periphere Innervation eines Hautareals. Nach Austritt des Nervs aus dem Spinalkanal vermischt sich dieser mit anderen Nervenfasern und bildet den Plexus. Hieraus entstehen weitere Verzweigungen. Diese fasern sich weiter auf und versorgen peripher die Hautareale. Beispiele hierfür sind die periphere Innervation des N. medianus, N. ulnaris und N. radialis. Bei Schädigungen des N. medianus kommt es zur sog. „Schwurhand“, bei Schädigungen des N. ulnaris zur „Krallenhand“ und beim N. radialis zur „Fallhand“.

Segmentale vegetativ-reflektorische und algetische Krankheitszeichen

Bei Erkrankungen innerer Organe können sich segmentale vegetativ-reflektorische und algetische Krankheitszeichen manifestieren (Kap. 10.1.4). Erstere treten immer, Letztere häufig auf.

Zu den **vegetativ-reflektorischen Zeichen** gehören die Veränderung der Feuchtigkeit, der Schweißsekretion und der Hauttemperatur, die Piloarrektion („Gänsehaut") und die Hautkonsistenz. Zudem verändert sich der Muskeltonus, z. B. im Gesicht. Es kommt zur Lidspalten- und Pupillenerweiterung, zu einer asymmetrischen Körperhaltung sowie zu vegetativen Reflexen der Organe (z. B. Miktionsreflex).

Zu den **algetischen Krankheitszeichen** zählen die Hyperalgesie der Muskulatur und der Haut. In Bezug auf die Muskulatur wird von der Mackenzie-Zone, in Bezug auf die Haut von der Head-Zone gesprochen.

In der **Tab. 11.5** ist die Zuordnung der Organe zu den Zonen bzw. Segmenten nach Hansen und Schliack [26] und Jänig [39] zusammengeführt. Zu beachten ist, dass neben der segmentalen Innervation zudem ein enger Zusammenhang zwischen der Versorgung des N. phrenicus, dem Zwerchfell, den inneren Organen und den Segmenten C 3 und C 4 besteht. Bei länger bestehenden bzw. chronischen HWS-Beschwerden muss daher auch immer an Erkrankungen innerer Organe gedacht werden.

Grundlegendes zur Anwendung von Segment-Tapes

Ähnlich wie bei anderen Anlagen, z. B. der Muskel- (Muskulatur) oder der Meridian-Tapes (Leitbahnen), werden auch bei den Segment-Tapes tonisierende und sedierende Anlagen unterschieden.

Tonisierende Anlage. Tonisierende Anlagen werden ähnlich wie bei der Muskeltechnik vom Ursprung zum Ansatz auf die Haut geklebt. Hierbei befindet sich das Gewebe, z. B. der Thorax durch die Einatmung, immer in Vordehnung. Der Ursprung entspricht in diesem Fall dem Segment bzw. dem jeweiligen Wirbelsäulenabschnitt. Es werden größtenteils Fächertapes verwendet, die mit der Ligamenttechnik appliziert werden. Hierbei werden die Zügel allerdings nicht mit maximalem Zug, sondern mit einer Dehnung von etwa 50 % auf die Haut aufgebracht.

Sedierende Anlage. Bei sedierenden Anlagen erfolgt die Tapeapplikation vom Ansatz in Richtung Ursprung. Auch hierbei kommt die Muskeltechnik zur Anwendung und das Gewebe befindet sich immer in Vordehnung. Der Ansatz entspricht hier den Reflexzonen des jeweiligen Organs, der Ursprung dem jeweiligen Segment. Auch die Applikation sedierender Anlagen erfolgt mithilfe von Fächertapes. Diese werden unter Vordehnung des Gewebes ohne Zug auf die Haut appliziert.

Die Anwendung tonisierender Anlagen ist sinnvoll, wenn eine Überaktivität des Organs vorliegt. Dies kann durch die Anamnese, Inspektion und Palpation überprüft werden. Sedierende Anlagen erfolgen bei einem „schwachen" bzw. vermindert aktiven Organ. Liegen Unsicherheiten in Bezug auf die Über- oder Unteraktivität eines Organs vor, so können (je nach individuellem Empfinden des Patienten) tonisierende und sedierende Anlage kombiniert appliziert werden.

Praxistipp

Dermatom-Tapes werden ausschließlich auf die Head-Zonen (Dermatome), Segment-Tapes auf das jeweilige Segment und die zugehörige Reflexzone des Organs appliziert. Hierbei kann es Überschneidungen bei der Anlage der Tapes geben. Somit ist zuvor immer vom Behandler abzuwägen, welches Tape zielführend ist, um ein Übermaß an Tapereizen zu vermeiden.

Tab. 11.5 Zuordnung der Organe und Zonen bzw. Segmente nach Hansen und Schliack (1962) und nach Jänig (2011).

Organ	Zonen und Segmente	rechts	links	beidseitig
Lunge	C 3–C 4 Th 3–Th 9			X
Herz	C 3–C 4 C 8–Th 8		X	
Kehlkopf	C 8			X
Ösophagus	Th 5–Th 8			X
Magen	C 3–C 5 Th 5–Th 9		X	
Bauchspeicheldrüse	C 3–C 4 Th 7–Th 9		X	
Duodenum	C 3–C 4 Th 6–Th 10	X		X
Jejunum	C 3–C 4 Th 8–Th 11		X	X
Ileum	C 3–C 4 Th 4–L 1	X		X
Leber und Gallenblase	C 3–C 4 Th 5–Th 10	X		
Dickdarm, aufsteigender Teil	C 3–C 4 Th 9–L 1	X		X
Dickdarm, querverlaufender Teil	C 3–C 4 Th 9–L 1	X		X
Dickdarm, absteigender Teil	Th 9–L 1		X	
Rektum	C 3–C 4 Th 9–L 1 S 2–S 4		X	X
Niere, Harnleiter	(C 3–C 4) Th 9–L 3			X
Harnblase	Th 11–L 1 S 3–S 4			
Hoden, Nebenhoden	Th 10–Th 12			
Prostata	Th 10–Th 12 S 1–S 3			
Ovarien	Th 10–L 1			X
Uterus	Th 10–L 1 S 1–S 4			

11

11.3.2 Lungen-Segment-Tape

Die Lungen werden segmental beidseitig dem Körper zugeordnet. Diese entsprechen den Segmenten C 3 und C 4 sowie Th 3–Th 9.

Tonisierendes Lungen-Segment-Tape

Video 11.11

Das Tape wird v. a. bei chronischen Erkrankungen wie der **COPD** oder der **chronischen Bronchitis** angewendet.

Das Tape wird mithilfe der Ligamenttechnik appliziert. Das Segment ist der Ursprung, die Reflexzone der Ansatz. Für die Anlage eines Segment-Tapes werden Fächertapes und I-Tapes verwendet.

Tapeapplikation:

- Insgesamt benötigt man 5 Tapes mit einer Breite von 5 cm. Es wird 1 etwa 5 cm langes I-Tape zugeschnitten. Anschließend werden 4 rote Tapes entlang des Rippenverlaufs von Th 3 bis Th 7 abgemessen. Diese Tapes werden zu Fächertapes mit je 3 Zügeln zugeschnitten. Die Tapes sind ein wenig kürzer zuzuschneiden, da sie mithilfe der Ligamenttechnik mit maximalem (I-Tape) bzw. halbem Zug (Fächertapes) appliziert werden. Die Ecken werden abgerundet.
- Die Haut wird dort gereinigt, wo die Tapes aufgeklebt werden sollen.
- Als Erstes wird das **I-Tape** im Bereich C 3–C 4 auf die Haut geklebt:
  - Die Folie des I-Tapes wird mittig eingerissen.
  - Der Patient wird aufgefordert, den Kopf etwas nach vorn, in Richtung Brust zu beugen.
  - Das Tape wird mit maximalem Zug waagerecht und en bloc auf die Haut geklebt.
- Das **1. Fächertape** wird auf der rechten Körperseite im Bereich von Th 3 bis Th 4 auf die Haut geklebt:
  - Die Folie des Tapes wird an der Basis gelöst. Die Basis wird auf der rechten Körperseite seitlich der Wirbelsäule auf Höhe des 3. und 4. BWK auf die Haut geklebt.
  - Dann wird der Patient gebeten, tief in den Brustkorb einzuatmen und sich nach links zu beugen.
  - Die Zügel werden nacheinander entlang der Rippen in Richtung des oberen Brustbereichs mit halbem Zug (50 %) auf die Haut geklebt. Die Enden lässt man ohne Spannung auslaufen.
  - Man streicht mehrmals über das Tape, um es zu fixieren.
- Das **2. Fächertape** wird unterhalb des 1. Fächertapes appliziert (Th 6–Th 7):
  - Die Folie des 2. Fächertapes wird ebenfalls an der Basis eingerissen. Die Basis wird unterhalb des 1. Fächertapes auf Höhe des 6. und 7. BWK auf die Haut geklebt.
  - Im Anschluss wird der Patient erneut aufgefordert, tief einzuatmen und sich nach links zu beugen.
  - Auch die Zügel dieses Tapes werden mit halbem Zug entlang der Rippen auf die Haut geklebt, allerdings in Richtung des unteren Brustbereichs. Die Enden lässt man ohne Spannung auslaufen.
  - Man streicht mehrmals über das Tape, um es zu fixieren.
- Das **3. Fächertape** wird auf der linken Körperseite im Bereich von Th 3 bis Th 4 auf die Haut geklebt (**Abb. 11.15**):
  - Die Basis des 3. Fächertapes wird auf der linken Körperseite seitlich der Wirbelsäule im Bereich des 3. und 4. BWK auf die Haut geklebt.

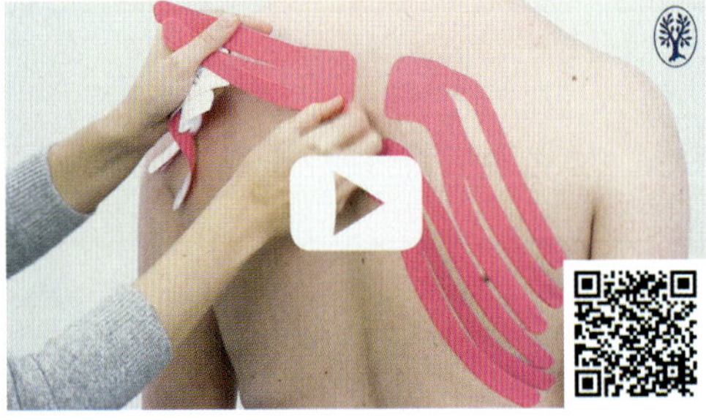

Video 11.11 Anlage eines tonisierenden Lungen-Segment-Tapes.

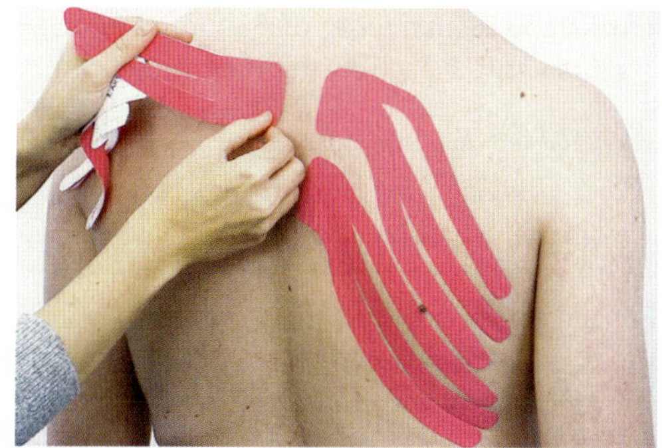

Abb. 11.15 Applikation des 3. Fächertapes neben der Wirbelsäule.

- Der Patient wird gebeten, tief einzuatmen und sich nach rechts zu beugen.
- Die Zügel werden nacheinander entlang der Rippen in Richtung des oberen Brustbereichs mit halbem Zug auf die Haut geklebt. Die Enden lässt man ohne Spannung auslaufen.
- Man streicht mehrmals über das Tape, um es zu fixieren.

- Das **4. Fächertape** wird unterhalb des 3. Fächertapes appliziert (Th 6–Th 7):
  - Die Folie des 4. Fächertapes wird ebenfalls an der Basis eingerissen. Die Basis wird unterhalb des 3. Fächertapes auf der linken Körperseite auf Höhe des 6. und 7. BWK auf die Haut geklebt.
  - Im Anschluss wird der Patient wieder gebeten, tief einzuatmen und sich nach rechts zu beugen.
  - Auch die Zügel dieses Tapes werden mit halbem Zug entlang der Rippen auf die Haut geklebt, allerdings in Richtung des unteren Brustbereichs. Die Enden lässt man ohne Spannung auslaufen.
  - Man streicht mehrmals über das Tape, um es zu fixieren.
- Das Tape ist nun fertig und kann erfahrungsgemäß etwa 7 Tage auf der Haut verbleiben.

Praxistipp

Zudem könnte auf beiden Körperseiten ein zusätzliches Fächertape auf die Segmente Th 8–Th 9 geklebt werden. Es hat sich allerdings bewährt, möglichst wenige Tapes zu verwenden, um die Haut nicht zu stark zu reizen.

Sedierendes Lungen-Segment-Tape

Das Tape wird v. a. bei akuten Erkrankungen des Organs, z. B. einer **akuten Bronchitis**, eingesetzt.

Tapeapplikation:

- Insgesamt benötigt man 5 Tapes mit einer Breite von 5 cm. Es wird ein etwa 5 cm langes I-Tape zugeschnitten. Anschließend werden 4 blaue Tapes entlang des Rippenverlaufs von Th 3 bis Th 7 abgemessen. Diese Tapes werden zu Fächertapes mit je 3 Zügeln zugeschnitten. Die Tapes werden nicht kürzer zugeschnitten, da sie mithilfe der Muskeltechnik appliziert werden. Die Ecken werden abgerundet.
- Als Erstes wird das **I-Tape** im Bereich C 3–C 4 aufgeklebt.
  - Die Folie des I-Tapes wird mittig eingerissen.
  - Der Patient wird aufgefordert, den Kopf etwas nach vorn, in Richtung Brust zu beugen.
  - Das Tape wird ohne Zug waagerecht und en bloc auf die Haut geklebt.
- Das **1. Fächertape** wird auf der rechten Körperseite im Bereich von Th 3 bis Th 4 auf die Haut geklebt:
  - Die Folie des 1. Fächertapes wird an der Basis gelöst. Die Basis wird auf der rechten Körperseite oberhalb der Brustwarze fixiert.
  - Im Anschluss wird der Patient gebeten, tief in den Brustkorb einzuatmen und sich nach links zu beugen.
  - Auf Höhe des 3. und 4. BWK werden die Zügel nacheinander und ohne Zug entlang der Rippen in Richtung Wirbelsäule geklebt. Die Enden lässt man ohne Spannung auslaufen.
  - Man streicht mehrmals über das Tape, um es zu fixieren.

- Das **2. Fächertape** wird auf der rechten Körperseite unterhalb des 1. Fächertapes appliziert (Th 6–Th 7):
  - Die Folie des 2. Fächertapes wird an der Basis eingerissen und gelöst. Die Basis wird unterhalb der rechten Brustwarze auf die Haut geklebt.
  - Der Patient wird erneut gebeten, tief einzuatmen und sich nach links zu beugen.
  - Die Zügel werden auf Höhe des 6. und 7. BWK nacheinander und ohne Zug entlang der Rippen in Richtung Wirbelsäule aufgeklebt. Die Enden lässt man ohne Spannung auslaufen.
  - Man streicht mehrmals über das Tape, um es zu fixieren.
- Das **3. Fächertape** wird auf der linken Körperseite im Bereich von Th 3 bis Th 4 auf die Haut geklebt:
  - Die Folie des 3. Fächertapes wird an der Basis gelöst. Die Basis wird auf der linken Körperseite oberhalb der Brustwarze fixiert.
  - Im Anschluss wird der Patient aufgefordert, tief in den Brustkorb einzuatmen und sich nach rechts zu beugen.
  - Auf Höhe des 3. und 4. BWK werden die Zügel nacheinander und ohne Zug entlang der Rippen in Richtung Wirbelsäule geklebt. Die Enden lässt man ohne Spannung auslaufen.
  - Man streicht mehrmals über das Tape, um es zu fixieren.
- Das **4. Fächertape** wird auf der linken Körperseite unterhalb des 1. Fächertapes appliziert (Th 6–Th 7):
  - Die Folie des 4. Fächertapes wird an der Basis gelöst. Die Basis wird unterhalb der linken Brustwarze auf der Haut fixiert.
  - Der Patient wird erneut aufgefordert, tief in den Brustkorb einzuatmen und sich nach rechts zu beugen.
  - Auf Höhe des 6. und 7. BWK werden die Zügel nacheinander und ohne Zug entlang der Rippen in Richtung Wirbelsäule geklebt. Die Enden lässt man ohne Spannung auslaufen.
  - Man streicht mehrmals über das Tape, um es zu fixieren.
- Das Tape ist nun fertig und kann erfahrungsgemäß etwa 7 Tage auf der Haut verbleiben.

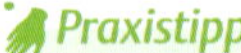
Praxistipp

Zudem können auf beiden Körperseiten zusätzliche Fächertapes auf die Segmente Th 8–Th 9 geklebt werden, um den gesamten Segmentbereich der Lungen abzudecken. Es hat sich allerdings bewährt, möglichst wenige Tapes zu verwenden, um die Haut nicht zu überreizen.

Kombination aus tonisierendem und sedierendem Lungen-Segment-Tape

Die Anlage des kombinierten tonisierenden und sedierenden Lungen-Segment-Tapes erfolgt wie oben beschrieben. Hierzu beginnt man mit dem tonisierenden Tape vom Ursprung (Segment) zum Ansatz (Reflexzone). In diesem Fall wird z. B. ein Fächertape von Th 3 bis Th 4 mithilfe der Ligamenttechnik (Zug von 50 %) auf die Haut geklebt. Danach wird das sedierende Tape vom Ansatz (Reflexzone) zum Ursprung (Segment) auf Höhe von Th 3 bis Th 4 ohne Zug bzw. mithilfe der Muskeltechnik appliziert.

Praxistipp

Das Ziel ist es, mit möglichst wenig Tapes auszukommen, um die Haut nicht zu überreizen und dem Körper wenige Stimuli zu geben. Bei einem Lungen-Segment-Tape sollte zuvor immer über die Inspektion und Palpation geprüft werden, welche Lungenareale bzw. Segmente auffällig sind (s. auch reflektorische Zeichen, Kap. 10.1.4).

11.3.3 Herz-Perikard-Segment-Tape

Das Herz wird dem Körper segmental links zugeordnet. Diese entsprechen den Segmenten C 3 und C 4 sowie C 8–Th 8.

Praxistipp

Das tonisierende bzw. sedierende Herz-Perikard-Segment-Tape wird nur links der Wirbelsäule appliziert, da die Segmente der linken Körperseite zugeordnet sind.

Tonisierendes Herz-Perikard-Segment-Tape

Tapeapplikation:

- Es werden ein rotes I-Tape und 3 weitere rote Fächertapes mit einer Breite von 5 cm im Rippenverlauf zugeschnitten.
- Das I-Tape wird waagerecht mit maximalem Zug en bloc auf C 3 und C 4 appliziert. Hierbei befindet sich der Kopf des Patienten in einer leichten Flexion.
- Die Basis des 1. Fächertapes wird links neben der Wirbelsäule auf Höhe von C 8 bis Th 3 appliziert. Der Patient wird aufgefordert, tief in den Brustkorb einzuatmen und sich zur rechten Seite zu beugen. Die Zügel des 1. Fächertapes werden mit halbem Zug im Verlauf der segmentalen Innervation auf die Haut geklebt.
- Die Basis des 2. Fächertapes wird ebenfalls links der Wirbelsäule auf Höhe von Th 4 bis Th 6, die Basis des 3. Fächertapes auf Höhe von Th 7 bis Th 8 appliziert. Auch hier werden die Zügel im Verlauf der segmentalen Innervation mit halbem Zug auf die Haut geklebt, während der Patient tief einatmet und sich zur rechten Seite beugt.
- Man streicht mehrmals über das Tape, um es zu fixieren.
- Das Tape ist nun fertig und kann erfahrungsgemäß etwa 7 Tage auf der Haut verbleiben.

Sedierendes Herz-Perikard-Segment-Tape

Tapeapplikation:

- Es werden 1 blaues I-Tape und 3 blaue Fächertapes mit einer Breite von 5 cm im Rippenverlauf zugeschnitten.
- Das I-Tape wird waagerecht en bloc und ohne Zug auf C 3 und C 4 appliziert. Hierbei befindet sich der Kopf des Patienten in einer leichten Flexion.
- Die Basis des 1. Fächertapes wird auf Höhe der 1.–3. Rippe appliziert. Der Patient wird aufgefordert, tief in den Brustkorb einzuatmen und sich zur rechten Seite zu beugen. Die Zügel des 1. Fächertapes werden ohne Zug in Richtung der Segmente C 8–Th 3 auf die Haut geklebt.
- Die Basis des 2. Fächertapes wird auf Höhe der 4.–6. Rippe, die Basis des 3. Fächertapes auf Höhe der 7.–8. Rippe appliziert. Die Zügel beider Fächertapes werden ohne Zug in Richtung der Segmente Th 4–Th 6 bzw. Th 7–Th 8 geklebt, während der Patient wieder tief einatmet und sich nach rechts beugt.
- Man streicht mehrmals über das Tape, um es zu fixieren.
- Das Tape ist nun fertig und kann erfahrungsgemäß etwa 7 Tage auf der Haut verbleiben.

Praxistipp

Die Tapes für den Magen, die Leber, die Gallenblase, die Bauchspeicheldrüse, den Dünndarm, die Nieren und den Harnleiter werden in ähnlicher Weise appliziert. Hierbei ist zu beachten, welche Segmente betroffen sind und auf welcher Seite das Organ innerviert wird (**Abb. 11.1**). Beispielsweise wird das Lungen-Segment-Tape beidseitig, das Leber-Segment-Tape jedoch nur rechtsseitig appliziert.

11.3.4 Dickdarm-Rektum-Segment-Tape

Der Dickdarm und das Rektum werden segmental beiden Seiten des Körpers zugeordnet. Diese entsprechen den Segmenten C 3 und C 4, Th 9–L 1 sowie S 2–S 4.

Das sedierende Dickdarm-Rektum-Segment-Tape kommt eher selten zum Einsatz und wird hier nur der Vollständigkeit halber beschrieben.

Tonisierendes Dickdarm-Rektum-Segment-Tape

Tapeapplikation:

- Es werden 1 rotes I-Tape und 6 rote Fächertapes mit einer Breite von 5 cm entlang des Rippenverlaufs zugeschnitten.
- Das I-Tape wird waagerecht mit maximalem Zug en bloc auf C 3 und C 4 appliziert. Hierbei befindet sich der Kopf des Patienten in einer leichten Flexion.
- Die Basis des 1. Fächertapes wird links neben der Wirbelsäule auf Höhe Th 9–Th 11 appliziert.
- Der Patient wird aufgefordert, tief in den Brustkorb einzuatmen und sich nach rechts zu beugen.
- Die Zügel des 1. Fächertapes werden mit halbem Zug im Verlauf der segmentalen Innervation auf die Haut geklebt.
- Die Basis des 2. Fächertapes wird ebenfalls links der Wirbelsäule auf Höhe Th 12–L 1 appliziert. Die Zügel werden auch hier mit halbem Zug entlang der segmentalen Innervation geklebt.
- Die Basis des 3. Fächertapes wird auf Höhe von S 2–S 4 appliziert. Die Zügel werden ebenfalls mit halbem Zug im Verlauf der segmentalen Innervation auf die Haut geklebt.
- Mit dem 4.–6. Fächertapes verfährt man in derselben Weise, jedoch werden diese rechts neben der Wirbelsäule appliziert.
- Man streicht mehrmals über das Tape, um es zu fixieren.
- Das Tape ist nun fertig und kann erfahrungsgemäß etwa 7 Tage auf der Haut verbleiben.

Sedierendes Dickdarm-Rektum-Segment-Tape

Tapeapplikation:

- Es werden 1 blaues I-Tape und 6 blaue Fächertapes mit einer Breite von 5 cm entlang des Rippenverlaufs zugeschnitten.
- Das I-Tape wird waagerecht en bloc und ohne Zug auf C 3 und C 4 appliziert. Hierbei befindet sich der Kopf des Patienten in einer leichten Flexion.
- Die Basis des 1. Fächertapes wird auf Höhe der 9.–11. Rippe appliziert.
- Der Patient wird aufgefordert, tief in den Brustkorb einzuatmen.
- Die Zügel des 1. Fächertapes werden ohne Zug in Richtung der Segmente Th 9–Th 11 auf die Haut geklebt.
- Die Basis des 2. Fächertapes wird auf Höhe der 12. Rippe, die Basis des 3. Fächertapes unterhalb der 12. Rippe (auf Höhe des Bauchnabels) appliziert. Die Zügel werden in Richtung der Segmente Th 12–L 1 bzw. S 2–S 4 geklebt.
- Mit dem 4.–6. Fächertape wird in derselben Weise verfahren, jedoch werden diese rechts neben der Wirbelsäule appliziert.
- Man streicht mehrmals über das Tape, um es zu fixieren.
- Das Tape ist nun fertig und kann erfahrungsgemäß etwa 7 Tage auf der Haut verbleiben.

Praxistipp

Die Tapes für die Harnblase, die Prostata und den Uterus werden in ähnlicher Weise appliziert. Anhand des Inspektions- und Palpationsbefunds wird die jeweilige Körperseite gewählt. Bei seitengleichen Beschwerden wird das Tape beidseitig appliziert.

11.3.5 Hoden-Nebenhoden-Segment-Tape

Die Hoden und Nebenhoden entsprechen den Segmenten Th 10–Th 12.

Tonisierendes Hoden-Nebenhoden-Segment-Tape

Tapeapplikation:

- Es werden 2 rote Fächertapes mit einer Breite von 5 cm entlang des Rippenverlaufs zugeschnitten.
- Die Basis des 1. Fächertapes wird links der Wirbelsäule auf Th 10 bis Th 12 appliziert.
- Der Patient wird aufgefordert, tief in den Brustkorb einzuatmen und sich anschließend nach rechts zu beugen.
- Die Zügel werden im Verlauf der segmentalen Innervation mit halbem Zug auf die Haut geklebt.
- Mit dem 2. Fächertape wird in derselben Weise verfahren, jedoch erfolgt die Applikation rechts neben der Wirbelsäule.
- Man streicht mehrmals über das Tape, um es zu fixieren.
- Das Tape ist nun fertig und kann erfahrungsgemäß etwa 7 Tage auf der Haut verbleiben.

Sedierendes Hoden-Nebenhoden-Segment-Tape

Tapeapplikation:

- Es werden 2 blaue Fächertapes mit einer Breite von 5 cm entlang des Rippenverlaufs zugeschnitten.
- Die Basis des 1. Fächertapes wird am Thorax im Bereich der 10. und 11. Rippe appliziert.
- Der Patient wird aufgefordert, tief in den Brustkorb einzuatmen und sich nach rechts zu beugen.
- Die Zügel werden im Verlauf der segmentalen Innervation ohne Zug in Richtung der Segmente Th 10–Th 12 auf die Haut geklebt.
- Mit dem 2. Fächertape wird in derselben Weise verfahren, jedoch erfolgt die Applikation rechts neben der Wirbelsäule.
- Man streicht mehrmals über das Tape, um es zu fixieren.
- Das Tape ist nun fertig und kann erfahrungsgemäß etwa 7 Tage auf der Haut verbleiben.

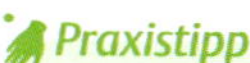

Praxistipp

Das Tape für die Ovarien wird in ähnlicher Weise wie das Hoden-Nebenhoden-Segment-Tape appliziert. Die Zuordnung der Segmente (**Tab. 11.5**) erfolgt beidseitig. Wie bei allen anderen Segment-Tapes auch kann zudem die stärker betroffene Körperseite anhand des Inspektions- und Palpationsbefunds gewählt werden. Bei seitengleichen Beschwerden wird das Tape beidseitig appliziert.

11.3.6 Zusammenfassung und Aussichten

Das Segment-Taping wird zu den segmentalen vegetativ-reflektorischen Behandlungsansätzen gezählt und kann ohne Weiteres mit anderen elastischen Tapes und auch Gittertapes kombiniert werden. Im Vergleich zum Dermatom-Taping wirkt das Segment-Taping auf den gesamten Segmentverlauf und die jeweilige Reflexzone. Das Dermatom-Tape hingegen zeigt eine lokal definierte Wirkung auf das Dermatom bzw. die Head-Zone. Um den Einsatz der einzelnen Tapes individuell abzuwägen, bedarf es einer gründlichen Anamnese, Inspektion und Palpation.

Fallbeispiel: Magenbeschwerden

Eine Patientin kommt in die Praxis und klagt über häufige Druckgefühle im Magenbereich. Medizinische Untersuchungen haben keinerlei Befunde erbracht. Bei der Inspektion und Palpation fällt auf, dass die Head-Zone sensibel auf Berührung reagiert und leicht gerötet erscheint. Auch im segmentalen Bereich von Th 5 bis Th 9 liegen bei der Patientin Verquellungen des Gewebes vor. Zudem schildert sie Nacken-

11

und HWS-Beschwerden. Sie meint, dies komme sicherlich von der vielen Arbeit im Büro.

An diesem Beispiel wird deutlich, dass die Magenzone sowohl auf segmentaler Ebene wie auch direkt im Dermatom bzw. in der Head-Zone des Magens (Th 8) vegetativ-reflektorische Symptome zeigt. In diesem Fall entschließt sich der Behandler für die Kombination aus einem Organ-, Segment- und Zang-Fu-Tape, um die Ganzheitlichkeit der Behandlung zu unterstreichen.

Zu Beginn wird ein sedierendes Magen-Organ-Tape appliziert (Kap. 11.1.4), dann folgt die Anlage eines sedierenden Magen-Segment-Tapes, das von der Reflexzone zum entsprechenden Segment appliziert wird (Kap. 11.3.3). Mithilfe des Zang-Fu-Tapings können entsprechende Akupunkturpunkte in die Behandlung einbezogen werden. In diesem Fall werden auf Ma 36 und Mi 3 Goldkügelchen und darüber ein Gittertape geklebt, um die Mitte (Funktionskreis Milz und Magen) zu stärken.

12 Lymphtapes zur Schmerzreduktion

Lymphtapes werden mithilfe des elastischen Tapes und der Muskeltechnik auf die Haut aufgebracht. Hierbei wird das Tape in 3–4 Zügel unterteilt, sodass ein Fächertape entsteht. Diese Form der Applikation findet bei intakten Lymphknotenketten Anwendung. Sind die Lymphknotenketten nicht intakt bzw. defekt, so werden schmale einzelne Streifen geschnitten und spiralförmig auf die Haut aufgebracht (Kap. 5.4).

Praxistipp

Die Basis des Tapes wird immer nahe einem Lymphknoten bzw. einer „Sammelstelle" für Lymphe aufgebracht. Die Zügel verlaufen zur Narbe, zur Wunde bzw. zum Ödem.

Je nach gewünschtem Wirkungsgrad kann das Tape ohne bzw. mit leichtem Zug (10–20 %) auf die Haut aufgebracht werden. Je stärker der Zug auf das Gewebe wirkt, desto mehr Dynamik bzw. mechanische Reize erreichen die Lymphgefäße und die Lymphe, um diese abzutransportieren.

Gestaute Lymphflüssigkeit aufgrund von Traumata, Operationen oder systemischen Erkrankungen verursacht häufig Schmerz. Dieser kann mit einer entsprechenden Lymphanlage reduziert werden.

12.1 Einleitung

12.1.1 Lymphsystem

Zum Lymphsystem gehören die Lymphgefäße, die Lymphknoten, die Lymphflüssigkeit und die lymphatischen Organe.

Lymphatische Organe können in primäre und sekundäre lymphatische Organe unterteilt werden. Zu den primären lymphatischen Organen gehören der Thymus und das Knochenmark, zu den sekundären Organen die Lymphknoten, die Tonsillen, die Milz, die Peyer-Plaques und der Waldeyer- bzw. lymphatische Rachenring. Peyer-Plaques sind Lymphfollikel, die sich im Ileum befinden. Sie zählen zum GALT („gut associated lymphatic tissue").

Die **Lymphflüssigkeit** transportiert Eiweiße, Gewebetrümmer, Fette, Wasser und weitere Bestandteile des Körpers ab. Dies geschieht unterstützt durch die Muskelpumpe, die Pulsationen der Arterien, durch Diffusion sowie durch die Brust- und Bauchatmung. Täglich werden etwa 2–3 l Lymphflüssigkeit gebildet.

Lymphödeme

Zu einem Lymphödem kommt es, wenn die lymphpflichtige Last vom Körper nicht mehr abtransportiert werden kann. Die Ansammlung von Lymphflüssigkeit kann zu Entzündungen und Fibrosen im Gewebe führen.

Nach Földi [24] können 3 Insuffizienzformen unterschieden werden:

1. Die **Hochvolumeninsuffizienz** (eiweißarm) zeichnet sich durch Mikrozirkulationsstörungen aus und führt zu Gewebeschädigungen.
2. Die **Niedrigvolumeninsuffizienz** (eiweißreich) ist auf eine verringerte Transportkapazität erkrankter Lymphgefäße zurückzuführen.
3. Die Kombination der Hoch- und Niedrigvolumeninsuffizienz wird als **Sicherheitsventilinsuffizienz** (eiweißarm) bezeichnet.

Die Niedrigvolumen- und Sicherheitsventilinsuffizienz führen zu fibrosklerotischen und auch teilweise nekrotischen Gewebeveränderungen (Eiweißfibrosen bzw. lymphostatische Proteinfibrose).

Unterschieden werden **primäre** und **sekundäre Lymphödeme**.

Primäres Lymphödem. Das primäre Lymphödem beginnt meist im jüngeren Lebensalter und führt anfänglich zu Schwellungen am Fußrücken. Hierbei gelingt es nur schwer, die Haut am Vorfuß abzuheben. Dies wird auch als **Stemmer-Zeichen** bezeichnet. Häufig zeigt sich das primäre Ödem einseitig, manchmal auch beidseitig am Körper. Primäre Lymphödeme entstehen zumeist durch angeborene Fehlfunktionen oder Erkrankungen wie eine Aplasie, Hypoplasie oder Hyperplasie der Lymphgefäße.

Sekundäres Lymphödem. Das sekundäre Lymphödem ist bei Kindern und Jugendlichen eher selten, tritt dafür aber im Erwachsenenalter häufiger auf. Anders als beim primären Lymphödem machen sich hier die Spannungsschmerzen deutlich schneller bemerkbar. Das Stemmer-Zeichen ist häufig nicht gleich sichtbar. Sekundäre Lymphödeme können Folgen von Infektionserkrankungen, Tumoren, Entzündungen, Traumata, Operationen und der Strahlentherapie sein.

> *Praxistipp*
>
> Im Gegensatz zu Ödemen aufgrund von Wassereinlagerungen haben Lymphödeme eher eine teigige Konsistenz und lassen sich schwer eindrücken. Beim Eindrücken entsteht je nach Stadium eine charakteristische Delle.

Stadieneinteilung. Nach Földi gibt es 4 Stadien:

- **Stadium 0:** Dieses wird auch als Latenz- oder Intervallstadium bezeichnet. Hierbei ist noch kein klinisch nachweisbares Ödem vorhanden, allerdings ist die Transportfähigkeit der Lymphe verringert.
- **Stadium I:** Hierbei handelt es sich um das spontan reversible Stadium. Die Haut ist teigig und hinterlässt eine Delle, das Ödem ist durch Hochlagerung umkehrbar. Das Stemmer-Zeichen ist häufig negativ.
- **Stadium II:** Dies ist das spontan irreversible Stadium. Beim Drücken des Gewebes bleibt eine Delle vorhanden, auch das Stemmer-Zeichen ist positiv. Zudem bildet sich das Ödem nicht spontan durch Hochlagerung oder Schonung zurück, sondern bedarf zumeist einer Therapie.
- **Stadium III:** Das durch die sog. Elephantiasis geprägte Stadium zeichnet sich durch Hyperkeratosen, Spannungsschmerzen und Bewegungseinschränkungen aus.

Lymphabflussquadranten des Körpers und deren Entstauung

Grundsätzlich kann der Körper in 4 Quadranten unterteilt werden (**Abb. 3.6**). Der obere rechte Quadrant führt in den Ductus lymphaticus dexter, der 2., 3. und 4. Quadrant führen in den Ductus thoracicus (**Abb. 12.1**). Der **Ductus lymphaticus dexter** befindet sich rechts oberhalb des Zwerchfells im Bereich der Klavikula und drainiert entsprechend die Lymphe oberhalb des Zwerchfells auf der rechten Körperseite (oberer rechter Quadrant), der **Ductus thoracicus** befindet sich links oberhalb des Zwerchfells im Bereich der Klavikula und drainiert die Lymphe oberhalb des Zwerchfells auf der linken Körper-

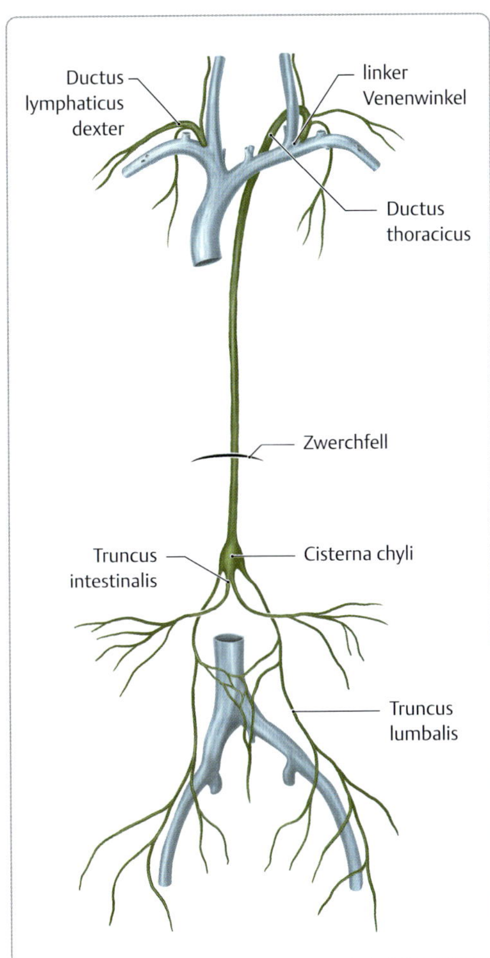

Abb. 12.1 Die großen Lymphstämme. (Schünke M, Schulte E, Schumacher U. Prometheus LernAtlas der Anatomie. Innere Organe. Illustrationen von M. Voll und K. Wesker. 4. Aufl. Stuttgart: Thieme; 2015)

seite sowie den restlichen Körper unterhalb des Zwerchfells.

Unterhalb des Zwerchfells, etwa auf Höhe des 1. bzw. 2. LWK, befindet sich eine Verdickung, die **Cisterna chyli**. In diese Aussackung gelangt Lymphflüssigkeit aus den Lymphgefäßen des Bauchraums. Der **Truncus intestinalis** drainiert die unpaarigen Organe des Abdomens. Der **Truncus lumbalis** wiederum drainiert die paarigen Organe des Abdomens, die Beckenorgane, die unteren Extremitäten sowie die Wände des Abdomens und des Beckens.

Lymphgefäßarme Territorien werden als **Wasserscheiden** bezeichnet und trennen die von Lymphgefäßen durchzogenen Körperareale voneinander. Sie befinden sich vorn und hinten auf Höhe der Klavikula (klavikuläre Wasserscheide), vertikal im Bereich des Sternums (sternale Wasserscheide), dorsal der oberen und unteren Extremitäten (dorsale Wasserscheiden), horizontal auf Höhe des Bauchnabels (transversale Wasserscheide) und horizontal im Verlauf der Leiste.

12.1.2 Grundlegendes zur Anwendung von Lymphtapes

Wirkungsweise. Durch die wellenförmige Struktur des elastischen Tapes und die zusätzliche Bewegung des Patienten im Alltag kommt es zu einem gezielten Abtransport von Lymphflüssigkeit. Das Tape unterstützt die Drainage der Flüssigkeit in die proximal gelegenen Lymphknoten. Zudem wird die Funktion der Klappen innerhalb der Lymphgefäße unterstützt.

Indikationen:

- intakte Lymphknotenketten (Fächertape mit 3–4 Zügeln)
- defekte Lymphknotenketten (Spiraltape, ggf. Fächertape mit 3–4 Zügeln)
- Ödeme nach Traumata, Operationen
- Ödeme aufgrund systemischer Erkrankungen
- Lymphödeme der Stadien 0–II (nach Földi)

Kontraindikationen:

- Ödeme aufgrund von Lungen- und Herzerkrankungen
- Strahlendermatitis
- offene Wunden
- Infektionskrankheiten
- Entzündungen der Haut
- Entzündungen der Lymphgefäße (Lymphangitis) und Lymphknoten
- auffällige Muttermale
- Thrombosen und Thrombophlebitis

12.1.3 Anwendung

Lymphtape mit 3–4 Zügeln. Lymphtapes mit 3–4 Zügeln werden vorrangig bei intakten Lymphknotenketten verwendet, können jedoch auch bei defekten Ketten zum Einsatz kommen. Die Anzahl der Zügel ist von der Größe und vom Bereich des Lymphödems abhängig: 4 Zügel sind zwar schmaler, können jedoch weitläufiger aufgebracht werden; 3 Zügel sind breiter, haben dadurch jedoch einen begrenzten Applikationsradius. Die Basis des Lymphtapes wird nahe dem nächstgelegenen intakten Lymphknoten aufgebracht. Im Anschluss wird jeder einzelne Zügel unter Vordehnung des Gewebes ohne Zug bzw. mit leichtem Zug (etwa 10–20 %) auf die Haut aufgebracht.

Spiraltape. Spiraltapes werden vorrangig bei defekten Lymphknotenketten verwendet, können jedoch auch bei intakten Ketten appliziert werden. Hierbei wird das Tape in schmale (etwa 1–1,5 cm breite) Streifen geschnitten. Im Anschluss werden diese spiralförmig unter Vordehnung des Gewebes um die Extremität herum appliziert.

Praxistipp

Lymph- und Spiraltapes werden unter Vordehnung des Gewebes und ohne Zug bzw. mit geringem Zug (etwa 10–20 %) auf die Haut geklebt. Wird das Tape mit leichtem Zug appliziert, kommt es zu einer erhöhten Lymphaktivität.

12.2 Anlage der Lymphtapes

Im Folgenden wird die Anlage der Lymph- und Spiraltapes anhand von Behandlungsbeispielen vorgestellt. Zunächst werden Tapes für die oberen Extremitäten und den Oberkörper, im Anschluss Tapes für die unteren Extremitäten beschrieben.

Die dargestellten Lymphtapes sind Beispiele und können individuell mit anderen Lymphtapes, Meridian-Tapes u. a. kombiniert werden, wenn dies für den Behandler sinnvoll erscheint. Hierbei ist zu beachten, dass der unterstützte Lymphfluss nicht durch andere Tapes behindert werden darf.

12.2.1 Lymphtape im Finger-, Hand- und Unterarmbereich

Lymphtape lateral im Bereich von Fingern, Hand und Unterarm

Video 12.1

Dieses Tape eignet sich besonders zur Behandlung von Lymphödemen nach Traumata und Operationen sowie zur Behandlung des chronischen Schmerzsyndroms der Hand. Es wird ein Fächertape mit 4 Zügeln verwendet, um damit einen möglichst großen Gewebebereich zu umfassen.

Mögliche Indikationen:

- Prellungen der Finger und des Handgelenks
- Ödeme aufgrund von Handgelenkarthroskopien
- Ödeme aufgrund von Operationen der Finger und der Hand
- CRPS (v. a. Stadium I)

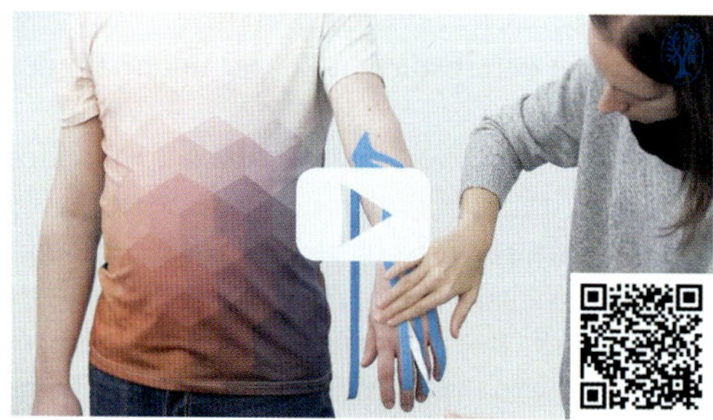

Video 12.1 Anlage eines Lymphtapes lateral im Bereich von Fingern, Hand und Unterarm.

Behandlungsziel. Entstauung des lateralen Finger-, Hand- und Unterarmbereichs

Anlagetechnik. Lymphtechnik, Fächertape

Tapeapplikation:

- Es wird ein blaues Tape von der Ellenbeuge bis zu den Fingern abgemessen und zu einem Fächertape mit 4 Zügeln zugeschnitten. Die Ecken werden abgerundet.
- Die Haut wird dort gereinigt, wo das Tape aufgeklebt werden soll.
- Die Folie des Tapes wird an der Basis eingerissen und vollständig gelöst. Die Basis des Tapes wird unterhalb der Ellenbogenfalte auf die Haut geklebt. Man streicht einige Male darüber, um die Basis zu fixieren.
- Das Ellenbogengelenk wird in Extension und das Handgelenk in eine schmerzfreie Flexion gebracht. Das Gewebe befindet sich jetzt in Vordehnung.
- Vom äußeren Zügel wird die Folie gelöst. Der Zügel wird ohne Zug in einem wellenförmigen Verlauf in Richtung Zeigefinger auf die Haut geklebt. Man streicht einige Male über den Zügel, um ihn zu fixieren.
- Dann wird die Folie des nächsten Zügels gelöst. Auch diesen Zügel klebt man wellenförmig und ohne Zug in Richtung des 3. Fingers auf die Haut.
- In derselben Weise werden der 3. (4. Finger; **Abb. 12.2**) und 4. Zügel (5. Finger) appliziert.
- Im Anschluss streicht man über das gesamte Lymphtape, um es zu fixieren.
- Das Tape ist nun fertig und kann erfahrungsgemäß etwa 7 Tage auf der Haut verbleiben.

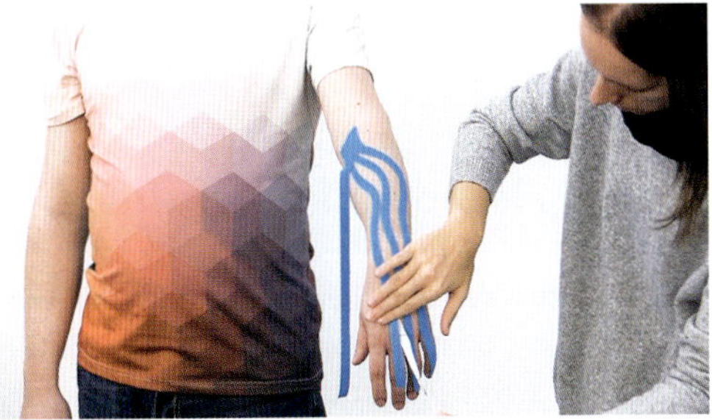

Abb. 12.2 Applikation des 3. Zügels entlang des Unterarms in Richtung Mittelfinger.

Lymphtape medial im Bereich von Fingern, Hand und Unterarm

Mögliche Indikationen:

- Prellungen der Finger und des Handgelenks
- Ödeme aufgrund von Handgelenkarthroskopien
- Ödeme aufgrund von Operationen der Finger und der Hand
- CRPS (v. a. Stadium I)

Behandlungsziel. Entstauung des medialen Finger-, Hand- und Unterarmbereichs

Anlagetechnik. Lymphtechnik, Fächertape

Tapeapplikation:

- Das Tape wird von den Fingern bis zur Ellenbeuge abgemessen und in 4 Zügel unterteilt.
- Die Basis des Tapes wird auch hier in die Ellenbeuge geklebt.
- Das Ellenbogen- und Handgelenk des Patienten werden in eine schmerzfreie Extension und der Unterarm in Supination gebracht.
- Vom äußeren Zügel wird die Folie gelöst. Der Zügel wird ohne Zug in einem wellenförmigen Verlauf in Richtung Zeigefinger auf die Haut geklebt. Man streicht einige Male über den Zügel, um ihn zu fixieren.
- Dann wird die Folie des nächsten Zügels gelöst. Auch diesen Zügel klebt man wellenförmig und ohne Zug in Richtung des 3. Fingers auf die Haut.
- In derselben Weise werden der 3. (4. Finger) und 4. Zügel (5. Finger) appliziert.
- Im Anschluss streicht man über das gesamte Lymphtape, um es zu fixieren.
- Das Tape ist nun fertig und kann erfahrungsgemäß etwa 7 Tage auf der Haut verbleiben.

Lymphtape lateral am Oberarm

Video 12.2

Dieses Tape eignet sich besonders zur Behandlung von Lymphödemen nach Traumata und Operationen im Bereich des Ellenbogens sowie direkt am Oberarm. Es wird ein Fächertape mit 4 Zügeln verwendet, um damit einen möglichst großen Gewebebereich zu umfassen.

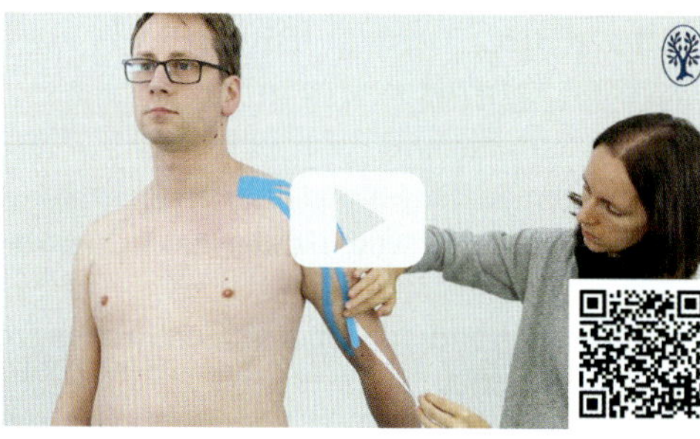

Video 12.2 Anlage eines Lymphtapes lateral am Oberarm.

Mögliche Indikationen:
- Prellungen des Oberarms
- Ödeme aufgrund von Operationen am Oberarm

Behandlungsziel. Entstauung des lateralen Oberarmbereichs

Anlagetechnik. Lymphtechnik, Fächertape

Tapeapplikation:
- Es wird ein blaues Tape von der Fossa supraclavicularis bis zur Ellenbeuge abgemessen und zu einem Fächertape mit 4 Zügeln zugeschnitten. Die Ecken werden abgerundet.
- Die Haut wird dort gereinigt, wo das Tape aufgeklebt werden soll.
- Die Folie des Tapes wird an der Basis eingerissen und vollständig abgelöst.
- Die Basis des Tapes wird im Bereich der Fossa supraclavicularis auf die Haut geklebt. Man streicht einige Male über die Basis, um sie zu fixieren.
- Der Arm wird in eine Retroversion gebracht. Das Gewebe befindet sich jetzt in Vordehnung.
- Es wird die Folie vom äußeren Zügel gelöst. Der Zügel wird ohne Zug in einem wellenförmigen Verlauf in Richtung Ellenbeuge (radialseitig) auf die Haut geklebt. Man streicht einige Male über den Zügel, um ihn zu fixieren.
- Dann wird die Folie des 2. Zügels gelöst. Auch diesen Zügel klebt man in Richtung Ellenbeuge auf die Haut.
- Im Anschluss wird der Arm des Patienten in Richtung der gegenüberliegenden Schulter gebracht.
- Die Folie des 3. und 4. Zügels wird gelöst. Beide Zügel werden ohne Zug seitlich entlang des Oberarms auf die Haut geklebt.
- Im Anschluss streicht man über das Lymphtape, um es zu fixieren.
- Das Tape ist nun fertig und kann erfahrungsgemäß etwa 7 Tage auf der Haut verbleiben.

Lymphtape medial am Oberarm

Mögliche Indikationen:
- Prellungen des Oberarms
- Ödeme aufgrund von Operationen am Oberarm

Behandlungsziel. Entstauung des medialen Oberarmbereichs

Anlagetechnik. Lymphtechnik, Fächertape

Tapeapplikation:
- Das Tape wird von der Ellenbeuge bis zur Fossa supraclavicularis abgemessen und in 4 Zügel unterteilt.
- Die Basis des Tapes wird auf Höhe der Fossa supraclavicularis geklebt.
- Der Arm des Patienten wird in die Retroversion und Außenrotation, das Ellenbogengelenk in die schmerzfreie Extension gebracht.
- Die einzelnen Zügel des Tapes werden alle ohne Zug in Richtung der Ellenbeuge appliziert.
- Im Anschluss streicht man über das Lymphtape, um es zu fixieren.
- Das Tape ist nun fertig und kann erfahrungsgemäß etwa 7 Tage auf der Haut verbleiben.

Spiraltape im Bereich von Fingern, Hand und Unterarm

Video 12.3

Spiraltapes werden bei Lymphödemen verwendet, die durch defekte Lymphknotenketten entstehen, z. B. nach einer Mammaamputation. Die spiralförmige Struktur ermöglicht es, das gesamte Gewebe des Arms zu umfassen.

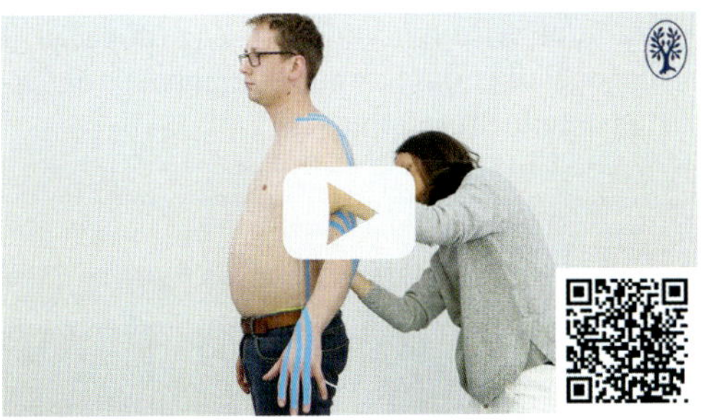

Video 12.3 Anlage eines Spiraltapes im Bereich von Fingern, Hand und Unterarm.

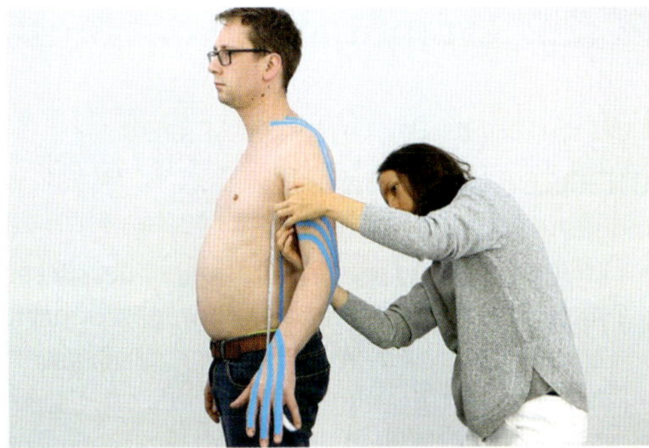

Abb. 12.3 Applikation des 3. Zügels des Spiraltapes entlang des Oberarms.

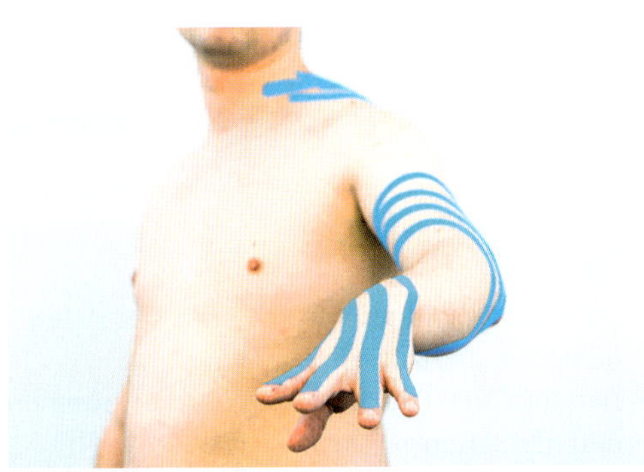

Abb. 12.4 Fertige Tapeanlage eines Spiraltapes im Bereich von Fingern, Hand und Unterarm.

Behandlungsziel. Entstauung des gesamten Arms bei defekter Lymphknotenkette

Anlagetechnik. Lymphtechnik, Spiraltape

Tapeapplikation:

- Es wird ein blaues Tape mit einem spiralförmigen Verlauf von der Fossa supraclavicularis bis zu den Fingern abgemessen und in 4 gleich breite Streifen geschnitten. Die Ecken werden abgerundet.
- Die Haut wird dort gereinigt, wo das Tape aufgeklebt werden soll.

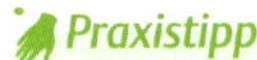

Praxistipp

Das Spiraltape wird ohne Zug auf die Haut aufgebracht. Der Arm befindet sich in einer entspannten Position.

- Die Folie des 1. Streifens wird an der Basis eingerissen und vollständig gelöst. Die Basis wird vor das Nagelbett des Zeigefingers auf die Haut geklebt und fixiert, indem man einige Male über diese streicht. Während die Folie gelöst wird, wird der Streifen in spiralförmigem Verlauf ohne Zug bis zur Fossa clavicularis auf die Haut geklebt. Das Ellenbogengelenk wird dabei ausgespart.
- Die Folie des 2. Streifens wird an der Basis gelöst. Die Basis wird vor dem Nagelbett des Mittelfingers auf die Haut geklebt. Auch dieser Streifen wird spiralförmig bis zur Fossa supraclavicularis geklebt. Wieder bleibt der Ellenbogen ausgespart.
- Die Basis des 3. Streifens wird vor dem Nagelbett des Ringfingers (**Abb. 12.3**), die Basis des 4. Streifens vor dem Nagelbett des kleinen Fingers auf die Haut geklebt. Beide Tapes werden in derselben Weise wie zuvor appliziert.
- Im Anschluss streicht man über das gesamte Spiraltape, um es zu fixieren.
- Das Tape ist nun fertig (**Abb. 12.4**) und kann erfahrungsgemäß etwa 7 Tage auf der Haut verbleiben.

12.2.2 Lymphtape an der Brust

Lymphtape an der Brust bei intakter Lymphkette

Mögliche Indikationen:
- Ödeme aufgrund von Operationen der Brust ohne Entfernung der Lymphknoten, z. B. nach Vergrößerung bzw. Verkleinerung der Brust
- Mastodynie, z. B. aufgrund von PMS, oder Stillschwierigkeiten nach der Geburt

Behandlungsziel. Entstauung der Brust bei intakter Lymphkette

Anlagetechnik. Lymphtechnik, Fächertape

Tapeapplikation:
- Das Tape wird von der Achselhöhle bis zur Brustwarze abgemessen und in 4 Zügel unterteilt.
- Die Basis des Tapes wird in Höhe der Achselhöhle auf die Haut geklebt.
- Der Arm des Patienten wird in Retroversion und Abduktion gebracht.
- Das Tape wird mit geringem Zug (etwa 10 %) halbkreisförmig auf die Brust appliziert.

Lymphtape an der Brust bei defekter Lymphkette

Mögliche Indikationen. Ödeme aufgrund von Operationen der Brust mit Entfernung der Lymphknoten, z. B. nach Mammaamputation

Behandlungsziel. Entstauung der Brust bei defekter Lymphkette

Anlagetechnik. Lymphtechnik, Fächertape

Tapeapplikation:
- Das Tape wird von der gegenüberliegenden Fossa supraclavicularis bis zur betroffenen Brustwarze abgemessen und in 4 Zügel unterteilt.
- Die Basis des Tapes wird auf Höhe der Fossa supraclavicularis auf die Haut geklebt.
- Das Tape wird mit geringem Zug (etwa 10 %) diagonal über das Sternum, dann halbkreisförmig auf die Brust appliziert.

12.2.3 Lymphtape am Unterbauch

Mögliche Indikationen. Ödeme aufgrund von Operationen im Bereich des Unterbauchs, z. B. Endoskopie, Kaiserschnitt, Blinddarmentfernung u. a.

Behandlungsziel. Entstauung des Unterbauchs

Anlagetechnik. Lymphtechnik, Fächertape

Tapeapplikation am Beispiel einer Kaiserschnittnarbe:
- Das Tape wird vom Bauchnabel bis zur Narbe abgemessen und in 4 Zügel unterteilt.
- Die Basis des Tapes wird auf Höhe der Cisterna chyli auf die Haut geklebt.
- Die Patientin wird gebeten, tief in den Bauch einzuatmen.
- Im Anschluss werden die einzelnen Zügel nacheinander mit geringem Zug (etwa 10 %) zur Narbe hingeführt. Die Enden lässt man ohne Spannung auslaufen.

12.2.4 Lymphtape im Fuß-, Unterschenkel- und Oberschenkelbereich

Lymphtape dorsal an Fuß und Unterschenkel

Video 12.4

Dieses Tape eignet sich besonders zur Behandlung von Lymphödemen nach Traumata und Operationen im Bereich des Unterschenkels, des Knöchels sowie der Achillessehne, aber auch zur Behandlung bei einer Verstauchung des Knöchels. Es wird ein Fächertape mit 4 Zügeln ver-

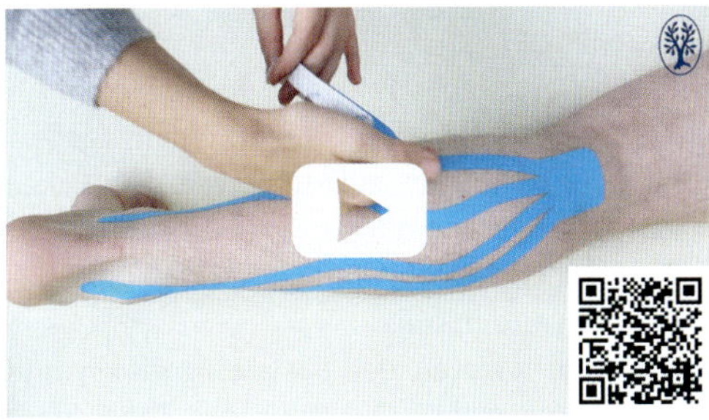

Video 12.4 Anlage eines Lymphtapes dorsal an Fuß und Unterschenkel.

wendet, um damit einen möglichst großen Gewebebereich zu umfassen.

Mögliche Indikationen:

- Prellungen des Fußes und des Unterschenkels
- Ödeme aufgrund von Arthroskopien
- Ödeme aufgrund von Operationen am Fuß bzw. Unterschenkel

Behandlungsziel. Entstauung des dorsalen Fuß- und Unterschenkelbereichs

Anlagetechnik. Lymphtechnik, Fächertape

Tapeapplikation:

- Es wird ein blaues Tape von der Kniekehle bis zur Achillessehne abgemessen und zu einem Fächertape mit 4 Zügeln zugeschnitten. Die Ecken werden abgerundet.
- Die Haut wird dort gereinigt, wo das Tape aufgeklebt werden soll.
- Die Folie des Tapes wird an der Basis eingerissen und vollständig gelöst. Die Basis des Tapes wird unterhalb der Kniekehle auf die Haut geklebt. Man streicht einige Male darüber, um sie zu fixieren.
- Das Kniegelenk und der Fuß werden in schmerzfreie Extension gebracht, um das Gewebe vorzudehnen.
- Die Folie des äußeren Zügels wird gelöst. Der Zügel wird mit wellenförmigem Verlauf ohne Zug in Richtung Malleolus lateralis auf die Haut geklebt. Man streicht einige Male über den Zügel, um ihn zu fixieren.

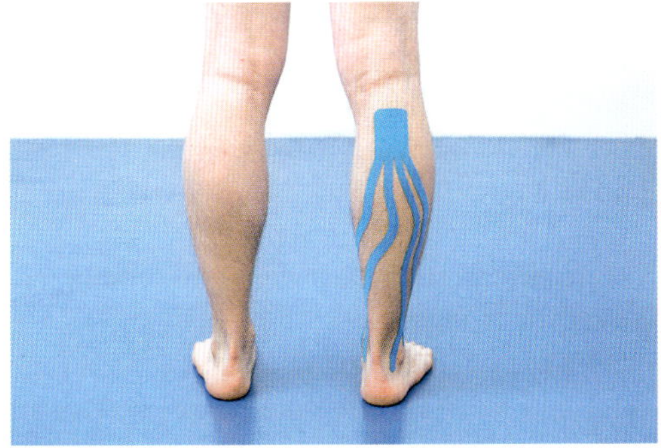

Abb. 12.5 Fertige Tapeanlage eines Lymphtapes dorsal an Fuß und Unterschenkel.

- Nun wird die Folie des nächsten Zügels gelöst. Auch dieser Zügel wird wellenförmig und ohne Zug in Richtung Malleolus lateralis auf die Haut geklebt.
- Die beiden übrigen Flügel werden ebenfalls mit wellenförmigem Verlauf und ohne Zug auf die Haut, jedoch in Richtung Malleolus medialis appliziert.
- Man streicht über das gesamte Lymphtape, um es zu fixieren.
- Das Tape ist nun fertig (**Abb. 12.5**) und kann etwa 7 Tage auf der Haut verbleiben.

Lymphtape ventral an Fuß und Unterschenkel

Mögliche Indikationen:

- Prellungen des Fußes und des Unterschenkels
- Ödeme aufgrund von Arthroskopien
- Ödeme aufgrund von Operationen am Fuß bzw. Unterschenkel

Behandlungsziel. Entstauung des ventralen Fuß- und Unterschenkelbereichs

Anlagetechnik. Lymphtechnik, Fächertape

Tapeapplikation:

- Das Tape wird von den Zehen bis zur Kniekehle abgemessen und in 4 Zügel unterteilt.
- Die Basis des Tapes wird unterhalb der Kniekehle auf die Haut geklebt.
- Das Kniegelenk wird in Extension, der Fuß des Patienten in schmerzfreie Flexion gebracht.

- Die beiden lateralen Zügel werden ohne Zug wellenförmig nach ventral in Richtung der 3. und 4. Zehe appliziert.
- Die beiden medialen Zügel werden ebenfalls ohne Zug wellenförmig nach ventral in Richtung der 1. und 2. Zehe appliziert.
- Man streicht über das gesamte Lymphtape, um es zu fixieren.
- Das Tape ist nun fertig und kann etwa 7 Tage auf der Haut verbleiben.

Lymphtape dorsal am Oberschenkel

Video 12.5

Dieses Tape eignet sich besonders zur Behandlung von Lymphödemen nach Traumata und Operationen im dorsalen Bereich des Oberschenkels und des Knies, aber auch zur Behandlung einer Baker-Zyste. Es wird ein Fächertape mit 4 Zügeln verwendet, um damit einen möglichst großen Gewebebereich zu umfassen.

Mögliche Indikationen:
- Prellungen des Oberschenkels
- Ödeme aufgrund von Arthroskopien
- Ödeme aufgrund von Operationen am Oberschenkel
- Baker-Zyste

Behandlungsziel. Entstauung des dorsalen Oberschenkelbereichs

Anlagetechnik. Lymphtechnik, Fächertape

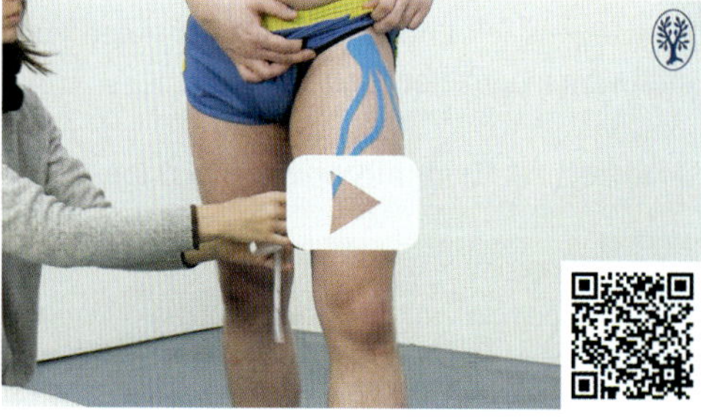

Video 12.5 Anlage eines Lymphtapes dorsal am Oberschenkel.

Tapeapplikation:
- Es wird ein blaues Tape von der Leiste bis zur Kniekehle abgemessen und zu einem Fächertape mit 4 Zügeln zugeschnitten. Die Ecken werden abgerundet.
- Die Haut wird dort gereinigt, wo das Tape aufgeklebt werden soll.
- Die Folie wird an der Basis eingerissen und vollständig gelöst. Die Basis des Tapes wird auf Höhe der Leiste mittig und leicht schräg auf die Haut geklebt. Man streicht einige Male darüber, um diese zu fixieren.
- Der Patient wird gebeten, einen kleinen Ausfallschritt zu machen, sodass sich das Hüftgelenk in leichter Flexion und das Kniegelenk in Extension befinden. Das Gewebe ist nun vorgedehnt.
- Vom äußeren Zügel wird nun die Folie gelöst. Der Zügel wird mit einem wellenförmigen Verlauf in Richtung Kniekehle ohne Zug auf die Haut geklebt. Man streicht einige Male über den Zügel, um ihn zu fixieren.
- Dann wird die Folie des nächsten Zügels gelöst. Auch dieser Zügel wird seitlich entlang des Beins in Richtung Kniekehle mit einem wellenförmigen Verlauf auf die Haut geklebt.
- Die beiden verbleibenden Zügel werden in derselben Weise appliziert, jedoch entlang der Innenseite des Beins.
- Im Anschluss streicht man über das gesamte Lymphtape, um es zu fixieren.
- Das Tape ist nun fertig und kann erfahrungsgemäß etwa 7 Tage auf der Haut verbleiben.

Lymphtape ventral am Oberschenkel

Mögliche Indikationen:
- Prellungen des Oberschenkels
- Ödeme aufgrund von Arthroskopien
- Ödeme aufgrund von Operationen am Oberschenkel

Behandlungsziel. Entstauung des ventralen Oberschenkelbereichs

Anlagetechnik. Lymphtechnik, Fächertape

Tapeapplikation:

- Das Tape wird von der Leiste bis zum Kniegelenk abgemessen und in 4 Zügel unterteilt.
- Die Basis des Tapes wird etwa mittig der Leiste auf die Haut geklebt.
- Das Hüftgelenk des Patienten wird in eine leichte Extension gebracht.
- Die einzelnen Zügel des Tapes werden ohne Zug ventral in Richtung des vorderen Kniegelenks appliziert.
- Im Anschluss streicht man über das gesamte Lymphtape, um es zu fixieren.
- Das Tape ist nun fertig und kann erfahrungsgemäß etwa 7 Tage auf der Haut verbleiben.

Spiraltape an Fuß, Unter- und Oberschenkel

Video 12.6

Spiraltapes verwendet man bei Lymphödemen, die durch defekte Lymphknotenketten entstehen, z. B. nach Entfernen der Leistenlymphknoten. Die spiralförmige Struktur ermöglicht es, das gesamte Gewebe des Beins zu umfassen.

Behandlungsziel. Entstauung des gesamten Oberschenkels bei defekter Lymphknotenkette

Anlagetechnik. Lymphtechnik, Spiraltape

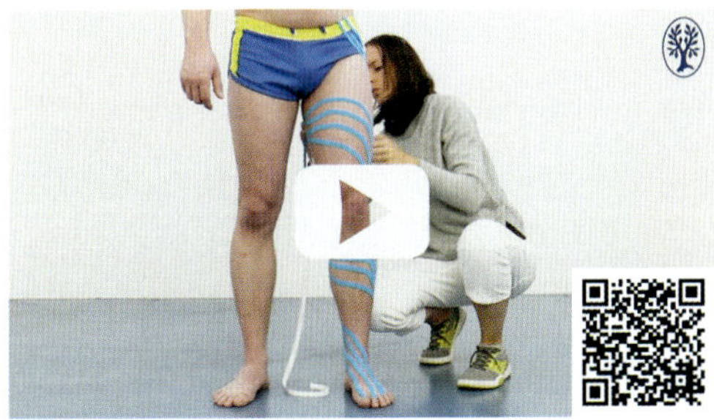

Video 12.6 Anlage eines Spiraltapes an Fuß, Unter- und Oberschenkel.

Praxistipp

Das Spiraltape wird ohne Zug auf die Haut aufgebracht. Das Bein befindet sich in einer entspannten Position. Da es sich in diesem Beispiel um eine defekte Lymphkette handelt, werden die Tapestreifen bis oberhalb der Leiste appliziert.

Tapeapplikation:

- Es wird ein blaues Tape mit einem spiralförmigen Verlauf von oberhalb der Leiste bis zu den Zehen abgeschnitten und in 4 gleich breite Streifen unterteilt. Die Ecken werden abgerundet.
- Die Haut wird dort gereinigt, wo das Tape aufgeklebt werden soll.
- Die Folie des 1. Streifens wird an der Basis eingerissen und vollständig gelöst. Die Basis wird vor dem Nagelbett der großen Zehe auf die Haut geklebt. Man streicht einige Male darüber, um sie zu fixieren.
- Die restliche Folie wird langsam gelöst, während das Tape in Richtung der Leiste mit einem spiralförmigen Verlauf und ohne Zug auf die Haut geklebt wird. Das Kniegelenk wird ausgespart. Der Streifen endet oberhalb der Leiste.
- Die Folie des nächsten Streifens wird gelöst. Die Basis wird vor dem Nagelbett der 2. Zehe auf die Haut geklebt. Auch dieser Streifen wird mit einem spiralförmigen Verlauf und ohne Zug bis über die Leiste auf die Haut geklebt. Wieder wird das Knie ausgespart.
- Die Folie des nächsten Streifens wird gelöst, und die Basis wird vor dem Nagelbett der mittleren Zehe auf die Haut geklebt. Der Streifen wird ebenfalls spiralförmig bis über die Leiste auf die Haut geklebt.
- Die Basis des 4. Streifens wird vor dem Nagelbett der 4. Zehe aufgeklebt. Der Streifen wird in derselben Weise appliziert.
- Im Anschluss streicht man über das gesamte Tape, um es zu fixieren.
- Das Tape ist nun fertig und kann erfahrungsgemäß etwa 7 Tage auf der Haut verbleiben.

12.3 Zusammenfassung und Aussichten

Lymphtapes haben ein breites Wirkspektrum und können sowohl bei intakten als auch bei defekten Lymphketten appliziert werden. Lymphtapes können ohne Weiteres mit allen zuvor vorgestellten Tapes kombiniert werden. Wichtig ist hierbei nur, dass die lymphaktivierende Wirkung durch die zusätzlichen Tapes nicht beeinträchtigt wird.

Lymphtapes zählen zu den schmerzreduzierenden Maßnahmen und haben somit einen hohen Stellenwert innerhalb der Schmerzbehandlung, unabhängig davon, ob es sich um akute oder chronische Schmerzen handelt.

13 Taping in der Narbenbehandlung

Das Tapen von Narben ist sinnvoll, um die Narbenheilung und -behandlung zu unterstützen. Grundsätzlich lassen sich Narben in normale, keloide, hypertrophe und atrophe Narben unterteilen. Je nach Narbenform und Art der Narbe werden die Tapes individuell appliziert.

13.1 Einleitung

13.1.1 Mögliche Auswirkungen von Narben

Im Kap. 10.1.4 wurde bereits der Zusammenhang zwischen möglichen internistischen und orthopädischen Erkrankungen sowie segmentalen Dysregulationen in Bezug auf die segmentale Innervation und die Leitbahnen erläutert (**Tab. 10.3**). Narben nehmen über die Haut ebenfalls Einfluss auf die Leitbahnen und Organe, wie folgende Darstellung verdeutlicht.

Auswirkungen auf die Leitbahnen und Zang-Fu-Organe

In Bezug auf einzelne Leitbahnen können Narben den Energiefluss stören und Schmerzen bzw. Missempfindungen im gesamten Leitbahnverlauf hervorrufen. Beispielsweise können sich in Bezug auf die Blasenleitbahn mit ihren Rücken-Shu-Punkten und zur Zang- bzw. Fu-Ebene Störungen im Organ Blase bzw. im Funktionskreis Blase und Niere ergeben.

Im Folgenden sind einige Beispiele für Narben im Bereich der Leitbahnverläufe und der Sonderleitbahnen Ren Mai und Du Mai sowie deren mögliche Auswirkungen aufgeführt:

Lungenleitbahn:

- mögliche Narben:
  - Narbe nach einer Operation der Sehnenscheiden
  - Narbe nach einer ventralen Schulteroperation
- mögliche Auswirkungen:
  - vermehrte Infektanfälligkeit
  - Dyspnoe

Dickdarmleitbahn:

- mögliche Narben:
  - Narbe nach der Operation am Zeigefingergrundgelenk
  - Narbe nach der Operation einer Epicondylitis humeri radialis
- mögliche Auswirkungen:
  - vermehrtes Nasenbluten
  - schuppige und juckende Haut
  - Verdauungsstörungen

Magenleitbahn:

- mögliche Narben:
  - laterale Knienarbe
  - Narben nach Brustoperationen bzw. -vergrößerungen
- mögliche Auswirkungen:
  - Sodbrennen
  - Magenschmerzen
  - Brustschmerzen

Milzleitbahn:

- mögliche Narben:
  - mediale Knienarbe
  - Narbe nach Operation eines Hallux valgus
- mögliche Auswirkungen:
  - Verdauungsstörungen mit Blähungen, Obstipation und Diarrhö
  - Ödeme der unteren Extremitäten
  - Schweregefühl
  - Enuresis und Miktionsdysfunktion

Herzleitbahn:

- mögliche Narben:
  - Narbe nach Entfernung der Lymphknoten (v. a. Mammakarzinom)
  - Narbe nach der Operation einer Epicondylitis humeri ulnaris
- mögliche Auswirkungen:
  - funktionelle Herzbeschwerden
  - Traurigkeit
  - Ängste
  - Palpitationen

Dünndarmleitbahn:

- mögliche Narben:
  - Narbe nach einer ulnaren Handgelenkoperation
  - Narbe nach einer dorsalen Schulteroperation
- mögliche Auswirkungen:
  - Augenschmerzen und gerötete Augen
  - Kieferschmerzen
  - Tinnitus
  - Thoraxbeschwerden

Blasenleitbahn:

- mögliche Narben:
  - Narbe durch Entfernung der Baker-Zyste
  - Narbe nach Operation eines Bandscheibenvorfalls (z. B. 4./5. LWK)
- mögliche Auswirkungen:
  - chronische Zystitiden
  - Hämorrhoiden
  - Enuresis
  - Dysmenorrhö

Nierenleitbahn:

- mögliche Narben:
  - Narbe nach einer Achillessehnenoperation
  - Kaiserschnittnarbe
- mögliche Auswirkungen:
  - Ödeme an den Extremitäten
  - Spontanschweiße
  - Impotenz
  - Leukorrhö
  - Uterussenkung

Perikardleitbahn:

- mögliche Narben:
  - Narbe nach einer Karpaltunneloperation
  - Narbe nach einer operativ versorgten Dupuytren-Kontraktur
- mögliche Auswirkungen:
  - funktionelle Herzbeschwerden
  - Unruhe
  - Ängste
  - Schlaflosigkeit

3-Erwärmerleitbahn:

- mögliche Narben:
  - Narbe nach einer Operation des Ellenbogengelenks
  - Narbe nach einer operativ versorgten distalen Radiusfraktur (dorsal)
- mögliche Auswirkungen:
  - vermehrt Kopfschmerzen
  - Rötung und Schwellung der Augen
  - Ohrenschmerzen
  - Tinnitus

Gallenblasenleitbahn:
- mögliche Narben:
  - Narbe nach einer Hüftoperation
  - Narbe nach einer Knöcheloperation lateral
- mögliche Auswirkungen:
  - Ischialgie
  - Leukorrhö
  - vermehrt Kopfschmerzen
  - Rötung und Schwellung der Augen

Leberleitbahn:
- mögliche Narben:
  - Narbe nach einer medialen Knöcheloperation
  - Narbe nach einer medialen Knieoperation
- mögliche Auswirkungen:
  - Miktionsdysfunktion
  - Juckreiz und Schwellung der Genitalien
  - Uterussenkung
  - Amenorrhö

Ren Mai:
- mögliche Narben:
  - Kaiserschnittnarbe
  - Narbe nach einer Herzoperation (Sternum)
- mögliche Auswirkungen:
  - Miktionsdysfunktion
  - Menorrhagie
  - Leukorrhö
  - Brustschmerzen
  - Sodbrennen

Du Mai:
- mögliche Narben:
  - Narbe nach Operation eines Bandscheibenvorfalls (z. B. 4./5. LWK)
  - Narbe nach einer HWS-Operation
- mögliche Auswirkungen:
  - Leukorrhö
  - Impotenz
  - veränderter Zungentonus
  - Gefühl von Schwere in Bezug auf den Kopf

Auswirkungen auf die Segmente

In Bezug auf die Segmente der Wirbelsäule können Narben ebenfalls einen direkten Einfluss auf innere Organe haben, wie folgende Beispiele auf Grundlage der Zonen nach Hansen und Schliack zeigen. Die hauptsächlichen Narben im Segmentbereich sind auf Operationen an der Wirbelsäule zurückzuführen:
- Narben nach HWS-Operation:
  - Lungenbeschwerden, z. B. erschwertes Atmen
  - Herzbeschwerden, z. B. Palpitationen
  - Sodbrennen
  - Verdauungsstörungen
- Narben nach BWS-Operation:
  - Verdauungsbeschwerden
  - Müdigkeit durch Leberschwäche
  - Blähungen
- Narben nach LWS-Operation:
  - Inkontinenz
  - Infertilität
  - verringerte Libido

Auswirkungen auf Head-Zonen

Befinden sich Narben auf Head-Zonen, kann es ebenfalls zu Störungen innerer Organe kommen, wie folgende Beispiele zeigen:
- ventrale Schulternarbe (Head-Zone des Zwerchfells):
  - Atembeschwerden
  - verringerte Diaphragmaabsenkung
- Narbe nach Herzoperation (Sternum, Head-Zone des Ösophagus):
  - Sodbrennen
  - Essen fühlt sich wie ein „Kloß" beim Hinunterschlucken an.
- Narbe nach Bauchdeckenstraffung (Head-Zone des Dickdarms):
  - Verdauungsstörungen, v. a. den Dickdarm betreffend
  - Obstipation

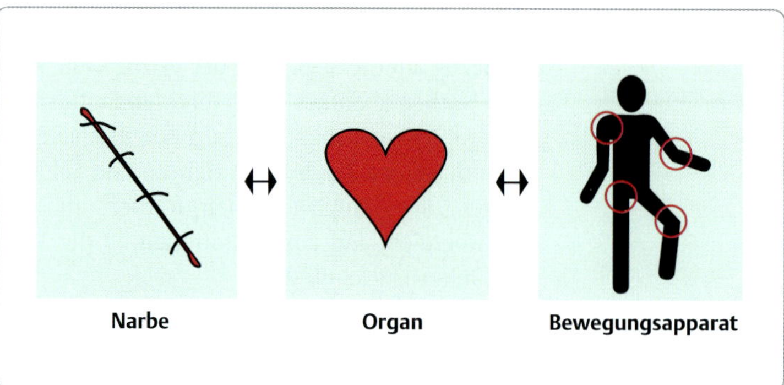

Abb. 13.1 Wechselwirkung zwischen Narben und Organen.

Ganzheitliche Betrachtung

Führen Narben zu Dysbalancen und entwickeln sich zu einem Störfeld, können sie innere Organe beeinflussen. Dies hat wiederum zur Folge, dass Dysbalancen innerer Organe zu sichtbaren orthopädischen Erkrankungen führen können. Häufig stehen diese für Untersucher in keinem Zusammenhang. Bei genauerer Betrachtung wird allerdings deutlich, dass eine Narbe zu unterschiedlichen Erkrankungen geführt haben kann.

In **Abb. 13.1** wird schematisch dargestellt, wie die Wechselwirkungen zwischen Narben und Organen entstehen.

Anhand der folgenden beiden Fallbeispiele werden die möglichen Auswirkungen von Operationsnarben aufgezeigt. Diese verdeutlichen, dass es für die Diagnostik und Behandlung entscheidend ist, die komplexen Wirkungsgefüge ganzheitlich einzubeziehen.

Fallbeispiel: Kaiserschnittnarbe

Eine Patientin kommt mit einer Kaiserschnittnarbe in die Praxis. Diese ist etwa 8 Wochen alt und zeigt sich seit Längerem gerötet und juckend. Das Tragen von Hosen und Unterwäsche kann die Patientin nur schwer tolerieren. Bei Fragen nach der Kontinenz antwortet die Patientin, dass sie häufiger auf Toilette müsse und manchmal schwer den Urin halten könne. Auch die Verdauung sei träge geworden. Zudem schildert die Patientin, dass sie seit etwa 2 Wochen anhaltende LWS-Beschwerden habe.

An diesem Beispiel wird deutlich, dass die Narbe aufgrund des Kaiserschnitts zunächst zu Blasenproblemen geführt hat. Dies lässt sich dadurch erklären, dass die Narbe die Nierenleitbahn durchtrennt. Aufgrund der Yin- und Yang-Kopplung stehen die Nieren und die Blase miteinander in Verbindung. Zudem besteht ein direkter Zusammenhang zum Rücken-Shu-Punkt der Niere (Bl 23). Dieser befindet sich anatomisch gesehen auf Höhe von L 2.

Die segmentale Innervation der Niere erfolgt über die Segmente Th 9–L 3. In Bezug auf den Verlauf der Narben lässt sich ein Zusammenhang zwischen der Niere und der Blase und den zugehörigen Head-Zonen ableiten. Anhand der betroffenen Segmente L 2 (Bl 23) und Th 9–L 3 (Hansen und Schliack) lassen sich die Rückenschmerzen im LWS-Bereich erklären.

Die Verdauung hängt eng mit der Leber zusammen. Ist diese wenig aktiv, wird weniger Gallensaft produziert und an die Gallenblase abgegeben. Auch die Leberleitbahn wurde durch die Narbe in Mitleidenschaft gezogen. Zudem entspricht L 4 dem Rücken-Shu-Punkt Bl 25. Dieser ist für den Dickdarm verantwortlich und wird als Zustimmungspunkt des Dickdarms bezeichnet. Hieraus resultiert wiederum die träge Verdauung der Patientin.

Fallbeispiel: Magenoperation

Einer 37-jährigen Patientin wurde der Magen aufgrund starken Übergewichts verkleinert. Bei einer Verkleinerung entstehen Narben am Magen. Diese sind nicht sichtbar, können jedoch ebenfalls Beschwerden verursachen.

Der Magen ist nach Hansen und Schliack den Segmenten C 3–C 5 und Th 5–Th 9 zugeordnet. Aus chinesischer Sicht entspricht die anatomische Lage des Magens dem Ren Mai, der Magen- und der Nierenleitbahn, aus Sicht des Meridian-Tapings der Magenleitbahn. Die Head-Zone des Magens befindet sich in dem Segment Th 8 und zieht links von der Mittellinie des Körpers nach lateral.

Nach der Operation des Magens entwickelt die Patientin mittelstarke bis starke HWS-Schmerzen. Diese zeigen sich unabhängig von Bewegung oder Ruhe. Aufgrund des gleichbleibenden Zustands verschreibt ihr der Arzt Physiotherapie (Massagen) und Schmerzmittel, die bei Bedarf eingenommen werden sollen. Nach den Massagen und der bedarfsgerechten Einnahme der Medikamente schildert die Patientin unveränderte Schmerzen. Infolgedessen wird ein Röntgenbild angefertigt. Hier wird ersichtlich, dass die Patientin Abnutzungserscheinungen im HWS-Bereich hat.

An diesem Beispiel wird deutlich, dass die Ursache in den Segmenten C 3–C 5 zu suchen ist. Die Narbe des Magen hat sich reflektorisch auf die HWS übertragen. Massagen wirken aktivierend und erzeugen eine Fülle im Magen. Da es sich aus Sicht der chinesischen Medizin um eine Fülle-Narbe handelt, werden hierdurch die Schmerzen verstärkt bzw. konstant gehalten. In diesem Fall sind sedierende Techniken eine sinnvolle Methode.

Die Medikamente wiederum erzeugen eine Reizung des Magens. Diese überträgt sich in ähnlicher Weise auf die Segmente und verstärkt wiederum die Schmerzen bzw. hält diese konstant.

Aufgrund des Alters ist davon auszugehen, dass „Abnutzungserscheinungen" im Bereich der HWS mit der entsprechenden Bilddiagnostik ersichtlich sein dürften. Diese müssen jedoch nicht in Verbindung mit den aktuellen Beschwerden der Patientin stehen.

13.1.2 Grundlegendes zur Anwendung von Narbentapes

Bei der Anwendung von Narbentapes ist vorab eine genaue Inspektion, Palpation und Funktionsprüfung vorzunehmen. Hieran schließt sich die Wahl des individuell zu klebenden Tapes an, die zudem vom Wundheilungsstadium abhängig ist.

Um unterschiedliche Tapes miteinander kombinieren zu können, wird die Tapeapplikation aus energetischer Sicht (Kap. 13.2) sowie aus Sicht der westlichen Diagnostik (Kap. 13.3) beschrieben. In Kap. 13.4 finden sich Tipps und Hinweise zur Anwendung unterschiedlicher Druckapplikationen bei Narben.

Zu den **Behandlungszielen** bei der Anwendung von Narbentapes zählen:

- Verbesserung der Durchblutung und des Lymphabflusses
- Verminderung von Schmerzen
- Verbesserung der Narbenelastizität
- Lösen von Crosslinks
- Reduktion von keloidem und hypertrophem Wachstum

Indikationen:

- normale, keloide, hypertrophe und atrophe Narben
- Narben bei Kindern, Jugendlichen und Erwachsenen
- kleine, mittlere und große Narben
- direkte Applikation bei vollständig verschlossenen Narben
- indirekte (parallele) Applikation bei geröteten und hypersensiblen Narben
- Narben am gesamten Körper, auch im Kopf- und Gesichtsbereich

Praxistipp

Werden Tapes im Kopf- und Gesichtsbereich appliziert, verbleiben diese aus ästhetischen Gründen häufig nur über Nacht auf der Haut. Kinder empfinden „bunte Pflaster" zumeist als etwas positiv Auffälliges. Hier können die Tapes je nach Wunsch des Kindes auch tagsüber auf der Haut bleiben.

Kontraindikationen. Wie bei allen anderen beschriebenen Tapes gelten auch bei der Anwendung von Narbentapes die in Kap. 1.4.2 aufgeführten relativen und absoluten Kontraindikationen.

Anamnese und Untersuchung

Bevor Narbentapes appliziert werden, erfolgen die Anamnese und die Untersuchung unter folgenden Fragestellungen:

Anamnese:

- Sind Wundheilungsstörungen bekannt?
- Welche Nahttechnik wurde genutzt? Gibt es selbstauflösende Fäden?
- Nimmt der Patient Medikamente? Wenn ja, welche?
- Sind beim Patienten Pflasterallergien bekannt?

> *Hinweis*
>
> Verschiedene Medikamente können zu einem Mangel an Mineralstoffen und Vitaminen führen. Dies wiederum kann die Wundheilung ungünstig beeinflussen. Zudem können Medikamente aufgrund des veränderten Stoffwechsels der Leber zu trockener und rissiger Haut führen. Aus chinesischer Sicht kann dies über den hierdurch entstandenen Yin- und Blut-Mangel der Leber erklärt werden.

Inspektion:

- Wie ist die Narbenbeschaffenheit?
- Sind die Fäden entfernt worden?
- Ist die Narbe vollständig verheilt? Oder gibt es Rötungen, Schwellungen oder entzündliche Prozesse?
- Handelt es sich um eine normale, keloide, hypertrophe oder atrophe Narbe?

Palpation:

- Ist die Narbe weich und elastisch oder hart und unbeweglich?
- Schmerzt die Narbe?
- Ist die Narbe hypersensibel oder druckdolent?

Funktionsprüfung:

- Schränkt die Narbe die Beweglichkeit eines Gelenks ein?
- Schränkt die Narbe die allgemeine Beweglichkeit des Patienten ein?

Einsatz von Tapes während der Wundheilung

Im Folgenden werden der Einsatz von Tapes in den verschiedenen Wundheilungsphasen sowie Faktoren, die die Wundheilung beeinflussen, erläutert.

Die Wundheilung lässt sich grob in 4 Phasen unterteilen. Das Durchlaufen der einzelnen Phasen ist stark vom Allgemeinzustand des Patienten, von chronischen Vorerkrankungen und dem persönlichen Umfeld abhängig. Von der jeweils vorliegenden Phase ist wiederum auch die Applikation der Narbentapes abhängig. Zusätzlich werden weitere geeignete therapeutische Maßnahmen zur Behandlung der Narben vorgestellt.

Exsudations-/Reinigungsphase (ca. 0.–5. Tag). Diese Phase folgt direkt nach einem Trauma bzw. einer Operation und zeichnet sich durch eine Gefäßkonstriktion und durch den Beginn des Gerinnungsprozesses aus. Durch eine gesteigerte Durchlässigkeit der Kapillarwände gelangt Exsudat, das Makrophagen und Granulozyten enthält, in die Wunde. Dieser Prozess ist wichtig, um Fremdkörper, Bakterien und Zelltrümmer aus dem geschädigten Gewebe auszuschwemmen. Im Folgenden kommt es zu einer Entzündungsreaktion des Körpers, bei der sich die bekannten Entzündungszeichen zeigen (Kap. 10.1.3).

Praxistipp

In dieser Phase ist die Anwendung von Eispackungen indiziert, um eine Gefäßkonstriktion zu forcieren. In der Praxis hat sich gezeigt, dass die Eisapplikation maximal 20–30 min nach dem Trauma zur Anwendung kommen sollte. Eine längere Kühlung führt zu einer verstärkten Bildung von Ödemen und einer Verlangsamung der Wundheilung. Nach der Eisanwendung sollten kühlende Umschläge, z. B. mit verdünnter Arnikatinktur bei Schmerzen oder Kamille und Schafgarbe bei Rötungen und entzündlichen Prozessen, angelegt werden.
In der Exsudationsphase sind Tapes grundsätzlich kontraindiziert. Ausnahmen stellen hier die sog. Lymph- oder Schmerztapes (Schmerzkreuz, Gittertapes) dar. Diese können weiträumig um den Wundbereich appliziert werden, um die Wundheilung zu unterstützen und Schmerzen zu reduzieren.

Proliferations-/Granulationsphase (ca. 5.–21. Tag). In dieser Phase kommt es zur Defektheilung und zum Rückgang der Entzündungsreaktion. Es wird Granulationsgewebe gebildet, das jedoch noch nicht belastbar ist. Fibro- und Myofibroblasten stabilisieren das Gewebe und bilden eine netzartige Matrix (Crosslinks). Im Zuge dessen kommt es zu einer Kontraktion der Wundränder.

Praxistipp

Eisanwendungen sind in dieser Phase kontraindiziert, da sie zu einer Vasokonstriktion der Gefäße führen. Diese wiederum erschwert die Wundheilung, die Durchblutung der Wunde und den Abtransport von Lymphflüssigkeit und begünstigt somit Ödeme und Wundheilungsstörungen.
Auch in dieser Phase (bis die Fäden entfernt wurden, sich der Schorf gelöst hat und die Wunde vollständig verheilt ist) werden Applikationen nur in Form von Lymph- oder Schmerztapes weiträumig um das Wundgebiet geklebt. Sobald die Wunde vollständig verheilt ist, ist die Anlage von Tapes über der Narbe möglich.

Regenerations-/Epithelisationsphase (ca. 21.–60. Tag). Das Granulationsgewebe verliert mehr und mehr Wasser, die Fasern vom Kollagen Typ III wandeln sich in die vom Kollagen Typ I um. Diese Umwandlung führt zu einer erhöhten Stabilität der Gewebestruktur. Die Wundränder ziehen sich weiter zusammen.

Praxistipp

Bei reizlosen und vollständig verheilten Narben sind hier elastische Tapes sowie Gittertapes indiziert. Ist die Narbe hypersensibel und gerötet, werden die Tapes parallel zur Narbe appliziert.

Remodellierungs-/Reifungsphase (ab dem 60. Tag). Das Narbengewebe nimmt mehr und mehr an Festigkeit zu und erhält seine endgültige Struktur, Form und Festigkeit. In dieser Phase laufen die Prozesse der Kollagensynthese und des Kollagenabbaus parallel ab. Auch nach Monaten und Jahren hat das Narbengewebe nicht seine vollständige Festigkeit erreicht. Es ist davon auszugehen, dass nur etwa 80 % der ursprünglichen Belastbarkeit und Festigkeit erreicht werden. Somit bleibt Narbengewebe im Vergleich zu gesundem Gewebe weniger belastbar.

Praxistipp

In dieser Phase sind elastische Tapes und Gittertapes indiziert. Hierbei ist jedoch weiterhin auf die Beschaffenheit der Narbe zu achten. Bei Rötungen und Überempfindlichkeit erfolgt die Tapeapplikation parallel zur Narbe.

Die Wundheilung wird außerdem durch verschiedene **persönliche, multifaktorielle und lokale Faktoren** beeinflusst:

- persönliche Faktoren:
  - Alter des Patienten
  - persönliche Hygiene
  - Selbstständigkeit bei alltäglichen Aktivitäten
  - Immunsystem des Patienten
  - durchlebte Erkrankungen
  - Vorerkrankungen wie Durchblutungsstörungen

  - chronische Begleiterkrankungen, z. B. Diabetes mellitus
  - Ernährungsgewohnheiten
  - Suchtverhalten
  - individuelle Wundheilung des Patienten
  - Medikamentenstatus
- multifaktorielle und lokale Faktoren:
  - keimfreie Wundverhältnisse
  - Wundverband und Wundpflege
  - angemessene Temperatur um das Wundgebiet
  - Operationstechnik
  - spannungsfreie Naht
  - angemessene Ruhigstellung und Lagerung

13.2 Energetisches Narben-Taping

Die Narbe wird in der Komplementärmedizin häufig als **Störfeld** betrachtet. Das bedeutet, dass die Narbe den Körper und auch das umliegende Gewebe in eine Art Dysbalance bringen kann. In Bezug auf die Leitbahnen kann z. B. eine Narbe am operativ versorgten Hallux valgus Einfluss auf die Milzleitbahn und damit auf die Verdauung und den Stuhlgang haben. Aus westlicher Sicht entspräche das Areal der segmentalen Innervation von L 5.

> *Hinweis*
>
> Störfelder können aktiv oder stumm verlaufen. Bei stummen Verläufen sind die Narben häufig unauffällig und nicht gereizt, bei aktiven Störfeldern können sich Narben beispielsweise schmerzend, gerötet, kontrakt, verklebt und hypersensibel zeigen. Narben können sich erst im Laufe des Lebens zu Störfeldern entwickeln, unabhängig von ihrer Größe, Beschaffenheit und Lokalisation. Hierzu zählen z. B. unauffällige Piercing- und Kaiserschnittnarben sowie Narben nach einer Tonsillektomie oder großflächige Brandnarben unterschiedlichen Grades.

Mögliche Hinweise auf ein Narbenstörfeld können sein:

- Rötungen
- Hypersensibilität
- Kontrakturen und Verklebungen
- Narbenbeschwerden bei Wetterumschwüngen
- erhöhte oder verringerte Schweißsekretion
- veränderte Hauttemperatur im Narbenbereich
- Spannungsreize
- Berührungs- und Belastungsschmerzen
- Abneigung, die Narbe bei (alltäglichen) Bewegungen zu belasten
- emotionale Labilität bzw. Gefühlsreaktionen beim Berühren der Narbe
- körperliche bzw. psychische Symptome, die neu aufgetreten sind
- neu aufgetretene Symptome im betroffenen Leitbahnverlauf, in den Zang-Fu-Organen, im entsprechenden Dermatom-, Segment- oder Organ-Bereich

13.2.1 Fülle- und Leere-Narben

Beim energetischen Narben-Taping werden Narben anhand ihres Fülle- und Leere-Zustands unterteilt.

Fülle-Narben. Diese sind rot, geschwollen, heiß und ziehen Bewegungseinschränkungen nach sich. Berührungen, Wärme und Druck führen zu Schmerz und zur Verschlimmerung der Symptome, Ruhe und Kälte lindern. Der Schmerz ist stechend fixiert. Zu Fülle-Narben zählen frische Narben in der Exsudations- und ggf. Proliferationsphase sowie rote und schmerzhafte keloide und hypertrophe Narben.

Leere-Narben. Diese sind blass und ggf. bläulich livide, reizlos und im Allgemeinen schlecht durchblutet. Ruhe und Kälte führen zur Verschlimmerung der Symptome, wohingegen Wärme (Kirschkernkissen, heiße Rolle, Moxibustion), Druck und Bewegung zur Besserung beitragen. Der Schmerz ist in diesem Fall dumpf. Narben in der späten Remodellierungsphase sowie blasse keloide, hypertrophe und atrophe Narben zählen zu möglichen Leere-Zuständen.

13.2.2 Narben und Emotionen

Narben können zum einen aufgrund der Durchtrennung von Leitbahnen, zum anderen aufgrund von emotionaler Labilität, Kindheitstraumata und anderen negativen Erfahrungen in Bezug auf den eigenen Körper emotionale Dysbalancen hervorrufen. Somit beeinflusst der Verlauf der Narbenheilung das Gefühlsleben und umgekehrt.

Beispielsweise kann es bei der Verletzung der Perikardleitbahn durch eine Karpaltunneloperation zu Dysbalancen im Element Feuer und damit auch im Organ Perikard kommen. Diese können sich in Form von Nervosität, innerer Unruhe, Pessimismus oder Erschöpfung zeigen. Umgekehrt kann es aus Sicht der TCM durch anhaltende Erschöpfung und Nervosität aufgrund unterschiedlicher Einflussfaktoren der Umwelt zu Symptomen eines Karpaltunnelsyndroms beim Patienten kommen.

Die Emotionen, die den einzelnen Organen und den damit zusammenhängenden Leitbahnen zugeordnet sind, lassen sich anhand der Wandlungsphasen darstellen und erklären (**Tab. 13.1**). Zum Zang-Organ Lunge zählt der

Tab. 13.1 Zusammenhang zwischen den Zang-Organen und den Emotionen.

Zang-Organ	Name	Bedeutung	Akupunkturpunkte	Emotionen und Fähigkeiten	Schwächen
Lunge (Metall)	Po	Abgrenzung, kontrollierte Atmung, Nahrungsaufnahme und Ausscheidung	Bl 13, Bl 42, Lu 9, Lu 8	Trauer, Loslassen, Wahrnehmung eigener Bedürfnisse, Selbstwertschätzung	Unsicherheit, Geiz, Rücksichtslosigkeit, Egoismus, Minderwertigkeitsgefühle, Depression, Unfähigkeit, loszulassen oder sich trennen zu können
Herz (Feuer)	Shen	Intellekt, mentale Fähigkeiten, Bewusstsein	Bl 15, Bl 44, He 7, He 8	Begeisterung, Lebensfreude, Optimismus	Grenzüberschreitung, starke Begierde, Pessimismus, fehlende Lebensfreude, Unzufriedenheit, Erschöpfung, Nervosität, Ängste
Leber (Holz)	Hun	Speicherung bewusster und unbewusster Erlebnisse	Bl 18, Bl 47, Le 3, Le 1	Wertschätzung, Fantasie, Kreativität, Flexibilität	Albträume, Schlafstörungen; Wut, Zorn, Aggression, Depression
Milz (Erde)	Yi	Zentrierung, Stabilität	Bl 20, Bl 49, Mi 3	Gedächtnis, Konzentration, Achtsamkeit	Grübeleien, Sorgen, Müdigkeit, mangelnde Konzentrationsfähigkeit, Depression, Pessimismus, geistige Unflexibilität
Niere (Wasser)	Zhi	Jing; Mark, Gehirn, Knochen; Fortpflanzung, Wachstum, Entwicklung	Ni 23, Ni 52, Ni 3, Ni 10	Willenskraft, Mut, Weisheit, Entscheidungsfähigkeit, geistige Stärke	Angst, Panikattacken; Minderwertigkeitskomplexe, Unsicherheit, Nervosität, Erschöpfung

Dickdarm, zum Zang-Organ Herz das Perikard, der 3-Erwärmer und der Dünndarm, zum Zang-Organ Leber die Gallenblase, zum Zang-Organ Milz der Magen und zum Zang-Organ Niere die Blase.

13.2.3 Tapefarben

Die Farben des Tapes werden zum einen über die Elementzugehörigkeit, zum anderen über die Leere-Fülle-Definition ausgewählt. Narben im Element Erde werden mit einem gelben Tape, im Element Metall mit einem schwarzen Tape, im Element Wasser mit einem blauen Tape, im Element Holz mit einem grünen Tape und im Element Feuer mit einem roten Tape versorgt.

Auf Grundlage der Leere- und Fülle-Zustände werden rote Tapes für Leere- und blaue Tapes für Fülle-Zustände genutzt.

Praxistipp

Je nach Behandlungsschwerpunkt wird die Farbe auf Grundlage der Wandlungsphasen bzw. des Leere- und Fülle-Zustands ausgewählt.

13.2.4 Applikationen und ihre Ausrichtung

Tape bei Fülle-Narben

Video 13.1

Bei Fülle-Narben entlang einer Leitbahn wird das Tape sedierend appliziert. Dies bedeutet, dass das Tape entgegen dem Leitbahnverlauf in Längsrichtung geklebt wird. Bei stark geröteten und hypersensiblen Narben wird das Tape parallel zur Narbe appliziert. Zu den Fülle-Narben zählen z. B. keloide und hypertrophe Narben. Die Narbe bzw. das umliegende Gewebe wird zuvor in Vordehnung gebracht.

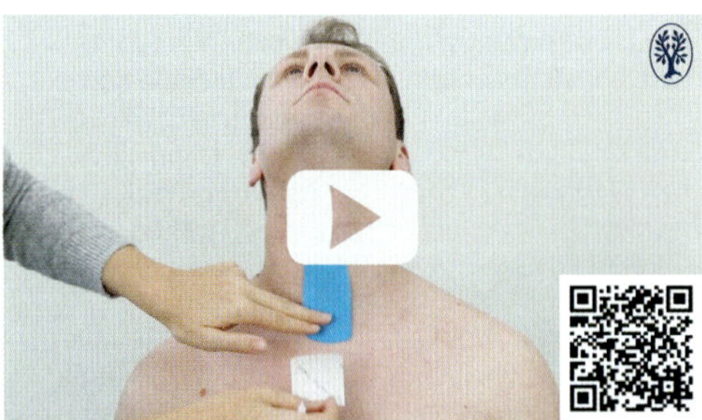

Video 13.1 Anlage eines Tapes bei Fülle-Narben.

Bei durch Narben durchtrennten Leitbahnen wird das Tape entgegen der Leitbahn in Querrichtung appliziert. Hierdurch entsteht eine Querfriktion entlang der Narbe.

Bei unklaren bzw. „unruhigen" Verläufen von Narben werden Gittertapes verwendet.

Praxistipp

Bei Fülle-Narben kann das Tape je nach Hypersensibilität und Rötung auf bzw. neben der Narbe appliziert werden.

Tapeapplikation:

Variante 1:

Praxistipp

Das Tape wird in dieser Art appliziert, wenn sich die Narbe im Verlauf einer Leitbahn befindet. Gezeigt wird die Tapeapplikation am Beispiel einer Narbe nach einer Karpaltunneloperation. Die Narbe befindet sich im Verlauf der Perikardleitbahn.

- Es wird ein blaues, etwa 10 cm langes I-Tape entlang des Narbenverlaufs abgemessen. Die Ecken werden abgerundet.
- Die Haut wird dort gereinigt, wo das Tape aufgeklebt werden soll.
- Es wird ein blaues Tape verwendet, da der Farbe Blau eine sedierende bzw. kühlende Wirkung auf Narben zugeschrieben wird. Gemäß den Farben der Elemente wäre ein rotes Tape das passende.
- Die Folie des Tapes wird an der Basis eingerissen und vollständig gelöst.
- Um eine Fülle-Narbe nach Karpaltunneloperation zu tapen, wird die Basis des Tapes distal von Pe 7 auf die Haut geklebt. Dieser befindet sich mittig der distalen Handgelenkfalte.

- Das Handgelenk des Patienten wird in Extension gebracht.
- Das Tape wird ohne Zug entgegen der Leitbahn in Richtung Pe 4 auf die Narbe geklebt, da es sich um eine sedierende Applikation handelt.
- Man streicht einige Male über das Tape, um es zu fixieren.
- Das Tape ist nun fertig und kann erfahrungsgemäß etwa 7 Tage auf der Haut verbleiben.

Variante 2:

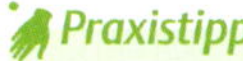

Praxistipp

Das Tape wird in dieser Art appliziert, wenn die Narbe den Verlauf einer Leitbahn kreuzt. Die Tapeapplikation erfolgt hier am Beispiel einer etwa 6 Wochen alten, geröteten und keloiden Narbe nach operativer Entfernung der Schilddrüse. Da es sich hierbei um den Ren Mai handelt, wird die Farbe nach dem Zustand der Narbe (für Fülle-Narben ein blaues Tape, für Leere-Narben ein rotes Tape) gewählt.

- Es wird ein blaues I-Tape mit einer Länge von ca. 10 cm zugeschnitten (bei einer Narbe nach Schilddrüsenoperation kann alternativ auch ein Gittertape verwendet werden). Die Ecken werden abgerundet.
- Die Haut wird dort gereinigt, wo das Tape aufgeklebt werden soll.
- Die Narbe durchtrennt den Ren Mai. Er hat seinen Ursprung am Damm, verläuft gerade nach oben und endet oberhalb des Kinns. Da es sich hierbei um eine sedierende Tapeapplikation handelt und der Ren Mai von unten nach oben verläuft, wird das Tape von oben nach unten, also entgegen der Leitbahn, und ohne Zug auf die Haut geklebt.
- Die Folie des Tapes wird an der Basis eingerissen und vollständig gelöst. Die Basis des Tapes wird unterhalb des Kehlkopfes auf die Haut geklebt, dann streicht man vorsichtig darüber.
- Der Kopf des Patienten wird in Reklination gebracht.

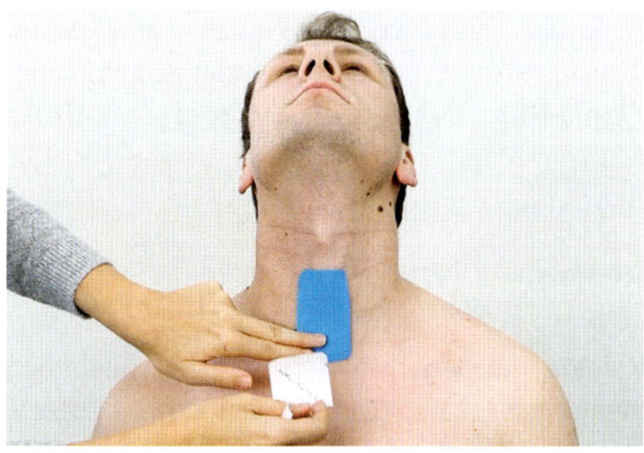

Abb. 13.2 Applikation bei einer Fülle-Narbe nach Schilddrüsenoperation.

- Das Tape wird ohne Zug über die Narbe geklebt. Es endet auf Höhe des Manubrium sterni.
- Man streicht einige Male über das Tape, um es zu fixieren (**Abb. 13.2**).
- Das Tape ist nun fertig und kann etwa 7 Tage auf der Haut bleiben.

Tape bei Leere-Narben

Bei Leere-Narben entlang einer Leitbahn wird das Tape tonisierend appliziert. Dies bedeutet, dass das Tape in Längsrichtung im Leitbahnverlauf auf die Haut geklebt wird.

Praxistipp

Bei Leere-Narben wird das Tape immer direkt über die Narbe appliziert.

Bei durchtrennten Leitbahnen wird das Tape quer zur Leitbahn appliziert. Auch hier entsteht eine Querfriktion.

Bei unklaren bzw. „unruhigen“ Narbenverläufen werden Gittertapes verwendet.

13.3 Tapes bei verschiedenen Narbentypen

13.3.1 Narbentapes bei keloiden Narben

Keloide Narben wachsen wulstig über den Wundrand hinaus. Häufig liegen eine verzögerte Wundheilung, Rötungen und Juckreiz vor. Bei der Palpation sind Verklebungen, Verhärtungen und kleine Knötchen bzw. Unebenheiten zu spüren.

Praxistipp

Die Bildung keloider Narben wird durch eine frühzeitige und zu heftige Mobilisation begünstigt. Ein Beispiel hierfür sind Narben nach Herzoperationen: Diese neigen zu keloidem Wachstum, wenn Patienten unvorhergesehen niesen oder husten. Hierbei öffnet sich der Thorax, und der Zug auf die Narbe steigt.

Die Behandlungsziele bei der Behandlung keloider Narben liegen im Lösen von Verklebungen und Verhärtungen sowie in der Reduktion des wulstigen Wachstums. Dies gelingt zum einen durch die Querfriktion, zum anderen durch die Kompression. Beides wird durch die Ligamenttechnik umgesetzt.

Tape zur Behandlung von Narben durch Querfriktion

Video 13.2

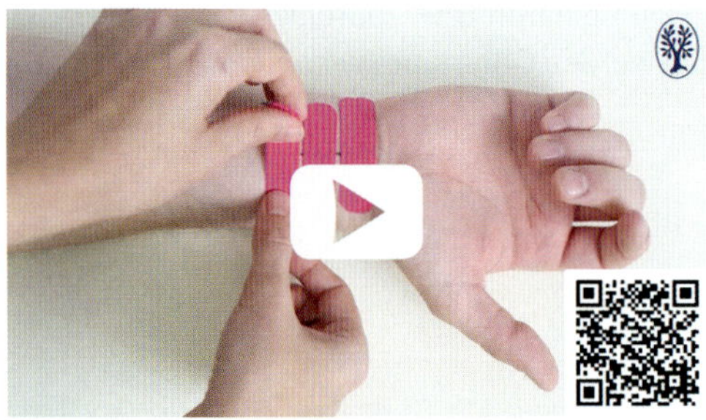

Video 13.2 Anlage eines Tapes zur Behandlung von Narben durch Querfriktion.

Diese Tapeapplikation ist v. a. bei keloiden und hypertrophen bzw. alten, verklebten und unempfindlichen Narben angezeigt. Die Anlage wird hier am Beispiel einer Narbe nach operativer Versorgung einer distalen Radiusfraktur veranschaulicht.

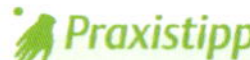

Um die Wirkung der Querfriktion zu verstärken, werden 1–2,5 cm breite Tapes verwendet. Die Querfriktion sollte nur erfolgen, wenn die Narbe weitestgehend reizlos ist und der Patient den Zug durch die Ligamenttechnik toleriert. Das Tape sollte aufgrund der Reizwirkung nur einige Stunden auf der Haut verbleiben.

Tapeapplikation:

- Es wird ein rotes Tape entlang der Narbe abgemessen und in 3 gleich breite Streifen unterteilt. Eine Basis bleibt erhalten. Die Ecken werden abgerundet.
- Die Haut wird dort gereinigt, wo das Tape aufgeklebt werden soll.
- Die Folie des 1. Streifens wird an der Basis gelöst. Die Basis wird quer neben die Narbe auf die Haut geklebt. Der Streifen wird mit halbem Zug (etwa 50 %) über die Narbe geklebt.
- Dann wird die Folie des 2. Streifens an der Basis gelöst. Die Basis wird gegenüber der Basis des 1. Streifens auf die Haut geklebt. Auch dieser Streifen wird mit halbem Zug (etwa 50 %) über die Narbe appliziert. Bereits jetzt können die Grundzüge der Querfriktion am Gewebe beobachtet werden.
- Die Basis des 3. Streifens wird unterhalb des Endes des 2. Streifens auf die Haut geklebt. Dieser Streifen wird ebenfalls mit halbem Zug über die Narbe appliziert (**Abb. 13.3**).
- Das Tape ist nun fertig und sollte erfahrungsgemäß nur einige Stunden auf der Haut verbleiben, da die Querfriktion einen starken Reiz auf das Gewebe ausübt. Der Patient ist unbedingt auf die begrenzte Tragezeit hinzuweisen.

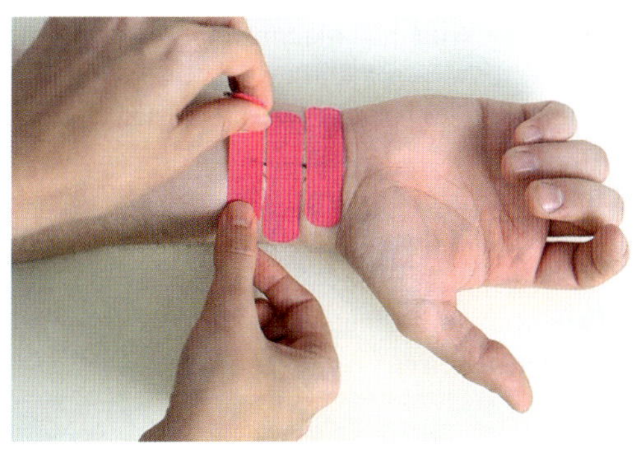

Abb. 13.3 Applikation des 3. I-Tapes.

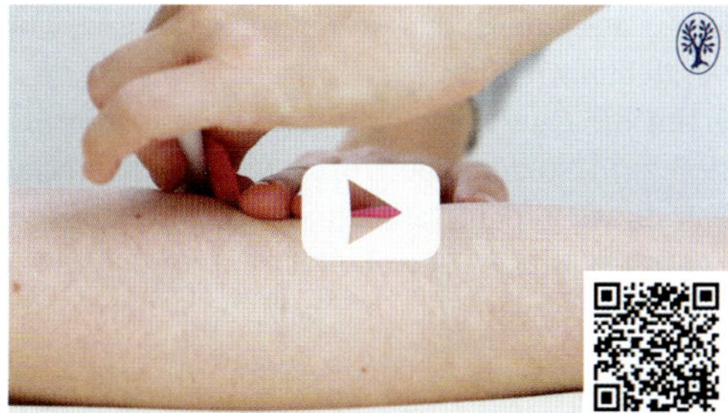

Video 13.3 Anlage eines Tapes zur Kompression einer Narbe.

Tape zur Kompression einer Narbe

Video 13.3

Durch Kompression kann bei keloiden und hypertrophen Narben die Wucherung des Narbengewebes reduziert werden. Die Anlage wird am Beispiel einer Narbe am Unterarm vorgestellt.

Tapeapplikation:

Variante 1:

- Es wird ein rotes I-Tape entlang der Narbe abgemessen und zugeschnitten. Die Ecken werden abgerundet.
- Die Haut wird dort gereinigt, wo das Tape aufgeklebt werden soll.
- Die Folie des Tapes wird mittig eingerissen und etwas gelöst.
- Das Tape wird maximal zwischen den Daumen und den Fingern gespannt.
- Das Tape wird mit maximalem Zug (130 %) en bloc auf die Narbe geklebt, während die Folie gelöst wird.
- Man streicht einige Male über das Tape, um es zu fixieren.
- Das Tape ist nun fertig und kann etwa 7 Tage auf der Haut verbleiben.

Variante 2:

- Es wird ein I-Tape entlang der Narbe abgemessen und zugeschnitten. Die Ecken werden abgerundet.
- Die Haut wird dort gereinigt, wo das Tape aufgeklebt werden soll.
- Die Folie an der Basis des Tapes wird eingerissen und vollständig entfernt. Die Basis des Tapes wird distal auf die Narbe geklebt.
- Mit einer Hand wird die Basis fixiert, während man mit der anderen Hand das Tape mit maximalem Zug auf die Narbe klebt. Durch Schieben und Drücken (Hautvorschub) bei der Applikation wird neben einer Kompression zusätzlich eine Verschiebung der Hautschichten erreicht.
- Das Tape ist nun fertig. Es sollte nur einige Stunden auf der Haut verbleiben, da diese Art der Kompression das Gewebe stark reizt. Der Patient ist unbedingt auf die begrenzte Tragezeit hinzuweisen.

Praxistipp

Die Variante 2 entspricht einer Kombination aus Kompression und Friktion.

Gittertapes

Gittertapes werden angewendet, um einen sanften Reiz auf das Gewebe auszuüben. Zudem eignen sie sich bei kleinen Narben (unter 1 cm) und Narben über kleinen Gelenken (z. B. Fingergelenken), Narben im Gesicht oder „normalen“ (unauffälligen) Narben. Zusätzlich können sie ohne Probleme mit elastischen Tapes kombiniert werden.

Bei störenden und auffälligen Narben wie keloiden oder hypertrophen Narben sind die elastischen Tapes den Gittertapes vorzuziehen. Diese üben einen größeren Zug und Druck auf die

Narbe aus. Hierdurch ist ein zügiges Lösen von Verklebungen und Verhärtungen möglich.

Um die Querverschiebung und die Kompression auf keloide, hypertrophe und atrophe Narben zu verstärken, können vorab Gittertapes in neutraler Anlage (Gewebe nicht in Vordehnung) oder auf vorgedehntes Gewebe appliziert werden.

Gittertape und elastisches Tape (Querfriktion)

Video 13.4

Mit einem Gittertape und einem elastischen Tape können keloide und hypertrophe Narben behandelt werden. Beide Tapes werden so auf die Haut geklebt, dass eine Querfriktion entsteht. Die Tapeapplikation wird hier am Beispiel einer Narbe nach Kniearthroskopie vorgestellt.

Tapeapplikation:

- Der Patient wird aufgefordert, das betroffene Knie leicht anzuwinkeln.
- Die Haut wird dort gereinigt, wo das Tape aufgeklebt werden soll.
- Ein Gittertape wird von der Folie gelöst und unterhalb der Narbe unter leichtem Hautvorschub in Richtung Patella auf die Haut geklebt.
- Es wird ein blaues Tape entlang des Narbenverlaufs abgemessen. Die Ecken werden abgerundet.
- Die Folie des Tapes wird an der Basis eingerissen und vollständig gelöst. Die Basis des Tapes wird oberhalb des Gittertapes auf die Haut geklebt.

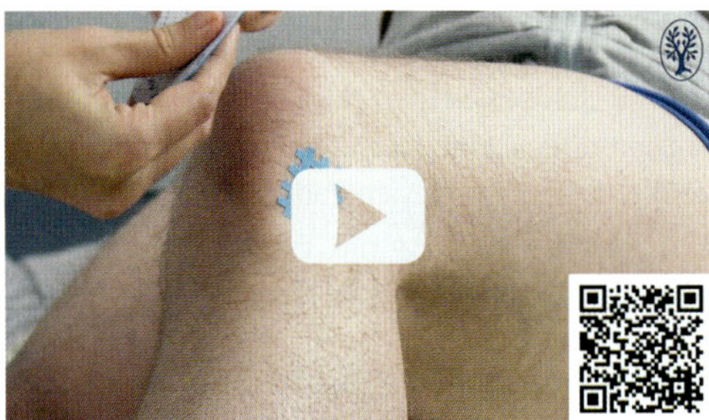

Video 13.4 Anlage eines Gittertapes kombiniert mit einem elastischen Tape zur Behandlung einer Narbe durch Querfriktion.

- Das Tape wird mit maximalem Zug und mit Hautvorschub in Richtung Fuß auf die Narbe geklebt. Es endet dort, wo das Gittertape beginnt.
- Das Tape ist nun fertig. Es sollte nur einige Stunden auf der Haut verbleiben, da diese Art der Kompression das Gewebe stark reizt. Der Patient ist unbedingt auf die begrenzte Tragezeit hinzuweisen.

Gittertape und elastisches Tape (Kompression)

Tapeapplikation:

- Das Gittertape wird en bloc auf das vorgedehnte Gewebe aufgebracht.
- Im Anschluss wird, wie zuvor zur Anlage eines Tapes zur Kompression einer Narbe beschrieben, das elastische Tape mithilfe der Variante 1 oder 2 aufgebracht.

Elastische Tapes in Kombination mit einem elastischen Tape

Diese Form der Applikation erhöht nochmals die Wirkung der Querverschiebung und der Kompression. Hierbei werden elastische Tapes über zuvor aufgebrachte elastische Tapes appliziert.

Tapeapplikation:

- Es werden 1–2,5 cm breite Tapestreifen abwechselnd ähnlich eines „Kreuzmusters“ (Kap. 13.3.5) auf die Narbe aufgebracht, um eine Querfriktion zu erreichen.
- Im Anschluss wird ein weiteres elastisches Tape mit einer Breite von 5 cm und einer Länge entsprechend der Narbe mit maximalem Zug von einem zum anderen Ende der Narbe appliziert. Die Basis des Tapes wird ohne Zug aufgebracht.

Praxistipp

Alternativ kann das Tape en bloc mit maximalem Zug in Querrichtung appliziert werden.

13.3.2 Narbentapes bei hypertrophen Narben

Hypertrophe Narben wachsen wie die keloiden Narben wulstig, jedoch nicht über den Wundrand hinaus. Häufig imponieren diese durch verzögerte Wundheilung, Rötungen und Juckreiz. Bei der Palpation sind Verklebungen, Verhärtungen und Unebenheiten zu spüren.

Die Behandlungsziele bei hypertrophen Narben liegen im Lösen von Verklebungen und Verhärtungen sowie in der Reduktion des wulstigen Wachstums. Dies gelingt ähnlich wie bei den keloiden Narben durch Querfriktion und Kompression. Bei beiden Anlagetechniken werden die Tapes mit der Ligamenttechnik appliziert. Das Vorgehen wird in Kap. 13.3.1 beschrieben.

13.3.3 Narbentapes bei atrophen Narben

Atrophe Narben verfügen über ein Zuwenig an Bindegewebe. Anders als die hypertrophen oder keloiden Narben weisen atrophe Narben bei der Palpation eine eingesunkene und dellenförmige Beschaffenheit auf. Zu den atrophen Narben zählen z.B. Aknenarben. Auch atrophe Narben können Rötungen, Juckreiz, eine verzögerte Wundheilung sowie Verhärtungen und Verklebungen aufweisen.

Diese sollten nicht mit sog. „eingezogenen Narben" verwechselt werden. Atrophe Narben können kontrakt sein, zeigen jedoch keine Einziehungen in die Tiefe. Verklebte Narben sind meist bis in die untersten Hautschichten verwachsen. Beim Palpieren lassen die Narben kaum bzw. keine Bewegungen des Gewebes zu. Es sind Einziehungen sichtbar.

Die Behandlungsziele bei atrophen Narben liegen im Lösen von Verklebungen und Verhärtungen sowie in der Anregung zur Bildung von neuem Bindegewebe. Zur Anwendung kommen ähnliche Tapes wie bei den keloiden und hypertrophen Narben (Kap. 13.3.1). Es werden Narbentapes eingesetzt, die zu einer Querfriktion führen. Eine Kompression ist hier nicht nötig, da bei atrophen Narben Bindegewebe fehlt.

Praxistipp

Zusätzlich zur Tapeanwendung kann die Narbe mehrmals täglich mit Hyaluronsäuregel massiert werden. Hyaluronsäure bindet Wasser und polstert das Narbengewebe auf. Dies wiederum erleichtert die Querfriktion mit einem Tape.

13.3.4 Narbentapes bei Narben über Gelenken

Die Versorgung von Narben über gelenkigen Verbindungen ist von großer Bedeutung. Werden diese nicht ausreichend behandelt, können sie dauerhaft die Beweglichkeit des Patienten einschränken.

Bei Narben über Gelenken sind elastische Tapes den Gittertapes vorzuziehen, da diese höhere Scherkräfte auf das Narbengewebe bewirken. Sind die Narben noch gerötet oder hypersensibel, werden die Tapes parallel neben der Narbe aufgebracht.

Narbentapes über Gelenken werden grundsätzlich auf vorgedehntes Gewebe und mithilfe der Ligamenttechnik appliziert.

Tape zur Behandlung einer Narbe am Knie

Video 13.5

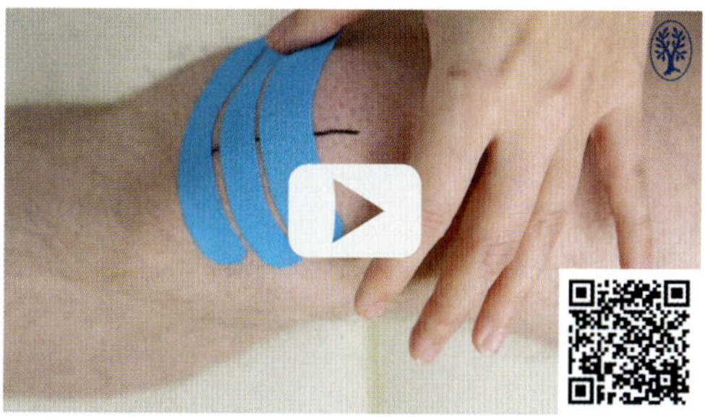

Video 13.5 Anlage eines Tapes zur Behandlung einer Narbe am Knie.

13

Beide vorgestellten Tapevarianten können auch bei Narben in anderen Körperregionen angewendet werden.

Tapeapplikation:

Variante 1: Knienarbe (reizlos und vollständig verheilt):

- Benötigt werden zunächst 2 I-Tapes. Hierzu wird ein blaues I-Tape entlang des Narbenverlaufs und eines quer zum Narbenverlauf abgemessen. Beide werden geteilt, sodass man jeweils 2 gleich große Streifen erhält. Die Ecken werden abgerundet.
- Die Haut wird dort gereinigt, wo das Tape aufgeklebt werden soll.
- Der Patient wird gebeten, das Knie leicht zu beugen.
- Die Folie des 1. Streifens wird an der Basis gelöst. Die Basis wird lateral der Narbe auf die Haut geklebt. Mit dem Daumen einer Hand wird die Basis fixiert, während mit der anderen Hand das Tape mit halbem Zug (50 %) quer über die Narbe geklebt wird. Das Ende des Streifens lässt man ohne Zug auslaufen.
- Man löst die Folie vom 2. Streifen an der Basis. Die Basis wird medial neben das Ende des 1. Streifens auf die Haut geklebt. Dieser Streifen wird ebenfalls mit halbem Zug (ca. 50 %) quer über die Narbe geklebt. Das Ende lässt man ohne Spannung auslaufen.
- Die restlichen Streifen werden in derselben Weise appliziert (**Abb. 13.4**).

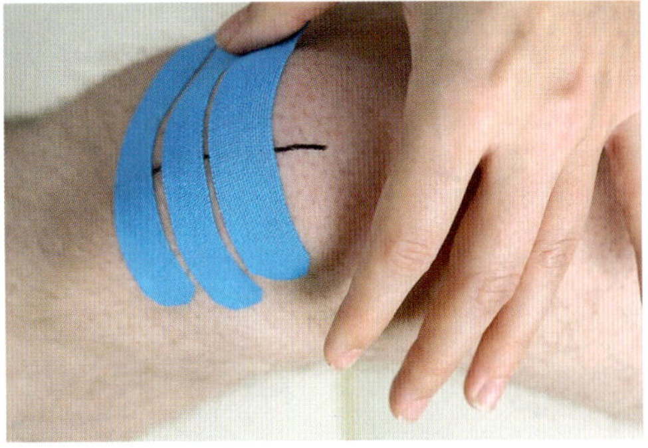

Abb. 13.4 Applikation des 3. I-Tapes über dem Knie.

- Nun wird ein ca. 10 cm langes I-Tape zugeschnitten. Die Folie wird in der Mitte des Tapes eingerissen. Das Tape wird mit maximalem Zug zwischen den Daumen gespannt und en bloc entlang des Narbenverlaufs auf die Narbe geklebt.
- Das Tape ist nun fertig. Es kann aufgrund der starken Scherkräfte nur einige Stunden bis maximal 1 Tag auf der Haut bleiben. Der Patient ist unbedingt auf die begrenzte Tragezeit hinzuweisen.

Variante 2: Knienarbe (gerötet und hypersensibel):

- Es wird ein ca. 10 cm langes I-Tape zugeschnitten und in der Mitte in 2 gleich breite Streifen (2,5 cm) geteilt. Die Ecken werden abgerundet.
- Die Haut wird dort gereinigt, wo das Tape aufgeklebt werden soll.
- Der Patient wird gebeten, das Knie zu beugen.
- Die Folie des 1. Streifens wird an der Basis eingerissen und gelöst. Die Basis wird distal der Patella und seitlich der Narbe auf die Haut geklebt. Dann wird die Folie vom gesamten Streifen gelöst. Diesen klebt man mit halbem Zug (ca. 50 %) über der Patella auf die Haut. Das Ende lässt man ohne Spannung auslaufen.
- Die Folie der Basis des 2. Streifens wird gelöst. Die Basis wird oberhalb der Patella auf der gegenüberliegenden Seite der Narbe auf die Haut geklebt. Auch dieser Streifen wird mit halbem Zug über die Patella auf die Haut geklebt. Das Ende lässt man ohne Spannung auslaufen.
- Die Narbe befindet sich jetzt zwischen den Streifen, sodass dadurch die Hautschichten gegeneinander verschoben werden.
- Das Tape ist nun fertig. Es kann aufgrund der starken Scherkräfte nur einige Stunden bis maximal 1 Tag auf der Haut verbleiben. Der Patient ist unbedingt auf die begrenzte Tragezeit hinzuweisen.

13.3.5 Narbentapes bei größeren Narben

Tape zur Behandlung einer Narbe nach einer Herzoperation

Tapeapplikation:

- Es wird ein 5 cm breites Tape entlang der Narbe abgemessen und zugeschnitten.
- Der Patient wird gebeten, schmerzfrei einzuatmen und eine Hyperextension der BWS durchzuführen.
- Im Anschluss wird die Basis des Tapes auf Höhe des Xiphoids aufgebracht und mit maximalem Zug nach kranial appliziert.
- Man streicht einige Male über das gesamte Tape, um es zu fixieren.
- Das Tape ist nun fertig. Es kann aufgrund der starken Scherkräfte nur einige Stunden bis maximal 1 Tag auf der Haut verbleiben. Der Patient ist unbedingt auf die begrenzte Tragezeit hinzuweisen.

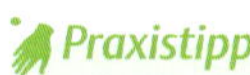

Praxistipp

Toleriert der Patient diesen Reiz nicht, kann auf die Applikation von Gittertapes zurückgegriffen werden.

Tape zur Behandlung einer Narbe nach Bauchdeckenstraffung

Video 13.6

Tapeapplikation:

- Es werden zunächst 3 blaue I-Tapes mit einer Länge von etwa 5 cm zugeschnitten, die nochmals jeweils in 3 Streifen geteilt werden, sodass man insgesamt 9 einzelne Streifen erhält. Für das Tape werden 8 dieser Streifen benötigt. Alle Ecken werden abgerundet:
  - Die Haut wird dort gereinigt, wo die Tapes aufgeklebt werden sollen.
  - Die Folie des 1. Streifens wird an der Basis eingerissen. Die Basis wird distal der Narbe auf der Haut fixiert. Der Streifen wird mit maximalem Zug diagonal in einem 45°-Winkel über die Narbe geklebt.

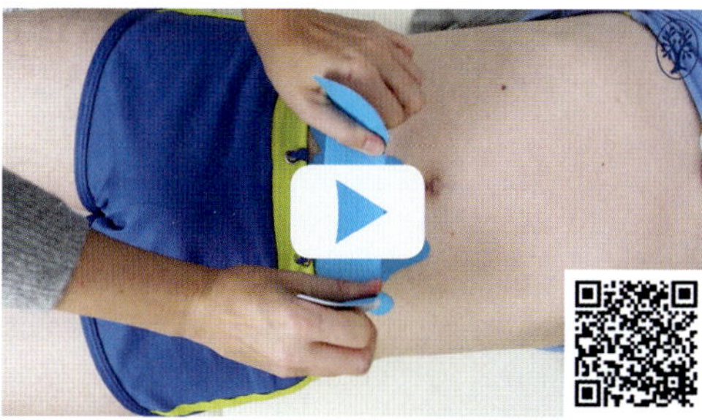

Video 13.6 Anlage eines Tapes zur Behandlung einer Narbe nach Bauchdeckenstraffung.

  - Die Folie des 2. Streifens wird an der Basis eingerissen. Die Basis des 2. Streifens wird neben dem Ende des 1. Streifens auf die Haut geklebt. Der Streifen wird mit maximalem Zug diagonal so über die Narbe gezogen, dass er den 1. Streifen kreuzt.
  - Die restlichen Streifen werden wie der 1. und 2. Streifen aufklebt, sodass man 4 Tapekreuze erhält.
- Nun wird ein ca. 15 cm langes I-Tape abgeschnitten. Die Ecken werden abgerundet:
  - Die Folie des Tapes wird mittig eingerissen.
  - Das Tape wird mit maximalem Zug zwischen beiden Daumen gespannt und en bloc längs über die 4 Tapekreuze geklebt.
- Man streicht einige Male über das gesamte Tape, um es zu fixieren.
- Das Tape ist nun fertig. Es kann aufgrund der starken Scherkräfte nur einige Stunden bis maximal 1 Tag auf der Haut verbleiben. Der Patient ist unbedingt auf die begrenzte Tragezeit hinzuweisen.

13.3.6 Narbentapes bei schlecht heilenden Narben

Bei Rötungen, Juckreiz und schlecht heilenden Narben werden die Tapes parallel zur Narbe appliziert. Hierbei ist darauf zu achten, dass beide Tapes „gegenläufig" auf die Haut geklebt werden. Hierdurch wird eine indirekte Querverschiebung der Narbe forciert. Je nach Größe der Narbe werden 2,5 oder 5 cm breite Tapes verwendet.

13

Tape zur Behandlung schlecht heilender Narben

Video 13.7

Tapeapplikation:

- Es wird ein blaues I-Tape entlang des Narbenverlaufs abgemessen und in der Mitte geteilt, sodass man 2 Streifen erhält. Alle Ecken werden abgerundet.
- Die Haut wird dort gereinigt, wo die Tapes aufgeklebt werden sollen.
- Die Folie des 1. Streifens wird an der Basis vollständig abgelöst. Die Basis wird neben die Narbe geklebt. Der Streifen wird dann unter Hautvorschub mit halbem Zug (etwa 50 %) im Verlauf der Narbe auf die Haut geklebt.
- Die Basis des 2. Streifens wird auf Höhe des Endes des 1. Streifens auf die Haut geklebt. Auch dieser Streifen wird unter Hautvorschub und mit halbem Zug im Verlauf der Narbe auf die Haut aufgebracht.
- Die Hautschichten werden bei Bewegung durch die gegenläufig geklebten Streifen gegeneinander verschoben.
- Das Tape ist nun fertig und kann etwa 7 Tage auf der Haut verbleiben. Da die Narbe selbst nicht getapt ist, wird sie nicht unnötig gereizt.

Praxistipp

Bei möglichen Überreizungen der Haut kann das Tape auch früher vom Patienten entfernt werden. Zusätzlich zu den parallel verlaufenden Tapes können Lymphtapes appliziert werden, um die Wundheilung zu unterstützen.

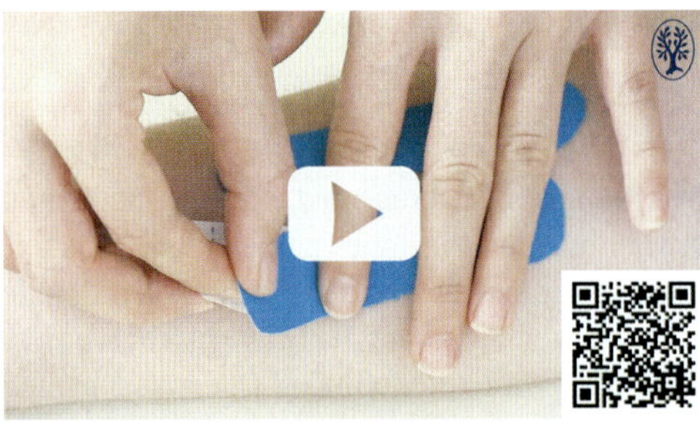

Video 13.7 Anlage eines Tapes zur Behandlung schlecht heilender Narben.

13.4 Druckapplikationen in Kombination mit Narbentapes

Druckapplikationen sind eine äußerst effektive Methode, um die Wirkung eines elastischen bzw. eines Gittertapes auf die Narbe zu erhöhen. Hierbei werden die in Kap. 4.2.7 beschriebenen Applikationen genutzt, um Einfluss auf das Gewebe zu nehmen. In **Tab. 6.6** befindet sich eine Zusammenfassung der verschiedenen Druckapplikationen.

13.4.1 Tonisierende Druckapplikationen in Kombination mit einem Tape

Zu den tonisierenden Druckapplikationen zählen Senf- und Pfefferkörner, Goldkügelchen und Pflanzensamen. Goldkügelchen und Pflanzensamen wirken sanft, Pfefferkörner mittelstark und Senfkörner sehr stark reizend bzw. tonisierend auf das Gewebe.

Auf Grundlage der TCM erfolgt die tonisierende Tapeanlage mit einem elastischen Tape mithilfe der Ligamenttechnik in Richtung der Leitbahn. Dabei ist der Verlauf der Narbe zu beachten (Kap. 13.2.4). Aus Sicht der westlichen Medizin wird das Tape ebenfalls mithilfe der Ligamenttechnik appliziert.

Die tonisierende Applikation wird v. a. bei chronischen „Leere-Narben" verwendet.

Bei keloiden und hypertrophen Narben können die Druckapplikationen direkt auf die Narbe appliziert werden, um das zentral gelegene kontrakte Gewebe zu mobilisieren und eine direkte Kompression auszuüben.

Tape kombiniert mit einer tonisierenden Druckapplikation zur Behandlung einer Narbe

Video 13.8

Vorgestellt werden 3 Varianten, wie eine tonisierende Druckapplikation kombiniert mit einem Gittertape bzw. einem elastischen Tape erfolgen kann. Tonisierende Druckapplikationen eignen sich v. a. bei Leere-Narben. Diese sind meist blass, livide, schlecht durchblutet, kalt und unempfindlich.

Als Erstes werden bei gering kontrakten und leicht blassen Narben Goldkügelchen bzw. Pflanzensamen (Variante 1), bei mittelstark kontrakten und blassen Narben Pfefferkörner (Variante 2) und bei stark kontrakten und sehr blassen, lividen Narben Senfkörner (Variante 3) direkt auf die Narbe appliziert. Im Anschluss erfolgt das Aufbringen des elastischen Tapes mit der Ligamenttechnik. Die Pfeffer- (**Abb. 13.7**) und Senfkörner (**Abb. 13.8**) können zuvor mit Gittertapes fixiert werden.

Tapeapplikation:

Variante 1:

- Für die 1. Variante werden **Pflanzensamen** benötigt, die auf einem Pflaster aufgebracht sind (**Abb. 13.6**):
  - Ist die Narbe kurz, kann ein einzelner Samen direkt auf die Narbe geklebt werden.
  - Ist die Narbe lang, werden mehrere Samen entlang des Narbenverlaufs auf die Narbe geklebt.
- Es wird ein rotes I-Tape entlang des Narbenverlaufs abgemessen. Alle Ecken werden abgerundet. Die Folie des Tapes wird in der Mitte eingerissen (**Abb. 13.5**). Das Tape wird maximal zwischen beiden Daumen gespannt und en bloc auf die Narbe geklebt.
- Man streicht einige Male über das Tape, um es zu fixieren.
- Das Tape ist nun fertig. Es sollte nur ca. 2–3 Tage auf der Haut bleiben. Durch die Samen können sich ansonsten Druckstellen bilden.

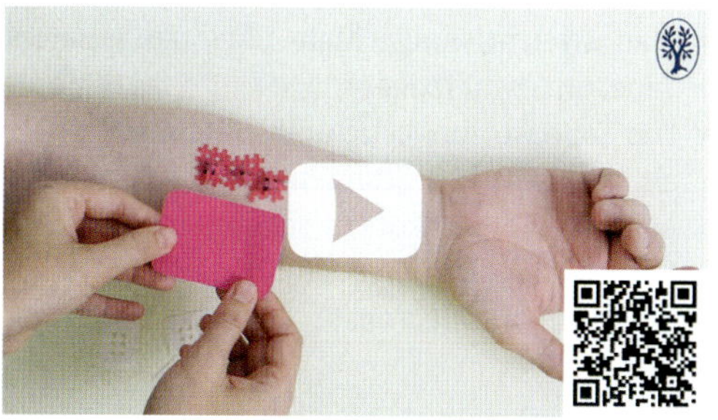

Video 13.8 Anlage eines Tapes kombiniert mit einer tonisierenden Druckapplikation zur Behandlung einer Narbe.

Variante 2:

- Für die 2. Variante werden **Pfefferkörner** benötigt. Im Pfefferkorn sind ätherische Öle enthalten, die zusätzlich wärmend und durchblutungsfördernd auf das Gewebe wirken. Das Tape wird bei stark verhärteten Narben eingesetzt.
- Ein Gittertape wird von der Folie gelöst. Auf das Gittertape wird das Pfefferkorn gelegt.

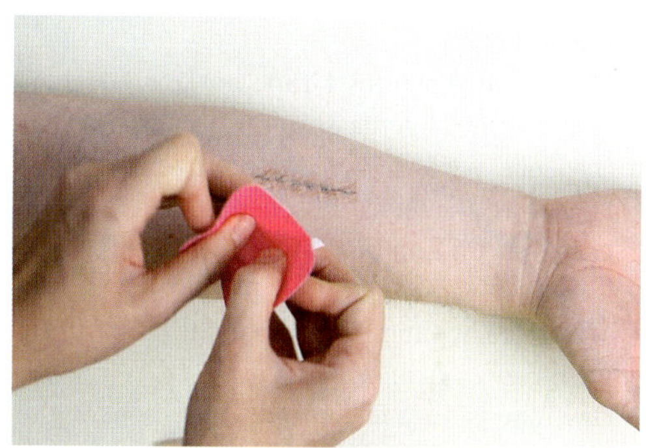

Abb. 13.5 Anlage eines Tapes kombiniert mit Kügelchen zur Behandlung einer Narbe.

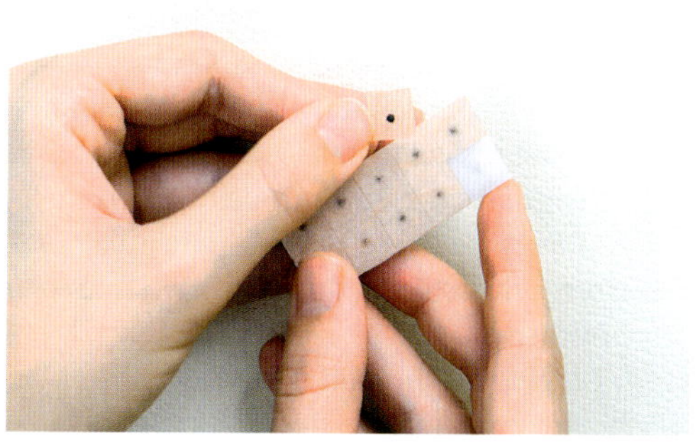

Abb. 13.6 Samenpflaster.

13

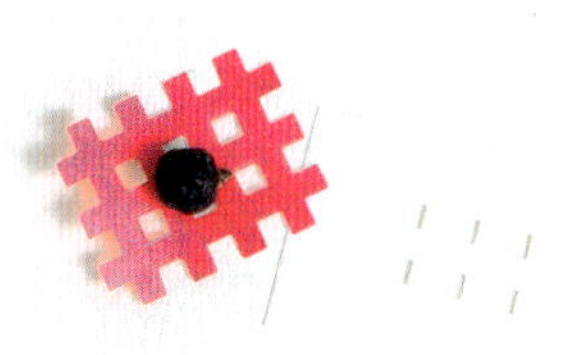

Abb. 13.7 Pfefferkorn auf einem Gittertape.

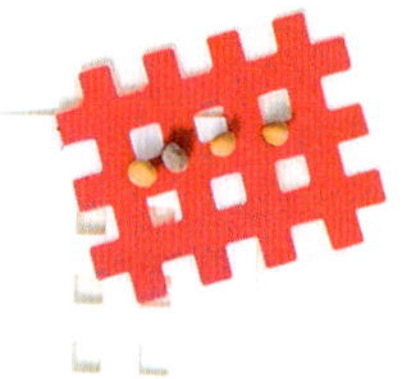

Abb. 13.8 Senfkörner auf einem Gittertape.

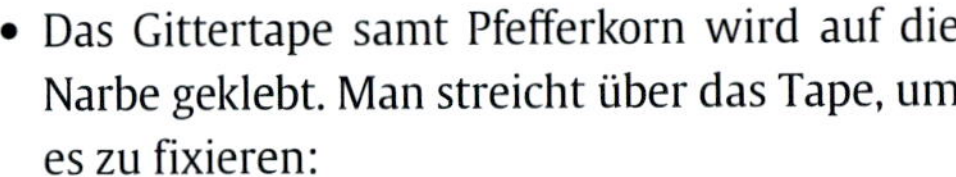

- Das Gittertape samt Pfefferkorn wird auf die Narbe geklebt. Man streicht über das Tape, um es zu fixieren:
  - Bei einer kurzen Narbe genügt meist ein Gittertape mit Pfefferkorn (**Abb. 13.7**).
  - Bei einer längeren Narbe werden mehrere Gittertapes mit jeweils einem Pfefferkorn entlang des Narbenverlaufs auf die Narbe geklebt.
- Dann wird ein rotes I-Tape entlang des Narbenverlaufs abgemessen und zugeschnitten. Die Folie wird in der Mitte eingerissen. Das Tape wird maximal zwischen beiden Daumen gespannt und en bloc auf die Gittertapes geklebt.
- Man streicht einige Male über das gesamte Tape, um es zu fixieren.
- Das Tape ist nun fertig und sollte nicht länger als maximal 1 Tag auf der Haut bleiben, da die Pfefferkörner ansonsten zu Druckstellen führen. Der Patient ist unbedingt auf die begrenzte Tragezeit hinzuweisen.

Variante 3:

- Für die 3. Variante werden **Senfkörner** benötigt. In Senfkörnern sind ätherische Öle enthalten, die zusätzlich sehr stark wärmend und durchblutungsfördernd auf das Gewebe wirken. Dieses Tape eignet sich daher bei sehr blassen, sehr schlecht durchbluteten und harten Narben.
- Ein Gittertape wird von der Folie gelöst. Man legt auf das Gittertape das Senfkorn. Das Gittertape wird mitsamt dem Senfkorn auf die Narbe geklebt. Dann wird es festgestrichen:
  - Bei einer kurzen Narbe genügt zumeist ein Gittertape mit einem Senfkorn.
  - Bei einer längeren Narbe werden bis zu 4 Senfkörner in einer Reihe auf ein Gittertape geklebt (**Abb. 13.8**) und mit diesem auf die Narbe appliziert. Je nach Länge der Narbe benötigt man mehrere dieser Gittertapes mit Senfkörnern.

> ! *Cave*
>
> Nach dem Aufbringen des Senfkorns müssen unbedingt die Hände gewaschen werden! Die im Senfkorn enthaltenen ätherischen Öle können die Haut und Schleimhäute reizen.

- Nun wird ein I-Tape entlang des Narbenverlaufs abgemessen und zugeschnitten. Die Folie wird in der Mitte eingerissen. Dann wird das Tape maximal zwischen beiden Daumen gespannt und en bloc auf die Gittertapes geklebt.
- Man streicht einige Male über das gesamte Tape, um es zu fixieren.
- Das Tape ist nun fertig und sollte nicht länger als maximal 2–3 Stunden auf der Haut bleiben, da die Senfkörner schnell zu schweren Hautreizungen führen. Der Patient ist unbedingt auf die begrenzte Tragezeit hinzuweisen.

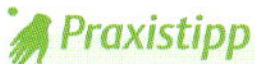

Bei kleinen bis sehr kleinen Narben, z. B. am Finger, werden immer kleine Applikationen gewählt. Hierbei wird grundsätzlich auf Pfefferkörner verzichtet.

13.4.2 Sedierende Druckapplikationen in Kombination mit einem Tape

Zu den sedierenden Druckapplikationen zählen Silberkügelchen. Silberkügelchen wirken sanft auf das Gewebe.

Auf Grundlage der TCM erfolgt die sedierende Tapeanlage mit einem elastischen Tape mithilfe der Muskeltechnik entgegen der Leitbahn. Dies ist immer vom Verlauf der Narbe abhängig. Aus Sicht der westlichen Medizin wird das Tape ebenfalls mithilfe der Muskeltechnik appliziert.

Die sedierende Applikation wird v. a. bei akuten „Fülle-Narben" verwendet, die gerötet, schmerzhaft, geschwollen und überwärmt sind.

Bei keloiden und hypertrophen Narben können die Druckapplikationen direkt auf die Narbe appliziert werden, um das zentral gelegene kontrakte Gewebe zu mobilisieren und eine direkte Kompression auszuüben. Hierbei ist jedoch immer das individuelle Schmerzempfinden des Patienten zu beachten. Bei unangenehmen Empfindungen werden die Kügelchen und das Tape parallel zur Narbe geklebt.

Die Silberkügelchen werden bei der Tapeapplikation als Erstes auf der Narbe appliziert. Im Anschluss erfolgt das Aufbringen des elastischen Tapes mit der Muskeltechnik. Bei sehr schmerzhaften und geröteten Narben werden die Kügelchen und das Tape neben der Narbe appliziert.

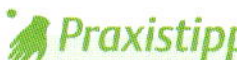

Pflanzensamen, Dauernadeln sowie Gold-, Silber- und Stahlkügelchen müssen nicht zuvor auf ein Gittertape geklebt werden, sondern werden direkt auf die Haut bzw. die Narbe appliziert. Schon während des Produktionsprozesses werden die Kügelchen bzw. Samen auf einem kleinen Pflaster fixiert und erleichtern die Handhabung in der Praxis.

13.4.3 Neutrale Druckapplikationen in Kombination mit einem Tape

Die Wirkung von Stahlkügelchen und Dauernadeln wird als neutral beschrieben. Stahlkügelchen wirken sanft, Dauernadeln sehr intensiv auf das Gewebe.

Aus Sicht der TCM und der westlichen Medizin erfolgt die neutrale Tapeanlage mit einem Gittertape.

Die neutrale Applikation in Form von **Stahlkügelchen** wird v. a. bei „einfachen" Fülle- und Leere-Narben verwendet, die nur leicht gerötet, schmerzhaft, geschwollen oder leicht blass und kontrakt sind.

Die Applikation mit **Dauernadeln** erfolgt bei stark kontrakten, aber weitgehend reizlosen Narben direkt auf die Narbe bzw. bei schmerzhaften und stark geröteten Narben parallel zur Narbe. Dauernadeln haben zwar einen energetisch neutralen Effekt, wirken jedoch durch den invasiven Reiz stark stimulierend.

Bei keloiden und hypertrophen Narben können die Dauernadeln direkt auf die Narbe appliziert werden. Hierbei sind jedoch immer das individuelle Schmerzempfinden und die Gewebebeschaffenheit des Patienten zu beachten. Bei unangenehmen Empfindungen werden die Nadeln und das Gittertape parallel zur Narbe geklebt.

Als Erstes werden Stahlkügelchen bzw. Dauernadeln auf die Narbe appliziert. Im Anschluss erfolgt das Aufbringen des Gittertapes. Bei sehr schmerzhaften und geröteten Narben werden die Kügelchen bzw. Dauernadeln und das Gittertape neben der Narbe appliziert.

13.5 Zusammenfassung und Aussichten

Narben können sog. „Störfelder" darstellen, die stumm verlaufen oder aktiv sein können. Narben werden in keloide, hypertrophe und atrophe Narben unterteilt. Von diagnostischer Relevanz sind die Narbenverläufe, die sich beispielsweise im Bereich von Leitbahnen, Dermatomen (Head-Zonen) oder Segmenten befinden können. Diese Bezüge sind hilfreich, um Narben und deren mögliche Folgeerscheinungen als Behandler global und nicht nur als lokale Einheit erfassen zu können.

Die globale Betrachtung des Tapings und auch des Narben-Tapings eröffnet viele neue Möglichkeiten bei der Behandlung von Schmerzpatienten jeglicher Genese. Durch die unterschiedlichen Zusammenhänge auf Ebene der Dermatome, Segmente und Leitbahnen ist es möglich, vermeintlich nicht zusammenhängende Symptome des Patienten sinnvoll einordnen zu können und eine gezielte Behandlung mithilfe von Narbentapes einzuleiten.

Fallbeispiel: Narbe auf Höhe der 12. Rippe, linksseitig

Ein 56-jähriger Patient kommt in die Praxis. Er erzählt, dass er vor etwa 5 Monaten auf den Thorax gefallen sei. Hierbei wurde eine Rippe verletzt. Diese musste operativ versorgt werden. Seit dem Unfall schildert der Patient vermehrt Sodbrennen, leichte Übelkeit am Morgen und Verdauungsbeschwerden. Zudem sei ihm aufgefallen, dass er vermehrt an Palpitationen und auch hartnäckigen Beschwerden der HWS, v. a. linksseitig, leide.

Bei der Inspektion der Narbe fällt auf, dass diese gerötet und wulstig bzw. keloid erscheint. Während der Palpation lässt sich die Narbe im Quer- und Längsverlauf nur schwer verschieben. Zudem verursacht sie bei Berührung und Druck Schmerzen.

Die vorherige Anamnese bestätigt, dass der Patient vermutlich an einem rebellierenden Magen-Qi leidet. Zudem überträgt sich das „Organproblem" aufgrund der Narbe auf das Herz (reflektorische Wirkung über das Zwerchfell) und auf die HWS, v. a. im Bereich C 3–C 5, linksseitig.

Da zudem die Lokalisation der Narbe eine hohe Übereinstimmung mit der Head-Zone des Magens zeigt und mit dem Segment Th 8 in Verbindung steht, wird bei der Palpation hierauf ein besonderes Augenmerk gelegt. Beim Abtasten der Magenleitbahn (v. a. im Bereich der Rippe sowie Ma 34 und Ma 36) und auch des Ren Mai (v. a. Ren 12, Mu-Alarmpunkt des Magens) sind Verquellungen und Verhärtungen der Punkte spürbar. Neben dem Dermatom und der Leitbahn des Magens wird auch die segmentale Zuordnung im Bereich C 3–C 5 und Th 5–Th 9 mithilfe des Kibler-Falten-Tests überprüft.

Aufbauend auf die Anamnese, Inspektion und Palpation wird die Tapeapplikation vorbereitet: Aufgrund des Berührungs- und Druckschmerzes im Magen-Dermatom sowie der geröteten und keloiden Narbe wird auf ein Magen-Dermatom-Tape verzichtet. Zur Behandlung auf segmentaler Ebene wird ein etwa 5 cm langes Tape mithilfe der Muskeltechnik quer über C 3 bis C 4 bzw. C 4 bis C 5 geklebt. Zusätzlich kommt ein Magen-Segment-Tape linksseitig auf Höhe von Th 5 bis Th 6 und Th 7 bis Th 9 bzw. Th 8 bis Th 9 (je nach Tastbefund) zum Einsatz. Außerdem werden Goldkügelchen (einschließlich Gittertape) auf Ma 36 und Mi 6 appliziert.

Teil 3
Anhang

14 Preiskalkulation

Um das Taping in der eigenen Praxis anzuwenden, ist es sinnvoll, zu überlegen, zu welchem Preis diese Dienstleistung angeboten werden soll.

Da es sich beim Taping um eine Privatleistung handelt, kann dieses bei Privatpatienten über das **Gebührenverzeichnis für Heilpraktiker** (GebüH) bzw. über das **Gebührenverzeichnis für Ärzte** (GOÄ) als eigenständige Position abgerechnet werden. Nach dem GebüH handelt es sich beim Tapen um die Nr. 33.2 (elastische Stütz-, Tape- oder Pflasterverbände), nach dem GOÄ entspricht das Tapen von kleinen Gelenken der Nr. 206 (Tape-Verband eines kleinen Gelenks), das Tapen von großen Gelenken der Nr. 207 (Tape-Verband eines großen Gelenks oder Zinkleimverband). Diese sind zu finden unter „Sonderleistungen“ und „Verbände“.

Um das Tapen neben der patientenorientierten Therapie auch wirtschaftlich zu vertreten, sind Kalkulationen für angebotene Tapeanlagen unerlässlich.

Die **Marge** entspricht der Gewinnspanne. Diese errechnet sich aus dem **Einstandspreis**, d. h. den Selbst- und Beschaffungskosten. Die **Selbstkosten** bezeichnen die eigene Arbeitsleistung und Arbeitszeit sowie weitere Aufwendungen (Praxismiete und weitere Fixkosten), die für die umzusetzende Tätigkeit (Tapen) aufgewendet werden. Die **Beschaffungskosten** entsprechen dem Einkaufspreis einer Taperolle. Der angebotene Preis für die Applikation eines Tapes wird als Verkaufspreis bezeichnet. Die Differenz zwischen Einstands- und Verkaufspreis definiert die Marge (**Abb. 14.1**).

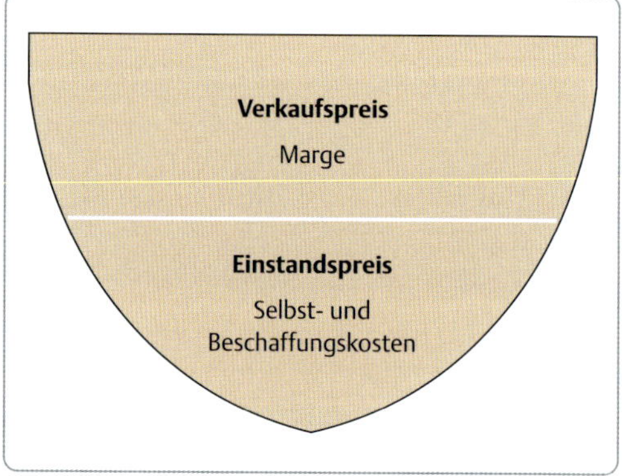

Abb. 14.1 Ermittlung der Marge.

Um den Verkaufspreis zu berechnen, muss der Einstandspreis definiert werden. Dieser setzt sich aus den Selbst- und Beschaffungskosten zusammen. Zudem werden der Einkaufspreis des Tapes und der Materialverbrauch sowie die gewünschte Marge bei der Berechnung einbezogen.

Beispielrechnung Epicondylitis humeri radialis. Die Selbstkosten entsprechen dem Arbeits- und Zeitaufwand für das Applizieren des Tapes. Dieser kann mit 10 Minuten angesetzt werden. Bei einem Stundenlohn von 60,00 € entspräche der

Minutenpreis 1,00 € die Minute. Die Selbstkosten entsprechen somit 10,00 € für 10 Minuten Arbeitsaufwand.

Die Beschaffungskosten bzw. der Einkaufspreis entsprechen bei einer Epicondylitis humeri radialis aufgerundet 1,00 €. Dieser lässt sich aus dem Materialeinsatz berechnen. Für dieses Tape werden ca. 35 cm Material benötigt. Bei einer Taperolle von 5 m × 5 cm und einem Rollenpreis von 12,00 € entspricht dies somit aufgerundet 1,00 € für ca. 35 cm.

Die Marge ist zudem von den persönlichen wirtschaftlichen Umständen abhängig. Hierzu zählen beispielsweise die Praxismiete und weitere Fixkosten. In diesem Beispiel wird ein Aufschlag von 30 % angenommen. Die Rechnung setzt sich damit wie folgt zusammen:

- (Materialeinsatz + Arbeitszeit) + Gewinnmarge = Verkaufspreis
- 10 min Arbeitsleistung = 10,00 €
- Materialeinsatz = 1,00 €
- Aufschlag 30 % = 3,30 € (30 % von 11,00 €)
- (1,00 € + 10,00 €) + 3,30 € = 14,30 €

Der Verkaufspreis entspricht in diesem Beispiel 14,30 € und wird auf 14,00 € abgerundet.

15 Kopiervorlagen für den Patienten

Um der Informationspflicht gegenüber dem Patienten nachzukommen, erhält dieser entsprechendes Informationsmaterial, das je nach Art der Applikation ausgehändigt wird:

- Informationsblatt elastisches Tape und Gittertapes (**Abb. 15.1**)
- Informationsblatt Dauernadeln und Klebekügelchen (**Abb. 15.2**)
- Patientenaufklärung elastisches Tape und Gittertape (**Abb. 15.3**)
- Patientenaufklärung Dauernadeln und Klebekügelchen (**Abb. 15.4**)

Die Patientenaufklärung ist vor der Behandlung vom Patienten zu unterschreiben und vom Behandler gegenzuzeichnen.

Die Vorlagen zum Ausdrucken finden Sie auch unter www.haug-verlag.de/peters.

Informationsblatt elastisches Tape und Gittertapes

Auf diesem Blatt erhalten Sie als Patient wichtige Informationen zum Thema **elastisches Tape und Gittertapes.**

- **Wie lange kann ich als Erwachsener die Tapes auf der Haut tragen?**
  Erwachsene können die Tapes erfahrungsgemäß bis zu 7 Tage auf der Haut belassen.
  Ausnahmen sind hier z.B. eine empfindliche oder pergamentartige Haut.

- **Wie lange kann mein Kind die Tapes auf der Haut tragen?**
  Da Kinder meist eine empfindlichere Haut als Erwachsene haben, sollten die Tapes bei Babys und sehr kleinen Kindern nur **einige Stunden** auf der Haut verbleiben.
  Bei Kindern ab einem Alter von etwa 8–10 Jahren können die Tapes erfahrungsgemäß bis zu 3 Tagen auf der Haut bleiben.

- **Was sollte ich als Elternteil bzw. Patient noch beachten?**
  Kontrollieren Sie bei sich oder Ihrem Kind den Sitz des Tapes und beobachten Sie mögliche unerwünschte Reaktionen.
  Bei sehr kleinen Kindern und Babys sollten die Tapes stündlich auf mögliche Reaktionen kontrolliert werden.
  Hierbei ist es wichtig, dass in keinem Augenblick die Gefahr des Verschluckens besteht.

- **Kann ich bzw. kann mein Kind mit dem Tape duschen oder baden?**
  Dies ist kein Problem. Jedoch sollte das feuchte Tape nicht geföhnt, sondern vorsichtig trocken getupft werden.

- **Was mache ich, wenn die Haut reagiert?**
  Ein Kribbeln und ein Wärmegefühl auf der Haut sind normal.
  Bei Juckreiz, Rötungen, Entzündungen oder einem unangenehmen Gefühl entfernen Sie das Tape bitte sofort und informieren Sie Ihren Behandler hierüber.

- **Wie entferne ich das Tape?**
  Entfernen Sie das Tape am besten unter der Dusche bzw. in der Badewanne.
  Hierzu schäumen Sie das Tape zunächst kräftig mit Duschbad ein und entfernen Sie es dann in Wuchsrichtung der Haare.

- **Was sollte ich noch beachten?**
  Ölen Sie Ihre Haut bzw. die Haut Ihres Kindes nach dem Entfernen des Tapes sorgfältig ein.
  Öl wird leichter von der Haut aufgenommen als Creme und macht die Haut geschmeidig.

Abb. 15.1 Informationsblatt elastisches Tape und Gittertapes.

Informationsblatt Dauernadeln und Klebekügelchen

Auf diesem Blatt erhalten Sie als Patient wichtige Informationen zum Thema **Druckapplikationen** in Form von Klebekügelchen bzw. Dauernadeln.

- **Wie lange kann ich als Erwachsener die Klebekügelchen auf der Haut tragen?**
  Erwachsene können die **Kügelchen** erfahrungsgemäß einige Tage (etwa 2–3 Tage) auf der Haut belassen. Ausnahme sind hier z.B. eine empfindliche oder pergamentartige Haut und chronische Erkrankungen wie Diabetes mellitus oder Sensibilitätsstörungen, z.B. aufgrund eines Schlaganfalls.

- **Wie lange kann mein Kind die Klebekügelchen auf der Haut tragen?**
  Da Kinder zumeist eine empfindlichere Haut als Erwachsene haben, sollten die **Kügelchen** bei Babys und sehr kleinen Kindern nur **einige Stunden** auf der Haut verbleiben.
  Bei Kindern ab einem Alter von etwa 8–10 Jahren können die Kügelchen bis zu 1 Tag auf der Haut bleiben.

- **Wie lange kann ich als Erwachsener die Dauernadeln auf der Haut tragen?**
  Erwachsene können die **Dauernadeln** erfahrungsgemäß bis zu 10 Tage auf der Haut belassen. Ausnahmen sind hier z.B. eine empfindliche oder pergamentartige Haut und chronische Erkrankungen wie Diabetes mellitus oder Sensibilitätsstörungen, z.B. aufgrund eines Schlaganfalls.

- **Wie lange kann mein Kind die Dauernadeln auf der Haut tragen?**
  Bei Kindern ab einem Alter von etwa 8–10 Jahren können die **Dauernadeln** erfahrungsgemäß einige Tage bis zu 1 Woche auf der Haut bleiben.
  Da Babys und Kleinkinder stärker als ältere Kinder auf Nadelreize reagieren, werden die Dauernadeln hier meist nur einige Stunden auf der Haut belassen. Wichtig ist hier, dass diese nie in Greifnähe aufgeklebt werden, da Erstickungsgefahr besteht.

- **Was sollte ich als Elternteil noch beachten?**
  Kontrollieren Sie **täglich** bei sich oder Ihrem Kind den Sitz der Kügelchen bzw. der Nadeln und beobachten Sie mögliche unerwünschte Reaktionen.
  Bei sehr kleinen Kindern und Babys sollten die Kügelchen **stündlich** kontrolliert werden. Hierbei ist es wichtig, dass in keinem Augenblick die Gefahr des Verschluckens besteht.

- **Kann ich bzw. kann mein Kind mit den Applikationen duschen oder baden?**
  Dies ist kein Problem, da das Pflaster die Nadeln bzw. Kügelchen stabil auf der Haut fixiert.

- **Was mache ich, wenn die Haut reagiert?**
  Ein leichtes Druckgefühl und ein Kribbeln auf der Haut sind normal.
  Bei Juckreiz, verstärktem Druck, Rötungen, Entzündungen oder einem unangenehmen Gefühl entfernen Sie die Applikation bitte sofort und informieren Sie Ihren Behandler hierüber.

  Die Applikationen können im Hausmüll entsorgt werden.

Abb. 15.2 Informationsblatt Dauernadeln und Klebekügelchen.

Patientenaufklärung – Elastisches Tape und Gittertape

Elastische Tapes werden ohne bzw. mit Zug auf die Haut aufgebracht. Dies ist vom Ziel der Behandlung abhängig. Gittertapes sind nicht elastisch und werden auf Schmerz-, Akupunktur- oder Triggerpunkte geklebt.
Die Tapes lindern Schmerzen und fördern die Durchblutung der Muskulatur sowie den Abtransport von Stoffwechselabbauprodukten.

▷ **Tapes werden v.a. angewendet bei folgenden Beschwerden:**
- Erkrankungen des Stütz- und Bewegungsapparats
- muskulären Verspannungen
- akuten und chronischen Schmerzen
- Schwellungen der Extremitäten

▷ **Folgende Varianten von Tape-Anwendungen kommen zum Einsatz:**
- „klassische" Tapes, Meridian-, Organ-, Dermatom-, Segment- und Lymphtapes

▷ **Tapes dürfen keinesfalls angewendet werden bei:**
- unklaren und lang anhaltenden Schmerzen
- akuten entzündlichen Prozessen
- offenen bzw. eitrigen Wunden
- Infektionserkrankungen der Haut

▷ **Tapes dürfen nur unter besonderer Vorsicht angewendet werden bei:**
- Pflasterallergie
- Schwangerschaft (keine Applikation von Tapes im Bereich der Genitalzone am Rücken)
- benignen Tumoren, z.B. Nävi (Leberflecken), Fibrom (gutartige Geschwulst des Bindegewebes)
- Psoriasis (Schuppenflechte), Neurodermitis und Akne
- Blutgerinnungs- und Wundheilungsstörungen
- Gefäßpathologien, z.B. Besenreiser, Arteriosklerose, Krampfadern, Morbus Raynaud (krampfartige Verengung der Blutgefäße)
- Medikamenteneinnahme, z.B. Antikoagulanzien (Blutverdünner)

Individuelle Risikofaktoren des Patienten

Anmerkungen zum Gespräch

☐ Hiermit erkläre ich, dass ich verständlich und umfassend über die oben genannten Punkte mündlich durch ______________________________ aufgeklärt wurde.
Meine Fragen wurden vollständig beantwortet. Ich stimme der Tapeanwendung zu.
Treten Beschwerden nach der Behandlung auf, werde ich umgehend meinen Behandler bzw. Arzt darüber informieren.

______________________________	______________________________
Datum, Unterschrift Patient	Praxisstempel/Unterschrift Behandler

☐ Ich verzichte auf die Aufklärung und wünsche dennoch die Tapeanwendung.

______________________________	______________________________
Datum, Unterschrift Patient	Praxisstempel/Unterschrift Behandler

Abb. 15.3 Patientenaufklärung elastisches Tape und Gittertape.

Patientenaufklärung – Dauernadeln und Klebekügelchen

Dauernadeln und Klebekügelchen werden auf unterschiedliche Stellen des Körpers auf Schmerz-, Akupunktur- oder Triggerpunkte aufgebracht. Dies ist vom Ziel der Behandlung abhängig.
Dauernadeln und Klebekügelchen lindern Schmerzen und fördern die Durchblutung der Muskulatur sowie den Abtransport von Stoffwechselabbauprodukten.

- **Dauernadeln und Klebekügelchen werden v.a. angewendet bei:**
  - Erkrankungen des Stütz- und Bewegungsapparats
  - muskulären Verspannungen
  - akuten und chronischen Schmerzen

- **Folgende Anwendungen kommen zum Einsatz:**
  - Gold- und Silberkügelchen
  - Dauernadeln
  - Senf-, Pfeffer- und Samenkörner

- **Dauernadeln und Klebekügelchen dürfen keinesfalls angewendet werden bei:**
  - unklaren und lang anhaltenden Schmerzen
  - akuten entzündlichen Prozessen
  - offenen bzw. eitrigen Wunden
  - Infektionserkrankungen der Haut

- **Dauernadeln und Klebekügelchen dürfen nur unter besonderer Vorsicht angewendet werden bei:**
  - Schwangerschaft (keine Applikation von Tapes im Bereich der Genitalzone am Rücken)
  - benignen Tumoren, z.B. Nävi (Leberflecken), Fibrom (gutartige Geschwulst des Bindegewebes)
  - Psoriasis (Schuppenflechte), Neurodermitis und Akne
  - Blutgerinnungs- und Wundheilungsstörungen
  - Gefäßpathologien, z.B. Besenreiser, Arteriosklerose, Krampfadern, Morbus Raynaud (krampfartige Verengung der Blutgefäße)
  - Medikamenteneinnahme, z.B. Antikoagulanzien (Blutverdünner)

Individuelle Risikofaktoren des Patienten

____

Anmerkungen zum Gespräch

____

☐ Hiermit erkläre ich, dass ich verständlich und umfassend über die oben genannten Punkte mündlich durch ______________________ aufgeklärt wurde.
Meine Fragen wurden vollständig beantwortet. Ich stimme der Anwendung mit Dauernadeln und Klebekügelchen zu. Treten Beschwerden nach der Behandlung auf, werde ich umgehend meinen Behandler bzw. Arzt darüber informieren.

______________________ ______________________

Datum, Unterschrift Patient | Praxisstempel/Unterschrift Behandler

☐ Ich verzichte auf die Aufklärung und wünsche dennoch die Anwendung von Dauernadeln und Klebekügelchen.

______________________ ______________________

Datum, Unterschrift Patient | Praxisstempel/Unterschrift Behandler

Abb. 15.4 Patientenaufklärung Dauernadeln und Klebekügelchen.

16 Tapeformen, Druckapplikationen und Anlagetechniken

In den folgenden Tabellen sind die Tapeformen (**Tab. 16.1**), Druckapplikationen (**Tab. 16.2**) und Anlagetechniken (**Tab. 16.3**) zusammengefasst.

Tab. 16.1 Tapeformen.

Tapeform	Durchführung	mögliche Indikation(en)
I-Tape	Muskel-, Ligament- und Korrekturtechnik	Karpaltunnelsyndrom, Achillodynie, Instabilitäten des Handgelenks
Y-Tape	Muskel-, Ligament- und Korrekturtechnik	Schleudertraumata, Wadenschmerzen, Delta-Tape (M. deltoideus)
Fächertape mit 3 und 4 Zügeln	Muskeltechnik	Interkostalneuralgie, Lymphtape nach Brust- oder Handgelenkoperationen als Lymphtape vorrangig bei intakten Lymphketten möglich
Spiraltape (entspricht 3–4 langen I-Tapes)	Muskeltechnik	als Lymphtape vorrangig bei defekten Lymphketten, auch bei intakten Lymphketten möglich
Gittertapes	neutrale Applikation	Schmerz-, Akupunktur-, Trigger- sowie Tenderpoints
Kreuztape (entspricht 3–5 I-Tapes)	Ligamenttechnik	HWS-, BWS- und LWS-Schmerzen, v. a. punktuell

16

Tab. 16.2 Druckapplikationen.

Druckapplikation	Wirkung	mögliche Indikation(en)
Silberkügelchen	• adstringierend • bakterizid • wundheilungsfördernd • sedierend • ableitend	• Magen-Qi-Stagnation • Leber-Qi-Stagnation • Leber-Feuer • Gastritis • rote keloide Narben • allergisches Ekzem
Goldkügelchen	• positive Wirkung auf das Herz und bei rheumatischen Erkrankungen • tonisierend, belebend, stimulierend • energiezuführend	• Lungen-Qi-Mangel • Milz-Qi-Mangel • Herz-Yin-Mangel • chronisches Asthma bronchiale • Reizdarm • Schlafstörungen
Stahlkügelchen	• regulierend • ausgleichend • neutral	• Lungen-Yin-Mangel • Milz-Qi-Mangel • Herz-Qi-Mangel • allergische Rhinitis • Neurodermitis • Palpitationen
Kupferkügelchen	• antibakteriell • entzündungshemmend • immunregulierend • antifungizid • der Wirkung nach zu urteilen: besänftigend	• Leber-Qi-Stagnation • Verdauungsstörungen
Zinkkügelchen	• gewebeschützend • wundheilungsfördernd • immunstärkend • der Wirkung nach zu urteilen: besänftigend	• Leber-Qi-Stagnation • Verdauungsstörungen
Senfkorn Vorsicht: Hautreizungen möglich	• antibakteriell • gefäßerweiternd • wärmend • Qi-bewegend • Yang-Tonika	• Nieren-Yang-Mangel • Milz-Yang-Mangel • blasse und verklebte Narben • Infertilität • Morbus Raynaud
Pfefferkorn	• entkrampfend • beruhigend • antibakteriell • immunregulierend • durchblutungsfördernd • Qi-bewegend • Yang-Tonika	• Nieren-Yang-Mangel • Milz-Yang-Mangel • blasse und verklebte Narben • chronische Durchfälle • Reizdarm
Pflanzensamen (Vaccariae segetalis)	• stärkend • entzündungshemmend • schleimlösend • Qi-bewegend	• Leber-Qi-Stagnation • chronische Bronchitis • keloide und hypertrophe Narben • Impingement-Syndrom

▸ **Tab. 16.2** Fortsetzung.

Druckapplikation	Wirkung	mögliche Indikation(en)
Dauernadel (Stahl)	• regulierend • ausgleichend • neutral	• Milz-Qi-Mangel • Herz-Yin-Mangel • Leber-Qi-Stagnation
		• allergische Rhinitis • Neurodermitis • Palpitationen

Tab. 16.3 Anlagetechniken.

	Durchführung	mögliche Indikation(en) und Hinweise
westliche Anlagetechniken		
Muskeltechnik I-Tape Y-Tape	• Applikation ohne Zug • Vordehnung des Gewebes • tonisierend (vom Ursprung zum Ansatz bzw. Punctum fixum zum Punctum mobile), rotes Tape • detonisierend (vom Ansatz zum Ursprung bzw. Punctum mobile zum Punctum fixum), blaues Tape	• Epicondylitis humeri radialis und ulnaris • Impingement-Syndrom
Ligamenttechnik I-Tape Y-Tape	• Applikation mit maximalem Zug • je nach Therapieziel: Vordehnung des Gewebes (stabilisierend) bzw. neutrale Haltung (optimale Kraftübertragung) • Variante 1: Das Tape wird in der Mitte eingerissen und en bloc mit maximalem Zug appliziert. • Variante 2: Die Basis wird ohne Zug appliziert, dann wird das Tape mit maximalem Zug auf die Haut aufgebracht.	• LWS-Schmerz • Distorsion des Knöchels • Knieschmerzen (Seitenband)
Korrekturtechnik I-Tape Y-Tape	• Applikation mit halbem bis maximalem Zug • Korrektur der Gewebestruktur (z. B. Faszie) oder des Gelenks während der Applikation	• Subluxation der Schulter • Subluxation der Patella
Lymphtechnik Fächertape Spiraltape	• Applikation ohne Zug • ggf. Vordehnung des Gewebes • Applikation unter Hautvorschub möglich	• Lymphödeme bei intakten und defekten Lymphketten
Faszientechnik I-Tape Y-Tape	• Applikation mit bis zu maximalem Zug (je nach Verschieblichkeit des Fasziengewebes) • kein Fixieren der Basis • bei Y-Tape gleichzeitige Applikation der Zügel • Faszientechnik in Längs- und Querrichtung möglich	• verklebtes Fasziengewebe • verklebte Narben

▸ **Tab. 16.3** Fortsetzung.

	Durchführung	mögliche Indikation(en) und Hinweise
Neuraltechnik I-Tape	• Applikation ohne Zug • Vordehnung des Gewebes • Tapeapplikation immer von distal nach proximal	• Karpaltunnelsyndrom • Kubitaltunnelsyndrom
spezielle Anlagetechniken		
Organ-Taping I-Tape	• Muskeltechnik (sedierend): Applikation ohne Zug, Vordehnung des Gewebes • Ligamenttechnik (tonisierend): Applikation mit bis zu maximalem Zug, Vordehnung des Gewebes	• Muskeltechnik v. a. bei akuten Erkrankungen, z. B. Gastritis, akuter Zystitis • Ligamenttechnik v. a. bei chronischen Erkrankungen, z. B. chronischem Reizmagen, chronischer Herzinsuffizienz
Dermatom-Taping I-Tape	• Muskeltechnik (sedierend): Applikation ohne Zug, Vordehnung des Gewebes • Ligamenttechnik (tonisierend): Applikation mit bis zu maximalem Zug, Vordehnung des Gewebes	• Muskeltechnik v. a. bei akuten Erkrankungen, z. B. Gastritis, akuter Zystitis • Ligamenttechnik v. a. bei chronischen Erkrankungen, z. B. chronischem Reizmagen, chronischer Herzinsuffizienz • Cave: Die Ligamenttechnik kann einen zu starken Reiz auf das Dermatom ausüben!
Segment-Taping Fächertape	• Muskeltechnik (sedierend): Applikation ohne Zug, Vordehnung des Gewebes, Applikation vom Ansatz (Reflexzone) zum Ursprung (Segment/Wirbelsäule) • Ligamenttechnik (tonisierend): Applikation mit halbem Zug (ca. 50 %), Vordehnung des Gewebes, Applikation vom Ursprung (Segment/Wirbelsäule) zum Ansatz (Reflexzone)	• Muskeltechnik v. a. bei akuten Erkrankungen, z. B. Gastritis, akuter Zystitis, PMS • Ligamenttechnik v. a. bei chronischen Erkrankungen, z. B. Uterussenkung, chronischer Reizdarm
Anlagetechniken der TCM		
sedierende Tapeapplikationen		
Meridian-Taping (Leitbahnverlauf) **Zang-Fu-Taping** (Zang-/Fu-Behandlung) **Muskeltechnik** **I-Tape** **nach Farbzuordnung***	• Applikation ohne Zug • Vordehnung des Gewebes • sedierend (zusätzliche Wirkung, wenn das Tape entgegen der Leitbahn appliziert wird)	• v. a. akute Erkrankungen (z. B. Fülle-Kälte, Fülle-Hitze) • Zang-Organe werden gemeinsam mit Yuan- und Rücken-Shu-Punkten behandelt. • Fu-Organe werden gemeinsam mit den Mu-Alarmpunkten und unteren He-Punkten behandelt.

▸ **Tab. 16.3** Fortsetzung.

	Durchführung	mögliche Indikation(en) und Hinweise
tonisierende Tapeapplikationen		
Meridian-Taping (Leitbahnverlauf) **Zang-Fu-Taping** (Zang-Fu-Behandlung) **Ligamenttechnik** **I-Tape** **nach Farbzuordnung***	• Applikation mit maximalem Zug • Vordehnung des Gewebes • tonisierend (zusätzliche Wirkung, wenn das Tape in Richtung der Leitbahn appliziert wird)	• v. a. chronische Erkrankungen (z. B. Leere-Hitze, Yin-Mangel)

* **Farbzuordnung:**
Rot (Feuer; Herz-, Perikard-, Dünndarm- und 3-Erwärmerleitbahn)
Gelb (Erde; Milz- und Magenleitbahn)
Schwarz (Metall; Lungen- und Dickdarmleitbahn)
Blau (Wasser; Nieren- und Blasenleitbahn)
Grün (Holz; Leber- und Gallenblasenleitbahn)

17 Tapeapplikationen bei westlichen Erkrankungen und Erkrankungen aus Sicht der TCM

Im Folgenden sind wichtige westliche und chinesische Erkrankungen aufgeführt. Bei der Wahl der Anlage (westliche Erkrankungen) werden die westlichen und chinesischen Ansätze miteinander kombiniert. Die gezeigten Behandlungsschemata bilden nicht das gesamte Behandlungsspektrum ab, sondern bieten einen Überblick. Dabei werden mehrere Behandlungsmöglichkeiten angeboten, innerhalb einer Behandlung werden allerdings nicht alle Punkte bzw. Tapeanlagen gleichzeitig appliziert. Hierbei ist immer der individuelle Behandlungsplan für den Patienten entscheidend.

Das Symbol (+) kennzeichnet die tonisierende bzw. aktivierende Anlage, das Symbol (–) die sedierende bzw. detonisierende Anlage.

Die Farben für die Tapeapplikation in der **Tab. 17.1** werden entsprechend der Symptomatik gewählt:

- Rot = tonisierend, aktivierend
- Blau = sedierend, beruhigend

Die Farben für die Tapeapplikation in der **Tab. 17.2** werden entsprechend den Elementen gewählt:

- Rot (Feuer; Herz-, Perikard-, Dünndarm- und 3-Erwärmerleitbahn)
- Gelb (Erde; Milz- und Magenleitbahn)
- Schwarz (Metall; Lungen- und Dickdarmleitbahn)
- Blau (Wasser; Nieren- und Blasenleitbahn)
- Grün (Holz; Leber- und Gallenblasenleitbahn)

Tab. 17.1 Westliche Erkrankungen und die zugehörigen Tapeapplikationen.

westliche Erkrankung	Anlage	Lokalisation	Tapeform	Druckapplikation
Bewegungsapparat				
Baker-Zyste	Ligamenttechnik (+)	Knie Seitenband innen und außen	I-Tape	–
	Muskeltechnik (–)	M. quadriceps femoris	I-, Y-Tape	–
	Organ-Tape (+)	Harnblase, Uterus, Prostata	I-Tape	–
	Dermatom-Tape (+)	Harnblase, Niere	I-Tape	–
	Segment-Tape (+)	Niere, Harnblase, Prostata, Uterus	Fächertape	–
	Meridian-Tape (+)	Blase	I-Tape	–
	–	–	Gittertape (Bl 40)	–
	–	–	–	Goldkügelchen (Bl 40)
BWS-Schmerzen, BWS-Syndrom	Muskeltechnik (–)	M. erector spinae	I-Tape	–
	Muskeltechnik (+)	Mm. obliquus internus, externus, transversus und rectus abdominis	I-Tape	–
	Organ-Tape (+) (–)	Herz, Lunge, Magen, Leber, Gallenblase, Pankreas, Dünndarm, Dickdarm, Niere, Harnblase, Uterus, Prostata	I-Tape	–
	Dermatom-Tape (+) (–)	Herz, Speiseröhre, Zwerchfell, Magen, Leber, Gallenblase, Dünndarm, Dickdarm, Harnblase, Niere, Hoden	I-Tape	–

▶ **Tab. 17.1** Fortsetzung.

westliche Erkrankung	Anlage	Lokalisation	Tapeform	Druckapplikation
	Segment-Tape (+) (–)	Lunge, Herz, Kehlkopf, Ösophagus, Magen, Bauchspeicheldrüse, Duodenum, Jejunum, Ileum, Leber, Gallenblase, Dickdarm (aufsteigender, querverlaufender, absteigender Teil), Rektum, Niere und Harnleiter, Harnblase, Hoden, Nebenhoden, Prostata, Ovarien, Uterus	Fächertape	–
	Meridian-Tape (+) (–)	Blase, Du Mai (Extension) Magen, Ren Mai (Flexion) Gallenblase, Dai Mai (Rotation, Lateralflexion)	I-Tape	–
	–	–	Gittertape (Myogelosen, Ashi-Punkte)	–
	–	–	–	Goldkügelchen, um zu tonisieren (z. B. Ma 36, Gb 34, Ren 12, Bl 11–Bl 21, je nach Palpationsbefund) Silberkügelchen (Myogelosen, Ashi-Punkte)
Epicondylitis humeri radialis	Muskeltechnik (–)	M. extensor carpi radialis longus und brevis	I-Tape	–
	Organ-Tape (+) (–)	Magen	I-Tape	–
	Dermatom-Tape (+) (–)	Magen	I-Tape	–

▸ **Tab. 17.1** Fortsetzung.

westliche Erkrankung	Anlage	Lokalisation	Tapeform	Druckappli-kation
	Segment-Tape (+) (–)	Magen	Fächertape	–
	Meridian-Tape (+) (–)	Dickdarm	I-Tape	–
	–	–	Gittertape (Di 10, Di 11 und Di 12)	–
	–	–	–	Goldkügelchen (Di 11) Silberkügelchen (Di 4)
Fersensporn	Muskeltechnik (–)	M. triceps surae (M. gastrocne-mius)	Y-Tape	–
	Organ-Tape (+) (–)	Prostata, Uterus	I-Tape	–
	Segment-Tape (+) (–)	Rektum, Prosta-ta, Uterus	Fächertape	–
	Meridian-Tape (+) (–)	Niere, Blase	I-Tape	–
	–	–	Gittertape (Bl 23 und Bl 28)	–
	–	–		Goldkügelchen (Bl 23 und Bl 28) Silberkügelchen (Ni 5, Bl 63)
Hallux valgus	Ligamenttech-nik (+)	großer Zeh	Y-Tape	–
	Organ-Tape (+) (–)	ggf. Niere, Prostata, Uterus	I-Tape	–
	Segment-Tape (+) (–)	ggf. Niere, Prostata, Ova-rien, Uterus	Fächertape	–
	Meridian-Tape (+)	Milz	I-Tape	–
	–	–	Gittertape (Mi 3)	–
	–	–	–	Goldkügelchen (Mi 3, Ma 36)

▶ **Tab. 17.1** Fortsetzung.

westliche Erkrankung	Anlage	Lokalisation	Tapeform	Druckapplikation
Hüftschmerzen	Ligamenttechnik (+)	Schmerzkreuz (Kreuztape) auf den Schmerzpunkt applizieren	I-Tape	–
	Organ-Tape (+) (–)	Leber, Gallenblase, Niere, Harnblase	I-Tape	–
	Segment-Tape (+) (–)	Ileum, Dickdarm, Niere, Harnleiter, Harnblase, Prostata, Ovarien, Uterus	Fächertape	–
	Meridian-Tape (+)(–)	Blase, Gallenblase	I-Tape	–
	–	–	Gittertape (Myogelosen, Ashi-Punkte, Gb 34)	–
	–	–	–	Goldkügelchen (Gb 34, Le 3) Silberkügelchen (Gb 28, Gb 29, Gb 30) Dauernadel (Gb 31)
HWS-Schmerzen, HWS-Syndrom	Muskeltechnik (–)	M. trapezius M. rhomboidei M. levator scapulae M. sternocleidomastoideus Mm. scaleni	I-Tape	–
	Organ-Tape (+) (–)	Herz, Lunge, Magen, Leber, Gallenblase, Pankreas, Dünndarm, Dickdarm, Niere, Harnblase	I-Tape	–
	Dermatom-Tape (+) (–)	Zwerchfell	I-Tape	–

▶ **Tab. 17.1** Fortsetzung.

westliche Erkrankung	Anlage	Lokalisation	Tapeform	Druckapplikation
	Segment-Tape (+) (–)	Lunge, Herz, Magen, Bauchspeicheldrüse, Duodenum, Jejunum, Ileum, Leber, Gallenblase, Dickdarm (aufsteigender, querverlaufender Teil), Rektum, (Niere und Harnleiter)	Fächertape	–
	Meridian-Tape (+) (–)	Blase, Dünndarm (Extension) Magen, Dickdarm (Flexion) 3-Erwärmer, Gallenblase (Rotation, Lateralflexion)	I-Tape	–
	–	–	Gittertape (Myogelosen, Ashi-Punkte)	–
	–	–	–	Goldkügelchen, um zu tonisieren (z. B. Ma 36, Gb 34, Ren 12, je nach Palpationsbefund) Silberkügelchen (Myogelosen, Ashi-Punkte)
Impingement-Syndrom	Muskeltechnik (–)	M. supraspinatus M. infraspinatus und M. teres minor M. subscapularis	I-Tape	–
	Organ-Tape (+) (–)	Herz, Lunge, Magen, Leber, Gallenblase, Pankreas, Dünndarm, Dickdarm, Niere, Harnblase	I-Tape	–
	Dermatom-Tape (+) (–)	Zwerchfell	I-Tape	–

▶ **Tab. 17.1** Fortsetzung.

westliche Erkrankung	Anlage	Lokalisation	Tapeform	Druckapplikation
	Segment-Tape (+) (–)	Lunge, Herz, Kehlkopf, Magen, Bauchspeicheldrüse, Duodenum, Jejunum, Ileum, Leber, Gallenblase, Dickdarm (aufsteigender, querverlaufender Teil), Rektum, (Niere und Harnleiter)	Fächertape	–
	Meridian-Tape (+) (–)	Dickdarm, Dünndarm, 3-Erwärmer	I-Tape	–
	–	–	Gittertape (Bl 25, Bl 27 und Bl 22)	–
	–	–	–	Goldkügelchen, um zu tonisieren (z. B. Bl 22, Bl 25, Bl 27, je nach Palpationsbefund) Stahlkügelchen bzw. Dauernadeln (Myogelosen, Ashi-Punkte)
Interkostalneuralgie	Muskeltechnik (–)	parallel der BWS	I-Tape	–
	Organ-Tape (+) (–)	Herz, Lunge, Magen, Leber, Gallenblase, Pankreas, Dünndarm, Dickdarm, Niere, Harnblase, Uterus, Prostata	I-Tape	–
	Dermatom-Tape (+) (–)	Herz, Speiseröhre, Magen, Leber, Gallenblase, Dünndarm, Dickdarm, Harnblase, Niere, Hoden	I-Tape	–

▸ **Tab. 17.1** Fortsetzung.

westliche Erkrankung	Anlage	Lokalisation	Tapeform	Druckapplikation
	Segment-Tape (+) (–)	Lunge, Herz, Kehlkopf, Magen, Pankreas, Dünndarm, Dickdarm, Leber, Gallenblase, Rektum, Niere, Harnleiter, Harnblase, Hoden, Nebenhoden, Prostata, Ovarien, Uterus	Fächertape	–
	Meridian-Tape (+) (–)	Blase	I-Tape	–
	–	–	Gittertape (Myogelosen, Ashi-Punkte)	–
	–	–	–	Goldkügelchen, um zu tonisieren (z. B. Bl 23, je nach Palpationsbefund) Stahlkügelchen (Myogelosen, Ashi-Punkte)
ISG-Blockade	Ligamenttechnik (+)	Schmerzkreuz auf das ISG	I-Tape	–
	Organ-Tape (+) (–)	Harnblase, Uterus, Prostata	I-Tape	–
	Segment-Tape (+) (–)	Rektum, Harnblase, Prostata, Uterus	Fächertape	–
	Meridian-Tape (+) (–)	Blase	I-Tape	–
	–	–	Gittertape (ISG)	–
	–	–	–	Goldkügelchen, um zu tonisieren (z. B. Bl 23, je nach Palpationsbefund) Stahlkügelchen/Dauernadel (ISG)
Karpaltunnelsyndrom	Ligamenttechnik (+)	I-Tape quer zwischen C 6 und Th 1	I-Tape	–

17

▶ **Tab. 17.1** Fortsetzung.

westliche Erkrankung	Anlage	Lokalisation	Tapeform	Druckapplikation
	Muskeltechnik (–)	N. medianus (Neuraltape)	I-Tape	–
	Organ-Tape (+) (–)	Herz	I-Tape	–
	Segment-Tape (+) (–)	Herz, Kehlkopf	Fächertape	–
	Meridian-Tape (+) (–)	Perikard	I-Tape	–
	–	–	Gittertape (Pe 7, Pe 6 und Pe 4)	–
	–	–	–	Goldkügelchen (Pe 7) Silberkügelchen/Dauernadel (Pe 4)
Knieschmerzen	Muskeltechnik (–)	M. quadriceps femoris	I-Tape, Y-Tape	–
	Ligamenttechnik (+)	Knie Seitenband innen und außen	I-Tape	–
	Organ-Tape (+) (–)	Niere, Uterus, Prostata	I-Tape	–
	Segment-Tape (+) (–)	Rektum, Niere, Harnleiter, Prostata, Uterus	Fächertape	–
	Meridian-Tape (+) (–)	Leber, Niere (innen) Milz, Magen (vorn) Gallenblase (außen) Blase (hinten) Du Mai	I-Tape	–
	–	–	Gittertape auf Schmerzpunkte	–
	–	–	–	Goldkügelchen (Le 3, Ni 3, Mi 3, Ma 36, Gb 34, Bl 40, Bl 28) Silberkügelchen/Dauernadeln (Ashi-Punkte)

▶ **Tab. 17.1** Fortsetzung.

westliche Erkrankung	Anlage	Lokalisation	Tapeform	Druckapplikation
LWS-Schmerzen, LWS-Syndrom	Muskeltechnik (–)	M. erector spinae	I-Tape	–
	Muskeltechnik (+)	Mm. obliquus internus, externus, transversus und rectus abdominis	I-Tape	–
	Organ-Tape (+) (–)	Herz, Lunge, Magen, Leber, Gallenblase, Pankreas, Dünndarm, Dickdarm, Niere, Harnblase, Uterus, Prostata	I-Tape	–
	Dermatom-Tape (+) (–)	Herz, Speiseröhre, Zwerchfell, Magen, Leber, Gallenblase, Dünndarm, Dickdarm, Harnblase, Niere, Hoden	I-Tape	–
	Segment-Tape (+) (–)	Lunge, Herz, Kehlkopf, Ösophagus, Magen, Bauchspeicheldrüse, Duodenum, Jejunum, Ileum, Leber, Gallenblase, Dickdarm (aufsteigender, querverlaufender, absteigender Teil), Rektum, Niere und Harnleiter, Harnblase, Hoden, Nebenhoden, Prostata, Ovarien, Uterus	Fächertape	–
	Meridian-Tape (+) (–)	Blase, Du Mai (Extension) Magen, Ren Mai (Flexion) Gallenblase, Dai Mai (Rotation, Lateralflexion)	I-Tape	–

▸ **Tab. 17.1** Fortsetzung.

westliche Erkrankung	Anlage	Lokalisation	Tapeform	Druckapplikation
	–	–	Gittertape (Myogelosen, Ashi-Punkte)	–
	–	–	–	Goldkügelchen, um zu tonisieren (z. B. Bl 23, Bl 28, je nach Palpationsbefund) Silberkügelchen (Myogelosen, Ashi-Punkte)
Meniskusschäden	s. Behandlungsschema Baker-Zyste			
Morbus Bechterew	s. Behandlungsschema BWS-Syndrom			
Morbus Dupuytren (Dupuytren-Kontraktur)	Muskeltechnik (–)	entlang der Palmaraponeurose	I-Tape	–
	Organ-Tape (+) (–)	Herz	I-Tape	–
	Segment-Tape (+) (–)	Herz, Kehlkopf	Fächertape	–
	Meridian-Tape (+) (–)	Perikard	I-Tape	–
	–	–	Gittertape (Pe 7, Pe 6, Pe 4 und He 7)	–
	–	–	–	Gold- (rote bzw. rote hypertrophe/keloide Narben) bzw. Silberkügelchen (blasse livide bzw. blasse livide hypertrophe/keloide Narben) direkt auf die Verhärtungen applizieren
Rhizarthrose	Ligamenttechnik (+)	stabilisierende Anlage zusätzlich I-Tape quer auf C 6	Y-Tape	–

▶ **Tab. 17.1** Fortsetzung.

westliche Erkrankung	Anlage	Lokalisation	Tapeform	Druckapplikation
	Organ-Tape (+) (–)	Herz	I-Tape	–
	Meridian-Tape (+) (–)	Lunge, Dickdarm	I-Tape	–
	–	–	Gittertape (Lu 9, Di 5)	–
	–	–	–	Goldkügelchen (Lu 9) Silberkügelchen (Di 5)
Schulterschmerzen	s. Behandlungsschema Impingement-Syndrom			
Tendovaginitis stenosans de Quervain	Muskeltechnik (–)	entlang der Sehnen des M. abductor pollicis longus und M. extensor pollicis brevis	I-Tape	–
	Organ-Tape (+) (–)	Herz	I-Tape	–
	Segment-Tape (+) (–)	Herz, Kehlkopf	Fächertape	–
	Meridian-Tape (+) (–)	Lunge, Dickdarm	I-Tape	–
	–	–	Gittertape (Lu 9, Di 5)	–
	–	–	–	Goldkügelchen (Lu 9) Silberkügelchen (Di 5)
Herz, Kreislauf und Blutgefäße				
Belastungsdyspnoe	Organ-Tape (+)	Herz, Lunge	I-Tape	–
	Dermatom-Tape (+)	Herz	I-Tape	–
	Segment-Tape (+)	Herz, Lunge	Fächertape	–
	Meridian-Tape (+)	Herz, Lunge	I-Tape	–
	–	–	Gittertape (Lu 9, He 7)	–
	–	–	–	Goldkügelchen (Lu 9, He 7)

▸ **Tab. 17.1** Fortsetzung.

westliche Erkrankung	Anlage	Lokalisation	Tapeform	Druckapplikation
Bluthochdruck, primärer milder	Organ-Tape (+) (–)	Herz, Magen, Leber, Niere	I-Tape	–
	Dermatom-Tape (+) (–)	Herz, Magen, Leber, Gallenblase, Niere	I-Tape	–
	Segment-Tape (+) (–)	Herz, Magen, Leber, Niere	Fächertape	–
	Meridian-Tape (+)	Herz, Magen, Leber, Niere	I-Tape	–
	–	–	Gittertape (He 3, He 7, Ma 36, Le 3, Ni 3)	–
	–	–	–	Goldkügelchen (He 3, He 7, Ma 36, Le 3, Ni 3)
Bradykardie (physiologische)	s. Behandlungsschema Bluthochdruck			
Herzinsuffizienz, chronische	s. Behandlungsschema Bluthochdruck			
Hypertonie, primäre milde	s. Behandlungsschema Bluthochdruck			
Palpitationen (benigne)	s. Behandlungsschema Bluthochdruck			
Atemwege				
Asthma bronchiale, chronisches (s. auch Behandlungsschemata HWS- und BWS-Syndrom)	Organ-Tape (+)	Lunge	I-Tape	–
	Segment-Tape (+)	Lunge	Fächertape	–
	Meridian-Tape (+) (–)	Lunge	I-Tape	–
	–	–	Gittertape (Lu 1, Lu 8, Lu 9)	–
	–	–	–	Goldkügelchen (Lu 8, Lu 9) Silberkügelchen (Lu 1)

▸ **Tab. 17.1** Fortsetzung.

westliche Erkrankung	Anlage	Lokalisation	Tapeform	Druckapplikation
Bronchitis, akute (s. auch Behandlungsschemata HWS- und BWS-Syndrom)	Organ-Tape (–)	Lunge	I-Tape	–
	Segment-Tape (–)	Lunge	Fächertape	–
	Meridian-Tape (+) (–)	Lunge	I-Tape	–
	–	–	Gittertape (Lu 1, Lu 7, Lu 10)	–
	–	–	–	Goldkügelchen (Lu 7) Silberkügelchen (Lu 1, Lu 10)
Bronchitis, chronische	s. Behandlungsschema Asthma bronchiale			
Heiserkeit	Organ-Tape (+)	Lunge	I-Tape	–
	Segment-Tape (+)	Lunge	Fächertape	–
	Meridian-Tape (+)	Lunge, Magen, Niere	I-Tape	–
	–	–	Gittertape (Lu 7, Ma 44, Ni 3)	–
	–	–	–	Goldkügelchen (Lu 7, Ma 44, Ni 3)
Husten, trockener	s. Behandlungsschema Heiserkeit			
Husten, feuchter/schleimiger (ohne Fieber)	Organ-Tape (+)	Lunge	I-Tape	–
	Segment-Tape (+)	Lunge	Fächertape	–
	Meridian-Tape (+) (–)	Lunge, Magen, Niere	I-Tape	–
	–	–	Gittertape (Lu 7, Ma 40, Ni 3)	–
	–	–	–	Goldkügelchen (Lu 7, Ma 41, Ni 3, Ni 7) Dauernadel (Ma 40)

17

▸ **Tab. 17.1** Fortsetzung.

westliche Erkrankung	Anlage	Lokalisation	Tapeform	Druckappli-kation
Husten, krampfartiger (s. auch Behandlungsschemata HWS- und BWS-Syndrom)	Organ-Tape (–)	Lunge	I-Tape	–
	Segment-Tape (–)	Lunge	Fächertape	–
	Meridian-Tape (+) (–)	Lunge, Magen, Niere, Ren Mai	I-Tape	–
	–	–	Gittertape (Lu 7, Ni 3, Ni 6, Ma 36)	–
	–	–	–	Goldkügelchen (Lu 7, Ni 3, Ni 6, Ma 36) Stahlkügelchen (Ren 22)
Laryngitis, akute	s. Behandlungsschema akute Bronchitis			
Laryngitis, chronische	s. Behandlungsschema Heiserkeit			
Pharyngitis, akute	s. Behandlungsschema akute Bronchitis			
Pharyngitis, chronische	s. Behandlungsschema Heiserkeit			
Rhinitis, akute	Organ-Tape (–)	Lunge	I-Tape	–
	Segment-Tape (–)	Lunge	Fächertape	–
	Meridian-Tape (+) (–)	Lunge, Milz, Magen, Dickdarm, Dünndarm, Leber	I-Tape	–
	–	–	Gittertape (Lu 7, Mi 3, Ma 36, Di 4, Le 3, Dü 6)	–
	–	–	–	Goldkügelchen (Lu 7, Mi 3, Ma 36, Le 3) Silberkügelchen (Di 4, Dü 6)

▶ **Tab. 17.1** Fortsetzung.

westliche Erkrankung	Anlage	Lokalisation	Tapeform	Druckapplikation
Rhinitis, allergische	s. Behandlungsschema akute Rhinitis			
Rhinitis, chronische	Organ-Tape (+)	Lunge	I-Tape	–
	Segment-Tape (+)	Lunge	Fächertape	–
	Meridian-Tape (+)	Lunge, Milz, Magen	I-Tape	–
	–	–	Gittertape (Lu 7, Mi 3, Ma 36)	–
	–	–	–	Goldkügelchen (Lu 7, Mi 3, Ma 36)
Sinusitis, akute	s. Behandlungsschema akute Rhinitis			
Sinusitis, chronische	s. Behandlungsschema chronische Rhinitis			
Verdauungstrakt				
Analabszess	Organ-Tape (–)	Dickdarm	I-Tape	–
	Dermatom-Tape (–)	Dickdarm	I-Tape	–
	Segment-Tape (–)	Rektum	Fächertape	–
	Meridian-Tape (+)	Dickdarm, Magen, Milz	I-Tape	–
	–	–	Gittertape (Di 11, Mi 3, Ma 36, Bl 57)	–
	–	–	–	Goldkügelchen (Di 11, Mi 3, Ma 36) Dauernadel (Bl 57)
Analfistel	s. Behandlungsschema Analabszess			
Colitis ulcerosa, chronische	Organ-Tape (+) (–)	Leber, Gallenblase, Dünndarm, Dickdarm	I-Tape	–

▶ **Tab. 17.1** Fortsetzung.

westliche Erkrankung	Anlage	Lokalisation	Tapeform	Druckapplikation
	Dermatom-Tape (+) (–)	Leber, Gallenblase, Dünndarm, Dickdarm	I-Tape	–
	Segment-Tape (+) (–)	Leber, Gallenblase, Duodenum, Jejunum, Ileum, Dickdarm (aufsteigender, querverlaufender, absteigender Teil)	Fächertape	–
	Meridian-Tape (+) (–)	Leber, Gallenblase, Dünndarm, Dickdarm, Milz, Magen, Ren Mai	I-Tape	–
	–	–	Gittertape (Le 3, Gb 34, Dü 8, Mi 3, Ma 36)	–
	–	–	–	Goldkügelchen (Le 3, Gb 34, Mi 3, Ma 36, Dü 8) Stahlkügelchen (Ma 25, Ren 12)
Diabetes mellitus, leichter	Organ-Tape (+)	Pankreas	I-Tape	–
	Segment-Tape (+)	Pankreas	Fächertape	–
	Meridian-Tape (+)	Milz, Magen	I-Tape	–
	–	–	Gittertape (Mi 3, Ma 36)	–
	–	–	–	Goldkügelchen (Mi 3, Ma 36)
Divertikulitis, chronische Divertikulose	s. Behandlungsschema chronische Colitis ulcerosa			
Durchfall	s. Behandlungsschema akutes Reizdarmsyndrom			

▶ **Tab. 17.1** Fortsetzung.

westliche Erkrankung	Anlage	Lokalisation	Tapeform	Druckapplikation
Dyspepsie	s. Behandlungsschema chronische Colitis ulcerosa			
Erbrechen	Organ-Tape (–)	Magen, Leber, Gallenblase	I-Tape	–
	Dermatom-Tape (–)	Magen	I-Tape	–
	Segment-Tape (–)	Magen, Leber, Gallenblase	Fächertape	–
	Meridian-Tape (+) (–)	Milz, Magen, Leber, Gallenblase, Niere, Perikard	I-Tape	–
	–	–	Gittertape (Mi 3, Ma 34, Ma 36, Le 3, Gb 34, Ren 12, Ni 27, Pe 6, Pe 7, Bl 20, Bl 21)	–
	–	–	–	Goldkügelchen (Mi 3, Ma 36, Pe 7, Le 3, Gb 34, Bl 20, Bl 21) Dauernadeln (Ma 34, Ren 12, Ni 27, Pe 6)
Fettleber	Organ-Tape (+)	Leber, Gallenblase	I-Tape	–
	Dermatom-Tape (+)	Leber, Gallenblase	I-Tape	–
	Segment-Tape (+)	Leber, Gallenblase	Fächertape	–
	Meridian-Tape (+)	Milz, Magen, Leber, Gallenblase	I-Tape	–
	–	–	Gittertape (Mi 3, Ma 36, Le 3, Le 13, Le 14, Gb 34)	–
	–	–	–	Goldkügelchen (Mi 3, Ma 36, Le 3, Gb 34, Bl 20, Bl 21)

▸ **Tab. 17.1** Fortsetzung.

westliche Erkrankung	Anlage	Lokalisation	Tapeform	Druckappli-kation
Gastritis, akute	Organ-Tape (–)	Magen, Leber, Gallenblase	I-Tape	–
	Segment-Tape (–)	Magen, Leber, Gallenblase	Fächertape	–
	Meridian-Tape (+) (–)	Milz, Magen, Leber, Gallen-blase, Perikard	I-Tape	–
	–	–	Gittertape (Mi 3, Ma 34, Ma 44, Le 3, Gb 34, Ren 12, Pe 7)	–
	–	–	–	Goldkügelchen (Bl 20, Bl 21, Pe 7, Le 3, Gb 34) Silberkügelchen (Ma 41)
Gastritis, chronische	Organ-Tape (+)	Magen, Leber, Gallenblase	I-Tape	–
	Segment-Tape (+)	Magen, Leber, Gallenblase	Fächertape	–
	Meridian-Tape (+)	Milz, Magen, Leber, Gallen-blase, Perikard	I-Tape	–
	–	–	Gittertape (Mi 3, Ma 36, Le 3, Gb 34, Ren 12, Pe 7)	–
	–	–	–	Goldkügelchen (Bl 20, Bl 21, Pe 7, Mi 3, Ma 36, Gb 34)
Globusgefühl	Organ-Tape (+) (–)	Magen, Leber	I-Tape	–
	Segment-Tape (+) (–)	Magen, Leber	Fächertape	–
	Meridian-Tape (+) (–)	Magen, Leber, Ren Mai	I-Tape	–
	–	–	Gittertape (Ma 9, Ren 22, Ren 23, Le 3)	–

▶ **Tab. 17.1** Fortsetzung.

westliche Erkrankung	Anlage	Lokalisation	Tapeform	Druckapplikation
	–	–	–	Goldkügelchen (Le 3) Stahlkügelchen (Ren 22, Ren 23, Ma 9)
Hämorrhoiden, akute	s. Behandlungsschema Analabszess			
Hämorrhoiden, chronische	s. Behandlungsschema Obstipation			
Leberhepatitis, chronische	s. Behandlungsschema Fettleber			
Malabsorptionsprobleme Maldigestionsprobleme Morbus Crohn Nahrungsmittelunverträglichkeit	s. Behandlungsschema chronische Colitis ulcerosa			
Obstipation	Organ-Tape (+)	Leber, Gallenblase, Dünndarm, Dickdarm	I-Tape	–
	Segment-Tape (+)	Duodenum, Jejunum, Ileum, Leber, Gallenblase, Dickdarm (aufsteigender, querverlaufender, absteigender Teil)	Fächertape	–
	Meridian-Tape (+) (–)	Milz, Magen, Dickdarm, Blase	I-Tape	–
	–	–	Gittertape (Mi 3, Ma 34, Ma 36, Ma 44, Di 10, Bl 18, Bl 19, Bl 25)	–
	–	–	–	Goldkügelchen (Mi 3, Ma 36, Ma 44, Di 10, Bl 18, Bl 19, Bl 25) Silberkügelchen (Ma 34)

▶ **Tab. 17.1** Fortsetzung.

westliche Erkrankung	Anlage	Lokalisation	Tapeform	Druckapplikation
Pankreasinsuffizienz	Organ-Tape (+)	Pankreas	I-Tape	–
	Segment-Tape (+)	Pankreas	Fächertape	–
	Meridian-Tape (+)	Milz, Magen	I-Tape	–
	–	–	Gittertape (Mi 3, Ma 36, Bl 20, Bl 21)	–
	–	–	–	Goldkügelchen (Mi 3, Ma 36, Bl 20, Bl 21)
Pankreatitis, chronische	s. Behandlungsschema Pankreasinsuffizienz			
Pylorushypertonus	Organ-Tape (–)	Magen	I-Tape	–
	Dermatom-Tape (–)	Magen	I-Tape	–
	Segment-Tape (–)	Magen	Fächertape	–
	Meridian-Tape (+) (–)	Milz, Magen, Ren Mai	I-Tape	–
	–	–	Gittertape (Mi 3, Ma 36, Ren 12)	–
	–	–	–	Goldkügelchen (Mi 3, Ma 36) Stahlkügelchen (Ren 12)
Pylorushypotonus	Organ-Tape (+)	Magen	I-Tape	–
	Dermatom-Tape (+)	Magen	I-Tape	–
	Segment-Tape (+)	Magen	Fächertape	–
	Meridian-Tape (+)	Milz, Magen, Ren Mai	I-Tape	–
	–	–	Gittertape (Mi 3, Ma 36, Ren 12)	–
	–	–	–	Goldkügelchen (Mi 3, Ma 36, Ren 12)

▶ **Tab. 17.1** Fortsetzung.

westliche Erkrankung	Anlage	Lokalisation	Tapeform	Druckapplikation
Reizdarmsyndrom, akutes	Organ-Tape (–)	Leber, Dünndarm, Dickdarm	I-Tape	–
	Dermatom-Tape (–)	Leber, Gallenblase, Dünndarm, Dickdarm	I-Tape	–
	Segment-Tape (–)	Duodenum, Jejunum, Ileum, Leber, Gallenblase, Dickdarm (aufsteigender, querverlaufender, absteigender Teil)	Fächertape	–
	Meridian-Tape (+) (–)	Leber, Gallenblase, Dünndarm, Dickdarm, Magen	I-Tape	–
	–	–	Gittertape (Di 10, Ma 25, Ma 36, Ma 44, Mi 3, Bl 20, Bl 21, Bl 25, Bl 27, Gb 25, Le 3)	–
	–	–	–	Goldkügelchen (Di 10, Ma 36, Ma 44, Mi 3, Le 3, Bl 20, Bl 21, Bl 25, Bl 27) Dauernadeln (Ma 25, Bl 25, Gb 25)
Reizdarmsyndrom, chronisches	Organ-Tape (+)	Leber, Dünndarm, Dickdarm	I-Tape	–
	Dermatom-Tape (+)	Leber, Gallenblase, Dünndarm, Dickdarm	I-Tape	–
	Segment-Tape (+)	Duodenum, Jejunum, Ileum, Leber, Gallenblase, Dickdarm (aufsteigender, querverlaufender, absteigender Teil)	Fächertape	–

17

▶ **Tab. 17.1** Fortsetzung.

westliche Erkrankung	Anlage	Lokalisation	Tapeform	Druckapplikation
	Meridian-Tape (+)	Leber, Gallenblase, Dünndarm, Dickdarm, Magen	I-Tape	–
	–	–	Gittertape (Di 10, Ma 36, Ren 12, Mi 3, Bl 25, Le 3, Gb 34, Bl 20, Bl 21, Bl 25, Bl 27)	–
	–	–	–	Goldkügelchen (Di 10, Ma 36, Mi 3, Le 3, Gb 34, Ren 12, Bl 20, Bl 21, Bl 25, Bl 27)
Reizmagensyndrom, akutes	s. Behandlungsschema akute Gastritis			
Reizmagensyndrom, chronisches	s. Behandlungsschema chronische Gastritis			
Roemheld-Syndrom	Organ-Tape (+) (–)	Herz, Magen, Leber, Gallenblase, Pankreas	I-Tape	–
	Dermatom-Tape (+) (–)	Herz, Zwerchfell, Magen, Leber, Gallenblase	I-Tape	–
	Segment-Tape (+) (–)	Herz, Magen, Leber, Gallenblase, Pankreas	Fächertape	–
	Meridian-Tape (+) (–)	Perikard, Milz, Magen, Leber, Gallenblase, Ren Mai	I-Tape	–
	–	–	Gittertape (Mi 3, Ma 36, Le 3, Gb 34, Ren 12, Pe 7)	–
	–	–	–	Goldkügelchen (Mi 3, Ma 36, Le 3, Gb 34, Ren 12) Stahlkügelchen (Pe 7)

▶ **Tab. 17.1** Fortsetzung.

westliche Erkrankung	Anlage	Lokalisation	Tapeform	Druckapplikation
Schluckbeschwerden	s. Behandlungsschema Globusgefühl			
Stuhlinkontinenz	Organ-Tape (+)	Leber, Gallenblase, Dickdarm	I-Tape	–
	Dermatom-Tape (+)	Leber, Gallenblase, Dünndarm, Dickdarm	I-Tape	–
	Segment-Tape (+)	Leber, Gallenblase, Dickdarm (aufsteigender, querverlaufender, absteigender Teil), Rektum	Fächertape	–
	Meridian-Tape (+)	Milz, Magen, Blase, Ren Mai	I-Tape	–
	–	–	Gittertape (Mi 6, Ma 36, Ren 6, Bl 20, Bl 21)	–
	–	–	–	Goldkügelchen (Mi 6, Ma 36, Bl 20, Bl 21, Ren 6) Stahlkügelchen (Bl 25)
Übelkeit	s. Behandlungsschema Erbrechen			
Niere und harnableitende Organe				
Dysurie	Organ-Tape (+)	Niere, Harnblase	I-Tape	–
	Dermatom-Tape (+)	Harnblase, Niere	I-Tape	–
	Segment-Tape (+)	Niere, Harnleiter, Harnblase	Fächertape	–
	Meridian-Tape (+) (–)	Milz, Leber, Niere, Blase, Ren Mai	I-Tape	–
	–	–	Gittertape (Mi 9, Le 8, Ni 3, Bl 23, Bl 28, Ren 3)	–

▶ **Tab. 17.1** Fortsetzung.

westliche Erkrankung	Anlage	Lokalisation	Tapeform	Druckapplikation
	–	–	–	Goldkügelchen (Le 8, Ni 3, Bl 23, Bl 28, Ren 3) Stahlkügelchen (Mi 9)
Glomerulopathie, diabetische	Organ-Tape (+)	Niere, Harnblase	I-Tape	–
	Dermatom-Tape (+)	Harnblase, Niere	I-Tape	–
	Segment-Tape (+)	Niere, Harnleiter, Harnblase	Fächertape	–
	Meridian-Tape (+)	Milz, Niere, Blase, Ren Mai	I-Tape	–
	–	–	Gittertape (Mi 9, Ni 3, Ni 6, Ni 7, Bl 23, Bl 28, Ren 3)	–
	–	–	–	Goldkügelchen (Ni 3, Ni 6, Ni 7, Bl 23, Bl 28, Ren 3) Stahlkügelchen (Mi 9)
Harninkontinenz	s. Behandlungsschema diabetische Glomerulopathie			
Harnwegsinfekt, akuter	Organ-Tape (–)	Niere, Harnblase	I-Tape	–
	Dermatom-Tape (–)	Harnblase, Niere	I-Tape	–
	Segment-Tape (–)	Niere, Harnleiter, Harnblase	Fächertape	–
	Meridian-Tape (+) (–)	Milz, Niere, Blase, Ren Mai, Dickdarm, 3-Erwärmer	I-Tape	–
	–	–	Gittertape (Di 4, 3E 5, Mi 3, Ni 3, Ni 5, Ni 6, Ni 7, Bl 23, Bl 28, Bl 59, Ren 3)	–

► **Tab. 17.1** Fortsetzung.

westliche Erkrankung	Anlage	Lokalisation	Tapeform	Druckapplikation
	–	–	–	Goldkügelchen (Mi 3, Ni 3, Ni 6, Ni 7, Bl 23, Bl 28, Ren 3) Silberkügelchen bzw. Dauernadeln (Di 4, 3E 5, Ni 5, Bl 59)
Harnwegsinfekt, chronischer	s. Behandlungsschema diabetische Glomerulopathie			
nephrotisches Syndrom	s. Behandlungsschema diabetische Glomerulopathie			
Nierenschwäche, chronische	s. Behandlungsschema diabetische Glomerulopathie			
Zystitis, akute	s. Behandlungsschema akuter Harnwegsinfekt			
Zystitis, chronische	s. Behandlungsschema chronischer Harnwegsinfekt			
Geschlechtsorgane				
Amenorrhö	Organ-Tape (+)	Uterus	I-Tape	–
	Segment-Tape (+)	Uterus	Fächertape	–
	Meridian-Tape (+)	Milz, Magen, Niere, Blase, Ren Mai	I-Tape	–
	–	–	Gittertape (Ni 3, Ni 6, Ni 7, Ma 36, Bl 20, Bl 21, Bl 23, Ren 6)	–
	–	–	–	Pfefferkorn (Ni 3, Ni 7, Bl 23, Ren 6) Goldkügelchen (Ni 6, Ma 36, Bl 20, Bl 21, Bl 23)

▶ **Tab. 17.1** Fortsetzung.

westliche Erkrankung	Anlage	Lokalisation	Tapeform	Druckapplikation
Dysmenorrhö	Organ-Tape (–)	Uterus	I-Tape	–
	Segment-Tape (–)	Uterus	Fächertape	–
	Meridian-Tape (+) (–)	Milz, Magen, Niere, Blase, Ren Mai	I-Tape	–
	–	–	Gittertape (Ma 28, Mi 4, Mi 8, Mi 10, Le 3, Ren 3, Bl 17)	–
	–	–	–	Goldkügelchen (Mi 4, Le 3, Ren 3) Stahlkügelchen (Ma 28, Mi 8, Mi 10) Dauernadel (Bl 17)
Endometriose	Organ-Tape (–)	Uterus	I-Tape	–
	Segment-Tape (–)	Uterus	Fächertape	–
	Meridian-Tape (+) (–)	Milz, Magen, Niere, Blase, Leber, Ren Mai	I-Tape	–
	–	–	Gittertape (Mi 6, Mi 8, Mi 10, Ma 34, Ma 40, Le 3, Le 8, Bl 17, Bl 28, Ren 3)	–
	–	–	–	Goldkügelchen (Mi 6, Le 3, Bl 28, Ren 3) Stahlkügelchen (Mi 8, Mi 10, Ma 34, Ma 40, Le 8) Dauernadel (Bl 17)
Fluor vaginalis	Organ-Tape (+)	Uterus	I-Tape	–
	Segment-Tape (+)	Uterus	Fächertape	–
	Meridian-Tape (+)	Milz, Magen, Niere, Blase, Leber, Ren Mai	I-Tape	–

▶ **Tab. 17.1** Fortsetzung.

westliche Erkrankung	Anlage	Lokalisation	Tapeform	Druckapplikation
	–	–	Gittertape (Ma 36, Mi 3, Mi 6, Le 3, Bl 20, Bl 21, Bl 23, Ren 3, Ren 6)	–
	–	–	–	Pfefferkorn (Mi 3, Mi 6, Ma 36, Ren 6) Goldkügelchen (Le 3, Bl 20, Bl 21, Bl 23, Ren 3)
Infertilität	Organ-Tape (+)	Uterus	I-Tape	–
	Segment-Tape (+)	Uterus	Fächertape	–
	Meridian-Tape (+)	Milz, Niere, Blase, Leber, Ren Mai	I-Tape	–
	–	–	Gittertape (Mi 6, Ni 3, Ni 6, Ni 7, Le 3, Bl 20, Bl 21, Bl 23, Ren 6)	–
	–	–	–	Pfefferkorn (Mi 6, Ni 3, Ni 7, Ren 6, Ren 8) Goldkügelchen (Ni 6, Le 3, Bl 20, Bl 21, Bl 23)
Myom	s. Behandlungsschema Endometriose			
Prostatahyperplasie (benigne)	Organ-Tape (–)	Prostata	I-Tape	–
	Segment-Tape (–)	Prostata	Fächertape	–
	Meridian-Tape (+) (–)	Milz, Magen, Niere, Blase, Leber, Ren Mai	I-Tape	–
	–	–	Gittertape (Mi 6, Mi 8, Mi 10, Ma 34, Ma 40, Le 3, Le 8, Bl 17, Bl 20, Bl 21, Bl 23, Bl 28, Ren 3)	–

▶ **Tab. 17.1** Fortsetzung.

westliche Erkrankung	Anlage	Lokalisation	Tapeform	Druckapplikation
	–	–	–	Goldkügelchen (Mi 6, Le 3, Bl 17, Bl 20, Bl 21, Bl 23, Bl 28, Ren 3) Stahlkügelchen (Mi 8, Mi 10, Ma 34, Ma 40, Le 8)
Prostatitis, chronische	s. Behandlungsschema Prostatahyperplasie (benigne)			
Uterussenkung	Organ-Tape (+)	Uterus	I-Tape	–
	Segment-Tape (+)	Uterus	Fächertape	–
	Meridian-Tape (+)	Milz, Niere, Blase, Ren Mai	I-Tape	–
	–	–	Gittertape (Mi 3, Mi 4, Bl 20, Bl 23, Ni 3, Ni 6, Ni 7, Ren 6)	–
	–	–	–	Pfefferkorn (Bl 20, Bl 23, Ni 3, Ni 7) Goldkügelchen (Mi 3, Mi 4, Ni 6, Ren 6)
Allgemeinbefinden und Psyche				
Ängste	Organ-Tape (+)	Herz, Gallenblase	I-Tape	–
	Dermatom-Tape (+)	Herz	I-Tape	–
	Segment-Tape (+)	Herz, Gallenblase	Fächertape	–
	Meridian-Tape (+) (–)	Herz, Perikard, Gallenblase	I-Tape	–
	–	–	Gittertape (He 5, He 7, Pe 6, Pe 7, Gb 34)	–

▶ **Tab. 17.1** Fortsetzung.

westliche Erkrankung	Anlage	Lokalisation	Tapeform	Druckapplikation
	–	–	–	Goldkügelchen (He 7, Gb 34, Pe 7) Dauernadeln (He 5, Pe 6)
Kopfschmerzen	Muskeltechnik (–)	M. trapezius M. rhomboidei M. levator scapulae M. sternocleidomastoideus Mm. scaleni	I-Tape	–
	Organ-Tape (+) (–)	Herz, Lunge, Magen, Leber, Gallenblase, Pankreas, Dünndarm, Dickdarm, Niere, Harnblase	I-Tape	–
	Dermatom-Tape (+) (–)	Zwerchfell	I-Tape	–
	Segment-Tape (+) (–)	Lunge, Herz, Magen, Bauchspeicheldrüse, Duodenum, Jejunum, Ileum, Leber, Gallenblase, Dickdarm (aufsteigender, querverlaufender Teil), Rektum, (Niere und Harnleiter)	Fächertape	–
	Meridian-Tape (+) (–)	hinten: Dünndarm, Blase vorn: Magen, Blase, Dickdarm seitlich: 3-Erwärmer, Gallenblase oben (Scheitel): Leber	I-Tape	–
	–	–	Gittertape (Myogelosen, Ashi-Punkte, ausgewählte Punkte) hinten: Dü 3, Bl 60	–

▶ **Tab. 17.1** Fortsetzung.

westliche Erkrankung	Anlage	Lokalisation	Tapeform	Druckapplikation
			vorn: Ma 8, Ma 36, Ma 41, Bl 2, Di 4 seitlich: 3E 5, Gb 41, Gb 20, Gb 21 oben (Scheitel): Le 2, Le 3	
	–	–	–	Gold- und Silberkügelchen (Myogelosen, Ashi-Punkte, ausgewählte Akupunkturpunkte je nach Lokalisation)
Lymphödem (defekte Lymphkette)	Muskeltechnik/ Lymphtape	im betroffenen Bereich	Spiraltape (ggf. Fächertape)	–
	Organ-Tape (+)	am betroffenen Organ (häufig Herz, Leber, Niere)	I-Tape	–
	Dermatom-Tape (+)	am betroffenen Dermatom (häufig Herz, Leber, Niere)	I-Tape	–
	Segment-Tape (+)	am betroffenen Segment (häufig Herz, Leber, Niere)	Fächertape	–
	Meridian-Tape (+) (–)	Milz, 3-Erwärmer, Niere, Leber	I-Tape	–
	–	–	Gittertape (Mi 3, Mi 6, Mi 9, Ma 36, 3E 6, Ni 3, Le 3, Bl 20, Bl 21, Bl 23)	–
	–	–	–	Goldkügelchen (Mi 3, Mi 6, Ma 36, Ni 3, Le 3, Bl 20, Bl 21, Bl 23) Stahlkügelchen (Mi 9, 3E 6)

▶ **Tab. 17.1** Fortsetzung.

westliche Erkrankung	Anlage	Lokalisation	Tapeform	Druckapplikation
Lymphödem (intakte Lymphkette)	Muskeltechnik/ Lymphtape	im betroffenen Bereich	Fächertape (ggf. Spiraltape)	–
	Organ-Tape (+)	am betroffenen Organ (häufig Herz, Leber, Niere)	I-Tape	–
	Dermatom-Tape (+)	am betroffenen Dermatom (häufig Herz, Leber, Niere)	I-Tape	–
	Segment-Tape (+)	am betroffenen Segment (häufig Herz, Leber, Niere)	Fächertape	–
	Meridian-Tape (+) (–)	Milz, 3-Erwärmer, Niere, Leber	I-Tape	–
	–	–	Gittertape (Mi 3, Mi 6, Mi 9, Ma 36, 3E 6, Ni 3, Le 3, Bl 20, Bl 21, Bl 23)	–
	–	–	–	Goldkügelchen (Mi 3, Mi 6, Ma 36, Ni 3, Le 3, Bl 20, Bl 21, Bl 23) Stahlkügelchen (Mi 9, 3E 6)
Migräne	s. Behandlungsschema Kopfschmerzen			
Narbe, atrophe	Ligamenttechnik (+)	Narbentape Querfriktion Narbentape Kompression	I-Tape I-Tape	–
	Organ-Tape (+)	am betroffenen Organ	I-Tape	–
	Dermatom-Tape (+)	am betroffenen Dermatom	I-Tape	–
	Segment-Tape (+)	am betroffenen Segment	Fächertape	–
	Meridian-Tape (+) (–)	Milz (u. a. Ödeme und Bindegewebe), 3-Erwärmer (u. a.	I-Tape	–

17

▶ **Tab. 17.1** Fortsetzung.

westliche Erkrankung	Anlage	Lokalisation	Tapeform	Druckapplikation
		Ödeme, Wasserhaushalt), Leber (u. a. Durchblutung), Lunge (u. a. Hauttrophik)		
	–	–	Gittertape (Mi 3, 3E 5, Le 3, Le 8, Lu 7)	–
	–	–	–	Goldkügelchen (Mi 3, Le 3, Lu 7) Stahlkügelchen (3E 5, Le 8)
Narbe, hypertrophe	Ligamenttechnik (+)	Narbentape Querfriktion Narbentape Kompression	I-Tape I-Tape	–
	Organ-Tape (+) (–)	am betroffenen Organ	I-Tape	–
	Dermatom-Tape (+) (–)	am betroffenen Dermatom	I-Tape	–
	Segment-Tape (+) (–)	am betroffenen Segment	Fächertape	–
	Meridian-Tape (+) (–)	Milz und Magen (u. a. Ödeme, Verhärtung), 3-Erwärmer (u. a. Ödeme, Wasserhaushalt), Leber (u. a. Durchblutung), Lunge (u. a. Hauttrophik)	I-Tape	–
	–	–	Gittertape (Mi 6, Mi 10, Ma 36, Ma 40, 3E 5, Le 3, Le 8, Lu 7, Bl 17)	–
	–	–	–	Goldkügelchen (Mi 6, Ma 36, Le 3, Lu 7, Bl 17) Stahlkügelchen (3E 5, Le 8, Mi 10, Ma 40)

▶ **Tab. 17.1** Fortsetzung.

westliche Erkrankung	Anlage	Lokalisation	Tapeform	Druckapplikation
Narbe, keloide	s. Behandlungsschema hypertrophe Narbe			
Ödem, generalisiertes/lokales	s. Behandlungsschema Lymphödem			
Ohrenschmerzen, immer wiederkehrende	Organ-Tape (+) (–)	am betroffenen Organ	I-Tape	–
	Dermatom-Tape (+) (–)	am betroffenen Dermatom	I-Tape	–
	Segment-Tape (+) (–)	am betroffenen Segment	Fächertape	–
	Meridian-Tape (+) (–)	Magen, Dünndarm, Gallenblase, 3-Erwärmer, Blase, Leber, Niere	I-Tape	–
	–	–	Gittertape (Ma 7, Dü 19, Gb 2, 3E 21, 3E 5, Ni 3, Bl 23, Le 3)	
	–	–	–	Goldkügelchen (Le 3, Ni 3, Bl 23) Silberkügelchen (Ma 7, Dü 19, Gb 2, 3E 21) Stahlkügelchen (3E 5)
PMS (prämenstruelles Syndrom)	Organ-Tape (–)	Uterus, Leber, Gallenblase	I-Tape	–
	Dermatom-Tape (–)	Leber, Gallenblase	I-Tape	–
	Segment-Tape (–)	Uterus, Leber, Gallenblase	Fächertape	–
	Meridian-Tape (+) (–)	Milz, Leber, Gallenblase, Niere, Perikard, Chong Mai	I-Tape	–
	–	–	Gittertape (Mi 4, Mi 6, Mi 8, Mi 10, Pe 6, Le 3, Le 8, Gb 34, Ni 3, Bl 17, Bl 18, Bl 23)	–

Tab. 17.1 Fortsetzung.

westliche Erkrankung	Anlage	Lokalisation	Tapeform	Druckapplikation
	–	–	–	Goldkügelchen (Mi 4, Mi 6, Le 3, Gb 34, Ni 3, Bl 23) Stahlkügelchen (Mi 8, Mi 10, Pe 6, Le 8, Bl 17, Bl 18)
Schlafstörungen	Organ-Tape (+) (–)	Herz, Leber, Niere	I-Tape	–
	Dermatom-Tape (+) (–)	Herz, Leber, Niere	I-Tape	–
	Segment-Tape (+) (–)	Herz, Leber, Niere	Fächertape	–
	Meridian-Tape (+) (–)	Milz, Leber, Dickdarm, Herz, Niere, Blase	I-Tape	–
	–	–	Gittertape (Mi 6, Le 3, Di 4, H5, He 7, Bl 14, Bl 15, Yin Tang, Ni 6, Ni 7, Bl 23)	–
	–	–	–	Goldkügelchen (Mi 6, Le 3, Gb 34, Ni 6, Ni 7, Bl 23) Stahlkügelchen (Di 4, He 5, He 7, Bl 14, Bl 15, Yin Tang)
Spannungskopfschmerzen	s. Behandlungsschema Kopfschmerzen			
Tinnitus pfeifender Tinnitus (Leber, Gallenblase) rauschender Tinnitus (Niere)	Organ-Tape (+) (–)	Leber, Niere	I-Tape	–
	Dermatom-Tape (+) (–)	Leber, Niere	I-Tape	–
	Segment-Tape (+) (–)	Leber, Niere	Fächertape	–
	Meridian-Tape (+) (–)	Magen, Dünndarm, Leber, Gallenblase, Niere, 3-Erwärmer, Blase	I-Tape	–

▸ **Tab. 17.1** Fortsetzung.

westliche Erkrankung	Anlage	Lokalisation	Tapeform	Druckapplikation
	–	–	Gittertape (Ma 7, Dü 3, Dü 6, Dü 19, Ni 3, Bl 23, 3E 5, 3E 21, Le 3, Gb 2, Gb 34)	–
	–	–	–	Goldkügelchen (Ni 3, Le 3, Gb 34, Bl 23) Silberkügelchen (Ma 7, Dü 3, Dü 6, Dü 19, 3E 5, 3E 21, Gb 2)
Trigeminusneuralgie	Organ-Tape (+) (–)	Leber, Gallenblase, Niere	I-Tape	–
	Dermatom-Tape (+) (–)	Leber, Gallenblase, Niere	I-Tape	–
	Segment-Tape (+) (–)	Leber, Gallenblase, Niere	Fächertape	–
	Meridian-Tape (+) (–)	Dickdarm, Magen, Dünndarm, Leber, 3-Erwärmer, Gallenblase, Niere, Blase, Ren Mai	I-Tape	–
	–	–	Gittertape (Di 4, Di 20, Ma 2, Ma 6, Ma 7, Dü 18, Dü 19, Gb 2, Gb 14, Gb 34, Ren 24, Le 3, 3E 17, 3E 21, Ni 3, Bl 2, Bl 23)	–
	–	–	–	Gold- bzw. Silberkügelchen an Lokalpunkten aufgrund der häufig massiven Schmerzsymptomatik vermeiden, ggf. auf der gegenüberliegenden Seite des Gesichts auf ausgewählte Punkte kleben Goldkügelchen (Ma 44, Gb 34, Ni 3, Le 3, Bl 23)

Tab. 17.2 Erkrankungen aus Sicht der TCM und die zugehörigen Tapeapplikationen.

Disharmoniemuster (Erkrankung aus Sicht der TCM)	Anlage	Lokalisation	Tapeform	Druckapplikation
Funktionskreis Lunge (Leere-Muster)				
Lungen-Qi-Mangel	Organ-Tape (+)	Lunge	I-Tape	–
	Dermatom-Tape (+)	Zwerchfell	I-Tape	–
	Segment-Tape (+)	Lunge	Fächertape	–
	Meridian-Tape (+)	Milz, Magen, Lunge, Blase, Niere, Ren Mai	I-Tape	–
	–	–	Gittertape (Mi 6, Ma 36, Lu 7, Bl 13, Bl 23, Ni 6, Ren 17)	–
	–	–	–	Goldkügelchen (Mi 6, Ma 36, Lu 7, Bl 13, Bl 23, Ni 6, Ren 17)
Lungen-Yin-Mangel	s. Behandlungsschema Lungen-Qi-Mangel			
Funktionskreis Lunge (Fülle-Muster)				
Wind-Kälte befällt die Lunge	Organ-Tape (–)	Lunge	I-Tape	–
	Dermatom-Tape (–)	Zwerchfell	I-Tape	–
	Segment-Tape (–)	Lunge	Fächertape	–
	Meridian-Tape (+) (–)	Milz, Magen, Lunge, Niere, Dickdarm, Blase, Gallenblase, Ren Mai	I-Tape	–
	–	–	Gittertape (Mi 6, Ma 36, Lu 7, Bl 13, Gb 20, Ni 6, Di 4, Ren 17)	–
	–	–	–	Pfefferkorn, ggf. Senfkorn (Mi 6, Ma 36, Lu 7, Bl 13, Ni 6, Ren 17) Silberkügelchen (Di 4, Gb 20)

▶ **Tab. 17.2** Fortsetzung.

Disharmoniemuster (Erkrankung aus Sicht der TCM)	Anlage	Lokalisation	Tapeform	Druckapplikation
Wind-Hitze befällt die Lunge	Organ-Tape (–)	Lunge	I-Tape	–
	Dermatom-Tape (–)	Zwerchfell	I-Tape	–
	Segment-Tape (–)	Lunge	Fächertape	–
	Meridian-Tape (+) (–)	Lunge, Dickdarm, 3-Erwärmer, Blase, Gallenblase, Ren Mai, Du Mai	I-Tape	–
	–	–	Gittertape (Di 4, Di 11, 3E 5, Lu 7, Lu 10, Lu 11, Bl 13, Gb 20, Ren 17, Du 14)	–
	–	–	–	Silberkügelchen (Di 4, 3E 5, Lu 10, Lu 11, Gb 20) Stahlkügelchen (Lu 7, Di 11, Bl 13, Ren 17, Du 14)
Schleim-Nässe in der Lunge	Organ-Tape (–)	Lunge	I-Tape	–
	Dermatom-Tape (–)	Zwerchfell	I-Tape	–
	Segment-Tape (–)	Lunge	Fächertape	–
	Meridian-Tape (+) (–)	Milz, Magen, Lunge, Blase, Perikard, Ren Mai	I-Tape	–
	–	–	Gittertape (Mi 6, Mi 9, Ma 36, Ma 40, Lu 5, Lu 7, Bl 13, Bl 20, Bl 21, Bl 22, Pe 6, Ren 17)	–
	–	–		Goldkügelchen (Mi 6, Ma 36, Lu 7, Bl 13, Bl 20, Bl 21, Bl 22, Ren 17) Stahlkügelchen (Mi 9, Ma 40, Lu 5, Pe 6)

▶ **Tab. 17.2** Fortsetzung.

Disharmoniemuster (Erkrankung aus Sicht der TCM)	Anlage	Lokalisation	Tapeform	Druckapplikation
Schleim-Hitze in der Lunge	Organ-Tape (–)	Lunge	I-Tape	–
	Dermatom-Tape (–)	Zwerchfell	I-Tape	–
	Segment-Tape (–)	Lunge	Fächertape	–
	Meridian-Tape (+) (–)	Milz, Magen, Lunge, Dickdarm, 3-Erwärmer, Blase, Ren Mai, Du Mai	I-Tape	–
	–	–	Gittertape (Mi 6, Mi 9, Ma 36, Ma 40, Lu 10, Lu 11, Di 4, Di 11, 3E 5, Bl 13, Bl 20, Bl 21, Bl 22, Ren 17, Du 14)	–
	–	–	–	Goldkügelchen (Mi 6, Ma 36, Lu 7, Bl 13, Bl 20, Bl 21, Ren 17) Silberkügelchen (Mi 9, Lu 10, Lu 11, Di 4, Di 11, 3E 5) Dauernadeln (Ma 40, Bl 22, Du 14)
Funktionskreis Herz (Leere-Muster)				
Herz-Qi-Mangel	Organ-Tape (+)	Herz	I-Tape	–
	Dermatom-Tape (+)	Herz	I-Tape	–
	Segment-Tape (+)	Herz	Fächertape	–
	Meridian-Tape (+) (–)	Herz, Perikard, Blase, Ren Mai	I-Tape	–
	–	–	Gittertape (He 5, H7, Pe 7, Bl 14, Bl 15, Ren 6, Ren 17)	–

▶ **Tab. 17.2** Fortsetzung.

Disharmoniemuster (Erkrankung aus Sicht der TCM)	Anlage	Lokalisation	Tapeform	Druckapplikation
	–	–	–	Goldkügelchen (He 7, Pe 7, Bl 14, Bl 15, Ren 6, Ren 17) Stahlkügelchen (He 5)
Herz-Yang-Mangel	Organ-Tape (+)	Herz	I-Tape	–
	Dermatom-Tape (+)	Herz	I-Tape	–
	Segment-Tape (+)	Herz	Fächertape	–
	Meridian-Tape (+) (–)	Herz, Perikard, Blase, Ren Mai	I-Tape	–
	–	–	Gittertape (He 5, He 8, Pe 6, Bl 15, Ren 17, Ren 6)	–
	–	–	–	Pfefferkorn, ggf. Senfkorn (He 5, He 8, Bl 15, Ren 17, Ren 6) Stahlkügelchen (Pe 6)
Herz-Yin-Mangel	Organ-Tape (+)	Herz	I-Tape	–
	Dermatom-Tape (+)	Herz	I-Tape	–
	Segment-Tape (+)	Herz	Fächertape	–
	Meridian-Tape (+)	Herz, Perikard, Niere, Blase, Ren Mai	I-Tape	–
	–		Gittertape (He 7, Pe 7, Ni 6, Ren 6, Ren 17, Bl 15)	–
	–	–	–	Goldkügelchen (He 7, Pe 7, Ni 6, Ren 6, Ren 17, Bl 15)
Herz-Blut-Mangel	Organ-Tape (+)	Herz	I-Tape	–
	Dermatom-Tape (+)	Herz	I-Tape	–

17

▶ **Tab. 17.2** Fortsetzung.

Disharmoniemuster (Erkrankung aus Sicht der TCM)	Anlage	Lokalisation	Tapeform	Druckapplikation
	Segment-Tape (+)	Herz	Fächertape	–
	Meridian-Tape (+)	Milz, Magen, Herz, Perikard, Leber, Blase, Ren Mai	I-Tape	–
	–		Gittertape (He 7, Pe 6, Mi 6, Ma 36, Le 3, Le 8, Bl 15, Bl 17, Bl 20, Bl 21, Ren 14)	–
	–	–	–	Goldkügelchen (He 7, Pe 6, Mi 6, Ma 36, Le 3, Le 8, Bl 15, Bl 17, Bl 20, Bl 21, Ren 14)
Funktionskreis Herz (Fülle-Muster)				
Herz-Feuer	Organ-Tape (–)	Herz	I-Tape	–
	Dermatom-Tape (–)	Herz	I-Tape	–
	Segment-Tape (–)	Herz	Fächertape	–
	Meridian-Tape (+) (–)	Herz, Perikard, Niere, Milz, Blase, Ren Mai	I-Tape	–
	–	–	Gittertape (He 3, He 7, He 8, He 9, Pe 8, Ni 6, Mi 6, Bl 15, Ren 17)	
	–	–	–	Goldkügelchen (He 3, He 7, Ni 6, Mi 6, Bl 15) Silberkügelchen (He 8, He 9, Pe 8, Ren 17)
Herz-Blut-Stase	Organ-Tape (–)	Herz	I-Tape	–
	Dermatom-Tape (–)	Herz	I-Tape	–
	Segment-Tape (–)	Herz	Fächertape	–

▸ **Tab. 17.2** Fortsetzung.

Disharmoniemuster (Erkrankung aus Sicht der TCM)	Anlage	Lokalisation	Tapeform	Druckapplikation
	Meridian-Tape (+) (–)	Herz, Perikard, Niere, Milz, Blase, Ren Mai	I-Tape	–
	–	–	Gittertape (He 6, He 7, Pe 4, Mi 10, Bl 15, Bl 17)	
	–	–	–	Goldkügelchen (He 7, Bl 15) Dauernadeln (He 6, Pe 4, Mi 10, Bl 17)
Schleim-Nässe im Herz	Organ-Tape (–)	Herz	I-Tape	–
	Dermatom-Tape (–)	Herz	I-Tape	–
	Segment-Tape (–)	Herz	Fächertape	–
	Meridian-Tape (+) (–)	Milz, Magen, Herz, Perikard, 3-Erwärmer, Blase, Ren Mai	I-Tape	–
	–	–	Gittertape (Mi 3, Mi 6, Mi 9, Ma 36, Ma 40, He 3, He 6, He 7, Pe 5, 3E 6, Bl 15, Bl 20, Bl 21, Bl 22, Ren 12)	–
	–	–	–	Goldkügelchen (Mi 3, Mi 6, Ma 36, Pe 5, He 7, Ren 12, Bl 15, Bl 20, Bl 21, Bl 22) Stahlkügelchen (He 3, He 6, 3E 6, Ren 12) Dauernadeln (Ma 40, Mi 9)
Funktionskreis Magen (Leere-Muster)				
Magen-Qi-Mangel	Organ-Tape (+)	Magen	I-Tape	–
	Dermatom-Tape (+)	Magen	I-Tape	–
	Segment-Tape (+)	Magen	Fächertape	–

▶ **Tab. 17.2** Fortsetzung.

Disharmoniemuster (Erkrankung aus Sicht der TCM)	Anlage	Lokalisation	Tapeform	Druckapplikation
	Meridian-Tape (+)	Milz, Magen, Blase, Ren Mai	I-Tape	–
	–	–	Gittertape (Ma 36, Mi 3, Mi 6, Bl 20, Bl 21, Ren 6, Ren 12)	–
	–	–	–	Goldkügelchen (Ma 36, Mi 3, Mi 6, Bl 20, Bl 21, Ren 6, Ren 12)
Magen-Yin-Mangel	Organ-Tape (+)	Magen	I-Tape	–
	Dermatom-Tape (+)	Magen	I-Tape	–
	Segment-Tape (+)	Magen	Fächertape	–
	Meridian-Tape (+)	Milz, Magen, Blase, Ren Mai	I-Tape	–
	–	–	Gittertape (Ma 36, Ma 44, Mi 3, Mi 6, Bl 20, Bl 21, Ren 4, Ren 6)	–
	–	–	–	Goldkügelchen (Ma 36, Ma 44, Mi 3, Mi 6, Bl 20, Bl 21, Ren 4, Ren 6)
Funktionskreis Magen (Fülle-Muster)				
Magen-Blut-Stase	Organ-Tape (–)	Magen	I-Tape	–
	Dermatom-Tape (–)	Magen	I-Tape	–
	Segment-Tape (–)	Magen	Fächertape	–
	Meridian-Tape (+) (–)	Milz, Magen, Blase, Perikard, Chong Mai	I-Tape	–
	–	–	Gittertape (Ma 21, Ma 34, Ma 36, Mi 4, Mi 10, Bl 17, Pe 6)	–

▶ **Tab. 17.2** Fortsetzung.

Disharmoniemuster (Erkrankung aus Sicht der TCM)	Anlage	Lokalisation	Tapeform	Druckapplikation
	–	–	–	Goldkügelchen (Ma 36, Mi 4) Dauernadeln (Ma 21, Ma 34, Mi 10, Bl 17, Pe 6)
Magen-Kälte	Organ-Tape (–)	Magen	I-Tape	–
	Dermatom-Tape (–)	Magen	I-Tape	–
	Segment-Tape (–)	Magen	Fächertape	–
	Meridian-Tape (+) (–)	Milz, Magen, Blase, Ren Mai	I-Tape	–
	–	–	Gittertape (Ma 34, Ma 36, Ma 41, Mi 2, Mi 4, Bl 20, Bl 21, Ren 12)	–
	–	–	–	Pfefferkorn, ggf. Senfkorn (Ma 36, Ma 41, Mi 2, Mi 4, Bl 20, Bl 21, Ren 12) Dauernadel (Ma 34)
Magen-Hitze	Organ-Tape (–)	Magen	I-Tape	–
	Dermatom-Tape (–)	Magen	I-Tape	–
	Segment-Tape (–)	Magen	Fächertape	–
	Meridian-Tape (+) (–)	Milz, Magen, Dickdarm, Perikard, Ren Mai, Du Mai	I-Tape	–
	–	–	Gittertape (Ma 21, Ma 36, Ma 41, Ma 44, Mi 3, Di 4, Di 11, Du 14)	–

▶ **Tab. 17.2** Fortsetzung.

Disharmoniemuster (Erkrankung aus Sicht der TCM)	Anlage	Lokalisation	Tapeform	Druckapplikation
	–	–	–	Goldkügelchen (Ma 36, Ma 44, Mi 3, Mi 6) Dauernadeln (Ma 21, Ma 41, Di 4, Di 11, Du 14, Pe 6, Ren 12, Du 14)
Magen-Schleim-Hitze	Organ-Tape (–)	Magen	I-Tape	–
	Dermatom-Tape (–)	Magen	I-Tape	–
	Segment-Tape (–)	Magen	Fächertape	–
	Meridian-Tape (+) (–)	Milz, Magen, Dickdarm, Ren Mai	I-Tape	–
	–	–	Gittertape (Ma 34, Ma 36, Ma 40, Ma 41, Ma 44, Mi 3, Mi 6, Mi 9, Di 4, Di 11, Ren 12)	–
	–	–	–	Goldkügelchen (Ma 36, Mi 3, Mi 6) Dauernadeln (Ma 34, Ma 40, Ma 41, Ma 44, Mi 9, Di 4, Di 11, Ren 12)
Nahrungsstagnation	Organ-Tape (–)	Magen	I-Tape	–
	Dermatom-Tape (–)	Magen	I-Tape	–
	Segment-Tape (–)	Magen	Fächertape	–
	Meridian-Tape (+) (–)	Milz, Magen, Perikard, Ren Mai	I-Tape	–
	–	–	Gittertape (Ma 21, Ma 34, Ma 36, Mi 6, Pe 6, Ren 12)	–

▶ **Tab. 17.2** Fortsetzung.

Disharmoniemuster (Erkrankung aus Sicht der TCM)	Anlage	Lokalisation	Tapeform	Druckapplikation
	–	–	–	Goldkügelchen (Ma 36, Mi 6, Ren 12) Dauernadeln (Ma 21, Ma 34, Pe 6)
Funktionskreis Milz (Leere-Muster)				
Milz-Qi-Mangel	Organ-Tape (+)	Pankreas	I-Tape	–
	Segment-Tape (+)	Pankreas	Fächertape	–
	Meridian-Tape (+)	Milz, Magen, Blase, Ren Mai	I-Tape	–
	–	–	Gittertape (Ma 36, Mi 3, Mi 6, Bl 20, Bl 21, Ren 6)	–
	–	–	–	Goldkügelchen (Ma 36, Mi 3, Mi 6, Bl 20, Bl 21, Ren 6)
Milz-Yang-Mangel	Organ-Tape (+)	Pankreas	I-Tape	–
	Segment-Tape (+)	Pankreas	Fächertape	–
	Meridian-Tape (+)	Milz, Magen, Blase, Ren Mai	I-Tape	–
	–	–	Gittertape (Ma 36, Mi 2, Mi 3, Mi 6, Bl 20, Bl 21, Ren 6)	–
	–	–	–	Pfefferkorn, ggf. Senfkorn (Ma 36, Mi 2, Mi 3, Mi 6, Bl 20, Bl 21, Ren 6)
absinkendes Milz-Qi	Organ-Tape (+)	Pankreas	I-Tape	–
	Segment-Tape (+)	Pankreas	Fächertape	–
	Meridian-Tape (+)	Milz, Magen, Blase, Ren Mai	I-Tape	–
	–	–	Gittertape (Mi 3, Mi 6, Ma 36, Bl 20, Bl 21, Ren 6)	–

17

▶ **Tab. 17.2** Fortsetzung.

Disharmoniemuster (Erkrankung aus Sicht der TCM)	Anlage	Lokalisation	Tapeform	Druckapplikation
	–	–	–	Goldkügelchen (Mi 3, Mi 6, Ma 36, Bl 20, Bl 21, Ren 6)
Milz kontrolliert das Blut nicht	Organ-Tape (+)	Pankreas	I-Tape	–
	Segment-Tape (+)	Pankreas	Fächertape	–
	Meridian-Tape (+)	Milz, Magen, Blase, Ren Mai	I-Tape	–
	–	–	Gittertape (Mi 3, Mi 6, Ma 36, Bl 20, Bl 21, Ren 6, Mi 10, Bl 17)	
	–	–		Goldkügelchen (Mi 3, Mi 6, Ma 36, Bl 20, Bl 21, Ren 6) Dauernadeln (Mi 10, Bl 17)
Funktionskreis Milz (Fülle-Muster)				
Kälte-Nässe befällt die Milz	Organ-Tape (–)	Pankreas	I-Tape	–
	Segment-Tape (–)	Pankreas	Fächertape	–
	Meridian-Tape (+) (–)	Milz, Magen, Blase, Ren Mai	I-Tape	–
	–	–	Gittertape (Mi 2, Mi 3, Mi 6, Mi 9, Ma 36, Bl 20, Ren 9, Ren 12)	–
	–	–	–	Pfefferkorn, ggf. Senfkorn (Mi 2, Mi 3, Mi 6, Ma 36, Bl 20, Ren 9, Ren 12) Dauernadel (Mi 9)
Hitze-Nässe befällt die Milz	Organ-Tape (–)	Pankreas	I-Tape	–
	Segment-Tape (–)	Pankreas	Fächertape	–
	Meridian-Tape (+) (–)	Milz, Magen, Dickdarm, Blase, Ren Mai, Du Mai	I-Tape	–

▸ **Tab. 17.2** Fortsetzung.

Disharmoniemuster (Erkrankung aus Sicht der TCM)	Anlage	Lokalisation	Tapeform	Druckapplikation
	–	–	Gittertape (Mi 3, Mi 9, Ma 36, Di 4, Di 11, Bl 20, Ren 9, Ren 12, Du 14)	–
	–	–	–	Goldkügelchen (Mi 3, Ma 36, Bl 20, Ren 9, Ren 12) Dauernadeln (Mi 9, Di 4, Di 11, Du 14)
Funktionskreis Leber (Leere-Muster)				
Leber-Blut-Mangel	Organ-Tape (+)	Leber	I-Tape	–
	Dermatom-Tape (+)	Leber	I-Tape	–
	Segment-Tape (+)	Leber	Fächertape	–
	Meridian-Tape (+)	Leber, Blase, Milz, Magen	I-Tape	–
			Gittertape (Le 3, Le 8, Bl 17, Bl 18, Bl 20, Mi 6, Ma 36)	–
			–	Goldkügelchen (Le 3, Le 8, Bl 17, Bl 18, Bl 20, Mi 6, Ma 36)
Funktionskreis Leber (Fülle-Muster)				
Leber-Qi-Stagnation	Organ-Tape (–)	Leber	I-Tape	–
	Dermatom-Tape (–)	Leber	I-Tape	–
	Segment-Tape (–)	Leber	Fächertape	–
	Meridian-Tape (+) (–)	Leber, Gallenblase, Dickdarm, Milz, Blase	I-Tape	–
	–	–	Gittertape (Le 3, Di 4, Le 13, Gb 34, Mi 3, Bl 18)	–

▶ **Tab. 17.2** Fortsetzung.

Disharmoniemuster (Erkrankung aus Sicht der TCM)	Anlage	Lokalisation	Tapeform	Druckapplikation
	–	–	–	Goldkügelchen (Le 3, Gb 34, Mi 3, Bl 18) Silberkügelchen (Di 4, Le 13)
Leber-Feuer	Organ-Tape (–)	Leber	I-Tape	–
	Dermatom-Tape (–)	Leber	I-Tape	–
	Segment-Tape (–)	Leber	Fächertape	–
	Meridian-Tape (+) (–)	Leber, Gallenblase, Dickdarm, Du Mai	I-Tape	–
	–	–	Gittertape (Le 2, Le 3, Le 8, Gb 34, Di 4, Du 14)	
	–	–		Goldkügelchen (Le 3, Le 8, Gb 34) Dauernadeln (Le 2, Di 4, Du 14)
Leber-Blut-Stase	Organ-Tape (–)	Leber	I-Tape	–
	Dermatom-Tape (–)	Leber	I-Tape	–
	Segment-Tape (–)	Leber	Fächertape	–
	Meridian-Tape (+) (–)	Leber, Gallenblase, Milz, Dickdarm, Blase	I-Tape	–
	–	–	Gittertape (Le 3, Le 6, Gb 34, Mi 8, Mi 10, Di 4, Bl 17)	–
	–	–	–	Goldkügelchen (Le 3, Gb 34) Dauernadeln (Le 6, Mi 8, Mi 10, Di 4, Bl 17)
Nässe-Hitze in Leber und Gallenblase	Organ-Tape (–)	Leber	I-Tape	–
	Dermatom-Tape (–)	Leber	I-Tape	–

▸ **Tab. 17.2** Fortsetzung.

Disharmoniemuster (Erkrankung aus Sicht der TCM)	Anlage	Lokalisation	Tapeform	Druckapplikation
	Segment-Tape (–)	Leber	Fächertape	–
	Meridian-Tape (+) (–)	Leber, Gallenblase, Milz, Blase, Dickdarm, Du Mai	I-Tape	–
	–	–	Gittertape (Le 2, Le 3, Gb 34, Le 13, Le 14, Mi 9, Bl 18, Bl 19, Di 4, Di 11, Du 14)	
	–	–	–	Goldkügelchen (Le 3, Gb 34) Dauernadeln (Le 2, Le 13, Le 14, Mi 9, Bl 18, Bl 19, Di 4, Di 11, Du 14)
Funktionskreis Niere (Leere-Muster)				
Nieren-Yang-Mangel	Organ-Tape (+)	Niere	I-Tape	–
	Dermatom-Tape (+)	Niere	I-Tape	–
	Segment-Tape (+)	Niere	Fächertape	–
	Meridian-Tape (+)	Niere, Blase, Ren Mai	I-Tape	–
	–	–	Gittertape (Ni 3, Ni 7, Bl 23, Ren 6)	–
	–	–	–	Pfefferkorn, ggf. Senfkorn (Ni 3, Ni 7, Bl 23, Ren 6)
Nieren-Yin-Mangel	Organ-Tape (+)	Niere	I-Tape	–
	Dermatom-Tape (+)	Niere	I-Tape	–
	Segment-Tape (+)	Niere	Fächertape	–
	Meridian-Tape (+)	Niere, Blase, Ren Mai	I-Tape	–

▶ **Tab. 17.2** Fortsetzung.

Disharmoniemuster (Erkrankung aus Sicht der TCM)	Anlage	Lokalisation	Tapeform	Druckapplikation
	–	–	Gittertape (Ni 3, Ni 6, Bl 23, Ren 4, Mi 6)	–
	–	–	–	Goldkügelchen (Ni 3, Ni 6, Bl 23, Ren 4, Mi 6)
Nieren-Essenz-Mangel	Organ-Tape (+)	Niere	I-Tape	–
	Dermatom-Tape (+)	Niere	I-Tape	–
	Segment-Tape (+)	Niere	Fächertape	–
	Meridian-Tape (+)	Niere, Blase, Milz, Magen, Gallenblase, Ren Mai, Du Mai	I-Tape	–
	–	–	Gittertape (Ni 3, Ni 6, Ni 7, Bl 11, Bl 23, Mi 6, Ma 36, Gb 39, Ren 4, Du 4)	–
	–	–	–	Goldkügelchen (Ni 3, Ni 6, Ni 7, Bl 11, Bl 23, Mi 6, Ma 36, Gb 39, Ren 4, Du 4)
Nieren-Qi-Mangel	Organ-Tape (+)	Niere	I-Tape	–
	Dermatom-Tape (+)	Niere	I-Tape	–
	Segment-Tape (+)	Niere	Fächertape	–
	Meridian-Tape (+)	Niere, Blase, Milz, Magen, Ren Mai, Du Mai	I-Tape	–
	–	–	Gittertape (Ni 3, Bl 23, Mi 6, Ma 36, Ren 4, Ren 6, Du 4)	–

▸ **Tab. 17.2** Fortsetzung.

Disharmoniemuster (Erkrankung aus Sicht der TCM)	Anlage	Lokalisation	Tapeform	Druckapplikation
	–	–	–	Goldkügelchen (Ni 3, Bl 23, Mi 6, Ma 36, Ren 4, Ren 6, Du 4)
Leere-Hitze (Nieren-Yin-Mangel)	Organ-Tape (+)	Niere	I-Tape	–
	Dermatom-Tape (+)	Niere	I-Tape	–
	Segment-Tape (+)	Niere	Fächertape	–
	Meridian-Tape (+) (–)	Niere, Milz, Blase, Ren Mai	I-Tape	–
	–	–	Gittertape (Ni 2, Ni 3, Ni 6, Ni 7, Ni 9, Mi 6, Bl 23, Ren 4)	–
	–	–	–	Goldkügelchen (Ni 3, Ni 6, Ni 7, Ni 9, Mi 6, Bl 23, Ren 4) Silberkügelchen (Ni 2)

18 Bezugsadressen

AFH Webshop
AFH-Webshop GbR
Pyrmonter Straße 50
32676 Lügde
www.afh-webshop.de

DAV
Deutscher Akupunktur Vertrieb
Blauer Lappen 26
25746 Lohe-Rickelshof
www.akupunktur-vertrieb.de

Doc Save
Doc Save GmbH
Alexandrinenstraße 2–3
10969 Berlin
www.docsave.com

Sport-Thieme
Sport-Thieme GmbH
Helmstedter Straße 40
38368 Grasleben
www.sport-thieme.de

19 Literatur

[1] Angermaier M. Leitfaden Ohrakupunktur. Mit allen französischen und chinesischen Punkten. 7. Aufl. München: Urban & Fischer/Elsevier; 2018

[2] Bassetti C, Mumenthaler M. Neurologische Differenzialdiagnostik. Neurologische Symptome und Zeichen richtig bewerten, abklären und einordnen. 6. Aufl. Stuttgart: Thieme; 2012

[3] Baur-Müller B. Westliche Heilpflanzen in der chinesischen Medizin. Von der Musterdiagnose zur Rezeptur. Berlin, Heidelberg: Springer; 2016

[4] Beal M, Dvorak J. Palpatory examination of the spine. A comparison of the results of two methods and their relationship to visceral disease. Man Med 1984; 1: 25–32

[5] Bierbach E. Naturheilpraxis heute. Lehrbuch und Atlas. 5. Aufl. München: Urban & Fischer/Elsevier; 2013

[6] Böhni UW, Lauper M. Manuelle Medizin 2: Diagnostische und therapeutische Techniken praktisch anwenden. Stuttgart: Thieme; 2011

[7] Böhni UW, Lauper M, Locher HA. Manuelle Medizin 1: Fehlfunktion und Schmerz am Bewegungsorgan verstehen und behandeln. 2. Aufl. Stuttgart: Thieme; 2015

[8] Bühring U. Praxis-Lehrbuch Heilpflanzenkunde. Grundlagen, Anwendung, Therapie. 4. Aufl. Stuttgart: Karl F. Haug; 2014

[9] Burgis E. Intensivkurs Allgemeine und spezielle Pharmakologie. 4. Aufl. München: Urban & Fischer/Elsevier; 2008

[10] Dahmer J. Anamnese und Befund. Die symptomorientierte Patientenuntersuchung. 10. Aufl. Stuttgart: Thieme; 2006

[11] Dauber W. Feneis' Bild-Lexikon der Anatomie. 10. Aufl. Stuttgart: Thieme; 2008

[12] De Vernejoul P, Albarede P, Darras JC. Study of acupuncture meridians using radioactive tracers. Bull Acad Natl Med 1985; 169: 1071–1075

[13] Deadman P, Al-Khafaji M, Baker K. Handbuch Akupunktur. Das System der Leitbahnen und Akupunkturpunkte. Bad Kötzting: Systemische Medizin; 2012

[14] Dittmar F, Dobner E. Die neurotopische Diagnostik und Therapie innerer Krankheiten. Ulm: Haug; 1961

[15] Draehmpaehl D, Zohmann A. Akupunktur bei Hund und Katze. Wissenschaftliche Grundlagen und Punkteatlas. 3. Aufl. Stuttgart: Sonntag; 2009

[16] Draehmpaehl D, Ottensmeier A, Kleinpeter A. Makroskopische und histologische Untersuchungen von Akupunkturpunkten an Extremitäten von Pferden. Akupunktur – Theorie und Praxis 1992; 3: 135–142

[17] Egerbacher M. Anatomische und histologische Untersuchungen zur Morphologie ausgewählter Akupunkturpunkte bei Rind und Hund [Dissertation]. Wien: Veterinärmedizinische Universität Wien; 1971

[18] Englert S, Lorenz C. Checkliste Chinesische Diätetik. Stuttgart: Karl F. Haug; 2011

[19] Evermann W. Effekte des elastischen Tapings bei ausgewählten funktionellen Beeinträchtigungen des muskuloligamentären Apparates. Komplement Integr Med 2008; 49: 32–36

[20] Evermann W. Effekte des elastischen Tapings bei ausgewählten funktionellen Beeinträchtigungen des muskuloligamentären Apparates. Osteopathische Medizin, Zeitschrift für ganzheitliche Heilverfahren 2009; 10: 31–35

[21] Evermann W. Evaluation der Wirksamkeit des elastischen Tapings. Erfahrungsheilkunde 2012; 61: 17–22

[22] Fintelmann V. Intuitive Medizin. Theorie und Praxis der anthroposophischen Medizin. 6. Aufl. Stuttgart: Karl F. Haug; 2016

[23] Fischer L. Neuraltherapie. Neurophysiologie, Injektionstechnik und Therapievorschläge. 4. Aufl. Stuttgart: Karl F. Haug; 2014

[24] Földi E. Therapie des Lymphödems. Hautarzt 2012; 63: 627–633

[25] Franke RH, Franke R. MET-Klopftherapie in der Praxis. Handbuch für Therapeuten und Coaches. 2. Aufl. Stuttgart: Karl F. Haug; 2019

[26] Hansen K, Schliack H. Segmentale Innervation. Ihre Bedeutung für Klinik und Praxis. Stuttgart: Thieme; 1962

[27] Haus KM, George S. Neurophysiologische Behandlung bei Erwachsenen. Grundlagen der Neurologie, Behandlungskonzepte, Hemiplegie verstehen. 3. Aufl. Berlin, Heidelberg: Springer; 2014

[28] Hecker HU, Liebchen K. Aku-Taping: Wirksam bei akuten und chronischen Schmerzen und Beschwerden. 3. Aufl. Stuttgart: Trias; 2012

[29] Hecker HU, Steveling A, Peuker ET. Praxis-Lehrbuch Akupunktur. 2. Aufl. Stuttgart: Karl F. Haug; 2017

[30] Heine H. Anatomische Struktur der Akupunkturpunkte. Dtsch Zschr Akup 1988; 31: 26–30

[31] Heine H. Akupunkturpunkte-Perforationen der oberflächlichen Körperfaszie durch kutane Gefäß-Nervenbündel. Therapeutikon 1988; 2: 238–244

[32] Heisel J. Praxis der konservativen Orthopädie. Stuttgart: Thieme; 2009

[33] Hess R, Klakow-Franck R. Gebührenordnung für Ärzte (GOÄ). Köln: Deutscher Ärzte-Verlag; 2015

[34] Hochschild H. Strukturen und Funktionen begreifen. Funktionelle Anatomie. Bd. 2: LWS, Becken, Hüftgelenk, untere Extremität. 3. Aufl. Stuttgart: Thieme; 2012

[35] Hochschild H. Strukturen und Funktionen begreifen. Funktionelle Anatomie. Bd. 1: Wirbelsäule und obere Extremität. 4. Aufl. Stuttgart: Thieme; 2014

[36] Hojdeger R, Faust AM. Homunculus-Pflegetherapie®. Taktil-Haptisch und faci-oral. Berlin, Heidelberg: Springer; 2013

[37] Hoppe H. Drogenkunde. Angiospermen. 8. Aufl. Berlin: De Gruyter; 2011

[38] Jänig W. Spinal visceral afferents, sympathetic nervous system and referred pain. In: Vecchiet L, Albe-Fessard D, eds. New trends in referred pain and hyperalgesia. Amsterdam: Elsevier; 1993: 83–98

[39] Jänig W. Vegetatives Nervensystem. In: Schmidt RF, Lang F, Heckmann M, Hrsg. Physiologie des Menschen. 31. Aufl. Berlin, Heidelberg: Springer; 2011: 403–434

[40] Kämper S. Praxishandbuch für Heilpraktiker. Abrechnung, Praxisführung, Recht und Hygiene. S 4. Aufl. Stuttgart: Karl F. Haug; 2019

[41] Kase K, Wallis J, Kase T. Clinical therapeutic applications of the kinesio taping method. 3 rd ed. Alberquerque, New Mexico: Universal Printing & Publishing Inc.; 2003

[42] Kirschbaum B. Die 8 außerordentlichen Gefäße in der traditionellen chinesischen Medizin. 4. Aufl. Bamberg: Mediengruppe Oberfranken; 2012

[43] Koller T. Werkzeug gegen Schmerzen. Physiopraxis 2013; 4: 30–33

[44] Kuchling S, Kramer S, Winterhalter K et al. Characteristics of electrical skin resistance at acupuncture points in healthy humans. Dtsch Zschr Akup 2010; 53: 43–44

[45] Kuhly C. Akupunktur und TCM lernen und verstehen. Berlin: Epubli; 2016

[46] Kumbrink B. K-Taping: Praxishandbuch. Grundlagen, Anlagetechniken, Indikationen. 2. Aufl. Berlin, Heidelberg: Springer; 2011

[47] Lomba JA, Peper C. Handbuch der Chiropraktik und strukturellen Osteopathie. 4. Aufl. Stuttgart: Karl F. Haug; 2013

[48] Ludwig M, Kania U, Schild H. Angiologie in Klinik und Praxis. Stuttgart: Thieme; 1998

[49] Maciocia G. Grundlagen der chinesischen Medizin. 3. Aufl. München: Urban & Fischer/Elsevier; 2016

[50] Melzack R, Wall PD. Pain mechanisms. A new theory. Surv Anesthesiol 1967; 11: 89–90

[51] Melzack R, Stillwell DM, Fox EJ. Trigger points and acupuncture points for pain. Correlations and implications. Pain 1977; 3: 3–23

[52] Mommsen H, Eder K, Brandenburg U. Leukotape K. Balingen: Spitta; 2007

[53] Morton CR, Maisch B, Zimmermann M. Diffuse noxious inhibitory controls of lumbar spinal neurons involve a supraspinal loop in the cat. Brain Res 1987; 410: 347–352

[54] Peters B. Narbentherapie für Ergotherapeuten und Physiotherapeuten. Berlin, Heidelberg: Springer; 2017

[55] Radloff K. Die chinesische Medizin kennt keine orthopädischen Krankheiten. Ideen und Lösungsansätze für Patienten und ihre Behandler. Norderstedt: Books on Demand; 2016

[56] Rarreck T, Strich R, Zhang Z. TCM in der Sportmedizin. Stuttgart: Karl F. Haug; 2010

[57] Ritter S. Arzneimittelwirkungen aus Sicht der Chinesischen Medizin. München: Müller & Steinicke; 2016

[58] Schiestl C, Stark BG, Lenz Y, Neuhaus K. Plastische Chirurgie bei Kindern und Jugendlichen. Berlin, Heidelberg: Springer; 2017

[59] Schimmel HW. Pathogenetische Grundmuster und Kausalketten. Gießen: Pascoe pharmazeutische Präparate GmbH; 1989

[60] Schimmel HW. Funktionelle Medizin. Bd. 2: Spezielle Richtlinien für die Diagnose und Therapie von chronischen Erkrankungen. Stuttgart: Haug; 1999

[61] Schmiedel V, Augustin M. Leitfaden Naturheilkunde. Methoden, Konzepte und praktische Anwendung. 7. Aufl. München: Urban & Fischer/Elsevier; 2017

[62] Schmidt RF. Physiologie und Pathophysiologie der Schmerzentstehung und Schmerzverarbeitung im Bewegungssystem. Schmerz 1991; 5 (Suppl. 1): S 13–S 28

[63] Schünke G, Kuhlmann D, Lau W. Arbeitsbuch orthomolekulare Medizin. Bestandteile unserer Nahrung zur Prophylaxe und in der Therapie. Stuttgart: Hippokrates; 1997

[64] Schünke M, Schulte E, Schumacher U. Prometheus LernAtlas der Anatomie. Allgemeine Anatomie und

Bewegungssystem. Illustrationen von M. Voll und K. Wesker. 4. Aufl. Stuttgart: Thieme; 2014
[65] Schünke M, Schulte E, Schumacher U. Prometheus LernAtlas der Anatomie. Innere Organe. Illustrationen von M. Voll und K. Wesker. 4. Aufl. Stuttgart: Thieme; 2015
[66] Stüttgen G, Schaefer H. Funktionelle Dermatologie. Grundlagen der Morphokinetik, Pharmakoanalyse und Therapie von Dermatosen. Berlin, Heidelberg: Springer; 1974
[67] Stux G, Stiller N, Berman B, Pomeranz B. Akupunktur – Lehrbuch und Atlas. 7. Aufl. Berlin, Heidelberg: Springer; 2008
[68] Stux G, Jayasuriya A. Methoden der Punktelokalisation. In: Stux G, Stiller N, Pomeranz B. Atlas der Akupunktur. Berlin, Heidelberg: Springer; 1982: 20–27
[69] Thews F, Fritz U. TCM und Akupunktur in Merksätzen. 3. Aufl. Stuttgart: Haug; 2018
[70] Tracey KJ. The inflammatory reflex. Nature 2002; 420: 853–859
[71] Traversier R, Staudinger K, Friedrich S. TCM mit westlichen Pflanzen. Phytotherapie, Akupunktur, Diätetik. 2. Aufl. Stuttgart: Karl F. Haug; 2012
[72] Trepel M. Neuroanatomie. Struktur und Funktion. 5. Aufl. München: Urban & Fischer/Elsevier; 2011
[73] Volkmer D. Herd, Focus, Störfeld. Beiträge zu einem brennenden Thema. Norderstedt: Books on Demand GmbH; 2005
[74] Wancura-Kampik I. Segment-Anatomie. Der Schlüssel zur Akupunktur, Neuraltherapie und Manualtherapie. 3. Aufl. München: Urban & Fischer/Elsevier; 2010
[75] Wienert V, Földi E, Schmeller W et al. Leitlinie Lipödem der Beine. Phlebologie 2005; 34: 38–40
[76] Wild T, Auböck J. Manual der Wundheilung: Chirurgisch-dermatologischer Leitfaden der modernen Wundbehandlung. Berlin, Heidelberg: Springer; 2006
[77] Yasukawa A, Patel P, Sisung C. Pilot study. Investigating the effects of Kinesio Taping® in an acute pediatric rehabilitation setting. Am J Occup Ther 2006; 60: 104–110
[78] Zimmermann M. Pain mechanisms and mediators in osteoarthritis. Semin Arthritis Rheum 1989; 18 (Suppl. 2): 22–29
[79] Zimmermann M. Physiologie von Nozizeption und Schmerz. In: Basler H-D, Hrsg. Psychologische Schmerztherapie. 5. Aufl. Berlin, Heidelberg: Springer; 2004: 17–58

Sachverzeichnis